中国科学院华南植物园
重庆市药物种植研究所

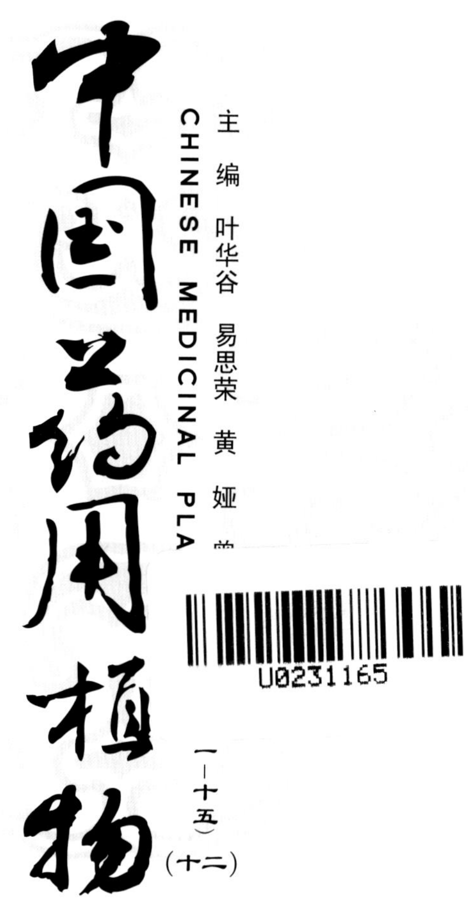

中国药用植物（十二）

（一一十五）

化学工业出版社
·北京·

本书以图文结合的形式，收录我国野生及栽培的药用植物共200种（包括亚种、变种及变型），主要从植物资源利用的角度，介绍了每种植物的中文名、别名、拉丁名、形态特征、生境、分布、采集加工、性味功能、主治用法等，有些种类还有附方。为了安全起见，在一些有毒植物的性味功能后面标明"有大毒""有毒""有小毒"等字样，提醒读者慎用。

本书可供药物研究、教育、资源开发利用及科普等领域人员参考使用。

图书在版编目（CIP）数据

中国药用植物. 十二/叶华谷等主编. —北京：化学工业出版社，2016.9
ISBN 978-7-122-27415-1

Ⅰ.①中… Ⅱ.①叶… Ⅲ.①药用植物-介绍-中国 Ⅳ.①R282.71

中国版本图书馆CIP数据核字（2016）第141274号

责任编辑：李 丽　　装帧设计：百彤文化传播
责任校对：吴 静

出版发行：化学工业出版社（北京市东城区青年湖南街13号 邮政编码 100011）
印 装：北京方嘉彩色印刷有限责任公司
889mm×1194mm 1/32 印张13 字数220千字 2016年10月北京第1版第1次印刷

购书咨询：010-64518888（传真：010-64519686） 售后服务：010-64518899
网 址：http://www.cip.com.cn
凡购买本书，如有缺损质量问题，本社销售中心负责调换。

定 价：79.00元

本书编写人员

主　　编：叶华谷　易思荣　黄　娅　曾飞燕

副 主 编：肖　波　全　健　杨　毅　郑　珺　叶育石

编写人员：易思荣　叶华谷　黄　娅　曾飞燕　肖　波　全　健　杨　毅　郑　珺　叶育石　谭秋平　雷美艳　裴丽容　韩　量　杨天建　余中莲　曹厚强　肖　忠　于　慧　王发国　邓乔华　黄志海　刘　念　吴林芳　李书渊　林汝顺　李巧林　李如良　李泽贤　李素英　张　征　张慧晔　杜怡枫　陈海山　陈玉笋　陈巧明　陈有卿　林锦锋　林惠蓉　杨科明　侯惠婵　秦新生　贾宜军　黄均成　黄珊珊　符同浩　曹洪麟　曹照忠　曾庆钱　曾宪禹　翟俊文　莫结丽　童　毅　陈绍成　岳联勤

摄　　影：易思荣　杨　毅　王　斌

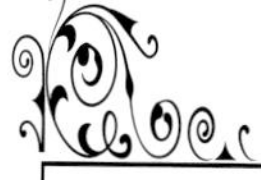

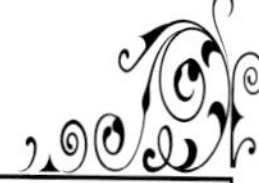

本书承

“中国科学院战略生物资源科技支撑体系运行专项（CZBZX-1）、财政部战略生物资源科技支撑运行专项（KSCX2-YW-Z-1004）、植物园国家标准体系建设与评估（Y421051001）、植物园迁地保护植物编目及信息标准化（2009FY120200）”项目资助出版。

重庆市科委基本科研业务费项目（2013CSTC-JBKY-01317）、川渝共建特色生物资源研究与利用重点实验室资助出版。

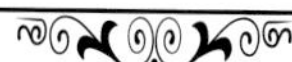
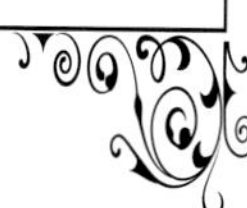

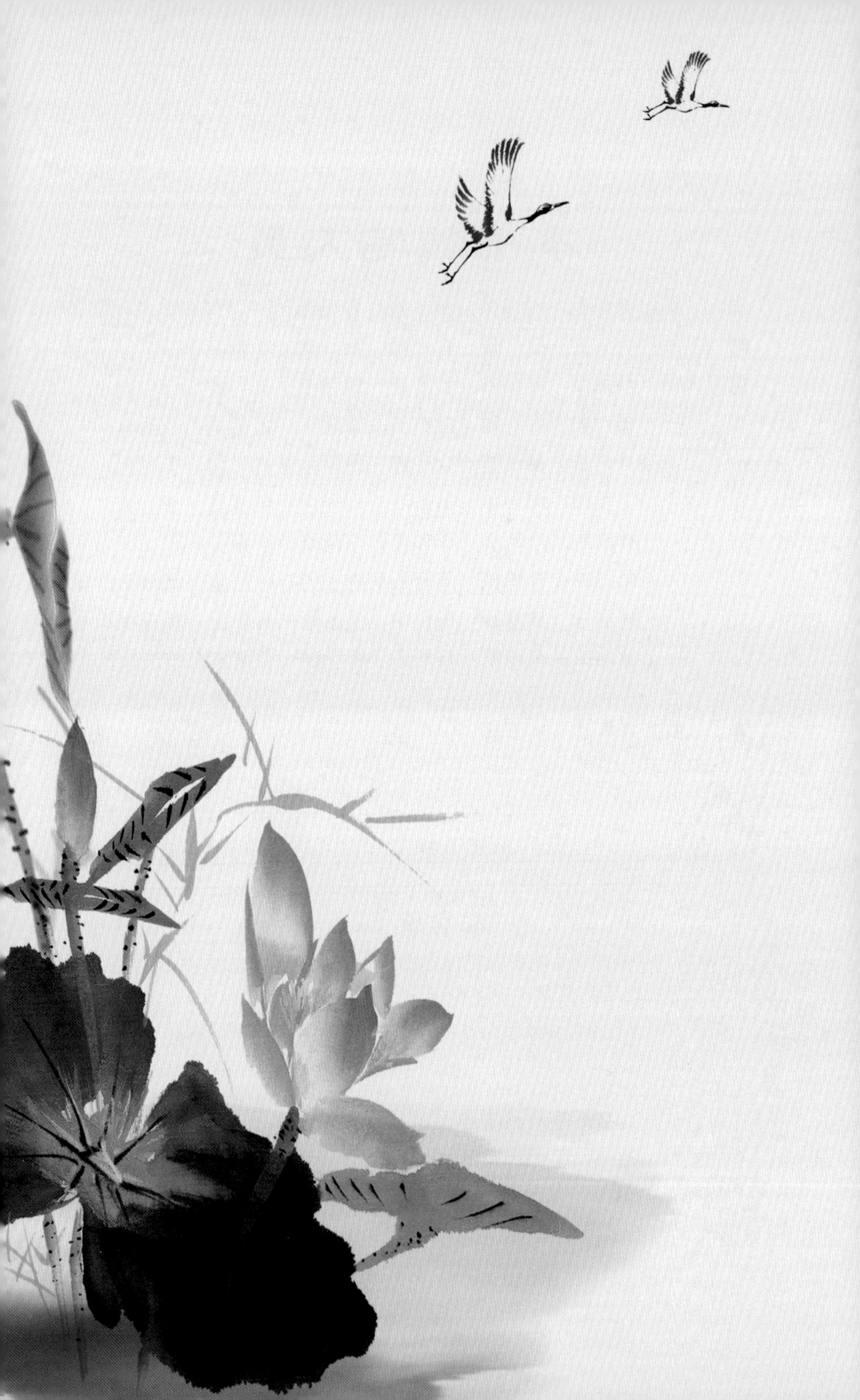

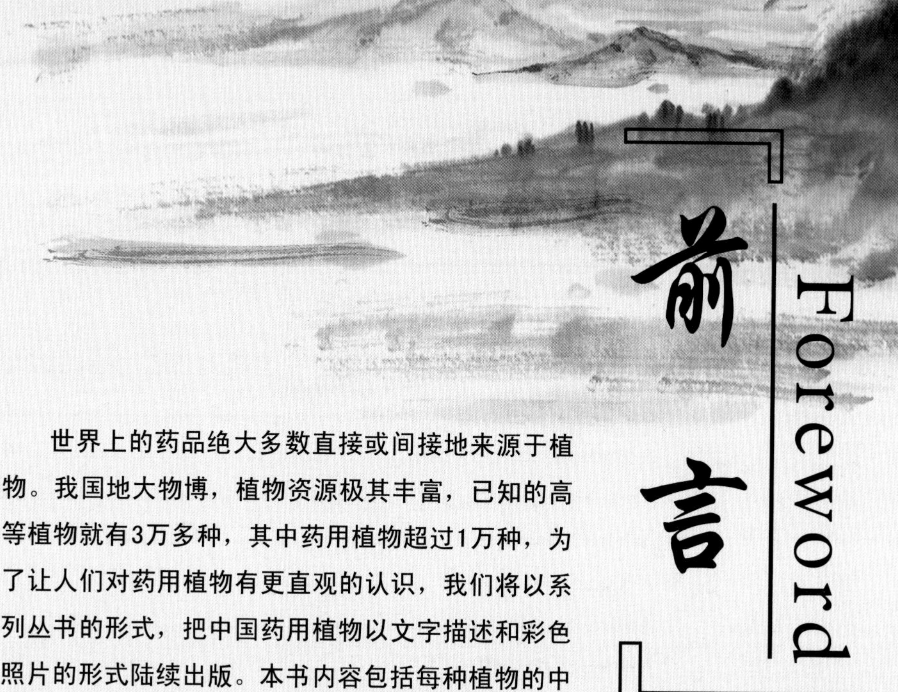

前言 Foreword

世界上的药品绝大多数直接或间接地来源于植物。我国地大物博，植物资源极其丰富，已知的高等植物就有3万多种，其中药用植物超过1万种，为了让人们对药用植物有更直观的认识，我们将以系列丛书的形式，把中国药用植物以文字描述和彩色照片的形式陆续出版。本书内容包括每种植物的中文名、别名、拉丁名、形态特征、生境、分布、采集加工、性味功能、主治用法，有些种类还有附方。书后附有中文名索引和拉丁名索引。书中介绍的植物种类以拉丁学名字母顺序排列，共收录我国野生及栽培的药用植物200种（包括亚种、变种和变型）。其中的性味功能与主治用法主要参考《全国中草药汇编》《广东中药志》《华南药用植物》《湖南药物志》和《广西药用植物名录》等。

为了避免有些有毒植物因误服或服用过量引起中毒，在该植物的性味功能后面标明“有大毒”“有毒”“有小毒”等字样，应慎用。

本书主要是从植物资源与利用的角度来阐述，可供药物研究、教育、资源开发利用及科普等领域人员参考使用。

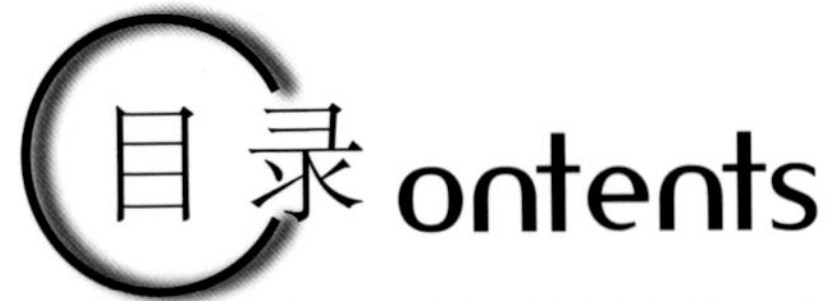

目录 Contents

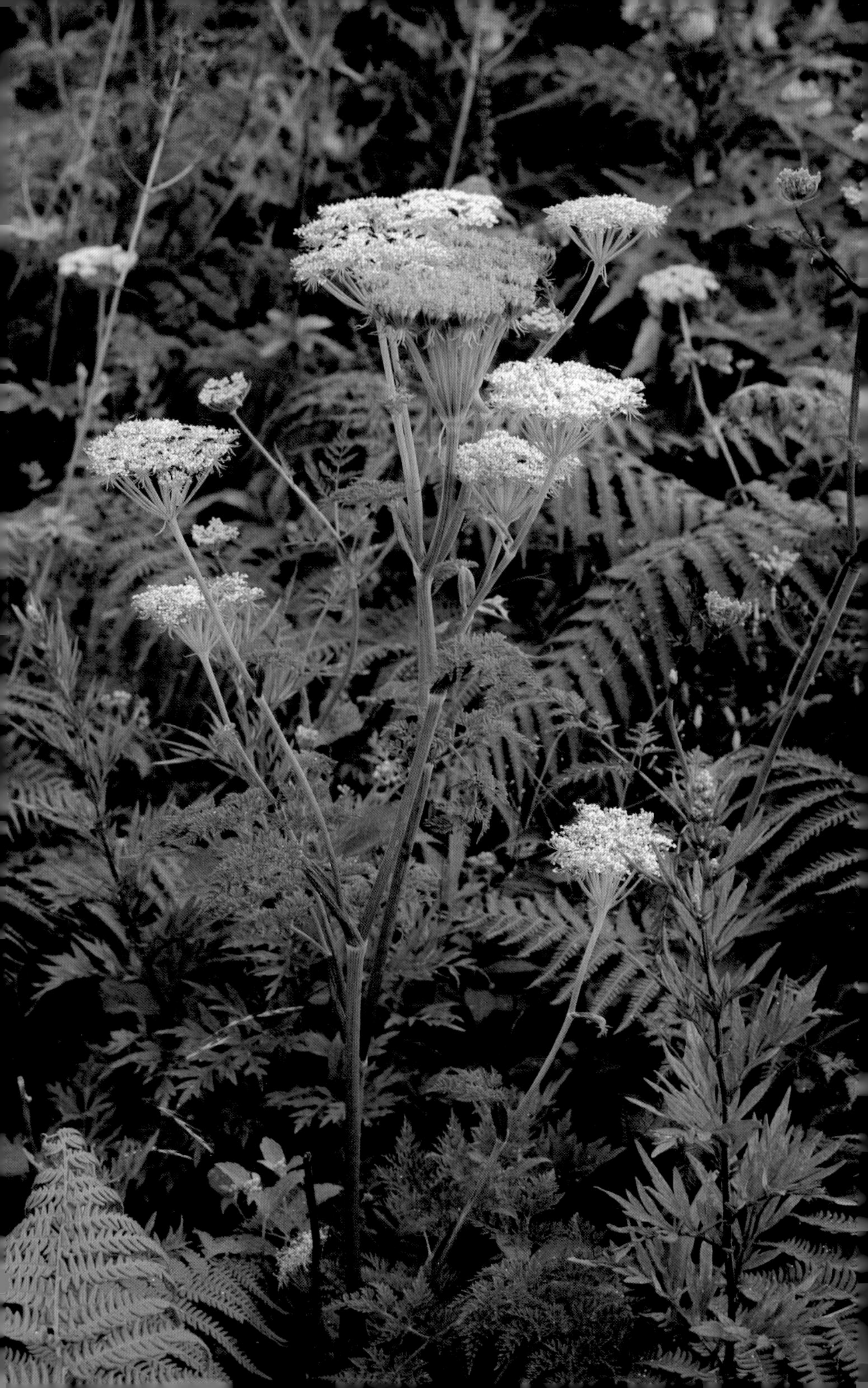

房县槭

Acer franchetii Pax

【别　　名】山枫香树、富氏槭

【基　　原】来源于槭树科槭属房县槭**Acer franchetii** Pax的树皮入药。

【形态特征】落叶乔木，高10～15 m。树皮深褐色。小枝粗壮，圆柱形，当年生枝紫褐色，嫩时有短柔毛。叶纸质，长10～20 cm，宽11～23 cm，基部心形，常3～5裂，边缘有锯齿；上面深绿色，下面淡绿色；叶柄长3～6 cm，嫩时有短柔毛。总状花序或圆锥总状花序，自小枝旁边无叶处生出，有长柔毛；花黄绿色，单性，雌雄异株；萼片5枚，长圆卵形，长约4.5 mm，宽约2 mm，边缘有纤毛；花瓣5片，与萼片等长；花盘无毛；雄蕊8枚，稀10枚，长约6 mm，在雌花中不发育，花丝无毛，花药黄色；雌花的子房有疏柔毛；花梗长1～2 cm，有短柔毛。果序长6～8 cm。小坚果特别凸起，近于球形，直径8～10 mm，嫩时被淡黄色疏柔毛；翅镰刀形，宽约1.5 cm，连同小坚果长4～4.5 cm，张开成锐角；果梗长1～2 cm，有短柔毛。花期5月；果期9月。

【生　　境】生于海拔1800～2300 m的混交林中。

【分　　布】河南、陕西、湖北、重庆、四川、湖南、贵州和云南。

【采集加工】夏秋季采集，剥离树皮，去除杂质，切段晒干。

【性味功能】祛风湿、活血、清热利咽。

【主治用法】治声音嘶哑，咽喉肿痛等。内服：煎汤，10～20 g；或泡水当茶饮。

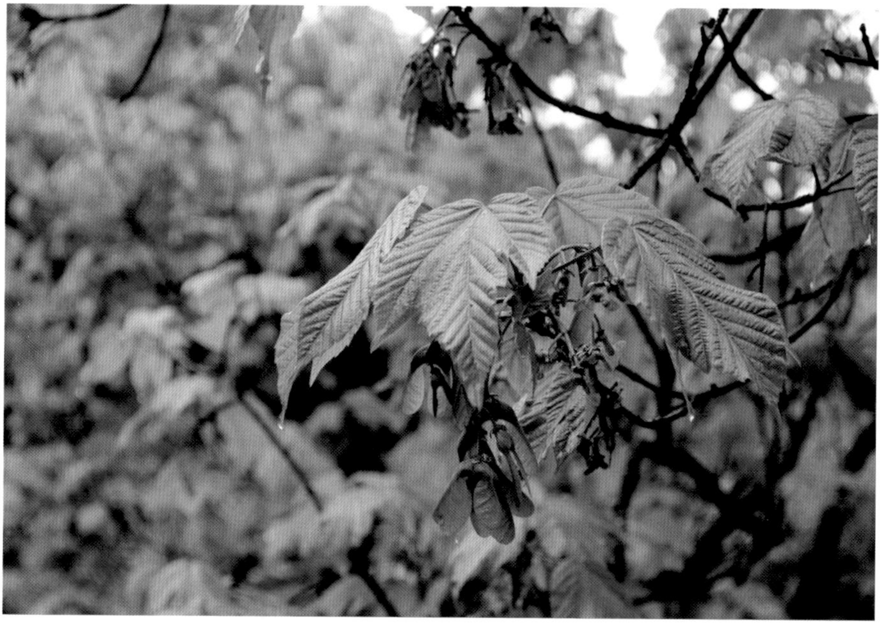

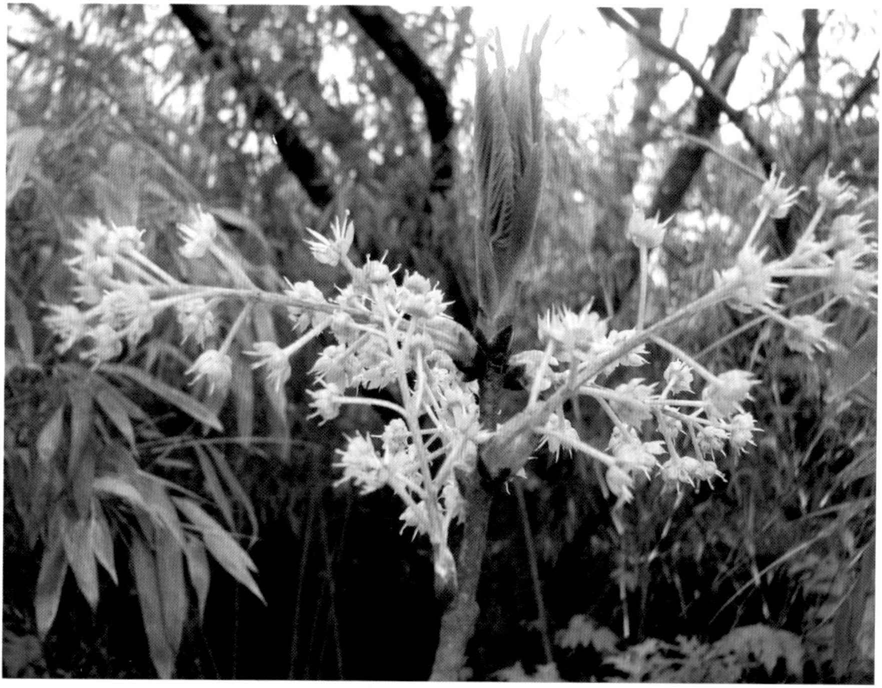

云南蓍

Achillea wilsoniana Heimerl ex Hand.-Mazz.

【别　　名】一枝蒿

【基　　原】来源于菊科蓍属云南蓍**Achillea wilsoniana** Heimerl ex Hand.-Mazz. 的全草入药。

【形态特征】多年生草本，有短的根状茎。茎直立，高35～100 cm。下部叶花期凋落，中部叶长圆形，长4～6.5 cm，宽1～2 cm，二回羽状全裂，裂片椭圆状披针形，长5～10 mm，宽2～4 mm，上面绿色，下面密被柔毛。头状花序多数，集成复伞房花序；总苞宽钟形或半球形，直径4～6 mm；总苞片3层，覆瓦状排列；托片披针形，舟状，长约4.5 mm，具稍带褐色的膜质透明边缘。边花6～8朵；舌片白色，偶有淡粉红色边缘，长宽各约2.2 mm，顶端具深或浅的3齿，管部与舌片近等长，翅状压扁，具少数腺点；管状花淡黄色或白色，长约3 mm，管部压扁具腺点。瘦果长圆状楔形，长约2.5 mm，宽约1.1 mm，具翅。花、果期7～9月。

【生　　境】生于山坡草地或灌丛中。

【分　　布】云南、四川、重庆、贵州、湖南、湖北、河南、山西、陕西、甘肃。

【采集加工】夏、秋季采收，鲜用或切段晒干。

【性味功能】味辛、微苦，性微温，有小毒。祛风除湿，散瘀止痛，解毒消肿。

【主治用法】治跌打损伤，风湿痹痛，胃痛，牙痛，经闭腹痛，急性乳腺炎，疔疮肿痛，跌打瘀痛，痈肿疮毒，蛇虫咬伤。用量1.5～3 g。

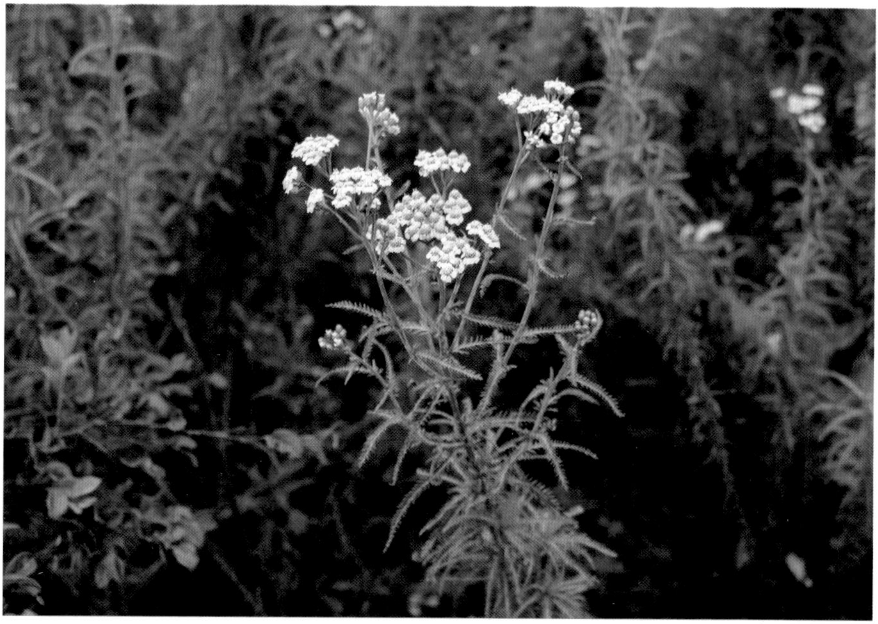

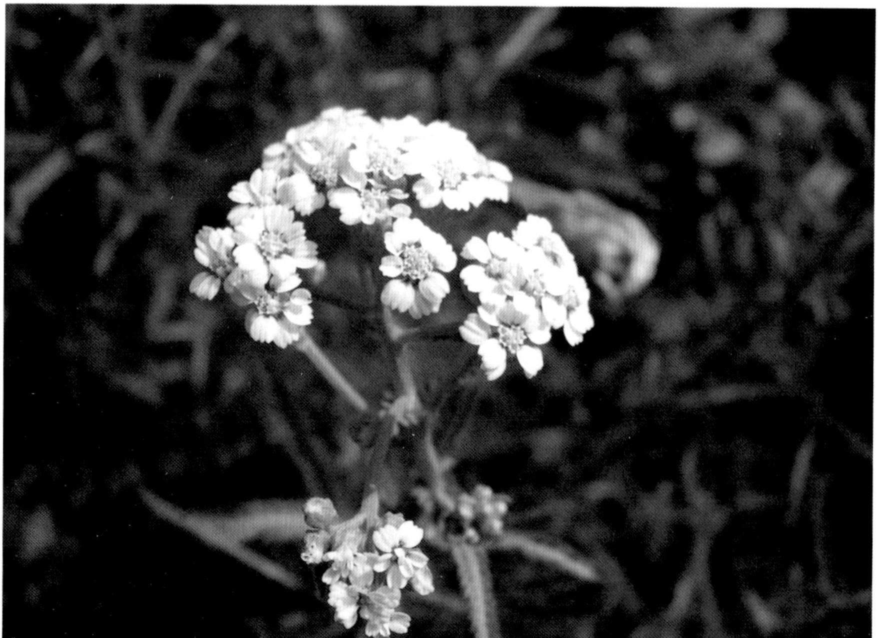

岩乌头

Aconitum racemulosum Franch.

【别　　名】岩乌子、岩乌、雪上一支篙

【基　　原】来源于毛茛科乌头属岩乌头**Aconitum racemulosum** Franch.的根入药。

【形态特征】多年生草本，块根倒圆锥形，长2.3～3.6 cm，粗9～11 mm。茎高40～65 cm，无毛。茎下部叶在开花时枯萎。茎中部叶有短柄，无毛；叶片革质，五角形圆菱形，长5.5～9 cm，宽8～10 cm，基部心形或浅心形，有时圆形，三深裂至距基部1.5～2 cm处，中央深裂片卵状菱形，长渐尖，边缘疏生三角形牙齿，叶脉多少隆起形成明显的脉网；叶柄长2.2～3 cm，圆柱形。茎上部叶变小，宽卵形或菱形，三裂稍超过中部，有时狭卵形，几不分裂。花序有1～6朵花，长2.2～3 cm；轴和花梗均无毛；花梗长约1 cm，稍向下弯曲；小苞片披针形至披针状线形，长3～8 mm，宽约1.5 mm，几无毛；萼片蓝色，上萼片圆筒状盔形或高盔形，高2.4～3.2 cm，中部粗5～10 mm，无毛，下缘稍凹，长1.5～2.4 cm，花瓣具长爪，无毛，瓣片大，唇长约6 mm，距长5～7 mm，向后弯曲；雄蕊无毛，花丝有2枚小齿或全缘；心皮3，无毛。蓇葖长1.6～1.8 cm；种子倒圆锥状三棱形，长约2 mm，只在一面生横膜翅。花期9～10月；果期10～11月。

【生　　境】生于海拔1600～2300 m的山谷岩壁上或疏林下。

【分　　布】云南、四川、重庆、贵州及湖北。

【采集加工】秋冬季植株近枯萎时采集块根，洗净晒干。

【性味功能】味辛，性温，有毒。祛风镇痛。

【主治用法】治跌打损伤、止痛，风湿麻木。用量0.5～1 g。

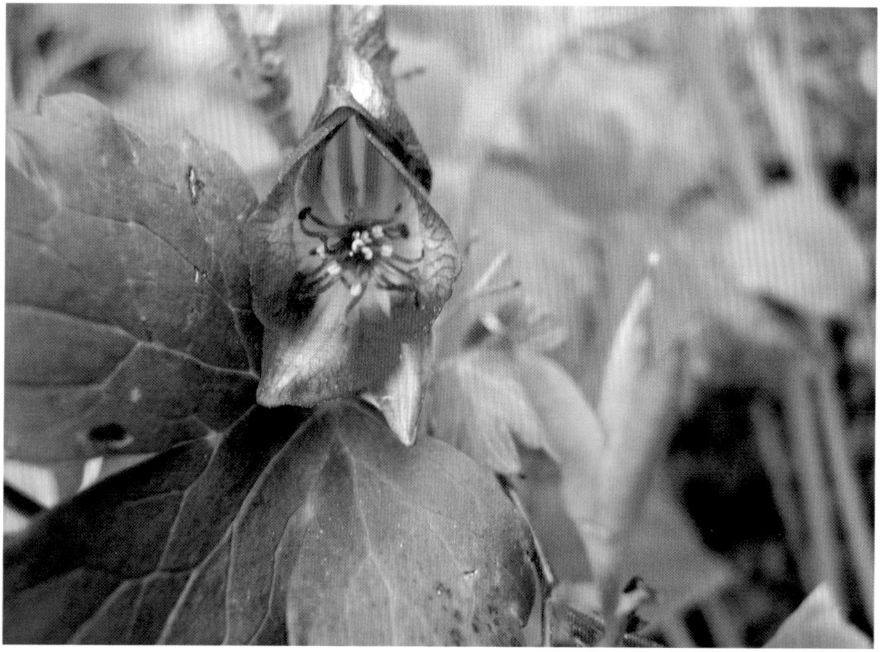

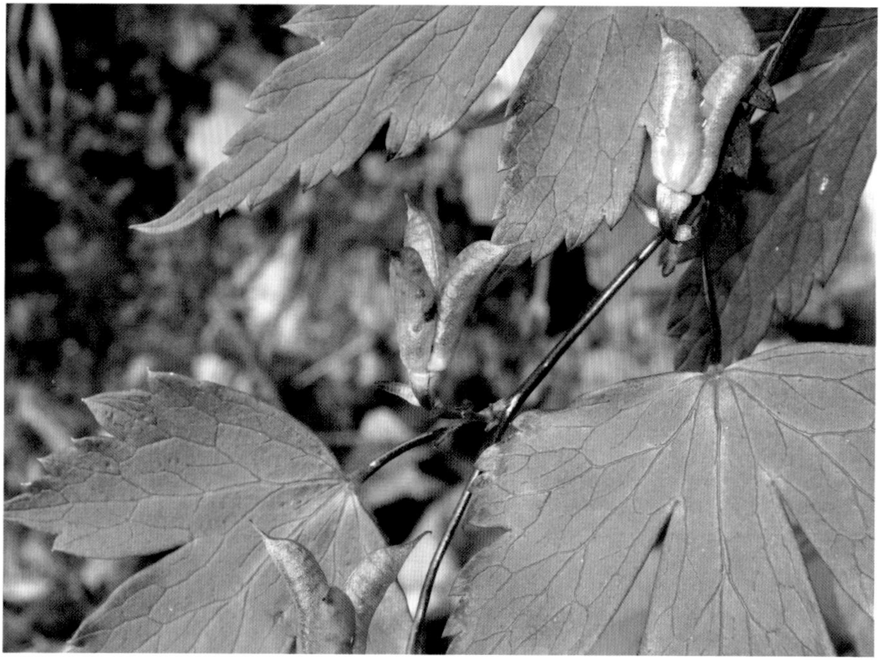

类叶升麻

Actaea asiatica Hara

【别　　名】假升麻、绿豆升麻

【基　　原】来源于毛茛科类叶升麻属类叶升麻**Actaea asiatica** Hara 的根茎入药。

【形态特征】多年生小草本，根状茎横走，黑褐色。茎高30～80 cm，圆柱形，粗4～6 mm，微具纵棱，不分枝。叶2～3枚，三回三出羽状复叶，具长柄；叶片三角形，宽达27 cm；顶生小叶卵形至宽卵状菱形，长4～8.5 cm，宽3～8 cm；侧生小叶卵形至斜卵形。总状花序长2.5～4 cm；苞片线状披针形，长约2 mm；萼片倒卵形，长约2.5 mm；花瓣匙形，长2～2.5 mm，下部渐狭成爪；花药长约0.7 mm，花丝长3～5 mm；心皮与花瓣近等长。果序长5～17 cm，果梗粗约1 mm；果实紫黑色，直径约6 mm；种子约6粒，卵形，具3纵棱，长约3 mm，宽约2 mm，深褐色。花期5～6月；果期7～9月。

【生　　境】生于海拔350～3100 m的山地林下或沟边阴处，河边湿草地。

【分　　布】西藏、云南、四川、重庆、湖北、青海、甘肃、陕西、山西、河北、内蒙古、辽宁、吉林、黑龙江等省区。朝鲜、俄罗斯远东地区、日本也有分布。

【采集加工】秋季采集，洗净泥沙晒干。

【性味功能】味辛、微苦，性凉。清肺止咳，驱风解表，清热解毒。

【主治用法】治感冒头痛，百日咳；外用治犬咬伤。用量10～25 g；外用适量，鲜品捣烂敷患处。

【附　　方】1. 治感冒头痛：类叶生麻、马鞭草、水杨梅各15 g。煨水服。

2. 治百日咳：类叶升麻根、黄果皮各9 g，土薄荷15 g。煨水服。

3. 辅助治疗疯狗咬伤：类叶升麻叶适量。捣绒敷伤口；另以紫竹根、棕竹根各60 g，煨水服。

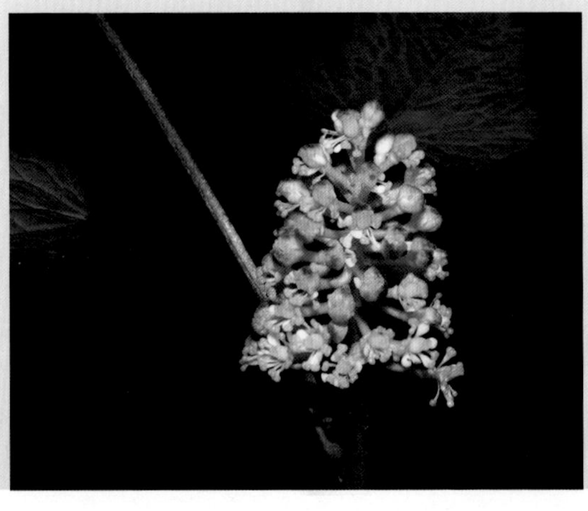

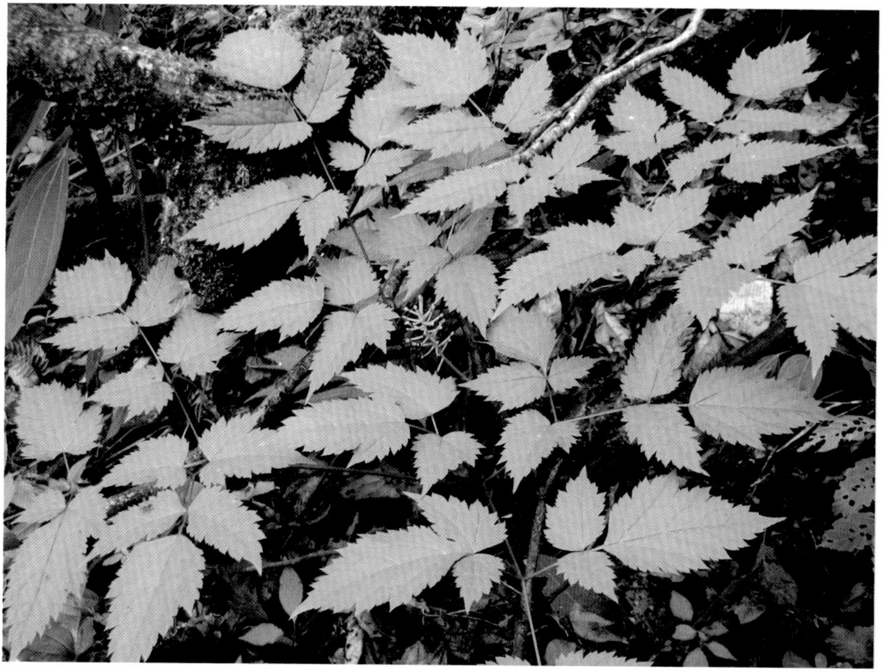

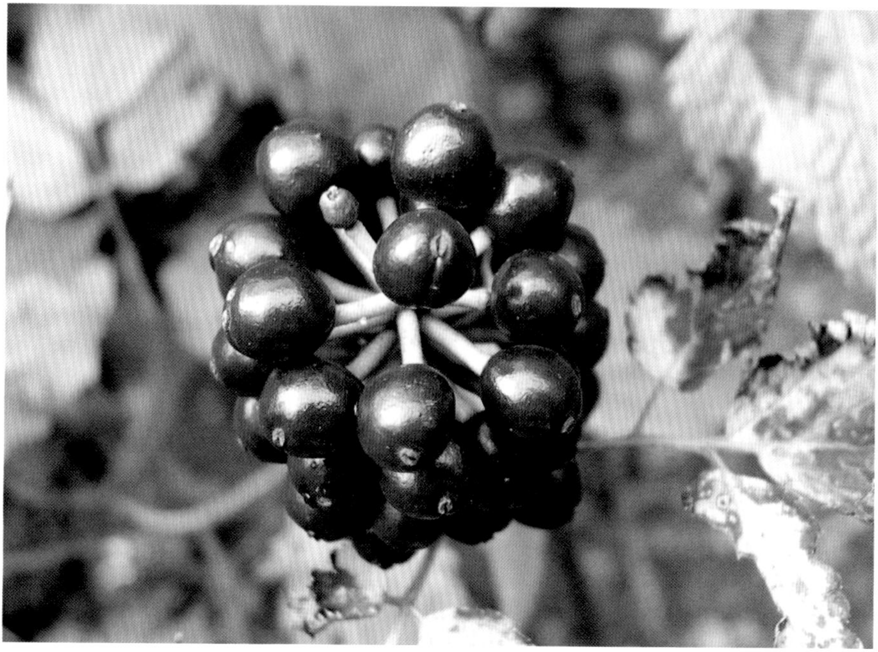

短柱侧金盏花

Adonis brevistyla Franch.

【别　　名】毛黄连、毛名

【基　　原】来源于毛茛科侧金盏花属短柱侧金盏花**Adonis brevistyla** Franch. 的全草入药。

【形态特征】多年生草本，茎高20～40 cm，下部分枝，基部有膜质鳞片。茎下部叶有长柄，上部有短柄或无柄；叶片五角形或三角状卵形，长3.5～9 cm，宽3.5～10 cm，二回羽状全裂或深裂；叶柄长达7 cm，鞘顶部有叶状裂片。花直径1.8～2.8 cm；萼片5～7，椭圆形，长5～8 mm；花瓣7～10，白色或淡紫色，倒卵状长圆形或长圆形，长10～14 mm，顶端圆形或微尖；雄蕊与萼片近等长；心皮多数，子房卵形，有疏柔毛，花柱极短，柱头球形。瘦果倒卵形，长3～4 mm，疏被短柔毛，有短宿存花柱。花期4～6月；果期7～8月。

【生　　境】生于海拔1900～3500 m的山地草坡、沟边、林边或林中。

【分　　布】西藏、云南、四川、重庆、甘肃和陕西。不丹也有分布。

【采集加工】夏季采收，洗净，阴干。

【性味功能】味苦，性凉，有小毒。清热燥湿，健胃，镇静，强心。

【主治用法】治痈疮肿毒，目赤肿痛，呕吐泻痢，心悸不眠，癫痫。用量10～15 g；外用适量：研末撒。

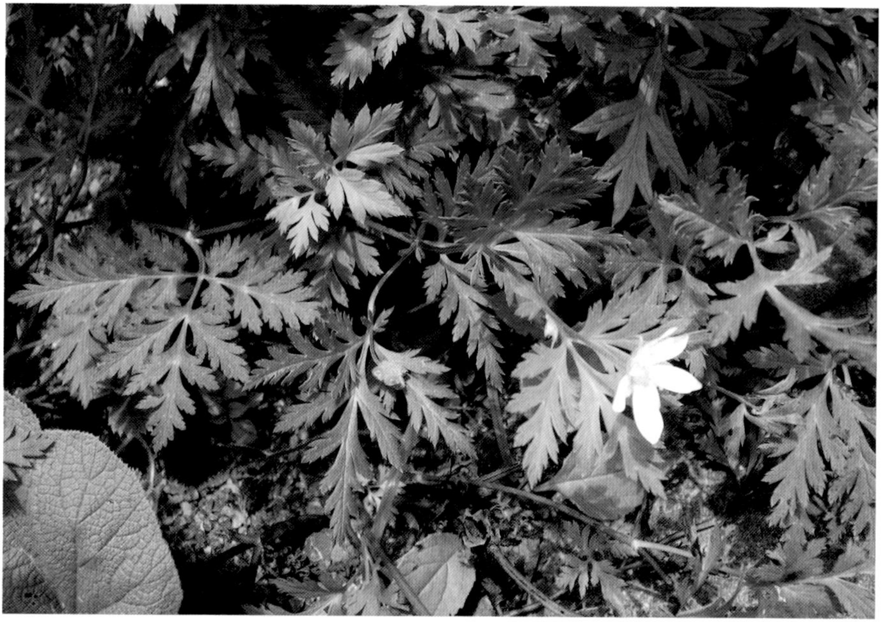

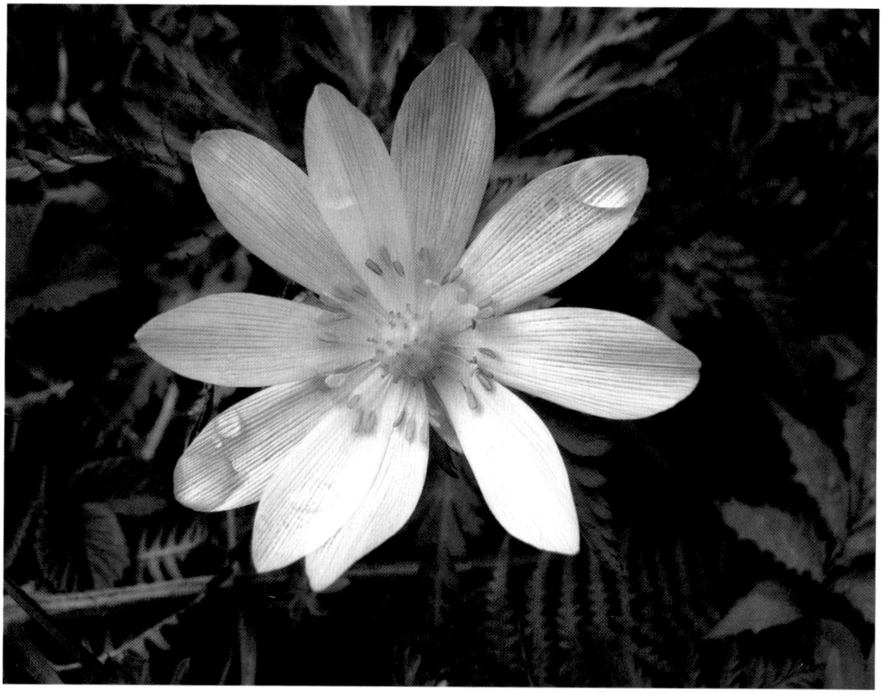

细茎兔儿风

Ainsliaea tenuicaulis Mattf.

【基　　原】来源于菊科兔儿风属细茎兔儿风**Ainsliaea tenuicaulis** Mattf.的全草入药。

【形态特征】多年生草本。根状茎圆柱形或成结节状，直径2～5 mm，具多数纤维状的须根，根颈簇生褐黄色绵毛。茎紫红色，直立，细弱，花葶状，高15～35 cm，直径1～2 mm，除花序外不分枝，花序之下无毛。基生叶密集呈莲座状，近革质，椭圆形，长8～12 cm，宽2～5 cm，顶端渐尖，基部渐狭，边缘有规则的细锯齿；下面紫红色；茎生叶小，疏离，披针形或钻状，下部的长1.5～3.5 cm，宽7～10 mm，上部的长约5 mm，宽仅1 mm。头状花序具花3朵，花期直径约4 mm，具纤细的短梗或近无梗，于茎顶排成长10～17 cm、宽3～5 cm的狭圆锥花序，花序主轴无毛；花托狭，凹凸不平，直径不足0.5 mm，无毛。花全为两性，花冠长约8 mm，花冠管向下渐狭，檐部扩大，于管口上方约1 mm处5深裂，裂片偏于一侧；花药长约4 mm，基部具长约1.5 mm的钝尾；花柱分枝极叉开，顶端钝头，长约0.6 mm。瘦果纺锤形，具多数纵棱，长约5 mm，密被白色长柔毛。冠毛白色或污白色，羽毛状，长约5 mm，基部联合。花期4～7月；果期8～10月。

【生　　境】生于海拔600～2000 m的林下湿润地或水旁石缝中。

【分　　布】湖北、湖南、贵州、四川和重庆。

【采集加工】春、夏季采收，切段，晒干。

【性味功能】味微辛，性凉。养阴清肺，祛瘀止血。

【主治用法】治跌打损伤，肺痨咳嗽，吐血等。用量10～15 g。

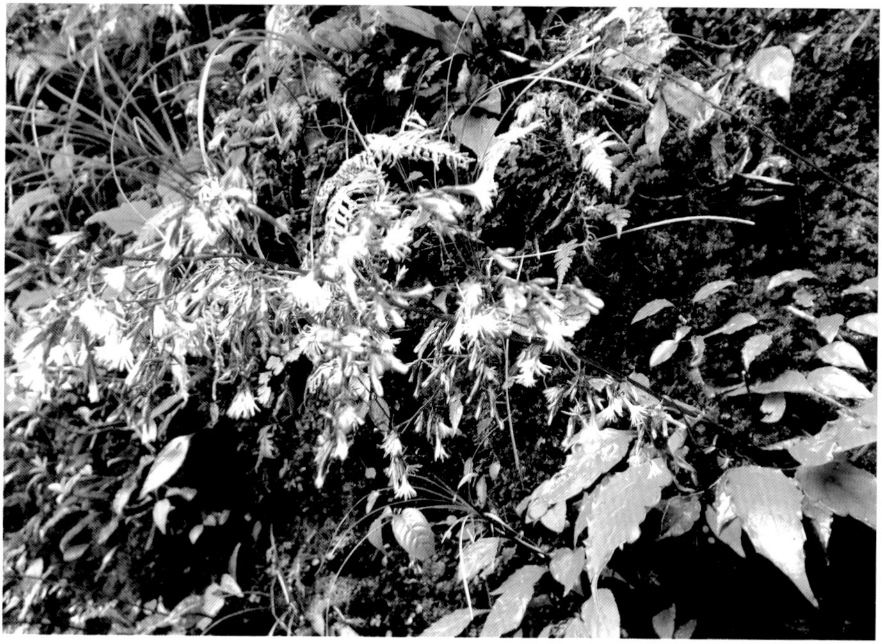

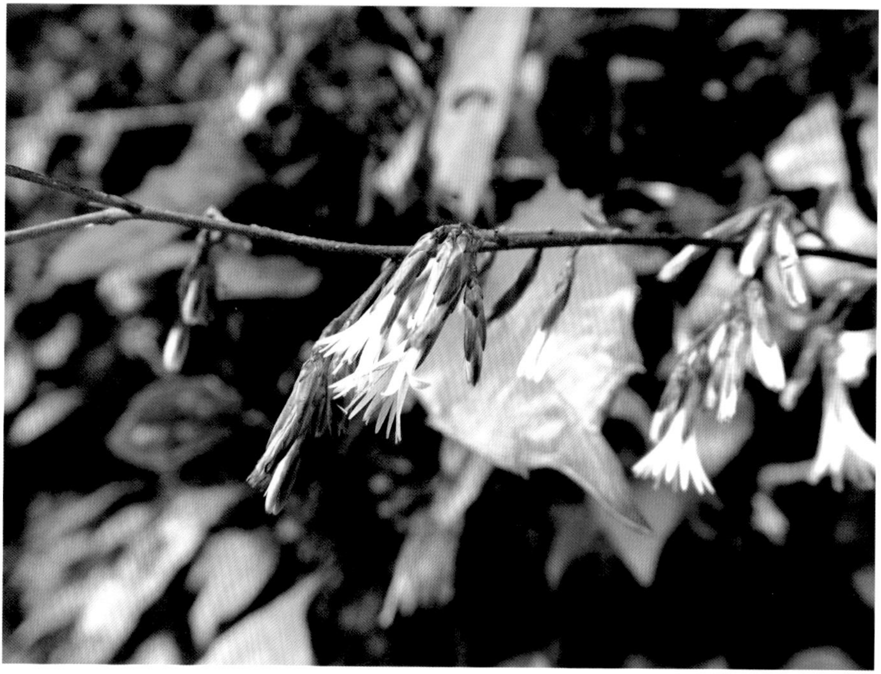

昌都点地梅

Androsace bisulca Bureau & Franch.

【基　　原】来源于报春花科点地梅属昌都点地梅**Androsace bisulca** Bureau & Franch.的全草入药。

【形态特征】多年生草本，主根木质，地上部分多分枝。当年生莲座状叶丛直径1～2. 5 cm；叶两型，内层叶披针形至狭披针形，长4～5 mm，先端钝，全缘；外层叶较小，近顶端具画笔状长柔毛。花葶细弱，长1. 5～4 cm，疏被绵毛状长柔毛，顶端较密；伞形花序有花2～8朵；苞片狭披针形或宽线形，长3～4 mm，基部微呈囊状，中肋稍隆起，被长柔毛；花萼杯状，长约3 mm，分裂达中部，裂片卵形，先端微钝，密被白色长柔毛；花冠白色或粉红色，喉部黄色，直径4～5 mm，裂片倒卵状长圆形，全缘。花期5～6月；果期7～8月。

【生　　境】生于海拔3100～4200 m的高山林缘和草甸。

【分　　布】四川西部和西藏东部的江达、昌都等地。

【采集加工】春、夏季采收，洗净泥土，晒干备用。

【性味功能】味淡，性平。除湿，利尿。

【主治用法】主治水湿停聚所致的水肿，泄泻，带下等。内服：15～18 g，水煎服。

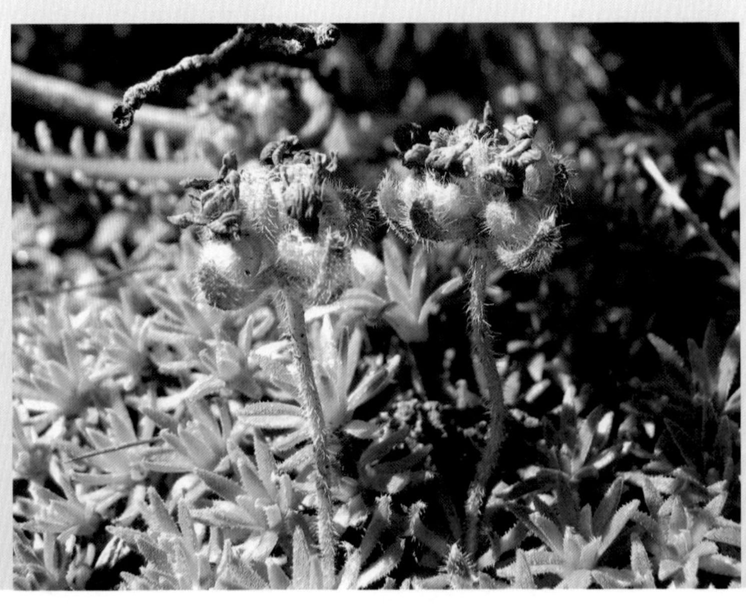

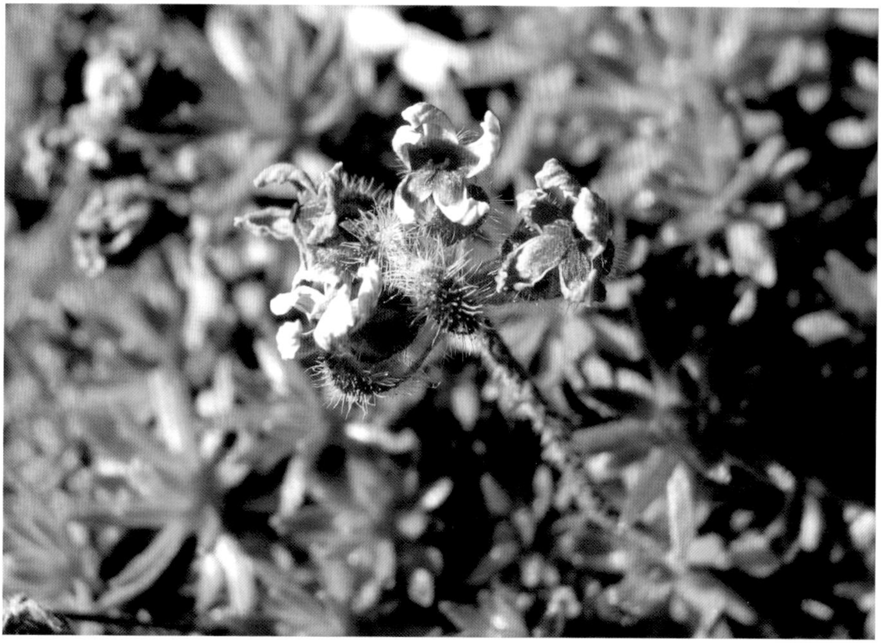

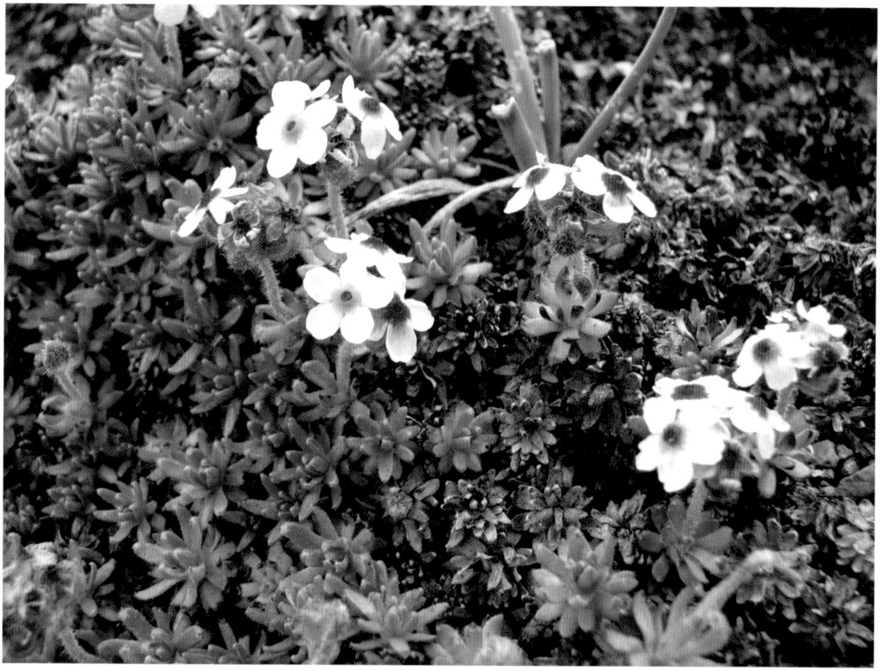

西南银莲花

Anemone davidii Franch.

【别　　名】铜骨七、海螺七、疔药、铜灯台

【基　　原】来源于毛茛科银莲花属西南银莲花**Anemone davidii** Franch.的根状茎入药。

【形态特征】多年生草本，高 20～55 cm。根状茎横走，粗0.6～1 cm，节间缩短。基生叶1～3，有长柄；叶片心状五角形，长6～10 cm，宽7～18 cm，三全裂，全裂片有短柄或无柄，中全裂片菱形，三深裂，边缘有不规则小裂片或粗齿，侧全裂片不等二深裂，两面疏被短毛；叶柄长13～37 cm，无毛或上部有疏毛。花葶直立；苞片3，柄长1.4～3.5 cm，叶片似基生叶，长达10 cm；花梗1～3，长5～17 cm，有短柔毛；萼片5，白色，倒卵形，长1～3.8 cm，宽0.6～2.1 cm，背面有疏柔毛；雄蕊长约为萼片长度的1/4，花药狭椭圆形，花丝丝形；心皮45～70，无毛，有稍向外弯的短花柱，柱头小，近球形。瘦果卵球形，稍扁，长约2.5 mm，顶端有不明显的短宿存花柱。花期5～6月；果期7～8月。

【生　　境】生于山地沟谷杂木林或竹林中或沟边较阴处，常见于阴湿沟谷的岩壁上。

【分　　布】西藏、云南、四川、贵州、重庆、湖南、湖北等地。

【采集加工】春季或秋季采挖，洗净、切片，晒干。

【性味功能】味微苦，性温。活血止痛，祛瘀消肿，补肾壮阳，解毒。

【主治用法】治跌打损伤，腰肌劳损，虚劳内伤，风湿痛，阳痿，口疮，坐板疮等。用量15～20 g；外用鲜品捣烂敷患处。

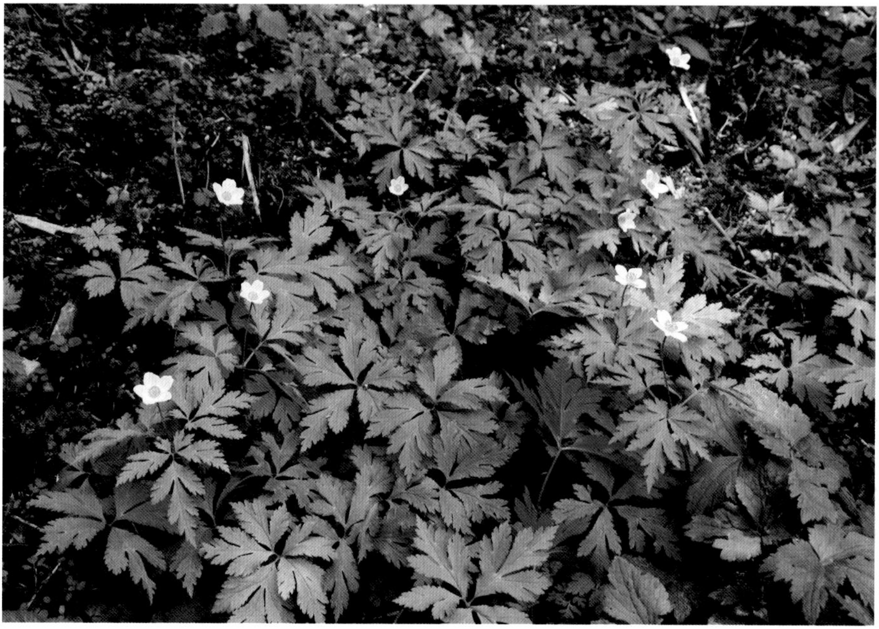

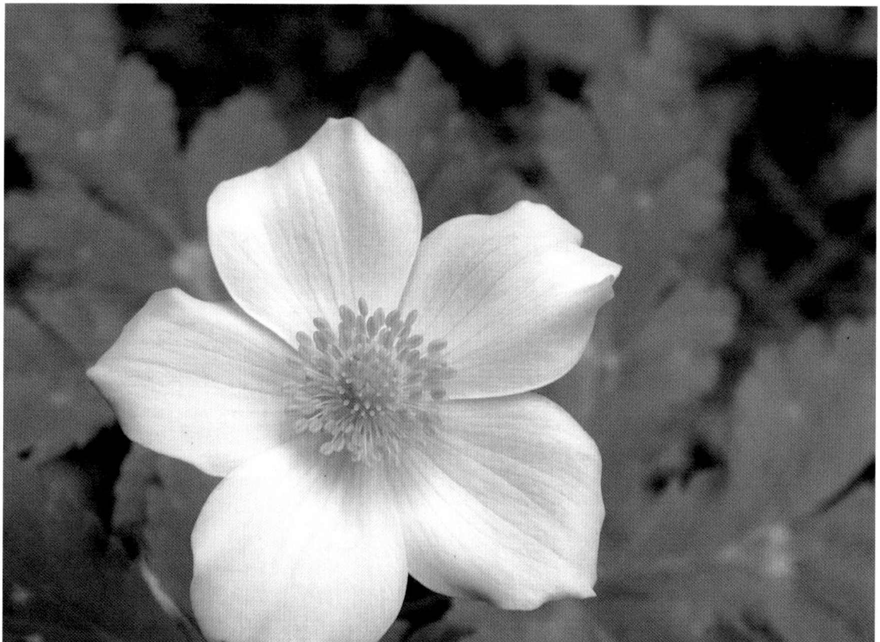

打破碗花花

Anemone hupehensis Lem.

【别　　名】野棉花、遍地爬、五雷火、霸王草

【基　　原】来源于毛茛科银莲花属打破碗花花**Anemone hupehensis** Lem. 的根茎入药。

【形态特征】多年生草本，高30～120 cm。根状茎斜长约10 cm，粗4～7 mm。基生叶3～5，有长柄，三出复叶或为单叶；中央小叶有长柄，小叶片卵形或宽卵形，长4～11 cm，宽3～10 cm，顶端急尖，基部圆形或心形，边缘有锯齿，两面有疏糙毛。花葶直立，聚伞花序2～3回分枝，有较多花；苞片3，有柄，稍不等大；花梗长3～10 cm，被柔毛；萼片5，紫红色或粉红色，倒卵形，长2～3 cm，宽1.3～2 cm，外面有短茸毛；雄蕊长约为萼片长度的1/4，花药黄色，椭圆形，花丝丝形；心皮约400，生于球形的花托上，长约1.5 mm，子房有长柄，有短茸毛，柱头长方形。聚合果球形，直径约1.5 cm；瘦果长约3.5 mm，有细柄，密被绵毛。7月至10月开花。

【生　　境】生于海拔400～1800 m的低山或丘陵的草坡或沟边。

【分　　布】四川、陕西、湖北、重庆、贵州、云南、广西、广东、江西、浙江。

【采集加工】春季或秋季采挖，洗净、切片，晒干。

【性味功能】味苦辛，性凉，有小毒。清热解毒，排脓生肌，消肿散瘀，消食化积，截疟，杀虫。

【主治用法】治顽癣，秃疮，疟疾，小儿疳积，痢疾，痈疖疮肿，瘰疬，跌打损伤，无名肿毒，消化不良等。用量5～10 g；外用煎水洗或鲜品捣烂敷患处。

【附　　方】1. 治秃疮：打破碗花花（野棉花）30 g，研粉，青胡桃皮四两，共捣烂外敷。

2. 治疮疖痈肿，无名肿毒：打破碗花花（野棉花）适量，捣烂外敷。

3. 治跌打损伤：打破碗花花（野棉花）30 g，童便泡24小时，晒干研粉，黄酒冲服，每次1.5～3 g，每日服二次。

4. 治疟疾：打破碗花花（野棉花）10 g，水煎服。

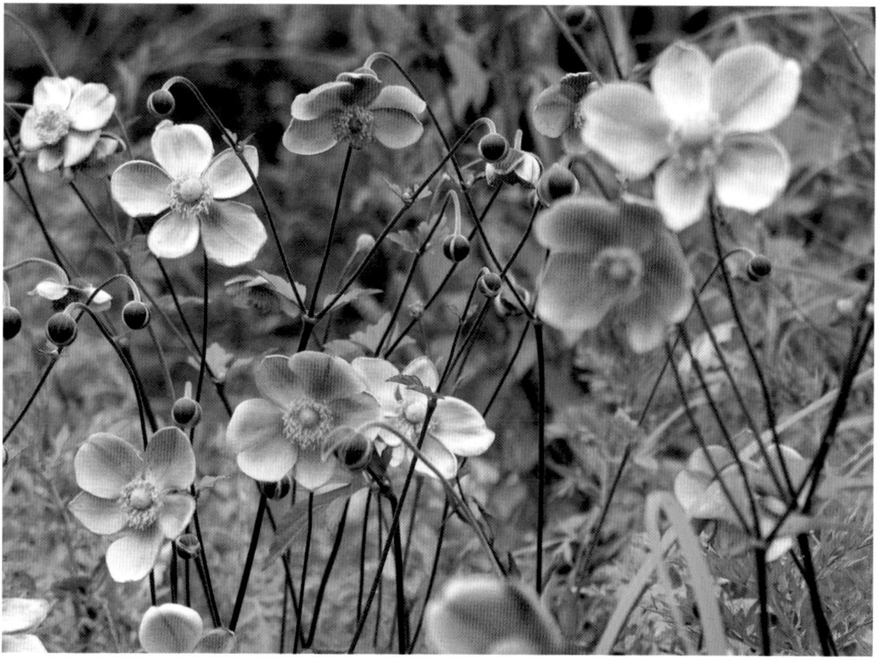

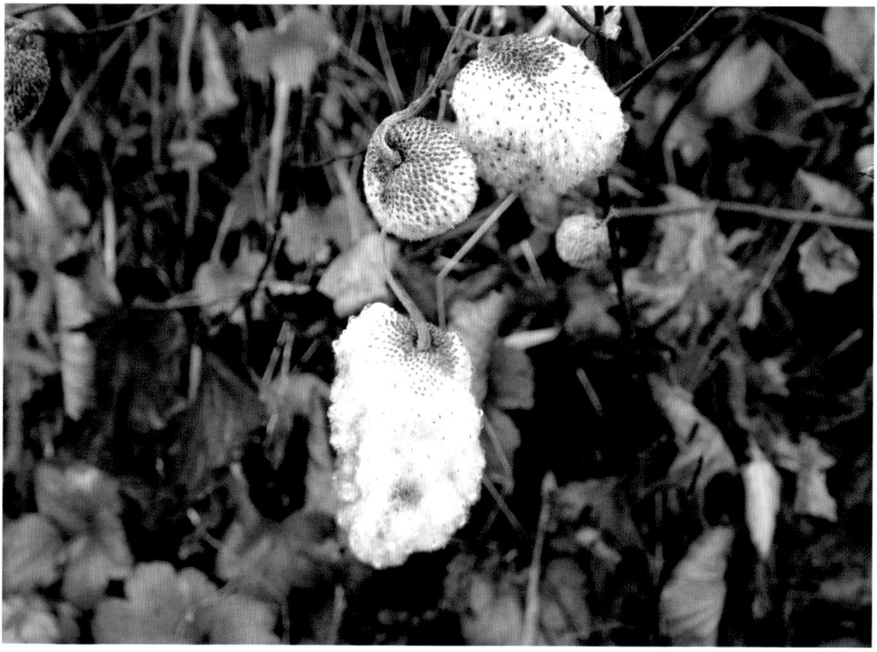

金山当归

Angelica valida Diels

【别　　名】乌独活、岩当归、防风草

【基　　原】来源于伞形科当归属金山当归**Angelica valida** Diels 的根入药。

【形态特征】多年生草本，高30～60 cm。根圆锥形，黑褐色至黄棕色，长8～15 cm，径0.8～2 cm。茎单生，近实心，稍带紫色，有细沟纹。茎生叶为三出式二回羽状复叶，叶柄长达24 cm；茎生叶为三出式一至二回羽状复叶，宽卵形，长10～20 cm，宽11～17 cm；叶柄基部膨大成鞘半抱茎，背面密生柔毛；茎顶部叶简化成鞘状。复伞形花序直径达15 cm；花序梗长2～6 cm；伞辐30～55；总苞片1～3，早落；小伞花序有花30～40；花白色；无萼齿；花瓣倒心形，基部渐狭，顶端有内凹的小舌片。果实椭圆形，长4～5 mm，宽2～3 mm，侧棱狭翅状，比果体狭，背棱线形，隆起，分生果棱槽内有油管1条，合生面油管4条。花期7～8月；果期8～9月。

【生　　境】生于海拔1800～2300 m的阴湿山坡草丛及石缝中。

【分　　布】特产于重庆、贵州和四川等地。

【采集加工】春、秋季未开花前采挖，洗净晒干。

【性味功能】味辛、微甘，性温。补血，活血，调经。

【主治用法】治血虚体弱，月经不调，痛经，崩漏。用量6～15 g。

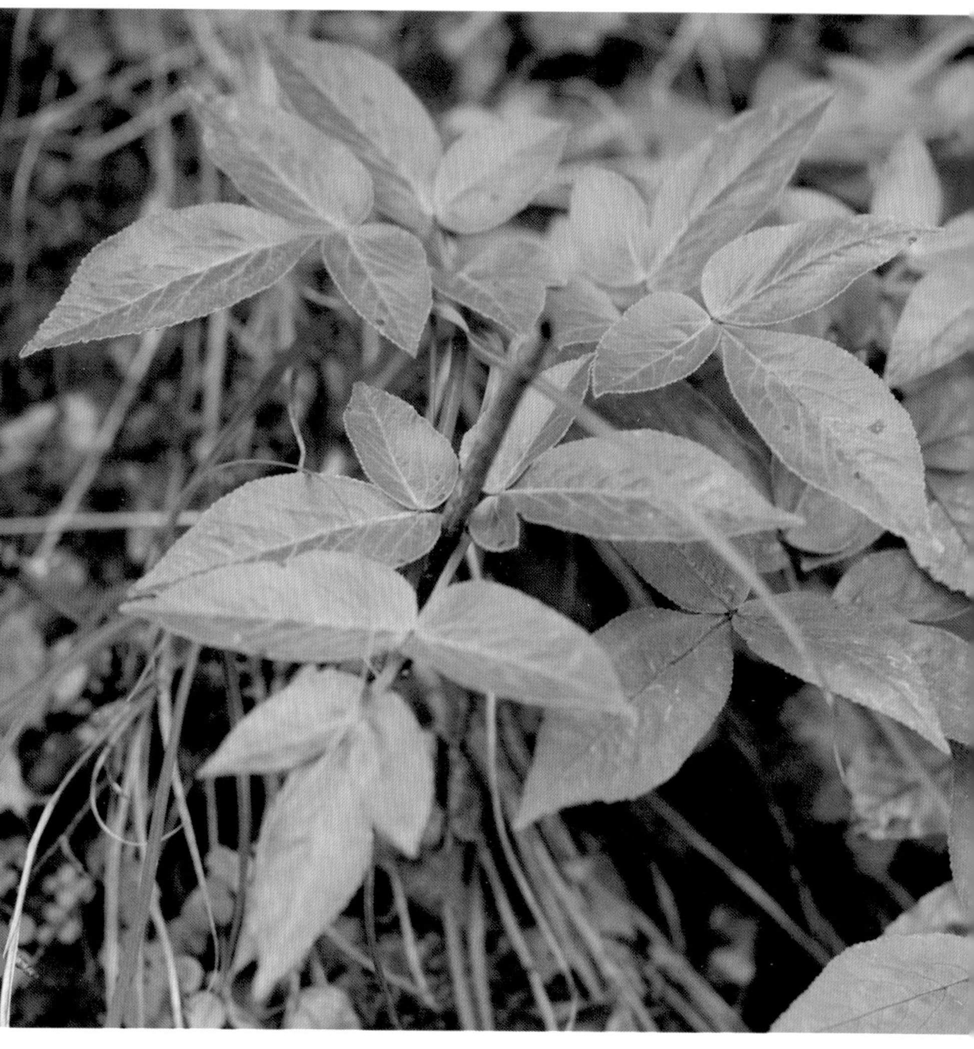

峨参

Anthriscus sylvestris (Linn.) Hoffm.

【别　　名】田七、土三七

【基　　原】来源于伞形科峨参属峨参 **Anthriscus sylvestris** (Linn.) Hoffm. 的根入药

【形态特征】二年生或多年生草本。茎较粗壮，高0.6～1.5 m，多分枝。基生叶有长柄，柄长5～20 cm，基部有长约4 cm，宽约1 cm的鞘；叶片卵形，2回羽状分裂，长10～30 cm；背面疏生柔毛；茎上部叶有短柄或无柄，基部呈鞘状。复伞形花序直径2.5～8 cm，伞辐4～15支。不等长；小总苞片5～8枚，卵形至披针形，边缘有睫毛；花白色，通常带绿或黄色。果实长卵形至线状长圆形，长5～10 mm，宽1～1.5 mm，光滑或疏生小瘤点，顶端渐狭成喙状，合生面明显收缩，果柄顶端常有一环白色小刚毛，分生果横剖面近圆形，油管不明显，胚乳有深槽。花、果期4～5月。

【生　　境】生于4500 m以下的山坡林下或路旁以及山谷溪边石缝中。

【分　　布】辽宁、河北、河南、山西、陕西、江苏、安徽、浙江、江西、湖北、重庆、四川、云南、内蒙古、甘肃、新疆。欧洲及北美也有分布。

【采集加工】8～9月地上部分变黄时挖根，洗净煮熟，去外皮晒干或烘干。

【性味功能】味甘、辛、微苦，性微温。补中益气，祛瘀生新。

【主治用法】治跌打损伤，腰痛，肺虚咳嗽，咳嗽咯血，脾虚腹胀，四肢无力，老人尿频，水肿等。用量12～15 g。

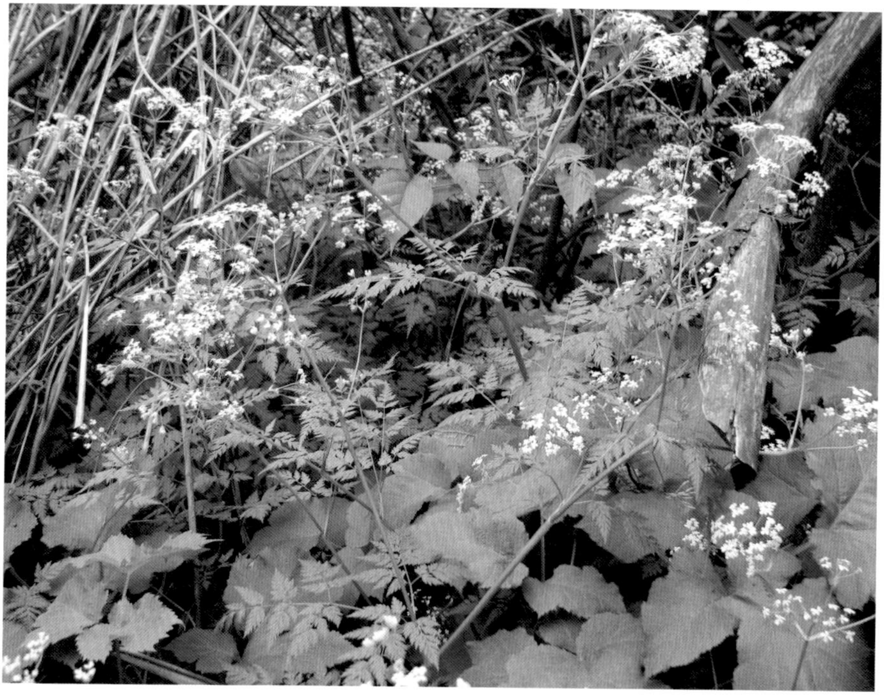

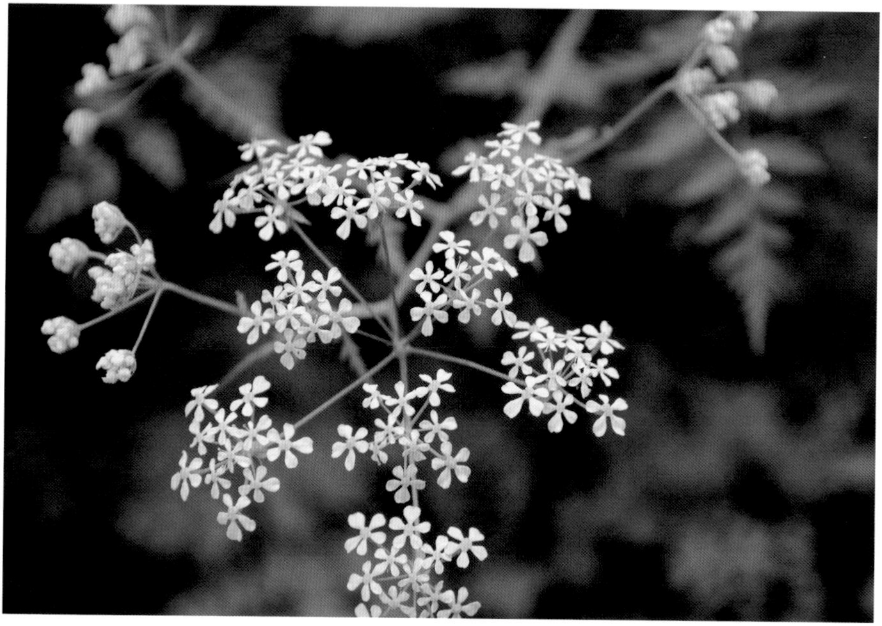

土圞儿

Apios fortunei Maxim.

【别　　名】土籽、九牛子、九子羊、土蛋

【基　　原】来源于蝶形花科土圞儿属土圞儿**Apios fortunei** Maxim. 的块根入药。

【形态特征】缠绕草本。有球状或卵状块根；茎细长，被白色稀疏短硬毛。奇数羽状复叶；小叶3～7片，卵形或菱状卵形，长3～7.5 cm，宽1.5～4 cm，顶端急尖，有短尖头，基部宽楔形或圆形，上面被极稀疏的短柔毛，下面近于无毛，脉上有疏毛；小叶柄有时有毛。总状花序腋生，长6～26 cm；苞片和小苞片线形，被短毛；花带黄绿色或淡绿色，长约11 mm，花萼稍呈二唇形；旗瓣圆形，较短，长约10 mm，冀瓣长圆形，长约7 mm，龙骨瓣最长，卷成半圆形；子房有疏短毛，花柱卷曲。荚果长约8 cm，宽约6 mm。花期6～8月；果期9～10月。

【生　　境】生于海拔300～1000 m山坡灌丛中，缠绕在树上。

【分　　布】甘肃、陕西、河南、四川、重庆、贵州、湖北、湖南、江西、浙江、福建、广东、广西等省区。日本也有分布。

【采集加工】秋季挖根，晒干。

【性味功能】味甘、微苦，性平。清热解毒，化痰止咳。

【主治用法】治感冒咳嗽，咽喉痛，疝气，痈肿，瘰疬。外治毒蛇咬伤，疮疡肿毒等。用量10～15 g；外用适量鲜品捣烂敷患处或磨汁涂患处。

【附　　方】1. 治毒蛇咬伤：土圞儿15～30 g，捣烂敷伤口。如蕲蛇咬伤，加生半夏、生南星、蒲公英各15 g，捣烂外敷患处。

2. 治小儿感冒咳嗽及百日咳：鲜土圞儿15～20 g，洗净切碎，加糖或蜂蜜15 g，再加水蒸半小时，取汁，分三次服。

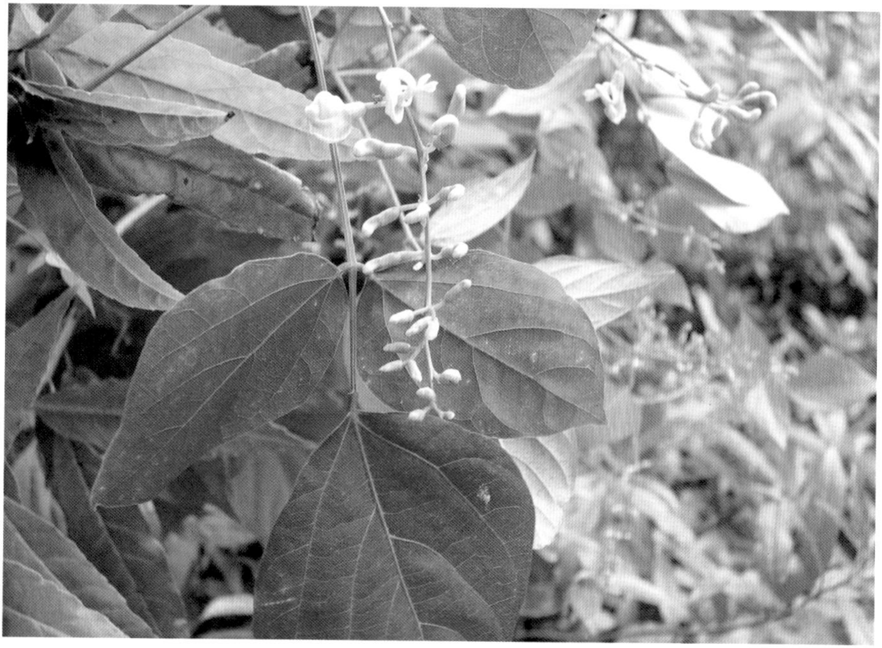

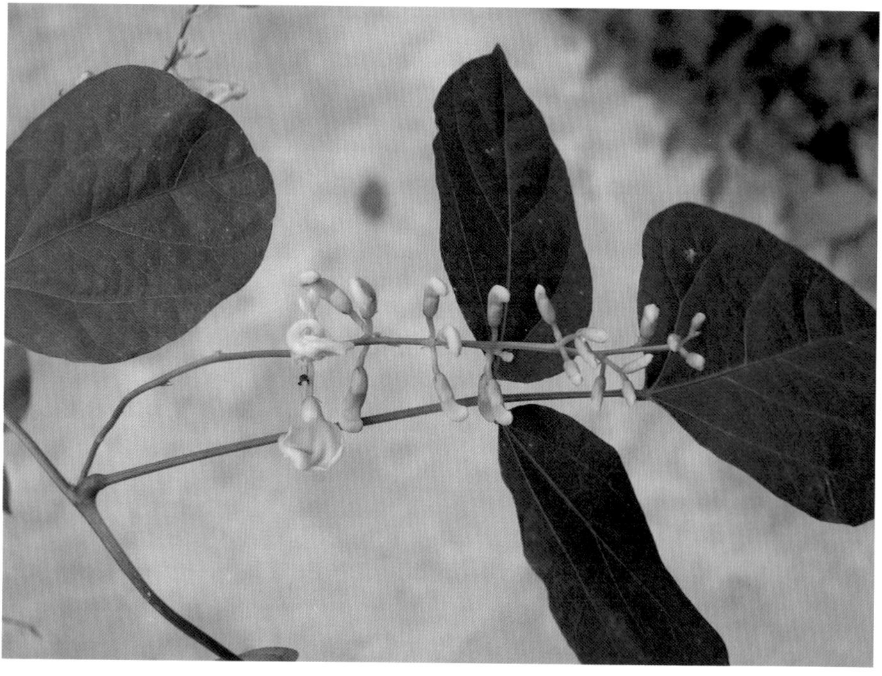

无距耧斗菜

Aquilegia ecalcarata Maxim.

【别　　名】野前胡、千年耗子屎、黄风

【基　　原】来源于毛茛科耧斗菜属无距耧斗菜**Aquilegia ecalcarata** Maxim. 的全草入药。

【形态特征】多年生草本，根圆柱形，深暗褐色。茎1～4条，高20～60 cm，径2～2.5 mm，被稀疏白色柔毛。基生叶为二回三出复叶；叶片宽5～12 cm，中央小叶楔状倒卵形至扇形，长宽1.5～3 cm，三深裂，裂片具2～3个圆齿；侧面小叶斜卵形，不等二裂，表面绿色，背面粉绿色。花2～6朵，直立，直径1.5～2.8 cm；苞片线形，长4～6 mm；花梗纤细，长达6 cm，被伸展的白色柔毛；萼片紫色，椭圆形，长1～1.4 cm，宽4～6 mm，顶端急尖或钝；花瓣直立，长方状椭圆形，长1～1.4 cm，宽4～5 mm，顶端近截形；雄蕊长约为萼片之半，花药近黑色；心皮4～5，直立，被稀疏的柔毛或近无毛。蓇葖果长8～11 mm，宿存花柱长3～5 mm，疏被长柔毛；种子黑色，倒卵形，长约1.5 mm，表面有凸起的纵稜，光滑。花期5～6月；果期6～8月。

【生　　境】生于海拔1800～3500 m的山地林下或路旁。

【分　　布】西藏、四川、重庆、贵州、湖北、河南、陕西、甘肃、青海。

【采集加工】夏季采收，洗净切碎，熬煎至浓缩成膏用。

【性味功能】味甘，性平。清热解毒，生肌拔毒。

【主治用法】治感冒头痛，黄水疮久不收口。用量3～5 g；外用研末调敷。

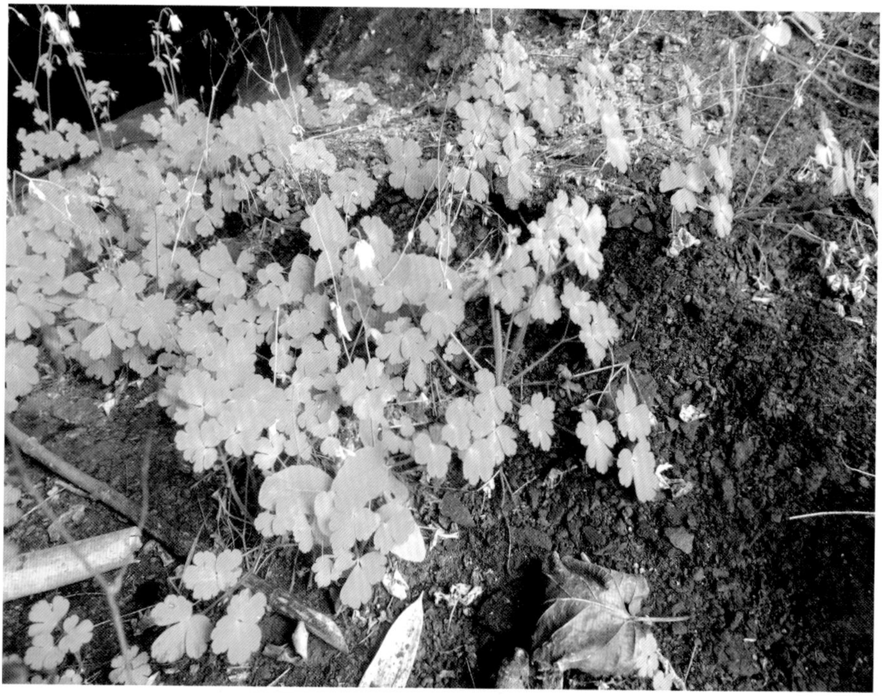

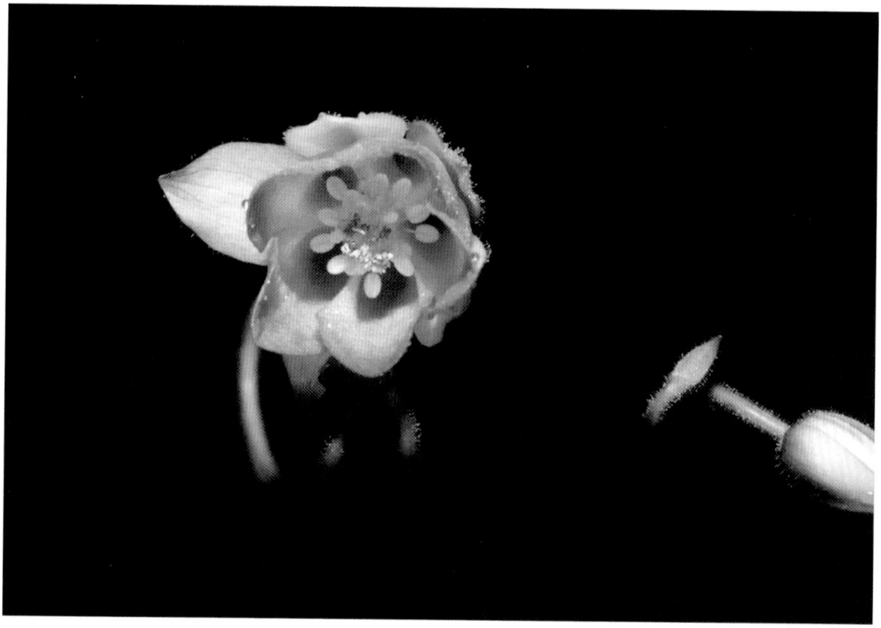

食用土当归

Aralia cordata Thunb.

【别　　名】土当归、心叶大眼独活、水独活、川当归

【基　　原】来源于五加科楤木属食用土当归**Aralia cordata** Thunb. 的根茎及根入药。

【形态特征】多年生草本，地下有长圆柱状根茎；地上茎高0.5～3 m，粗壮。二或三回羽状复叶有3～5小叶，小叶片膜质或薄纸质，长卵形至长圆状卵形，长4～15 cm，宽3～7 cm，顶端突尖，基部圆形至心形，上面无毛，下面脉上疏生短柔毛；小叶柄长达2.5 cm，顶生的长达5 cm。圆锥花序大，顶生或腋生，长达50 cm；分枝少，着生数个总状排列的伞形花序；伞形花序直径1.5～2.5 cm；苞片线形，长3～5 mm；花梗通常丝状，长10～12 mm，有短柔毛；小苞片长约2 mm；花白色；萼长 1.2～1.5 mm，边缘有5个三角形尖齿；花瓣5片，卵状三角形，长约1.5 mm，开花时反曲；雄蕊5，长约2 mm；子房5室；花柱5枚，离生。果实球形，紫黑色，直径约3 mm，有5棱；宿存花柱长约2 mm，离生或仅基部合生。花期7～8月；果期9～10月。

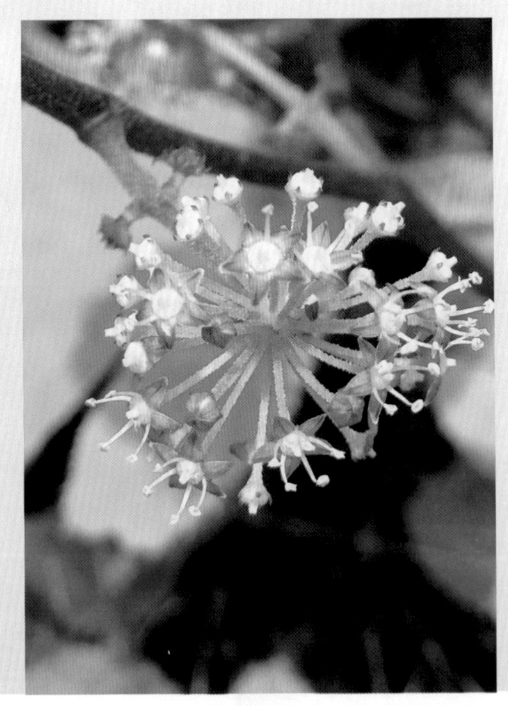

【生　　境】生于海拔1300～1600 m的林荫下或山坡草丛中。

【分　　布】重庆、湖北、安徽、江苏、广西、江西、福建和台湾。日本也有分布。

【采集加工】春秋采挖，除去地上茎及泥土，晒干。

【性味功能】味苦辛，性温。祛风除湿，舒筋活络，和血止痛。

【性味功能】治风湿疼痛，腰膝酸痛，四肢痿痹，腰肌劳损，鹤膝风，手足扭伤肿痛，骨折，头风，头痛，牙痛等。用量3～12 g；外用适量，研末调敷或煎汤洗患处。

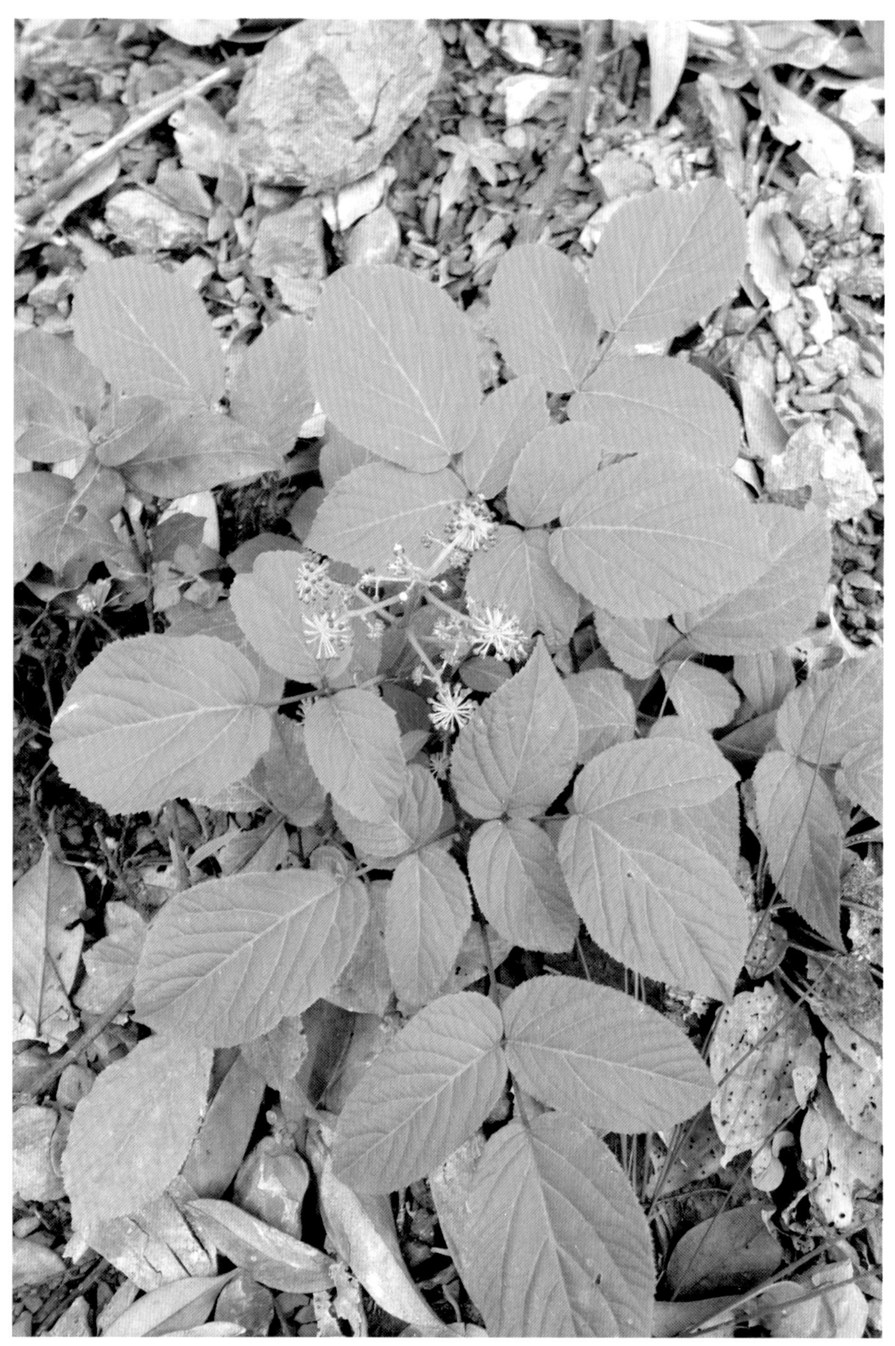

龙眼独活

Aralia fargesii Franch.

【别　　名】土当归

【基　　原】来源于五加科楤木属龙眼独活 **Aralia fargesii** Franch. 的根和根茎入药。

【形态特征】多年生草本；地下茎厚而长，有肉质纺锤根1～2条；地上茎高达1 m，有纵纹。叶长30～50 cm，茎上部者为一或二回羽状复叶，下部者为二或三回羽状复叶；叶柄无毛，长5～15 cm；羽片3～5片；小叶片膜质，阔卵形或长圆状卵形，长8～15 cm，宽5～7 cm，顶端渐尖，基部心形。圆锥花序伞房状，基部有叶状总苞，顶生及腋生；分枝少数，伞房状或伞状排列，无毛或疏生糙毛；伞形花序在分枝上总状排列，直径1～1.5 cm，有花10～20朵；总花梗长1.5～6 cm，无毛或有糙毛；苞片披针形，长2～3 mm；小苞片线形，长约1 mm，早落；花紫色，萼长约2 mm，外面疏生糙毛，边缘有5个三角形尖齿；花瓣5，卵状三角形，长约2 mm；雄蕊5枚；子房5室；花柱5枚，离生。果实近球形，长约5 mm，有5棱。花期7～8月；果期10～11月。

【生　　境】生于海拔1800～2600 m的林下或溪边。

【分　　布】陕西、四川、重庆、贵州和云南。

【采集加工】秋后采收，洗净切片晒干。

【性味功能】味辛苦，性温。祛风除湿，舒筋活络，和血止痛。

【主治用法】治风湿疼痛，腰膝酸痛，四肢痿痹，腰肌劳损，鹤膝风，手足扭伤肿痛，骨折，头风，头痛，牙痛。用量3～12 g；外用适量，研末调敷或煎汤洗患处。

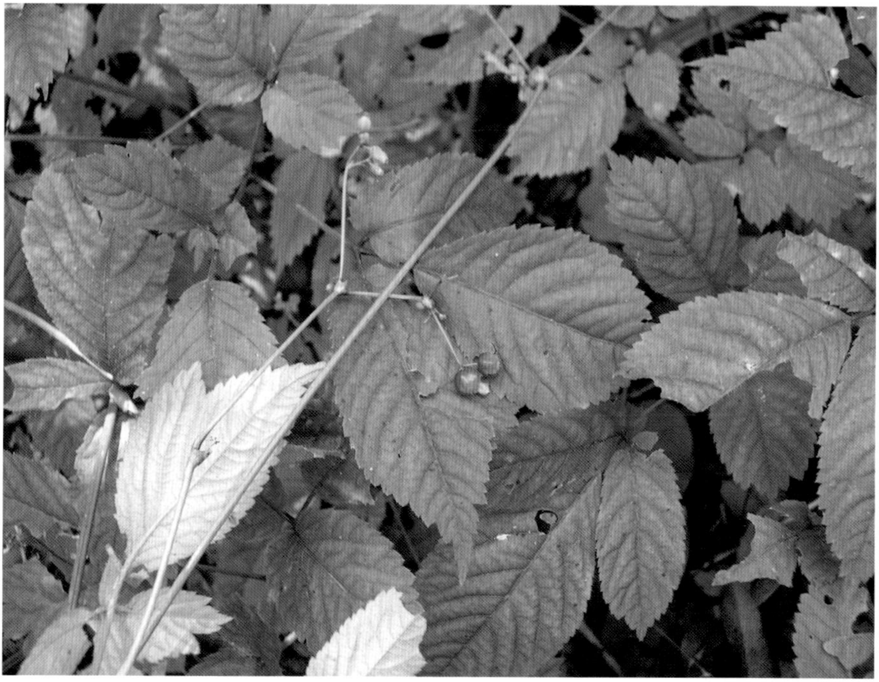

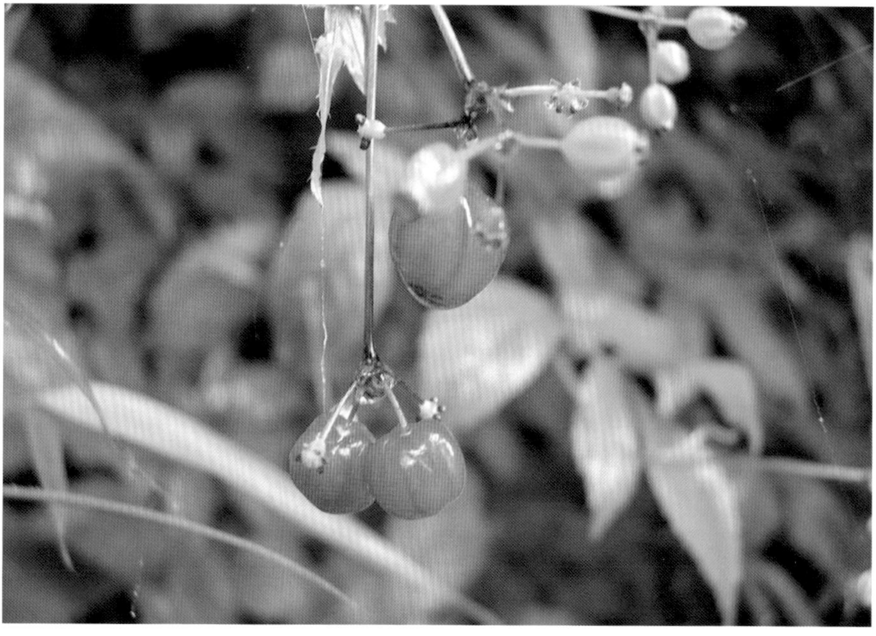

异叶马兜铃

Aristolochia heterophylla Hemsl.

【别　　名】防己、青木香、汉中防己

【基　　原】来源于马兜铃科马兜铃属异叶马兜铃**Aristolochia heterophylla** Hemsl. 的根入药。

【形态特征】木质缠绕藤本，长约2～3 m。茎多分枝，幼枝密生淡褐色短茸毛，老枝疏生短柔毛，有浅纵沟；叶卵圆形或卵状心形，长3～8 cm，宽2～7 cm，顶端钝或短尖，基部心形，上面绿色，下面灰绿色，密被褐色茸毛。花单生叶腋；花梗长3～4 cm，中部以下包围一长宽各约lcm的圆形苞片；花被管烟斗状，黄色，外被细硬毛，内面无毛，中部以上弯曲处膨大，长约2.5 cm，缘部灰紫色，3裂，裂片宽卵形，近平展；雄蕊几无花丝，贴生于花柱体上；花柱肉质，顶端6裂；子房柱状，外密被褐色硬毛。蒴果长圆状，长4～7 cm，室间开裂。种子三角状卵圆形，腹面具凹沟，脐部有毛。花期5～6月；果期7～8月。

【生　　境】生于中低海拔地区的山地疏林中或林缘。

【分　　布】陕西、甘肃、四川、重庆、湖北等地。

【采集加工】春、秋季挖根，刮去外皮，晒干。

【性味功能】味苦辛，性寒，有毒。祛风止痛，清热利水。

【主治用法】治风湿关节疼痛，风湿痹痛，湿热肢体疼痛，水肿，小便不利，脚气湿肿等。用量5～10 g。胃虚、阴虚、肾虚者慎用。

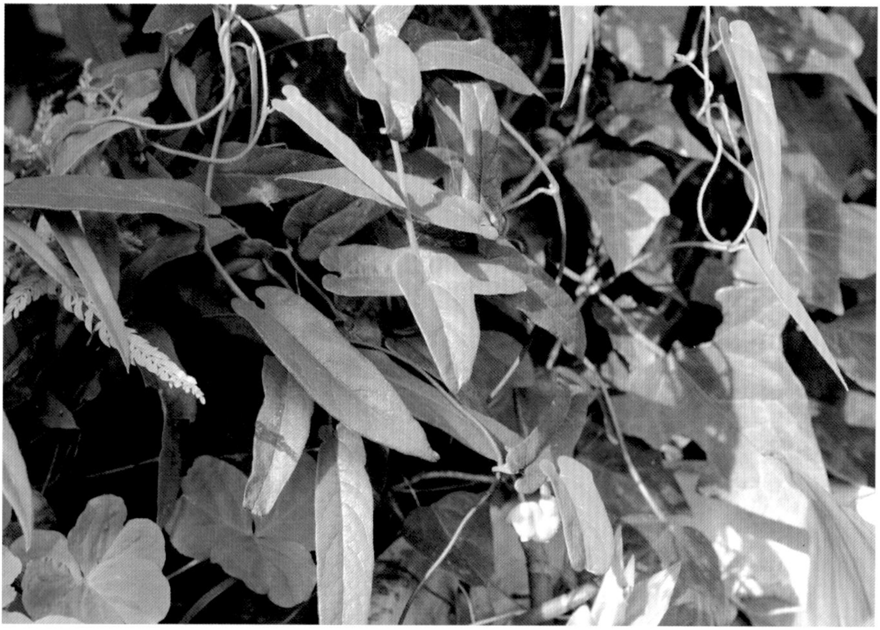

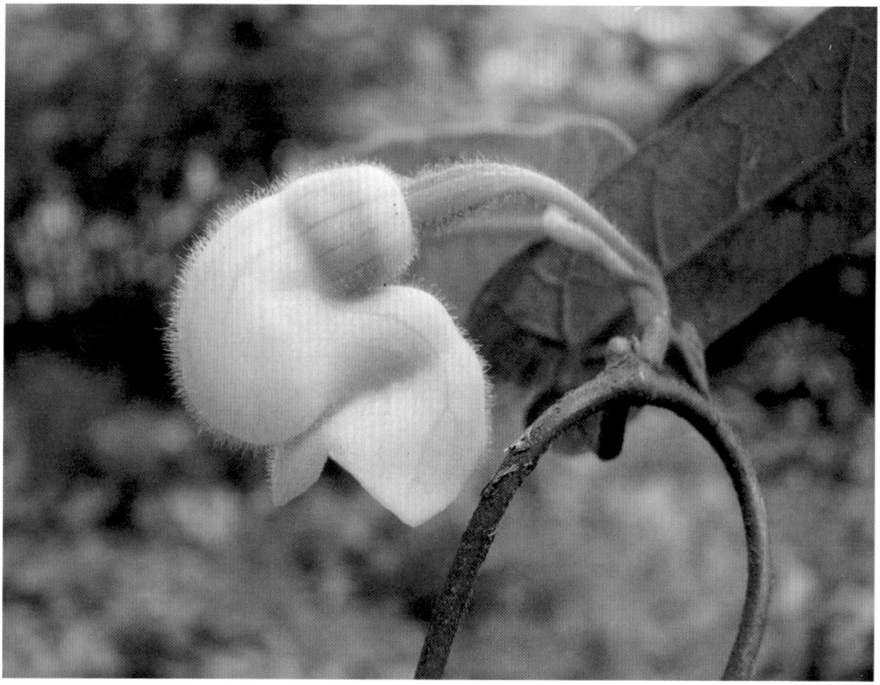

金山马兜铃

Aristolochia jinshanensis Z.L. Yang et S.X. Tan

【别　　名】藤藤黄、准通、老蛇藤、青木香

【基　　原】来源于马兜铃科马兜铃属金山马兜铃 **Aristolochia jinshanensis** Z.L. Yang et S.X. Tan 的果实入药。

【形态特征】木质藤本，长3～4 m；根圆柱形，土黄色，有不规则纵裂纹；嫩枝和芽被黄棕色长柔毛；茎有纵棱。叶膜质或纸质，卵形或卵状心形，长6～16 cm，宽5～12 cm，顶端短尖或短渐尖，基部深心形；叶柄长3～8 cm，密被黄棕色长柔毛。花单生或二朵聚生于叶腋；花梗长3～8 cm，密被长柔毛；花被管中部急遽弯曲而略扁，下部长2～3 cm，直径8～10 mm，弯曲处至檐部与下部近等长而稍狭，外面疏被黄棕色长柔毛，内面仅近子房处被微柔毛；檐部盘状，近圆形，直径3～3.5 cm，内面黄色，有紫红色斑点，边缘绿色；喉部圆形，稍具领状环，直径约8 mm；花药长圆形，成对贴生于合蕊柱近基部，并与裂片对生；子房圆柱形，长约8 mm，具6棱，密被长柔毛。蒴果长圆形，长6～8 cm，直径2～3.5 cm，有6棱，成熟时自顶端向下6瓣开裂；种子长卵形，长5～6 mm，宽3～4 mm。花期5～6月；果期8～10月。

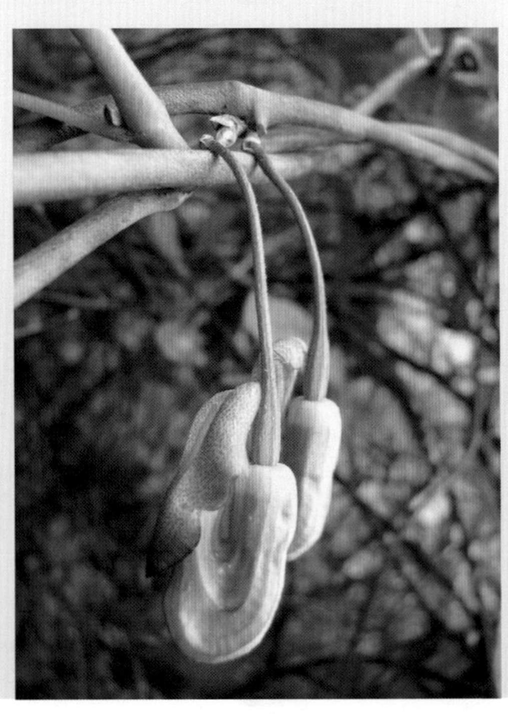

【生　　境】生于海拔1500～3200 m的林中、沟边、灌丛中。

【分　　布】四川、重庆、云南、贵州、湖南、湖北等地。

【采集加工】9～10月果实由绿变黄时连柄摘下，晒干。

【性味功能】味苦，性微寒，有毒。清肺降气，化痰止咳，平喘。

【主治用法】治肺热喘咳，肺虚久咳，痰中带血，肠热痔血，痔疮肿痛，痔疮肿痛，水肿等。用量3～9 g。

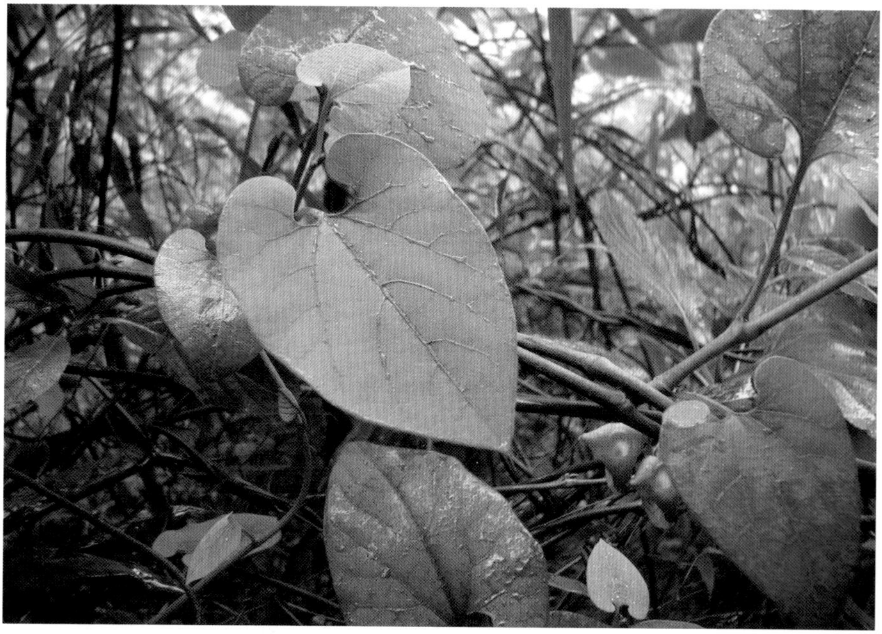

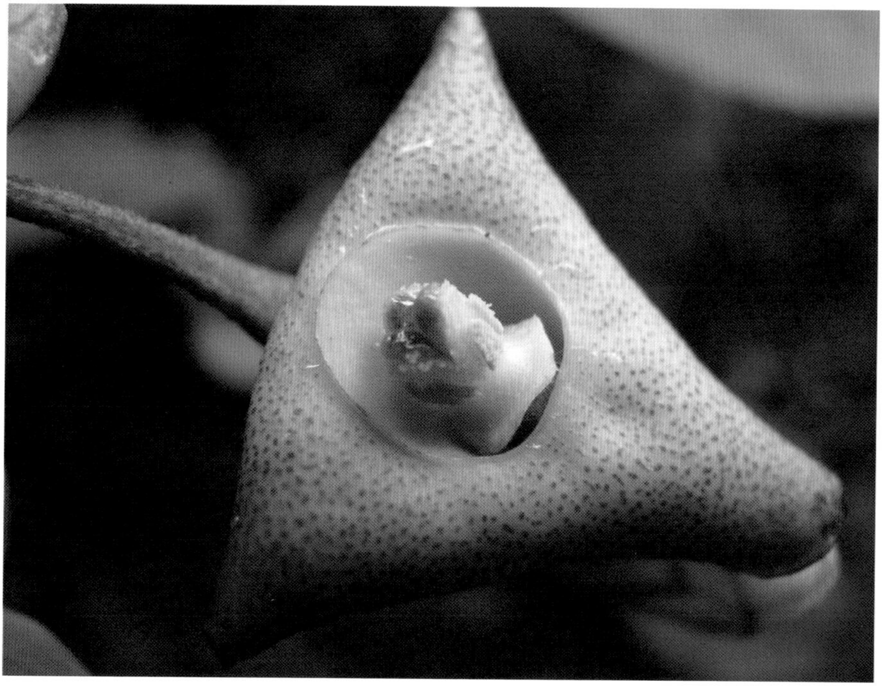

川滇细辛

Asarum delavayi Franch.

【别　　名】牛蹄细辛、花叶细辛、花脸猫、土细辛

【基　　原】来源于马兜铃科细辛属川滇细辛**Asarum delavayi** Franch.的全草入药。

【形态特征】多年生草本，植株粗壮；根状茎横走，直径2～3 mm，根稍肉质，直径达3 mm。叶片长卵形、阔卵形或近戟形，长7～12 cm，宽6～11 cm，顶端长渐尖，基部耳形或心形，两侧裂片长2～6 cm，宽1.5～5 cm，叶面具白色云斑，疏被短毛，叶背偶为紫红色；叶柄长达20 cm，无毛或被疏毛；芽苞叶长卵形或卵形，长1～3 cm，宽8～10 mm，边缘有睫毛。花大，紫绿色，直径4～6 cm，花梗长1～3.5 cm，无毛；花被管圆筒状，长约2 cm，中部直径约1.5 cm，向上逐渐扩展，喉部缢缩，膜环宽约2 mm，内壁有格状网眼，花被裂片阔卵形，长2～3 cm，宽2.5～3.5 cm，基部有乳突状皱褶区；药隔伸出，宽卵形或锥尖；子房近上位或半下位，花柱6枚，离生，顶端2裂，柱头侧生。花期4～6月；果期6～7月。

【生　　境】生于海拔800～1600 m的林下阴湿岩坡上。

【分　　布】四川、重庆和云南东北部。

【采集加工】夏、秋季挖取带根全草，除去泥土，阴干。

【性味功能】味辛，性温，有小毒。祛风散热，止痛，活血解毒，温肺化饮。

【主治用法】治风寒头痛，牙痛，喘咳，中暑腹痛，痢疾，急性胃肠炎，风湿关节疼痛，跌打损伤等。用量1～3 g；外用适量，研末或煎汤漱口。阴虚阳亢及气虚有汗者禁服，反藜芦。

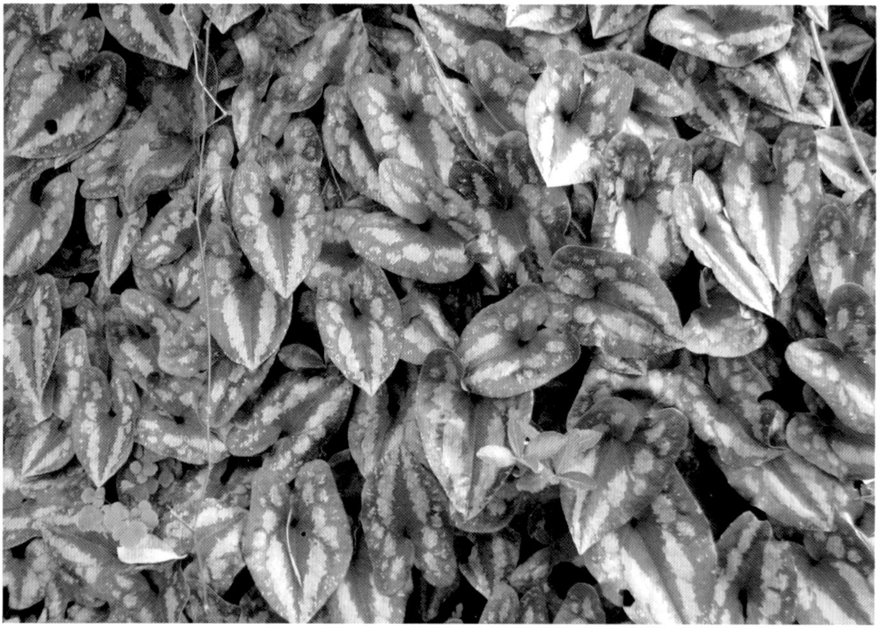

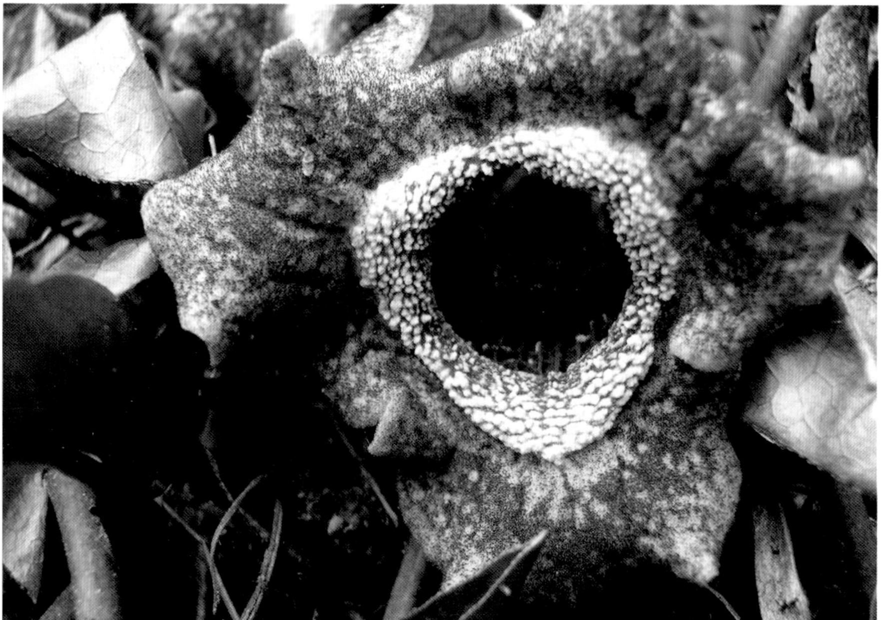

南川细辛

Asarum nanchuanense C.S. Yang et J.L. Wu

【别　　名】山花椒

【基　　原】来源于马兜铃科细辛属南川细辛**Asarum nanchuanense** C.S. Yang et J.L. Wu 的全草入药。

【形态特征】多年生草本，根状茎短；根丛生，稍肉质，直径约2 mm。叶片心形或卵状心形，长5～7.5 cm，宽6～8.5 cm，顶端急尖，基部心形，两侧裂片长2～2.5 cm，宽3～3.5 cm，叶面深绿色，中脉两旁有白色云斑，侧脉被短毛，叶背紫红色，有光泽，偶为绿色；叶柄长2.5～7.5 cm，芽苞叶阔卵形，长约2 cm，宽约1.8 cm；边缘有睫毛。花紫色；花梗长约1.5 cm；花被管钟状，长2～2.5 cm，直径约2 cm，喉部稍缢缩，膜环不甚明显，内壁有纵行脊皱，花被裂片宽卵形，长宽各约1.5 cm，基部有直径约2 mm的垫状斑块或乳突状皱褶；药隔伸出成短锥尖；子房半下位，花柱6枚，顶端微凹，柱头侧生。花期5～6月；果期6～7月。

【生　　境】生于海拔1000 m以下的山谷林下阴湿岩壁上。

【分　　布】我国特有物种，特产于重庆市南川金佛山。

【采集加工】夏、秋季挖取带根全草，除去泥土，摊放通风处，阴干。

【性味功能】味辛，性温，有小毒。祛风散热，止痛，活血解毒，温肺化饮。

【主治用法】治风寒头痛，牙痛，喘咳，中暑腹痛，痢疾，急性胃肠炎，风湿关节疼痛，跌打损伤等。用量1～3 g；外用适量，研末或煎汤漱口。阴虚阳亢及气虚有汗者禁服，反藜芦。

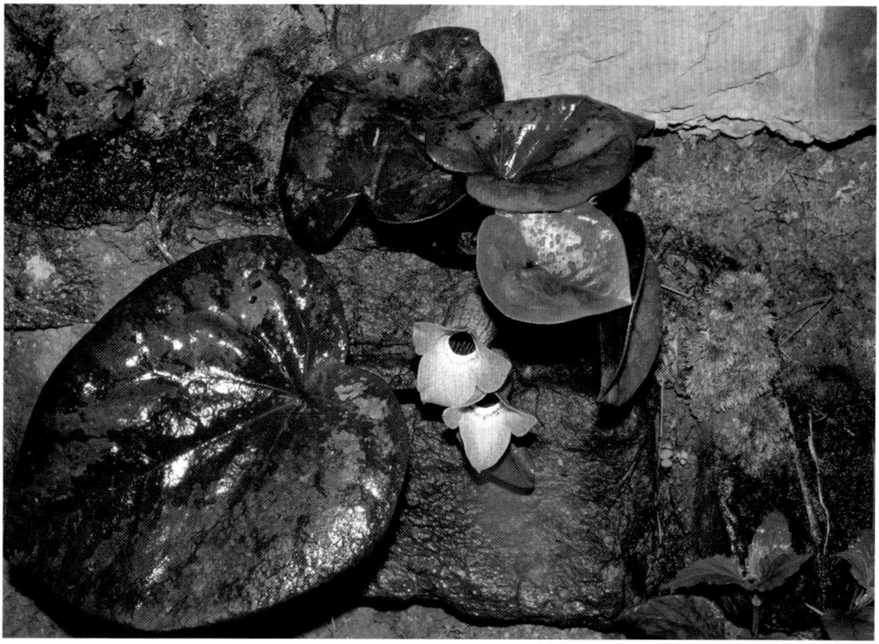

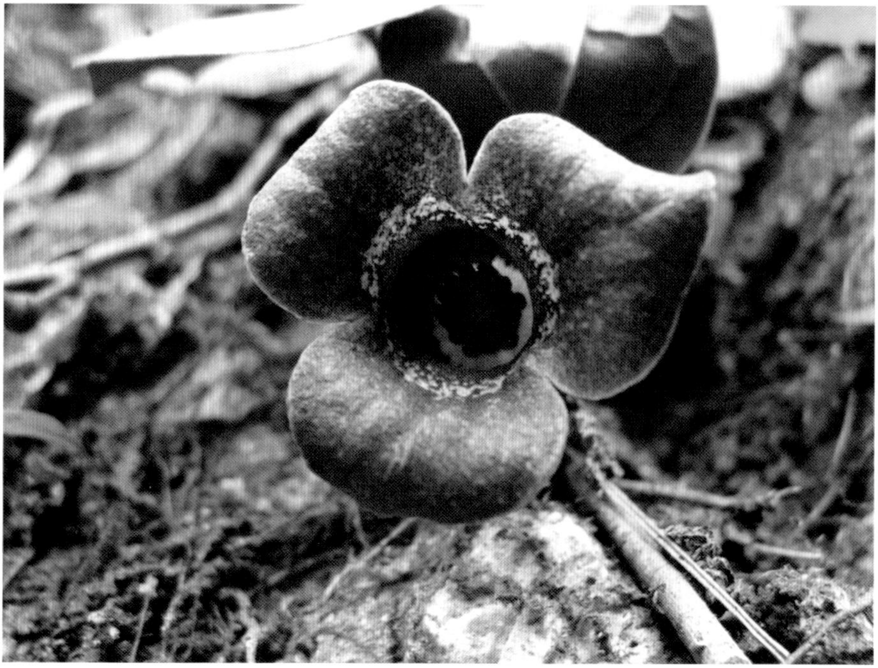

亮叶紫菀

Aster nitidus Chang

【基　　原】来源于菊科紫菀属亮叶紫菀**Aster nitidus** Chang的全株入药。

【形态特征】灌木，多分枝，弯垂或倾斜，长50～120 cm，有棱及沟；二、三年枝紫褐色或锈色，无毛；当年枝紫色，被疏毛。叶革质，卵圆至椭圆状披针形，长2.5～4.5 cm，宽0.5～1.5 cm，基部急狭成柄；上部叶渐小。头状花序径2.5～3 cm，3～6个在枝端排列成伞房状。舌状花约30朵，管部长2～2.5 mm，被疏短毛；舌片紫色，长约13 mm，宽1～1.8 mm。管状花黄色，长约5 mm，管部长约2 mm，有短毛，裂片长约1.5 mm；花柱附片约长0.7 mm。冠毛污白色，较管状花稍短，有微糙毛。瘦果长圆形，稍扁，长约2 mm，基部稍狭，被短疏毛。花期4～6月；果期7～8月。

【生　　境】生于海拔550～1100 m的低山林下。

【分　　布】重庆市南川、酉阳等地。

【采集加工】全年可采集，去除杂质和枯叶，切段晒干。

【性味功能】味微苦，性寒。清热解毒。

【主治用法】治风热头痛，结膜炎等。用量3～10 g。

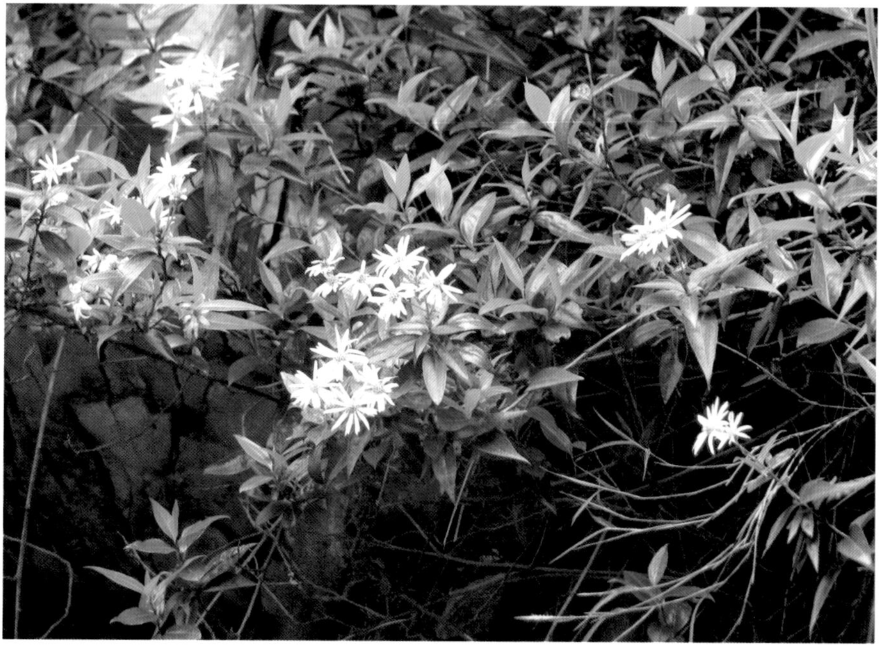

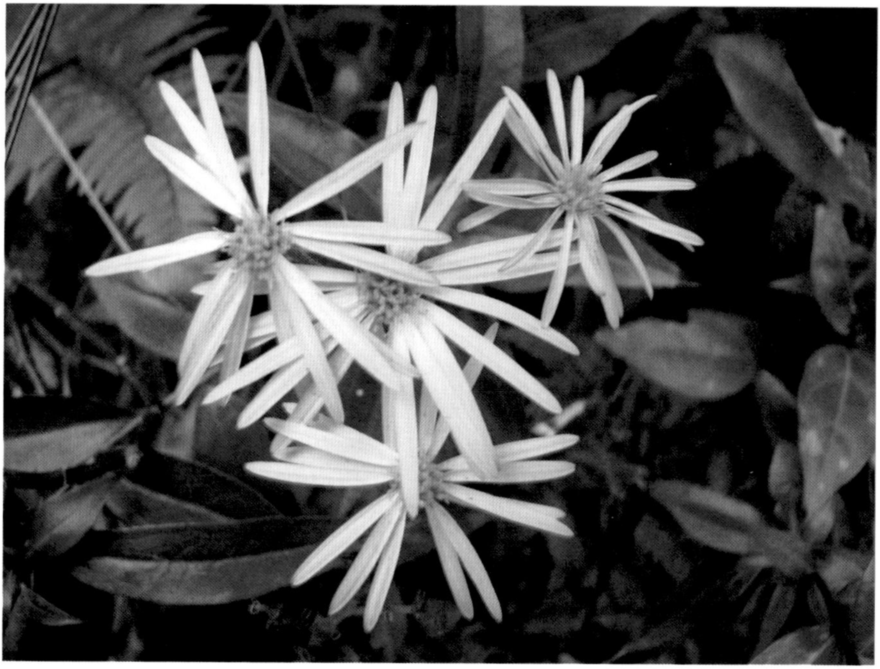

地八角

Astragalus bhotanensis Baker

【别　　名】不丹黄芪、土牛膝

【基　　原】来源于蝶形花科黄芪属地八角**Astragalus bhotanensis** Baker的全草入药。

【形态特征】多年生草本。茎直立，匍匐或斜上，长30～100 cm，疏被白色毛或无毛。羽状复叶具19～29小叶，长8～26 cm；叶轴疏被白色毛；小叶对生，倒卵形或倒卵状椭圆形，长6～23 mm，宽4～11 mm，顶端钝，基部楔形，下面被白色伏贴毛。总状花序头状，生多数花；苞片宽披针形；花萼管状，长约10 mm，萼齿与萼筒等长，疏被白色长柔毛；花冠红紫色、紫色、灰蓝色、白色或淡黄色，旗瓣倒披针形，长约11 mm，宽约3.5 mm，顶端微凹，有时钝圆，瓣柄不明显，翼瓣长约9 mm，瓣片狭椭圆形，较瓣柄长，龙骨瓣长约8～9 mm，瓣片宽2～2.5 mm，瓣柄较瓣片短；子房无柄。荚果圆筒形，长20～25 mm，宽5～7 mm，无毛，直立，背腹两面稍扁，黑色或褐色，无果颈，假2室。种子多数，棕褐色。花期3～8月；果期8～10月。

【生　　境】生于海拔600～2800 m间的山坡、山沟，河漫滩，田边，阴湿处及灌丛下。

【分　　布】贵州、云南、西藏、四川、重庆、陕西、甘肃。不丹、印度也有分布。

【采集加工】秋季采收，洗净晒干备用。

【性味功能】味苦涩，性凉。清热解毒，利尿，消肿。

【主治用法】治扁桃体炎，乳蛾，浮肿，牙痛，口鼻出血，瘾疹。用量10～15 g。

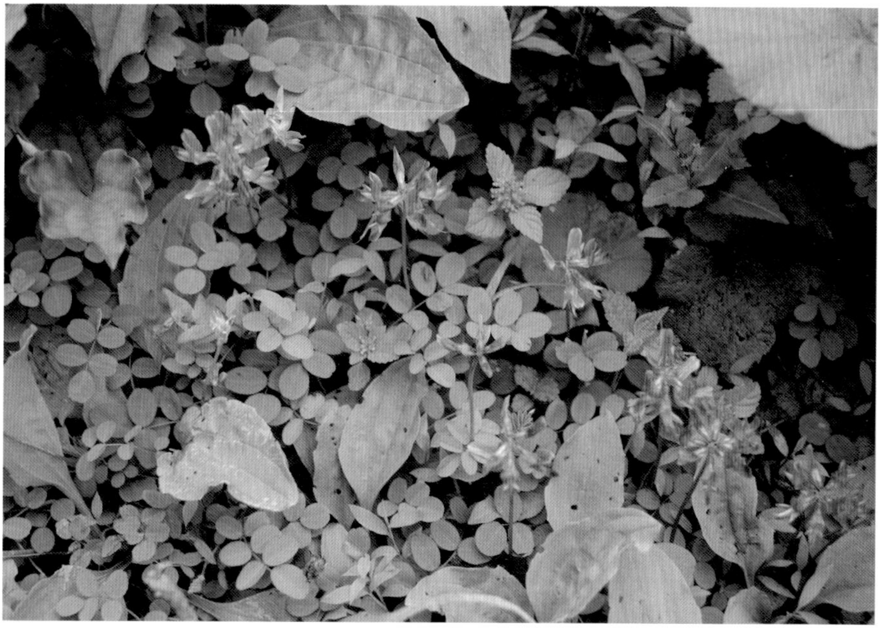

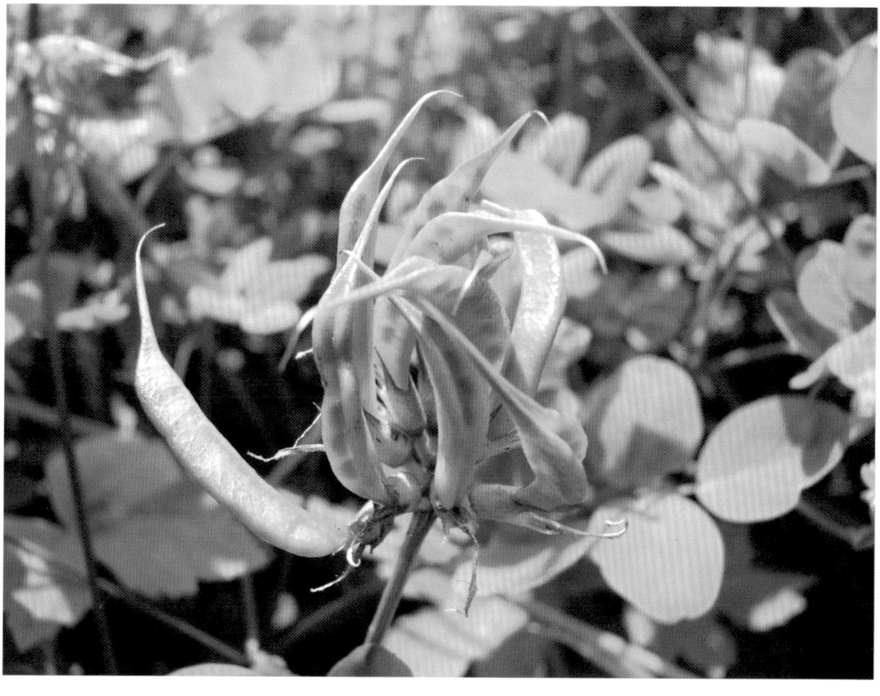

筒鞘蛇菰

Balanopholra involucrata Hook. f.

【别　　名】葛花、鹿仙草、角菌、寄生黄

【基　　原】来源于蛇菰科蛇菰属筒鞘蛇菰**Balanophora involucrata** Hook. f. 的全草入药。

【形态特征】草本，高5～15 cm；根茎肥厚，干时脆壳质，近球形，不分枝或偶分枝，直径2.5～5.5 cm，黄褐色或红棕色，表面密集颗粒状小疣瘤和浅黄色或黄白色星芒状皮孔，顶端鞘2～4裂，裂片短三角形，长1～2 cm；花茎长3～10 cm，直径0.6～1 cm，红色或黄红色；鳞苞片2～5枚，基部连合呈筒鞘状，顶端离生。花雌雄异株（序）；花序卵球形，长1.4～2.4 cm，直径1.2～2 cm；雄花较大，直径约4 mm，3数；花被裂片卵形或短三角形，宽不到2 mm；聚药雄蕊无柄，呈扁盘状，花药横裂；具短梗；雌花子房卵圆形，有细长的花柱和子房柄；附属体倒圆锥形，顶端截形或稍圆形，长0.7 mm。花、果期7～8月。

【生　　境】生于海拔1500～3600 m的云杉、铁杉和栎木林下，多寄生于杜鹃花科、山茶科等植物的根上。

【分　　布】西藏、四川、重庆、云南、贵州、湖南。印度也有分布。

【采集加工】花序打开前采收，除去泥土、杂质，晒干或鲜用。

【性味功能】味苦涩，性温。润肺止咳，行气健胃，清热利湿，凉血止血，补肾涩精。

【主治用法】治肺热咳嗽，脘腹疼痛，黄疸，痔疮肿痛，跌打损伤，咯血，月经不调，崩漏，外伤出血，遗精等。用量9～15 g；水煎服或炖猪大肠吃。

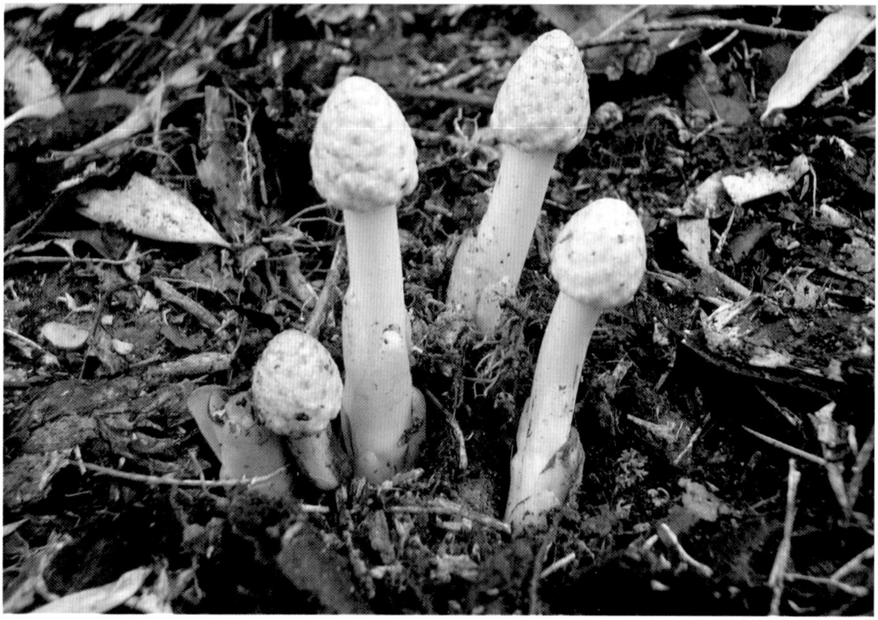

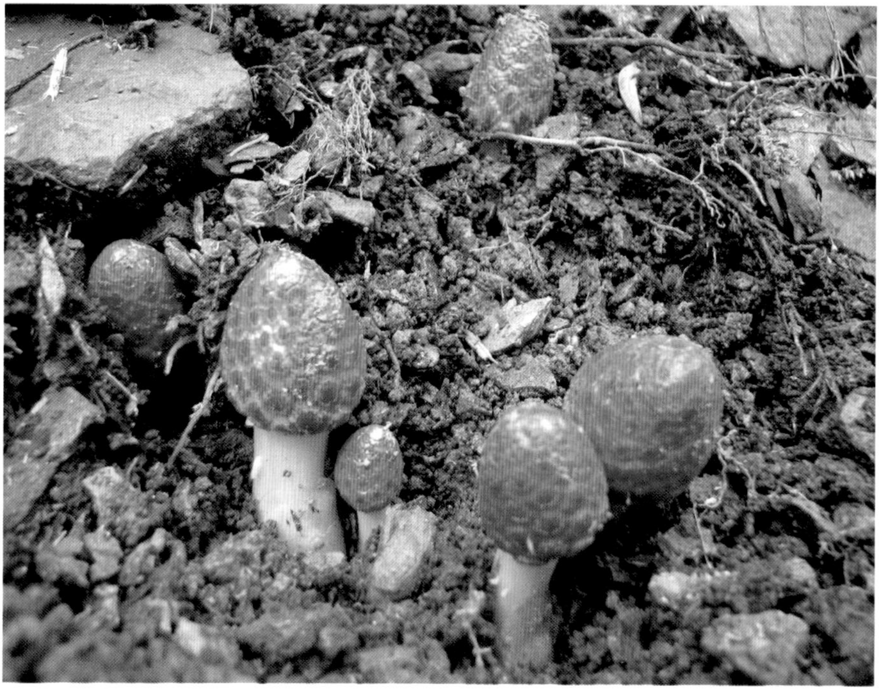

多蕊蛇菰

Balanopbora polyandra Griff.

【别　　名】木菌子、土苁蓉

【基　　原】来源于蛇菰科蛇菰属多蕊蛇菰**Balanophora polyandra** Griff.的全草入药。

【形态特征】草本，高5～25 cm，全株红色至橙黄色；根茎块茎状，常分枝，直径2～3.5 cm，表面有纵纹，密被颗粒状小疣瘤并疏生带灰白色的星芒状小皮孔；花茎深红色，长2.8～8 cm，直径5～10 mm；鳞苞片4～12枚，卵状长圆形，在花茎下部的旋生，在花茎上部的互生，长约2 cm，宽1～1.2 cm，顶端略圆形。花雌雄异株(序)；雄花序圆柱状，长12～15 cm；雄花两侧对称，花被裂片6片，开展，直径约1 cm，裂片长3～4 mm，宽约2 mm；聚药雄蕊近圆盘状，中央呈脐状凸起，直径4～5 mm，花药短裂，分裂为20～60小药室；雌花序卵圆形，长2～3 cm；子房呈伸长的卵形，基部渐狭或近圆柱形，花柱丝状；附属体倒圆锥形或近棍棒状，长7～8 mm，宽约4 mm。花、果期8～10月。

【生　　境】生于海拔1000～2500 m山地密林下。

【分　　布】西藏、云南、四川、重庆、湖北、广西、广东。尼泊尔、印度、缅甸也有分布。

【采集加工】花序打开前采收，除去泥土、杂质，晒干或鲜用。

【性味功能】味苦涩，性温。润肺止咳，行气健胃，清热利湿，凉血止血，补肾涩精。

【主治用法】治肺热咳嗽，脘腹疼痛，黄疸，痔疮肿痛，跌打损伤，咯血，月经不调，崩漏，外伤出血，遗精等。用量9～15 g；水煎服或炖猪大肠吃。

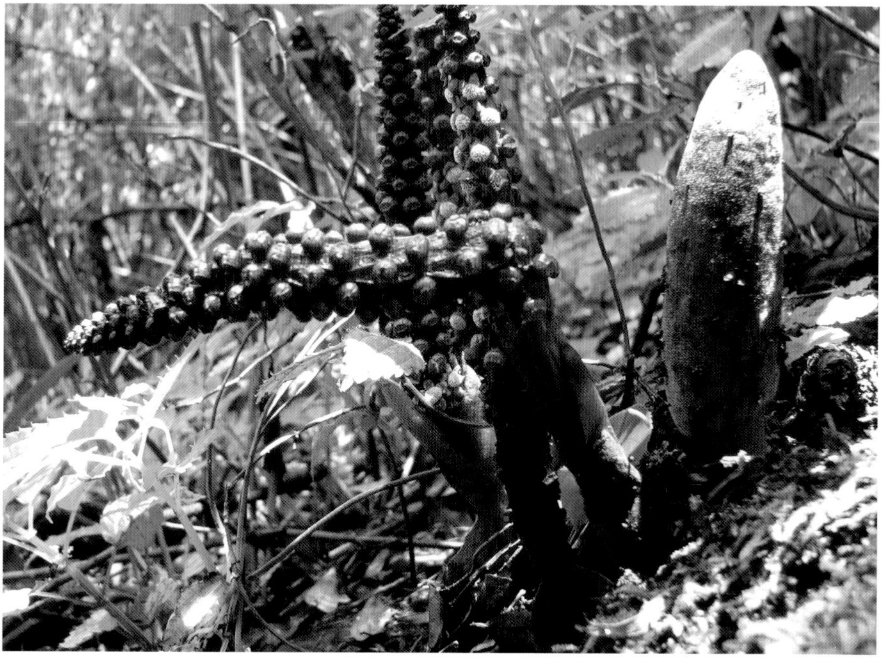

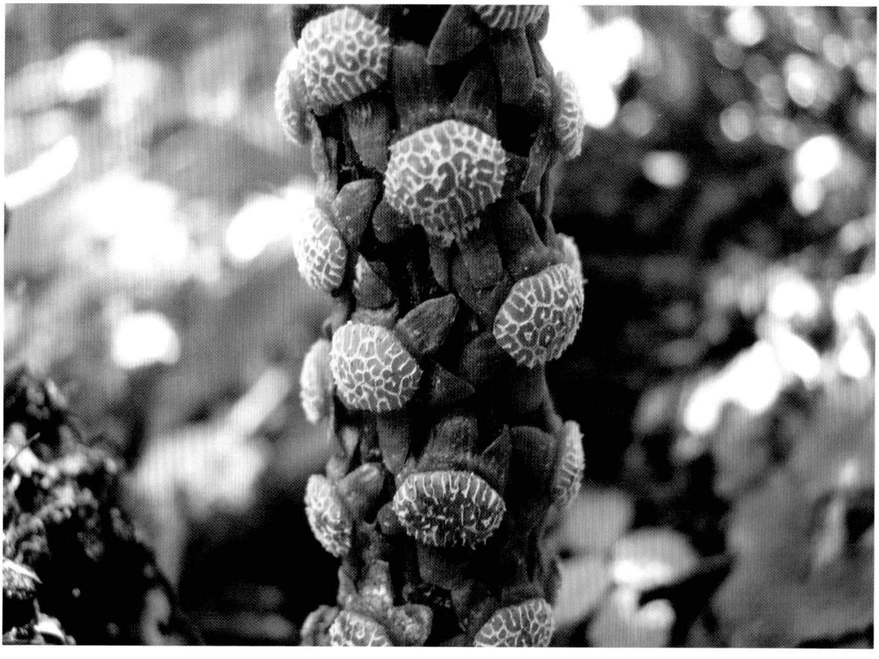

鄂羊蹄甲

Bauhinia glauca (Wall. ex Benth.) Benth. subsp. **hupehana** (Craib) T.C. Chen

【别　　名】双肾藤、马蹄、羊蹄藤

【基　　原】来源于苏木科羊蹄甲属鄂羊蹄甲 **Bauhinia glauca** (Wall. ex Benth.) Benth. subsp. **hupehana** (Craib) T.C. Chen 的根入药。

【形态特征】木质藤本，花序稍被锈色短柔毛；卷须略扁，旋卷。叶纸质，近圆形，长5～9 cm，2裂达叶长的1/4～1/3，裂片阔圆。伞房花序式的总状花序顶生或与叶对生，具密集的花；总花梗长2.5～6 cm，苞片与小苞片线形，长4～5 mm；花序下部的花梗长达2 cm；萼片卵形，急尖，长约6 mm，外被锈色茸毛；花瓣玫瑰红色，倒卵形，各瓣近相等，具长柄，边缘皱波状，长10～12 mm；能育雄蕊3枚，花丝无毛，远较花瓣长；退化雄蕊5～7枚；子房无毛，具柄，花柱长约4 mm，柱头盘状。荚果带状，不开裂，长15～20 cm，宽4～6 cm；种子10～20颗，卵形，扁平，长约1 cm。花期4～5月；果期6～7月。

【生　　境】生于海拔650～1400 m的山坡疏林或山谷灌丛中。

【分　　布】四川、重庆、贵州、湖北、湖南、广东和福建。

【采集加工】野生品秋季挖根；栽培品于栽培3、4年后，秋季挖根，切片晒干。

【性味功能】味苦涩，性平。收敛固涩，解毒除湿。

【主治用法】治咳嗽咯血，吐血，便血，遗尿，尿频，白带，子宫脱垂，痢疾，痹痛，疝气，睾丸肿痛，湿疹，疮疖肿痛。用量10～30 g，大剂量可用至60 g；外用适量，煎水洗或捣烂敷患处。

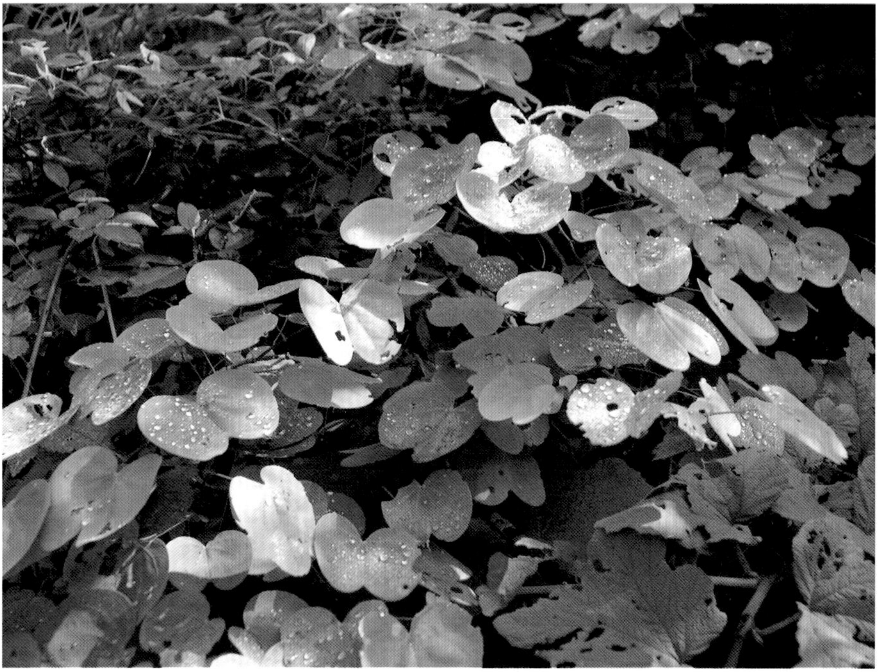

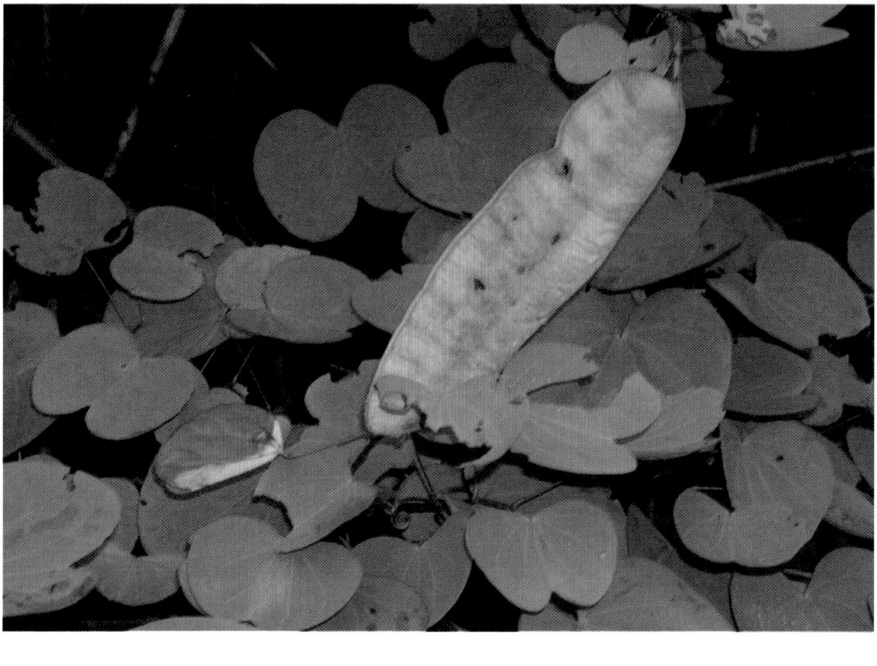

铁破锣

Beesia calthifolia (Maxim.) Ulbr.

【别　　名】土黄连、葫芦七、单叶升麻

【基　　原】来源于毛茛科铁破锣属铁破锣Beesia calthifolia (Maxim.) Ulbr.的根茎入药。

【形态特征】多年生草本，根状茎长达10 cm，粗3～7 mm。花葶高30～58 cm，有少数纵沟，下部无毛，上部花序处密被开展的短柔毛。叶2～4，长18～35 cm；叶片肾形，心形或心状卵形，长4.5～9.5 cm，宽5.5～16 cm，顶端圆形，基部深心形，两面无毛；叶柄长10～26 cm，具纵沟，基部稍变宽，无毛。花序长为花葶长度的1/6～1/4，宽1.5～2.5 cm；苞片钻形，长1～5 mm，无毛；花梗长5～10 mm，密被伸展的短柔毛；萼片白色或带粉红色，狭卵形或椭圆形，长3～5 mm，宽1.8～2.5 mm；雄蕊比萼片稍短，花药直径约0.3 mm；心皮长2.5～3.5 mm，基部疏被短柔毛。蓇葖果长1.1～1.7 cm，扁，披针状线形，中部稍弯曲，下部宽3～4 mm，在近基部处疏被短柔毛，其余无毛，约有8条斜横脉，喙长1～2 mm；种子长约2.5 mm，种皮具斜的纵皱褶。花期5～7月；果期8～9月。

【生　　境】生于海拔1400～3500 m的山地谷中林下阴湿处。

【分　　布】云南、四川、重庆、贵州、广西、湖南、湖北、陕西及甘肃。缅甸北部也有分布。

【采集加工】秋季采挖，去须根，洗净晒干。

【性味功能】味苦、辛，性凉。祛风散寒，清热解毒。

【主治用法】治风热感冒，目赤肿痛，咽喉疼痛，风湿骨痛；外治疮疖，毒蛇咬伤等。用量6～15 g；外用适量，研粉调敷。

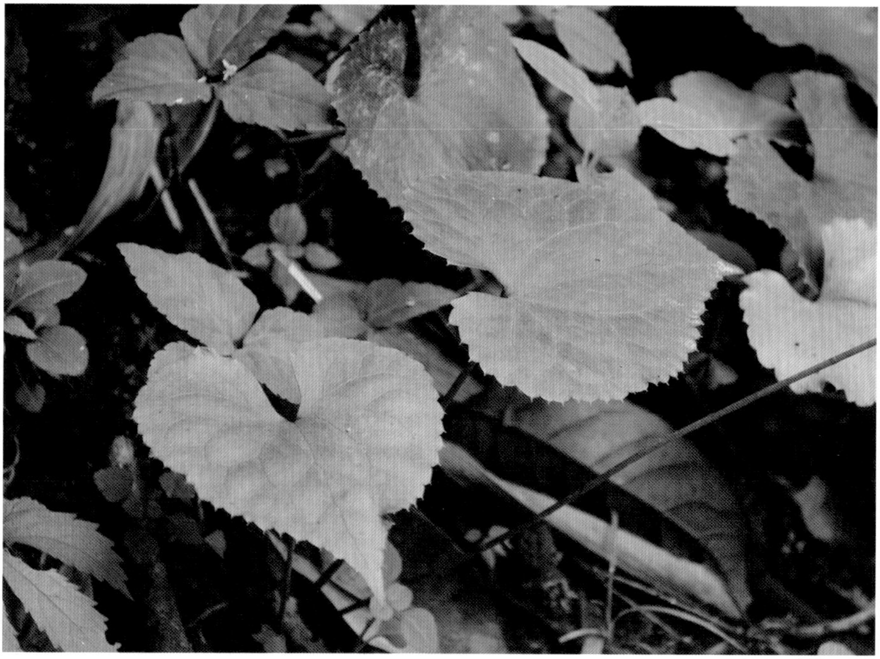

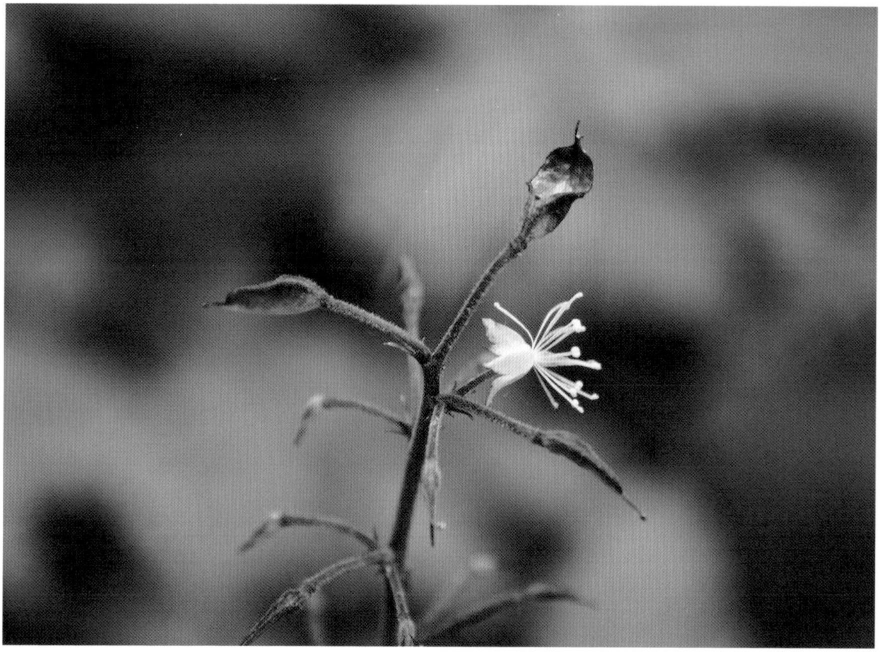

南川秋海棠

Begonia dielsiana E. Pritz.

【基　　原】来源于秋海棠科秋海棠属南川秋海棠**Begonia dielsiana** E. Pritz. 的根和茎入药。

【形态特征】多年生草本。根状茎粗壮，圆柱形，直径12～18 mm。叶1～2片，均基生，具长柄；叶片两侧不相等，长圆状宽卵形，长9～17 cm，宽7～15 cm，顶端渐尖，基部深心形，两侧不相等，窄侧宽3～5 cm，呈耳状，宽侧长3.5～7 cm，宽3～5 cm，呈长圆耳状，边缘5～10浅裂，裂片三角形或宽三角形，顶端急尖至渐尖，上面深绿色，下面淡绿色，两面无毛；叶柄长16～50 cm，粗壮，有纵棱，无毛。花莛高9～24 cm，无毛，花白色或带粉色，2～4朵，呈聚伞状。雄花：花被片4片，外面2枚大，近圆形或宽卵形，长2.2～2.5 cm，宽约2 cm，顶端圆或钝，内面2枚长圆形，长约2 cm，宽约1 cm，顶端圆；雄蕊多数，整体呈球状，花丝长2.5～3 mm，花药倒卵长圆形，长约1.8 mm，顶端微凹，基部渐窄。雌花：花被2片；子房倒卵球形，直径约8 mm，具不等3翅；花柱基部合生，粗厚，上部有分枝，柱头向外增厚，呈螺旋状或环状扭曲，并具多数刺状乳头。花期7～8月；果期8～9月。

【生　　境】生于海拔1000～1250 m的山谷阴湿处或岩石上。

【分　　布】重庆和湖北。

【采集加工】夏秋季节叶片近枯萎时采收，切段晾干或晒干。

【性味功能】味酸，性寒。凉血止血，散瘀，调经。

【主治用法】治吐血，衄血，咳血，崩漏，白带，月经不调，痢疾。用量5～15 g；外用适量研粉敷患处。

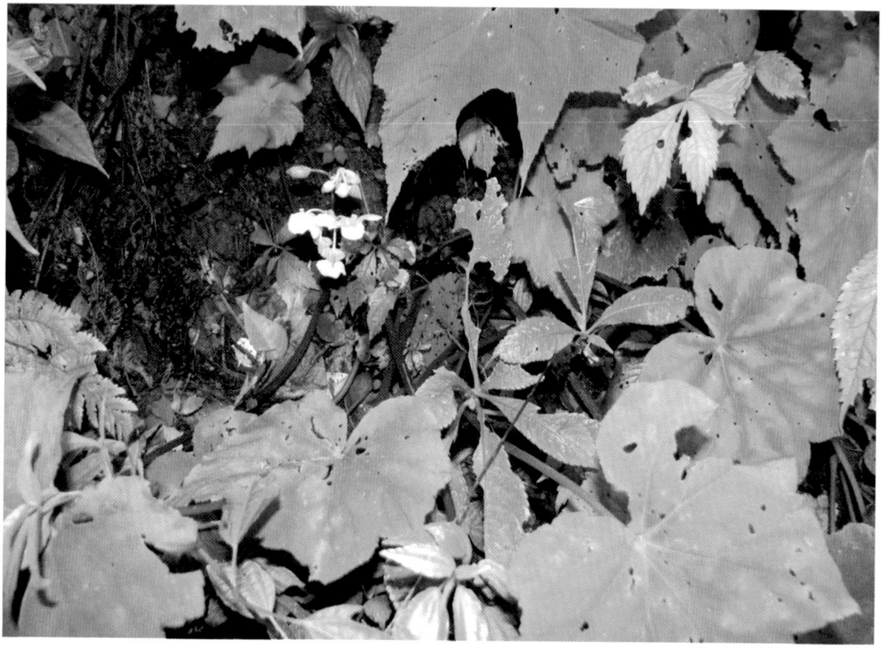

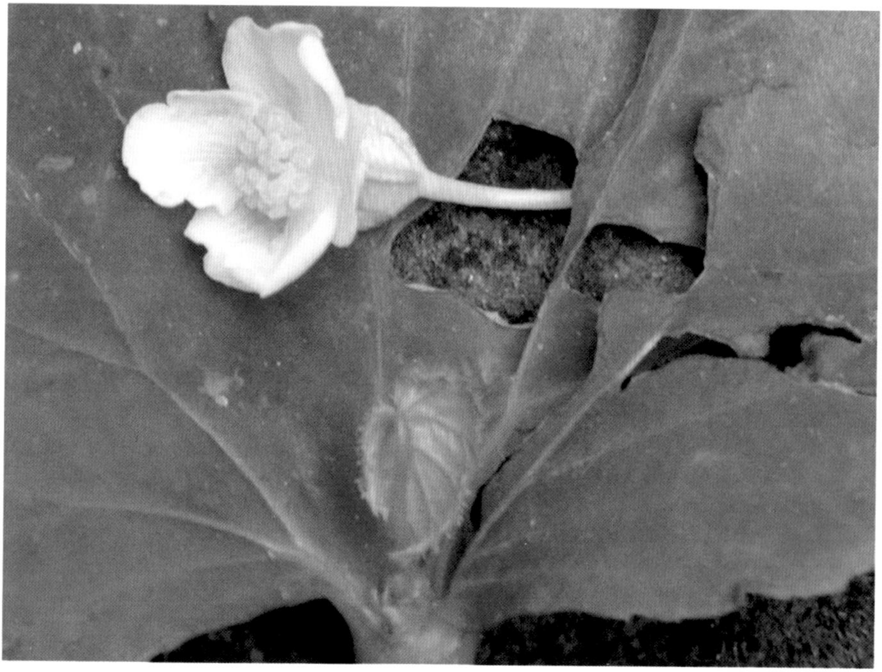

掌叶秋海棠

Begonia hemsleyana Hook. f.

【别　　名】刺海棠、岩酸菇

【基　　原】来源于秋海棠科秋海棠属掌叶秋海棠**Begonia hemsleyana** Hook. f. 的根状茎入药。

【形态特征】多年生具茎草本，高30～50 cm。根状茎伸长，直径3～5 mm。叶片通常掌状7小叶，小叶片披针形或倒卵披针形，长6～7.5 cm，宽1.9～2.3 cm，上面深绿色，散生硬毛，下面淡绿色，沿脉散生硬毛。花序长12～18 cm，近无毛；花粉红色，常4朵，呈二歧聚伞状；苞片膜质，披针形，长约1.3 cm，边缘和外面均被短毛。花梗长8～14 mm，细弱，被短毛；花被4片，外面2枚宽卵形或近圆形，长约10 mm，宽约8 mm；内面2枚卵形，长约5 mm，宽约4 mm；雄蕊多数，花丝长约5 mm，花药卵球形，长约8 mm。蒴果下垂，倒卵球形或椭圆形，长10～13 mm，直径5～7 mm，2室，具不等3翅，大的三角形，长1.5～2.1 cm，有纵纹，小的短三角形，长约3 mm，均无毛；种子极多数，小，长圆形，淡褐色，光滑。花期12月；果期翌年6月。

【生　　境】生于海拔1000～1300 m的山坡阴处潮湿地、疏林中或山谷林内石壁上和水边。

【分　　布】云南、广西、重庆等地。

【采集加工】秋冬采挖，洗净切片晒干。

【性味功能】味酸，性平。散瘀止痛，止血消肿。

【主治用法】治吐血，子宫出血，胃痛，风湿性关节炎；外用治跌打损伤肿痛，毒蛇咬伤等。用量10～15 g；外用鲜品适量捣烂敷患处。

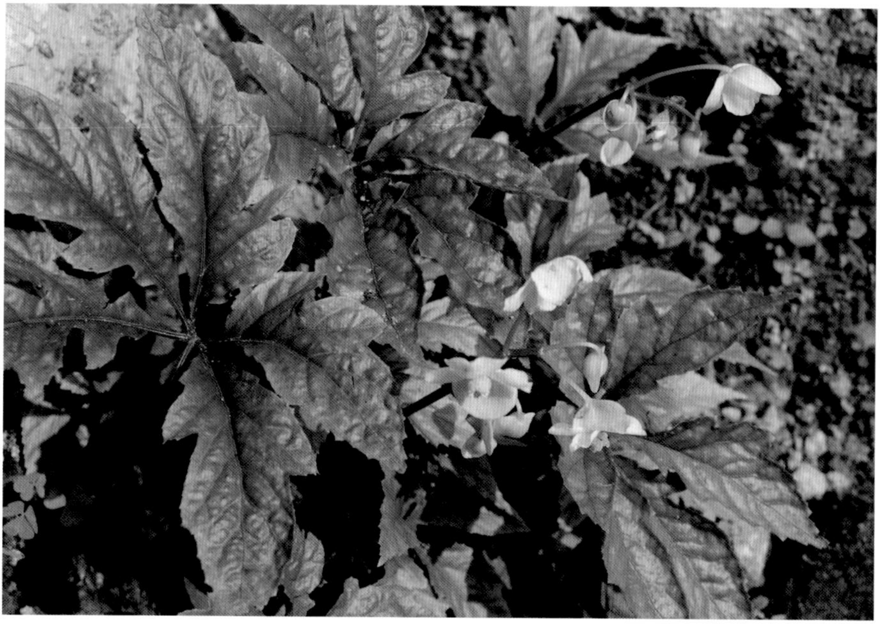

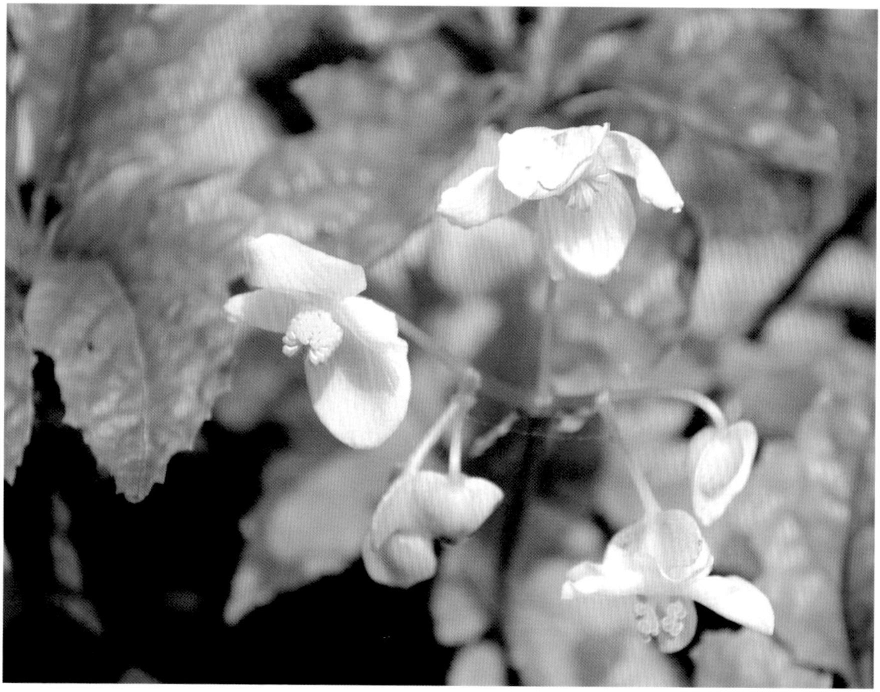

大花旋蒴苣苔

Boea clarkeana Hemsl.

【基　　原】来源于苦苣苔科旋蒴苣苔属大花旋蒴苣苔**Boea clarkeana** Hemsl. 的全草入药。

【形态特征】多年生草本。叶基生，具柄；叶片宽卵形，长3.5～7 cm，宽2.2～4.5 cm，顶端圆形，基部宽楔形，两面被灰白色短柔毛。聚伞花序1～3条，每花序具1～5花；花序梗被灰白色短柔毛；苞片2枚，卵形或卵状披针形，长5～7 mm，外面被短柔毛；花梗长5～10 mm，被灰白色短柔毛。花萼钟状，长6～8 mm，5裂至中部，裂片相等，外面被灰白色短柔毛。花长2～2.2 cm，直径1.2～1.8 cm，淡紫色，筒长约1.5 cm，直径约7 mm；檐部稍二唇形，上唇2裂，卵圆形，下唇3裂，与上唇同形。雄蕊2枚，花丝长约7 mm，花药长圆形，长约3.2 mm，花药2室；退化雄蕊2枚，长约2.2 mm，着生于距花冠基部5 mm处。无花盘。子房长圆形，长约8 mm，直径约1.2 mm，外面被淡褐色短柔毛，花柱与子房近等长，柱头头状，膨大。蒴果长圆形，长3.5～4.5 cm，直径约3 mm，外面被短柔毛，螺旋状卷曲，干时变黑色。种子卵圆形，长0.6～0.8 mm。花期8月；果期9～10月。

【生　　境】生于海拔500～700 m的山坡岩石缝中。

【分　　布】浙江、安徽、江西、湖南、湖北、陕西、重庆、四川及云南。

【采集加工】夏秋季节采收全草，去除杂质和泥沙，晒干备用。

【性味功能】味甘，性平。滋补强壮，止血，止咳。

【主治用法】治肝脾虚弱，劳伤吐血，内伤出血，肺病咳喘，白带，无名肿毒，跌打损伤等。用量100～200 g，炖鸡或炖肉吃。

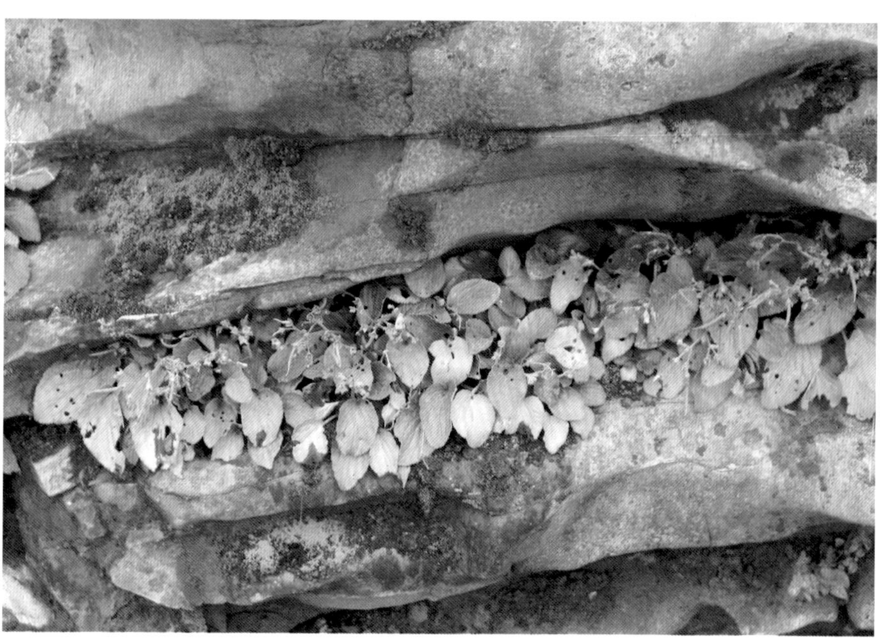

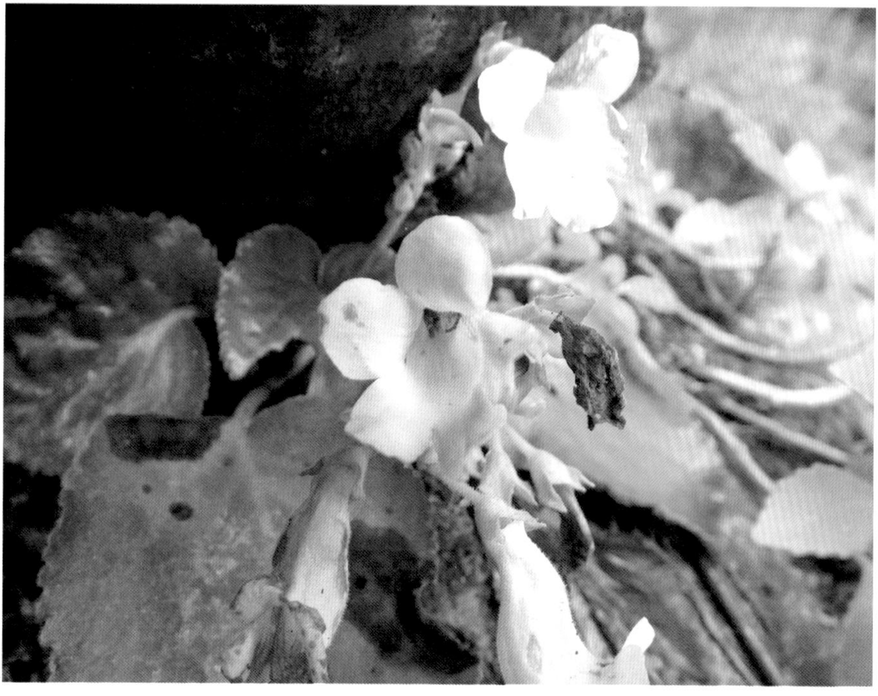

丁座草

Boschniakia himalaica Hook. f. et Thoms.

【别　　名】千斤坠、枇杷芋

【基　　原】来源于列当科肉苁蓉属丁座草**Boschniakia himalaica** Hook. f. et Thoms. 的全草入药。

【形态特征】植株高15～45 cm，近无毛。根状茎球形或近球形，直径2～5 cm，常仅有1条直立的茎；茎不分枝，肉质。叶宽三角形、三角状卵形至卵形，长1～2 cm，宽0.6～1.2 cm。花序总状，长8～20 cm，具密集的多数花；苞片1枚，着生于花梗基部；小苞片2枚或无，线状披针形。花萼浅杯状，长4～5 mm，宽5～8 mm，顶端5裂。花冠长1.5～2.5 cm，黄褐色或淡紫色，筒部稍膨大；上唇盔状，近全缘或顶端稍微凹，长7～9 mm，下唇远短于上唇，长2～3 mm，3浅裂。雄蕊4枚，花丝着生于距筒基部约4～6 mm处，花药卵状长圆形。雌蕊由2合生心皮组成，子房长圆形，3胎座，花柱长约1 cm，无毛，柱头盘状，3浅裂。果梗粗壮，长0.8～1.7 cm，自下向上渐变短。蒴果近圆球形或卵状长圆形，长1.5～2.2 cm，直径1～1.5 cm，常3瓣开裂。种子不规则球形，直径0.8～1.2 mm，浅黄色，具蜂窝状纹饰。花期4～6月；果期6～9月。

【生　　境】生于海拔1500～4000 m的山坡林下或灌丛中，常寄生于杜鹃花属植物根上。

【分　　布】青海、甘肃、陕西、湖北、重庆、四川、云南和西藏。印度北部也有分布。

【采集加工】初夏发苗时采挖，晒干用。

【性味功能】味辛、微苦，性温，有小毒。温肾除湿，理气活血，杀虫解毒，止咳化痰，消胀健胃。

【主治用法】治肾虚腰膝酸痛，风痹痛，脘腹胀痛，疝气，跌打损伤，月经不调，劳伤咳嗽，疮痈溃疡，咽喉肿痛等。用量3～6 g；外用适量，研末调敷或干掺。

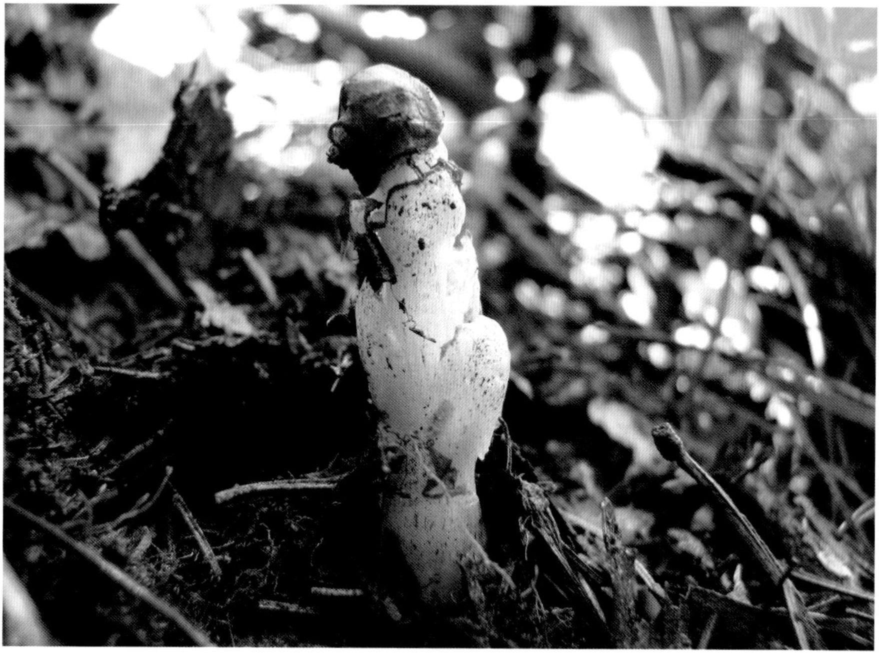

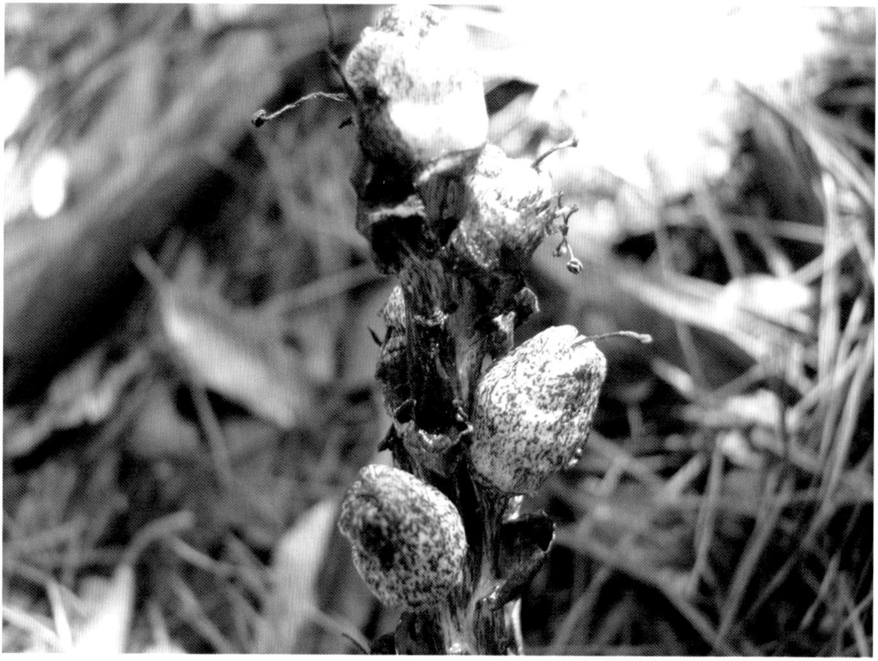

革叶粗筒苣苔

Briggsia mihieri(Franch.)Craib

【别　　名】岩莴苣、锈草

【基　　原】来源于苦苣苔科旋蒴苣苔属革叶粗筒苣苔**Briggsia mihieri**(Franch.)Craib的全草入药。

【形态特征】多年生草本。根状茎长0.8～3 cm，直径约3 mm。叶片革质，狭倒卵形、倒卵形或椭圆形，长1～10 cm，宽1～6 cm，顶端圆钝，基部楔形，边缘具波状牙齿，两面无毛，叶脉不明显；叶柄盾状着生，长2～9 cm，无毛，干时暗红色。聚伞花序1～6条，每花序具1～4花；花序梗长8～17 cm，花梗长2～3 cm，均疏被短腺毛。花萼5裂至近基部，裂片长圆状狭披针形，长4～6 mm，宽1.5～2 mm。花冠粗筒状，下方肿胀，蓝紫色或淡紫色，长3.2～5 cm，直径1.5～2.6 cm，外面近无毛，内面具淡褐色斑纹，筒长2.1～4 cm；上唇长约8 mm，2裂，裂片半圆形，长约5 mm，下唇长约1.4 cm，3浅裂，裂片近圆形，长6～7 mm。上雄蕊着生于距花冠基部8 mm处，下雄蕊着生于距花冠基部约1.2 cm处，退化雄蕊着生于距花冠基部约2 mm处。子房狭长圆形，长1.2～1.4 cm，直径1.1～1.3 mm，花柱长1.5～2 mm，柱头2枚，长圆形，长约2 mm。蒴果倒披针形，长3.4～7 cm，直径3.5～4 mm，近无毛。花期10月；果期11月。

【生　　境】生于海拔650～1700 m的阴湿岩石上。

【分　　布】四川、重庆、贵州、广西等地。

【采集加工】全年可采集，去除泥沙和枯叶，晒干备用。

【性味功能】味苦，性平。舒筋活血，消炎止痛。

【主治用法】治疗跌打损伤等。用量20～40 g。

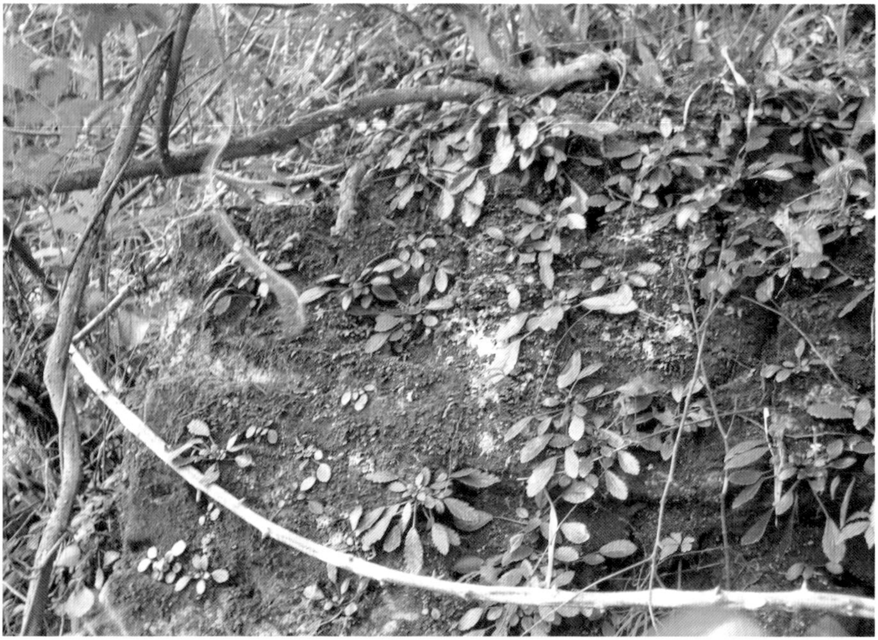

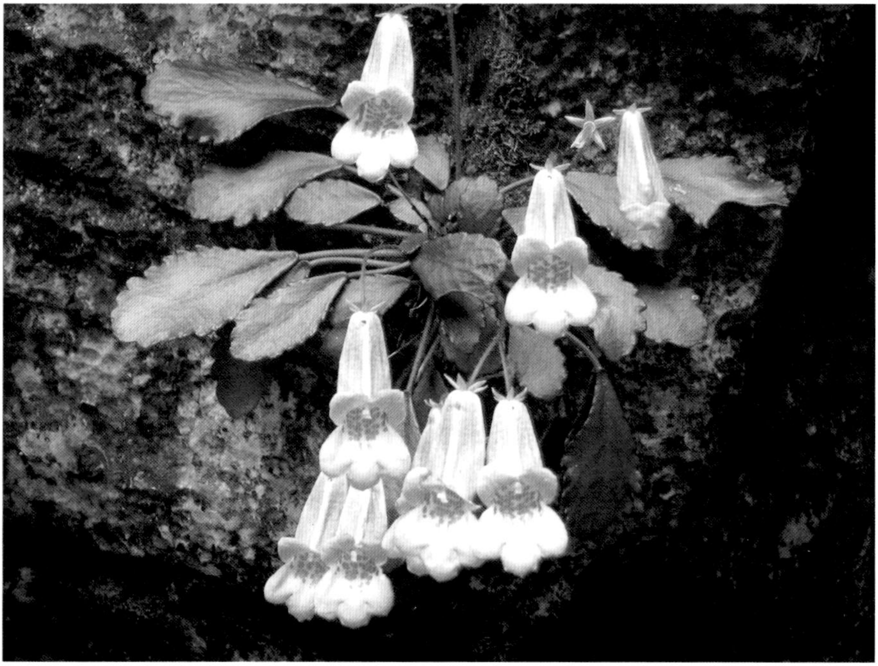

巴东醉鱼草

Buddleja albiflora Hemsl.

【基　　原】来源于马钱科醉鱼草属巴东醉鱼草**Buddleja albiflora** Hemsl.的全株入药。

【形态特征】灌木，高1～3 m。枝条圆柱形；小枝、叶柄、花序、花萼外面和花冠外面均在幼时被星状毛和腺毛。叶对生，纸质，披针形或长椭圆形，长7～25 cm，宽1.5～5 cm，边缘具重锯齿，上面深绿色，下面被灰白色或淡黄色星状短茸毛。圆锥状聚伞花序顶生，长7～25 cm，宽2～5 cm；花萼钟状，长3～3.5 mm，花萼管长约2 mm，花萼裂片长1～1.5 mm；花冠淡紫色，后变白色，喉部橙黄色，芳香，长6.5～8 mm，花冠管长约5 mm，花冠裂片近圆形，长1～1.5 mm；雄蕊着生于花冠管喉部，花丝极短，花药长圆形，长0.6～1.3 mm，基部心形；子房卵形，长1～1.5 mm，无毛，花柱长1～1.5 mm，无毛，柱头棍棒状，长0.7～1 mm。蒴果长圆状，长5～8 mm，直径2～3 mm，无毛；种子褐色，条状梭形，两端具长翅。花期2～9月；果期8～12月。

【生　　境】生于海拔500～2800 m山地灌木丛中或林缘。

【分　　布】陕西、甘肃、河南，湖北、湖南、重庆、四川、贵州和云南。

【采集加工】全年可采，洗净晒干。

【性味功能】味苦，微辛，性温，有毒。祛风除湿，止咳化痰，散瘀，杀虫。

【主治用法】治支气管炎，咳嗽，哮喘，风湿性关节炎，跌打损伤；外治创伤出血，烧烫伤等。用量10～15 g；外用适量捣烂或研粉敷患处。

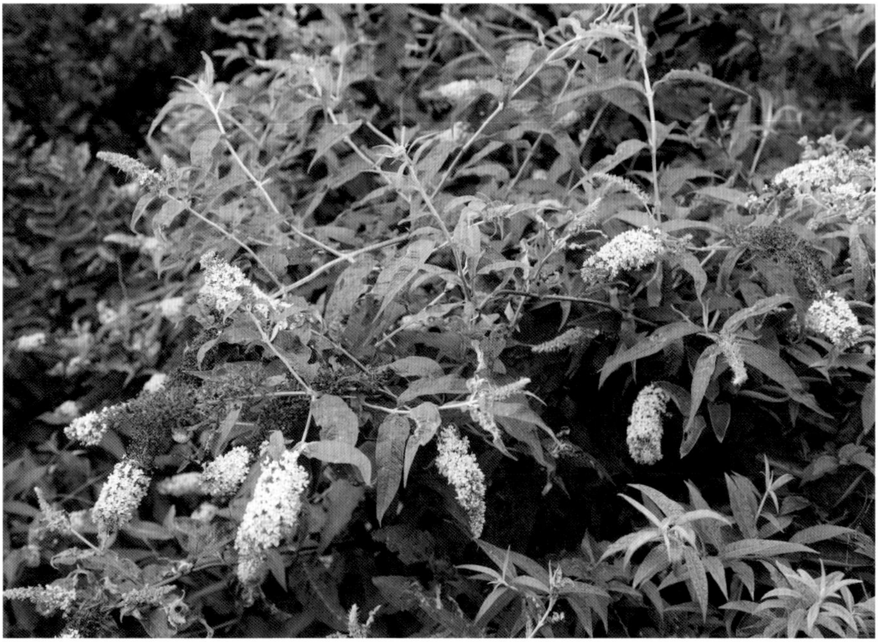

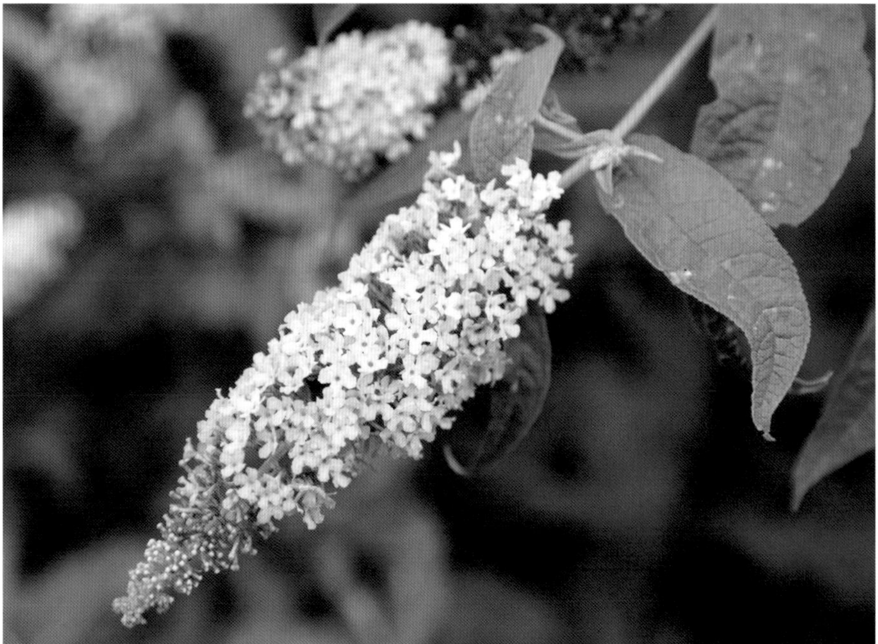

小柴胡

Bupleurum tenue Buch.-Ham. ex D. Don

【别　　名】芫荽柴胡、竹叶柴胡、滇银柴胡

【基　　原】来源于伞形科柴胡属小柴胡**Bupleurum tenue** Buch.-Ham. ex D. Don 的全草入药。

【形态特征】二年生草本，高20～80 cm。根细瘦，木质化，淡黄色。茎基部木质化，带紫褐色。叶长圆状披针形或线形，长3～8 cm，宽4～8 mm，顶端钝或圆，有小凸尖头，基部略收缩抱茎；分枝上的叶更短小，形状相似。伞形花序小而多；花序梗长2～3.5 cm，有棱角；伞辐2～5，线形，不等长，挺直，结果时稍延长；总苞片2～4枚，披针形或长椭圆形，不等大，长3～6 mm，宽1～2 mm；小总苞片5枚，披针形或椭圆形，草质，长3～4 mm，宽1～1.5 mm，顶端渐尖；小伞形花序多数，直径1～1.3 mm，有花3～5朵，花瓣近圆形，上端内折，每小伞形花序通常有发育果3颗。果广卵圆形或椭圆形，长约2.5 mm，宽约1.5 mm，棕色，棱粗而显著，淡黄色；分生果横切面五角形，棱呈三角形；每棱槽油管1条，合生面油管2条；胚乳腹面平坦。花、果期9～10月。

【生　　境】生于海拔600～2900 m的向阳山坡草丛中，或干燥沙地瘠土中。

【分　　布】湖北、广西、四川、重庆、贵州、云南等省区。印度、尼泊尔等地也有分布。

【采集加工】秋季采收，去净杂质和泥土，晒干。

【性味功能】味苦，性凉。和解表里，疏肝，升阳。

【主治用法】治寒热往来，胸满胁痛，口苦耳聋，头痛目眩，疟疾，下利脱肛，月经不调，子宫下垂。用量3～5 g。

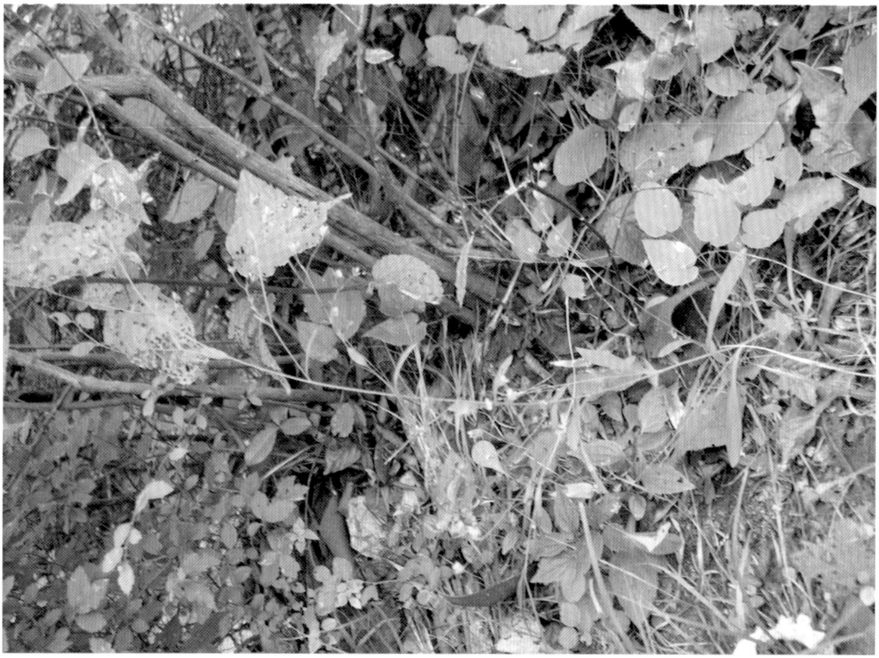

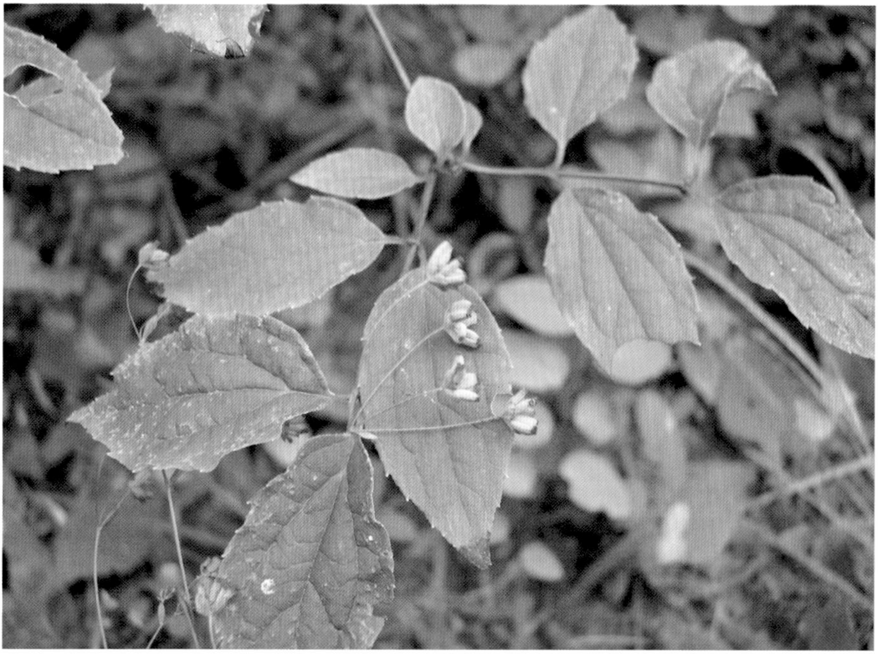

华南云实

Caesalpinia crista Linn.

【别　　名】假老虎簕

【基　　原】来源于云实科云实属华南云实**Caesalpinia crista** Linn.的根入药。

【形态特征】木质藤本，长可达10 m以上；树皮黑色，有少数倒钩刺。二回羽状复叶长20～30 cm；叶轴上有黑色倒钩刺；羽片2～4对，对生；小叶4～6对，对生，革质，卵形或椭圆形，长3～6 cm，宽1. 5～3 cm，先端圆钝，基部阔楔形或钝，两面无毛，上面有光泽。总状花序长10～20 cm，复排列成顶生、疏松的大型圆锥花序；花芳香；花梗纤细，长5～15 mm；萼片5，披针形，长约6 mm，无毛；花瓣5，不相等，其中4片黄色，卵形，无毛，瓣柄短；上面一片具红色斑纹，向瓣柄渐狭，内面中部有毛；雄蕊略伸出，花丝基部膨大，被毛；子房被毛，有胚珠2颗。荚果斜阔卵形，革质，长3～4 cm，宽2～3 cm，肿胀，具网脉，先端有喙；种子1颗，扁平。花期4～7月；果期7～12月。

【生　　境】生于海拔400～1500 m的山地林中。

【分　　布】云南、贵州、重庆、四川、湖北、湖南、广西、广东、福建和台湾。印度、斯里兰卡、缅甸、泰国、柬埔寨、越南、马来半岛和波利尼西亚群岛以及日本也有分布。

【采集加工】秋冬挖根，洗净切斜片，晒干或炕干。

【性味功能】味辛，性温。发表散寒，祛风活络。

【主治用法】治疗风寒感冒，风湿疼痛，跌打损伤，蛇咬伤等。用量25～50 g，水煎或泡酒服。藏医药中以种子用于治疗胃寒、胃疼、肾寒病等见《部藏标》《藏标》《中国藏药》《滇药录》。

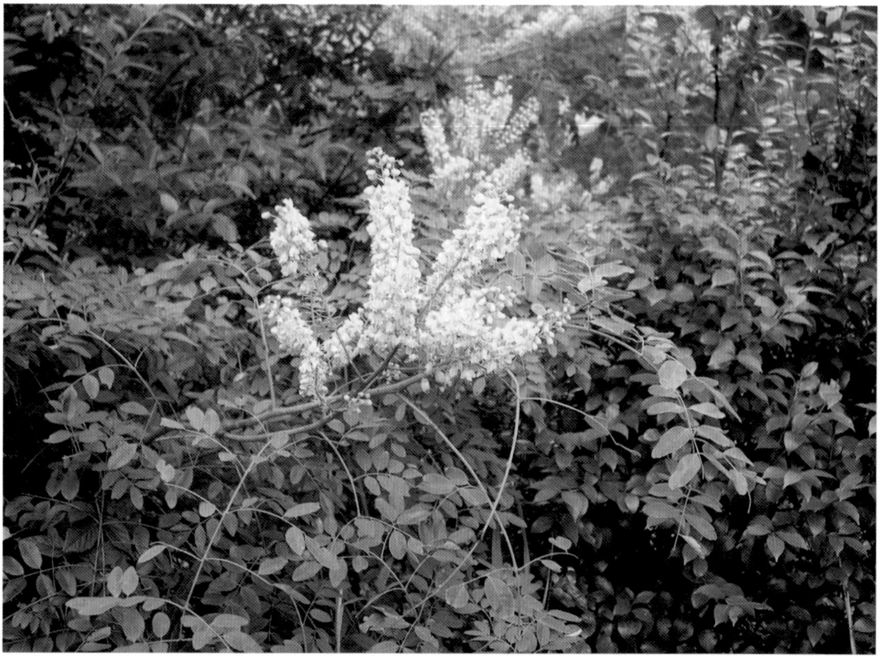

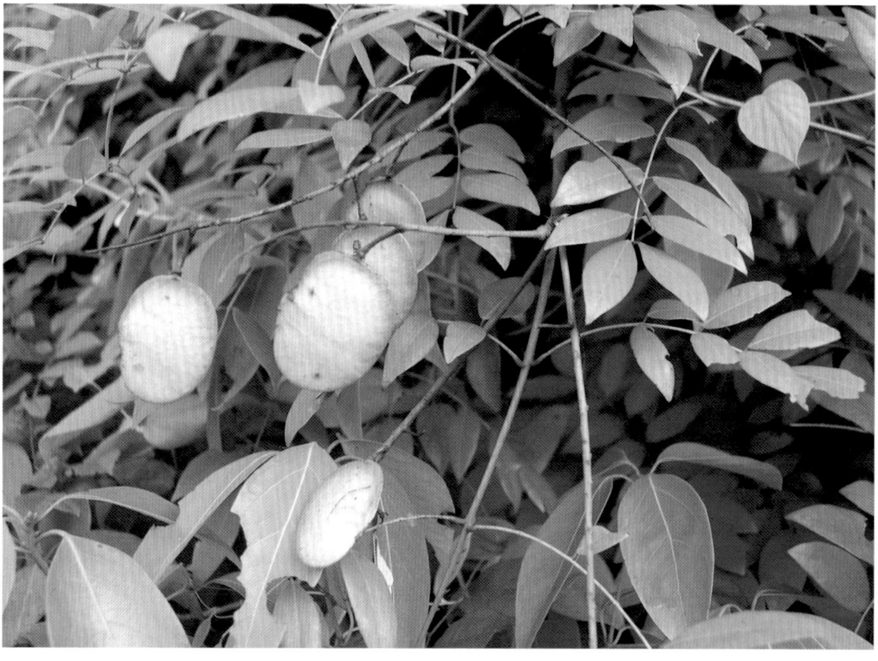

直生刀豆

Canavalia ensiformis (Linn.) DC.

【别　　名】直立刀豆，洋刀豆

【基　　原】来源于蝶形花科刀豆属直生刀豆**Canavalia ensiformis** (Linn.) DC. 的种子入药。

【形态特征】亚灌木状一年生草本，高0.6～3 m。各部被短柔毛。羽状复叶具3小叶。小叶卵形或椭圆形，长8～16 cm，宽5～8 cm。总状花序单生叶腋，长15～25 cm，花1～3朵生于花序轴上肉质隆起的节上；花萼长1.5～2 cm，上唇大，下唇小；花冠浅紫色，旗瓣近圆形，直径1.8～2.3 cm，基部具2枚半圆形、内折的耳，瓣柄扁平而阔，长约5 mm，翼瓣倒卵状长椭圆形，与镰状的龙骨瓣均具耳及瓣柄。荚果带状，长20～35 cm，宽2.5～4 cm，果瓣厚革质，沿背缝线约5 mm处有纵棱；种子椭圆形，长2.8～3.2 cm，宽1.8～2.2 cm，略扁，种皮白色；种脐长不超过1.5 cm。花期5～7月；果期10～11月。

【生　　境】生于山地杂木林中、灌丛中或栽培。

【分　　布】我国广东、海南、云南等有栽培或逸为野生。原产中美洲及西印度群岛，现广植于全球热带、亚热带地区。

【采集加工】秋季采收成熟果实，剥取种子，晒干。

【性味功能】味甘，性温。温中降逆，补肾。

【主治用法】治虚寒呃逆，呕吐，腹胀，肾虚腰痛，痰喘等。用量10～15 g。

【附　　方】1. 治气滞呃逆，膈闷不舒：刀豆取老而绽者，每服6～9 g，开水下。

2. 治肾虚腰痛：刀豆子二粒，包于猪腰子内，外裹叶，烧熟食。

3. 治百日咳：刀豆子十粒，甘草3 g。加冰糖适量，水一杯半，煎至一杯，去渣，频服。

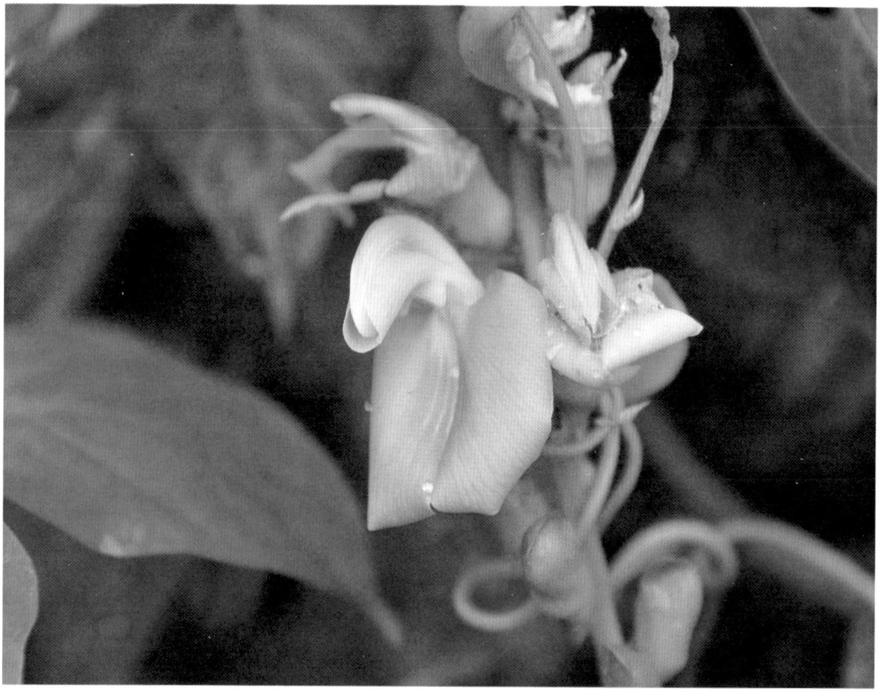

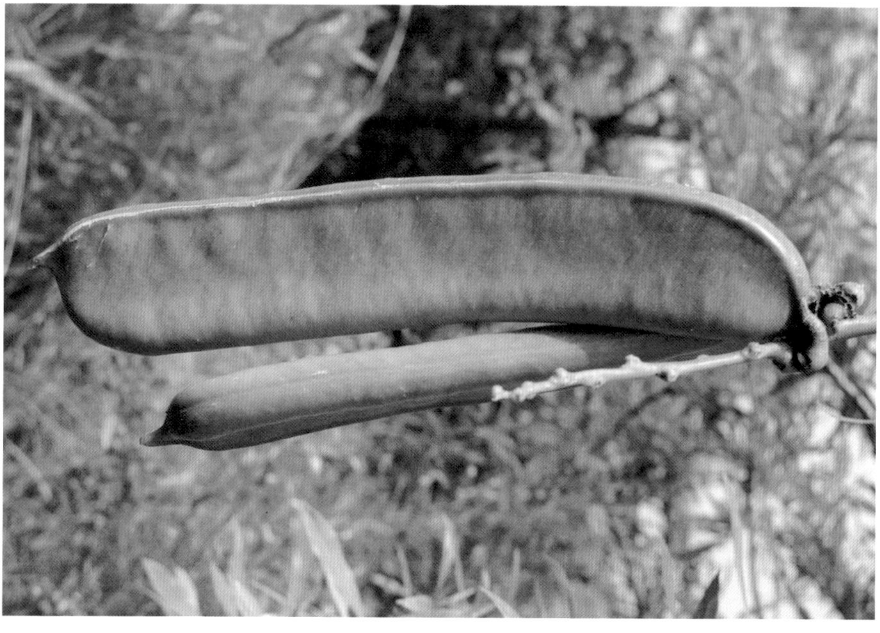

大叶碎米荠

Cardamine macrophylla Willd.

【别　　名】普贤菜、丘乳巴、石格菜

【基　　原】来源于十字花科碎米荠属大叶碎米荠**Cardamine macrophylla** Willd. 的全草入药。

【形态特征】多年生草本，高30～100 cm。根状茎匍匐延伸，密被纤维状的须根。茎粗壮，圆柱形，直立。茎生叶4～5枚，叶柄长2.5～5 cm；小叶4～5对，小叶椭圆形，长4～9 cm，宽1～2.5 cm，边缘具整齐的锐锯齿或钝锯齿，顶生小叶基部楔形，侧生小叶基部稍不等。总状花序具多花，外轮萼片淡红色，长椭圆形，长5～6.5 mm，内轮萼片基部囊状；花瓣淡紫色、紫红色、白色，倒卵形，长9～14 mm，顶端圆或微凹，向基部渐狭成爪；花丝扁平；子房柱状，花柱短。长角果扁平，长35～45 mm，宽2～3 mm；果瓣平坦无毛，有时带紫色，花柱很短，柱头微凹；果梗直立开展，长10～25 mm。种子椭圆形，长约3 mm，褐色。花期5～6月；果期7～8月。

【生　　境】生于海拔1600～4200 m的山坡灌木林下、沟边、石隙、高山草坡水湿处。

【分　　布】内蒙古、河北、山西、湖北、陕西、甘肃、青海、四川、重庆、贵州、云南、西藏等省区。俄罗斯远东地区以及日本、印度也有分布。

【采集加工】春、夏季采集，洗净，鲜用或晒干。

【性味功能】味甘淡，性平。健脾利水，消肿，凉血，止血。

【主治用法】治脾虚水肿，小便不利，白带崩漏，尿血等。用量9～15 g。

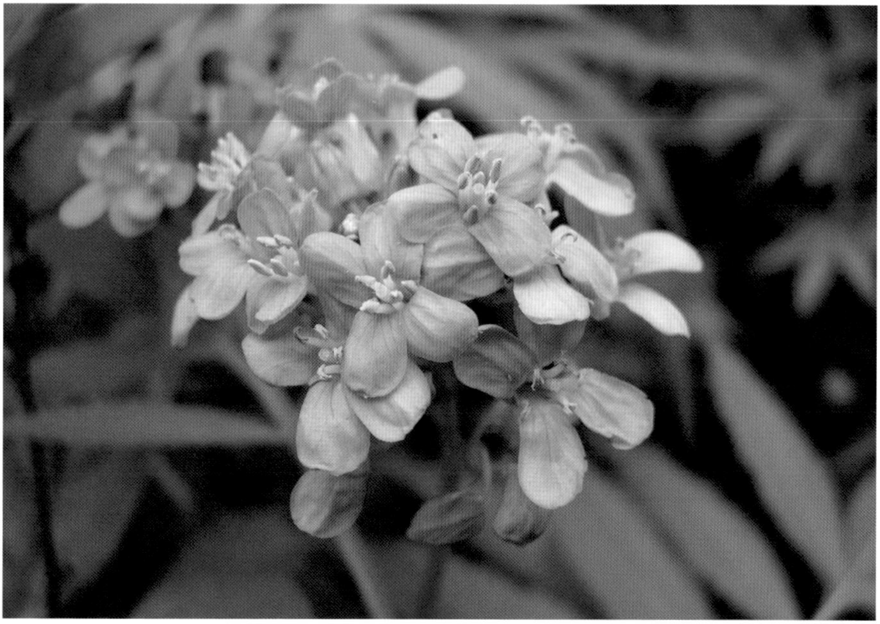

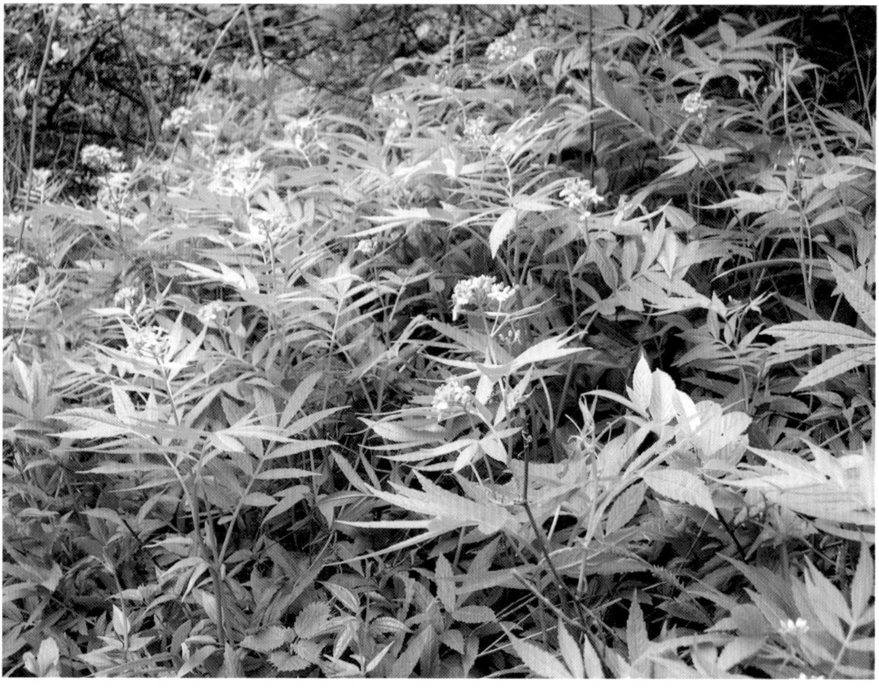

川东薹草

Carex fargesii Franch.

【别　　名】川穗东薹草

【基　　原】来源于莎草科薹草属川东薹草**Carex fargesii** Franch.的全草入药。

【形态特征】秆高45～95 cm，锐三棱形，根状茎木质，茎基部具深红色分裂成网状的无叶片的叶鞘。叶长于秆或短于秆，宽8～12 mm，平张，边缘反卷，先端渐尖。苞片最下部的1枚叶状，长于花序，无鞘，其余为刚毛状。小穗5～8个，顶生1个雄性，线形，长6.5～8 cm，宽约2 mm；小穗柄短，长2～3 mm；侧生的雌性，长圆柱形，长5～9 cm，宽5～6 mm；最下部1个小穗柄长，长2～5 cm，向上渐短。雌花鳞片倒卵形，顶端截形或微凹，长1.8～2.7 mm，淡红色或淡黄白色，中脉绿色延伸成短尖。果囊稍长于鳞片，卵形或披针状长圆形，长2.8～3 mm，膜质，淡红色，具不明显的锈点，脉明显，喙口具极短的2齿。小坚果包于果囊中，卵形或倒卵形，平凸状，长约2 mm，栗色；花柱基部不增粗，柱头2个。花、果期5～7月。

【生　　境】生于海拔900～2250 m的林缘或林下阴湿处、河沟边等环境。

【分　　布】湖北、湖南、四川、重庆、贵州。

【采集加工】夏秋季采集全草，洗净泥土，晒干。

【性味功能】味辛，性平。解表透疹，催生。

【主治用法】主治小儿麻疹不透，妇女难产等，用量15～25 g，煎水内服。

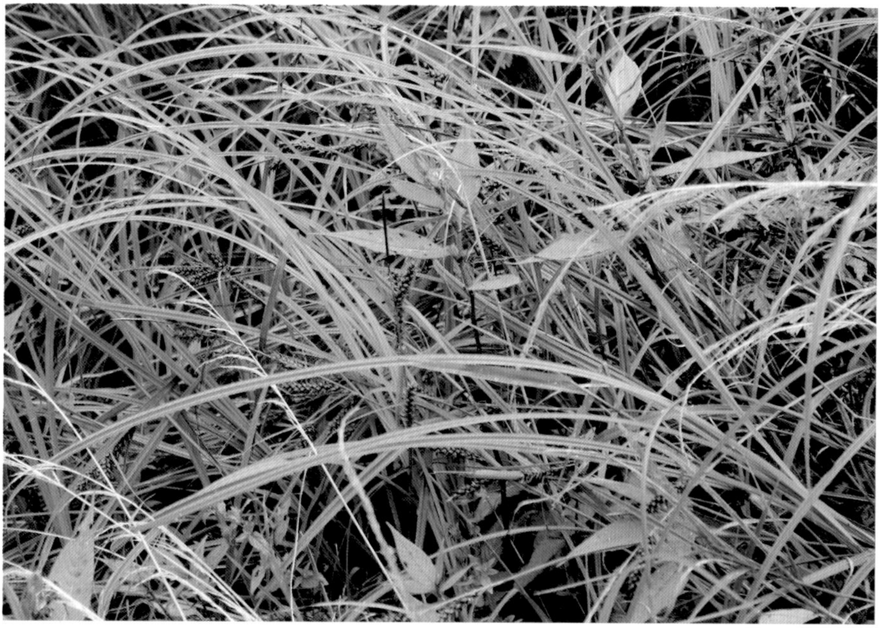

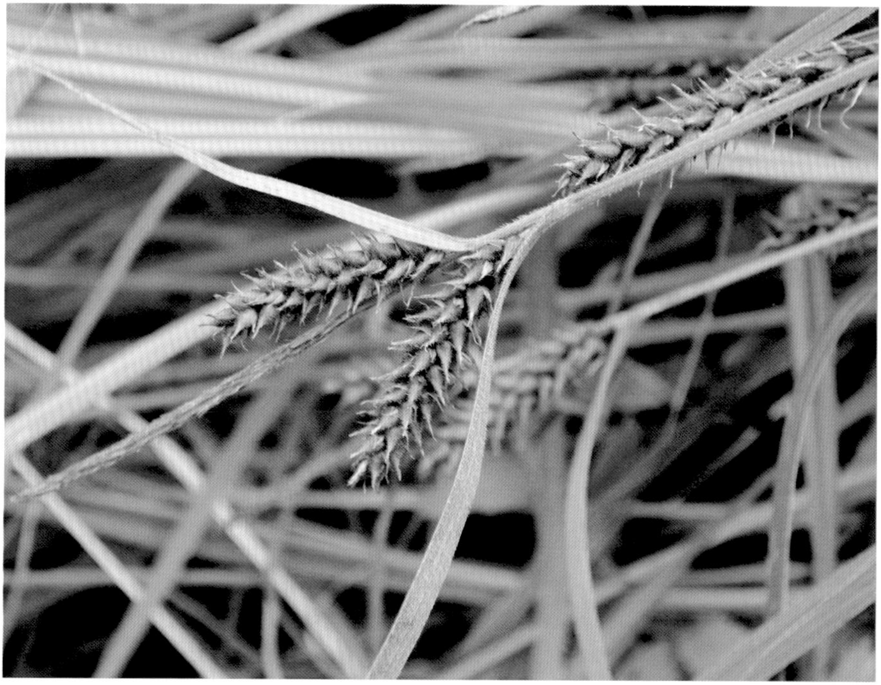

套鞘薹草

Carex maubertiana Boott

【基　　原】来源于莎草科薹草属套鞘薹草**Carex maubertiana** Boott的全草入药。

【形态特征】根状茎粗短，木质，无地下匍匐茎。秆丛生，高60～80 cm，钝三棱形，基部具褐色无叶片的鞘。叶较密，上部的长于秆，下部的较短，宽4～6 mm，坚挺，边缘稍外卷，背面有明显的小横隔脉，叶鞘较长，常上下互相套叠而紧包着秆，鞘口具明显的紫红色叶舌。苞片叶状，长于花序，具鞘。小穗6～9个，上面的小穗间距短，下面的小穗间距较长些，顶生小穗为雄小穗，狭圆柱形，长2～3 cm，具短柄；其余小穗为雌小穗，圆柱形，长2～3 cm，密生多数花，具短柄。雌花鳞片宽卵形，长约1. 8 mm，淡黄色，具锈色短条纹。果囊长于鳞片，宽倒卵形，钝三棱形，膜质，绿色具锈色短条纹，密被白色短硬毛。小坚果紧包于果囊内，宽椭圆形，三棱形，长约2 mm，基部急狭成短柄，顶端急尖。花、果期6～9月。

【生　　境】生于海拔400～1000 m的山坡林下或路边阴湿处。

【分　　布】浙江、福建、湖北、重庆、四川、云南等省区，越南、尼泊尔和印度南部也有分布。

【采集加工】夏秋季采集，洗净泥土，晒干。

【性味功能】味甘微辛、性平。清热，利尿。

【主治用法】主治淋证，烧、烫伤等，用量30～50 g，捣烂外敷。

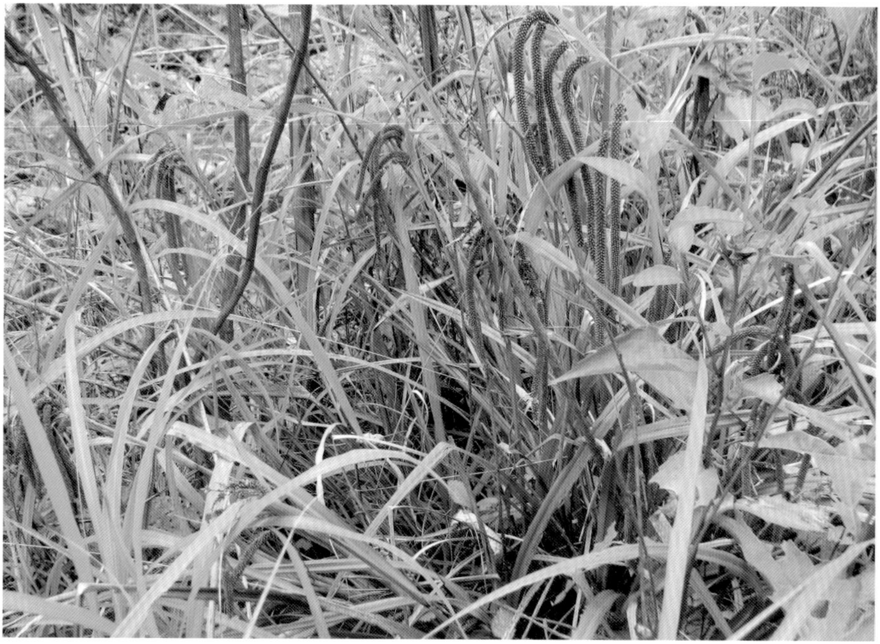

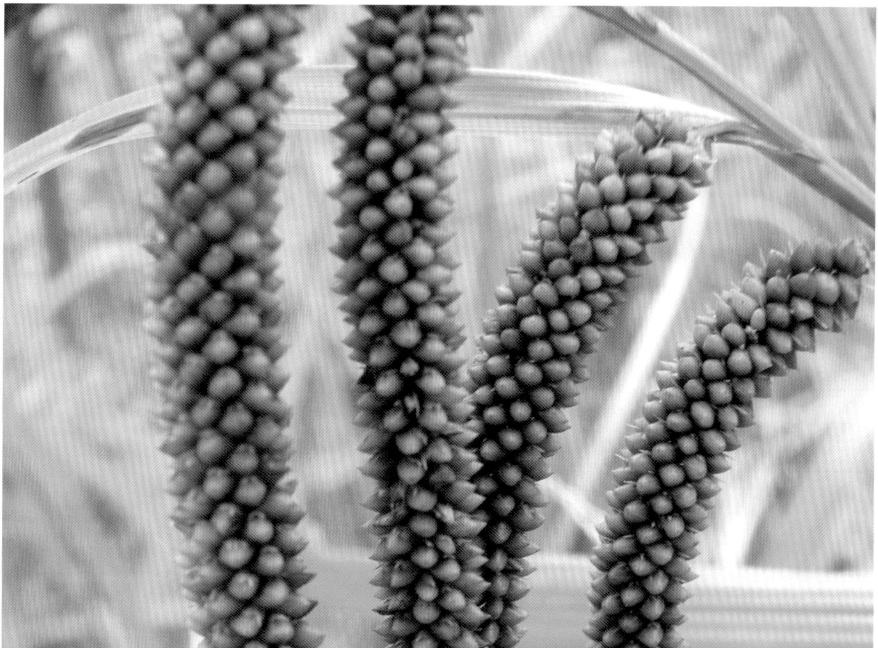

红毛七

Caulophyllum robustum Maxim.

【别　　名】类叶牡丹、鸡骨升麻、红毛细辛、金丝七

【基　　原】来源于小檗科红毛七属红毛七**Caulophyllum robustum** Maxim. 的根茎入药。

【形态特征】多年生草本，植株高达80 cm。根状茎粗短。茎生2叶，互生，2～3回三出复叶，下部叶具长柄；小叶卵形，长圆形或阔披针形，长4～8 cm，宽1.5～5 cm，顶端渐尖，基部宽楔形，全缘，上面绿色，背面淡绿色；顶生小叶具柄，侧生小叶近无柄。圆锥花序顶生；花淡黄色，直径7～8 mm；苞片3～6枚；萼片6枚，倒卵形，花瓣状，长5～6 mm，宽2.5～3 mm，顶端圆形；花瓣6片，扇形，基部缢缩呈爪；雄蕊6枚，长约2 mm，花丝稍长于花药；雌蕊单一，子房1室，具2枚基生胚珠，花后子房开裂，露出2枚球形种子。果熟时柄增粗，长7～8 mm。种子浆果状，直径6～8 mm，微被白粉，熟后蓝黑色，外被肉质假种皮。花期5～6月；果期7～9月。

【生　　境】生于海拔950～3500 m的山沟阴湿处或林下。

【分　　布】黑龙江、吉林、辽宁、山西、陕西、甘肃、河北、河南、湖南、湖北、安徽、浙江、四川、重庆、云南、贵州、西藏。朝鲜、日本、俄罗斯也有分布。

【采集加工】秋季采挖，洗净，切片晒干备用。

【性味功能】味辛、微苦，性温。活血散瘀，祛风止痛，清热解毒，降压止血。

【主治用法】治月经不调，产后瘀血，腹痛，跌打损伤，关节炎，扁桃腺炎，高血压，胃痛，外痔等症。用量10～15 g。

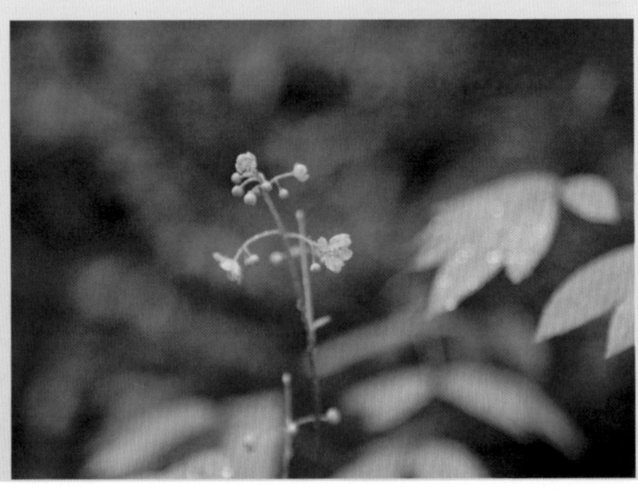

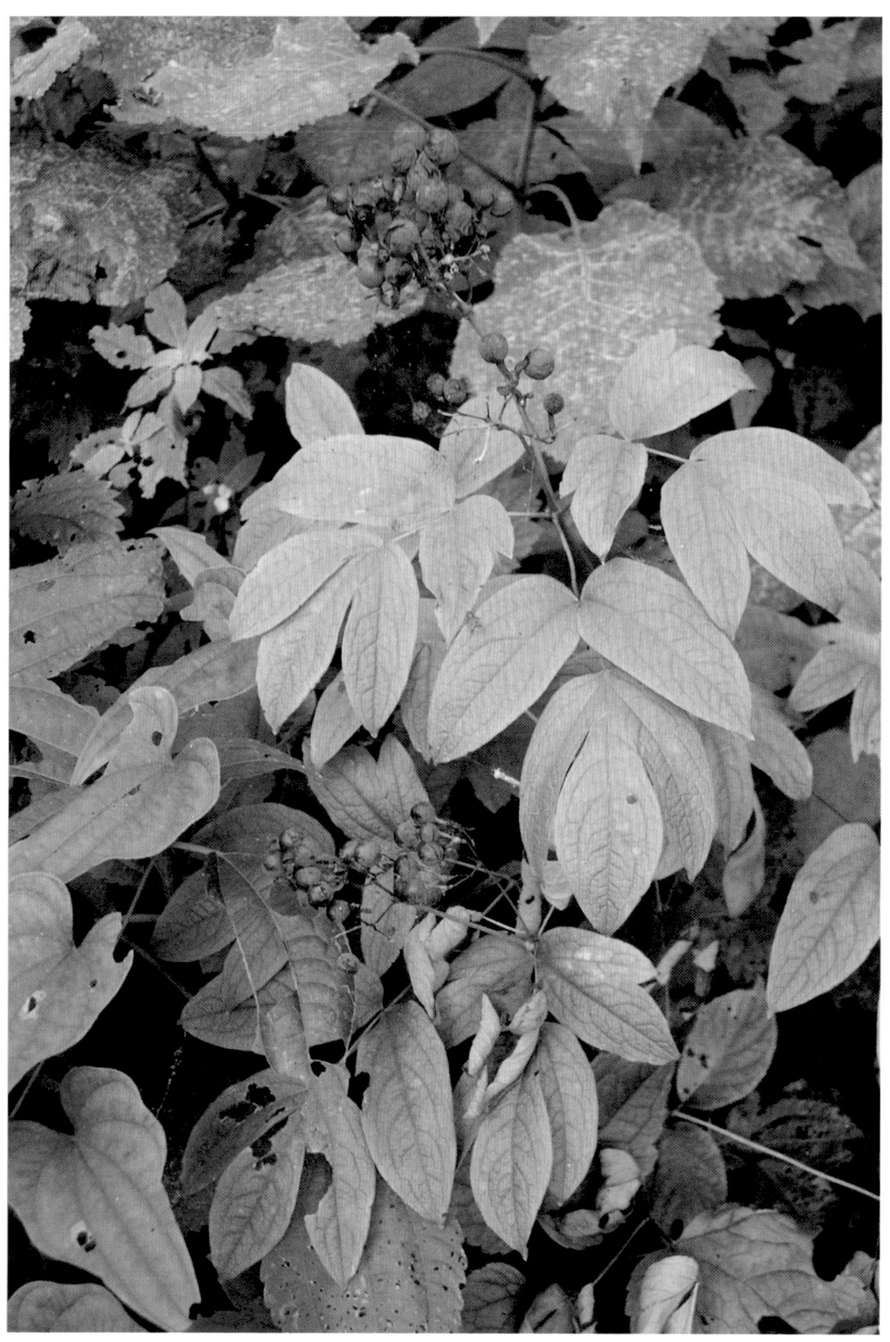

毛脉南酸枣

Choerospondias axillaris (Roxb.) Burtt et Hill var. **pubinervis** (Rehder & E.H. Wilson) B.L. Burtt & A.W. Hill

【别　　名】五眼果、四眼果、货郎果、连麻树

【基　　原】来源于漆树科南酸枣属毛脉南酸枣**Choerospondias axillaris** (Roxb.) Burtt et Hill var. **pubinervis** (Rehder & E. H. Wilson) B.L. Burtt & A.W. Hill的树皮入药。

【形态特征】落叶乔木，高8～20 m；树皮灰褐色，片状剥落，小枝粗壮，暗紫褐色，无毛，具皮孔。奇数羽状复叶长25～40 cm，有小叶3～6对，小叶膜质至纸质，卵形或卵状披针形，长4～12 cm，宽2～4.5 cm，顶端长渐尖，基部多少偏斜；花萼外面疏被白色微柔毛，裂片三角状卵形，顶端钝圆，长约1 mm；花瓣长圆形，长2.5～3 mm，无毛，具褐色脉纹；雄蕊10枚，与花瓣近等长，花丝长约1.5 mm，花药长约1 mm，花盘无毛；雄花无不育雌蕊；雌花单生于上部叶腋；子房卵圆形，长约1.5 mm，无毛，5室，花柱长约0.5 mm。核果椭圆形或倒卵状椭圆形，成熟时黄色，长2.5～3 cm，径约2 cm，果核长2～2.5 cm，径1.2～1.5 cm，顶端具5个小孔。花期4～5月；果期8～10月。

【生　　境】生于海拔400～1000 m的疏林中。

【分　　布】四川、重庆、贵州、湖南、湖北、甘肃等地。

【采集加工】全年可采，去除杂质，切段晒干。

【性味功能】味甘、微酸，性平。行气活血，养心安神，消积，解毒。

【主治用法】治气滞血瘀，胸痛，心悸气短，神经衰弱，失眠，支气管炎，食滞腹满，腹泻，疝气，烫火伤等。用量30～60 g；外用适量，果核煅炭研末，调敷。

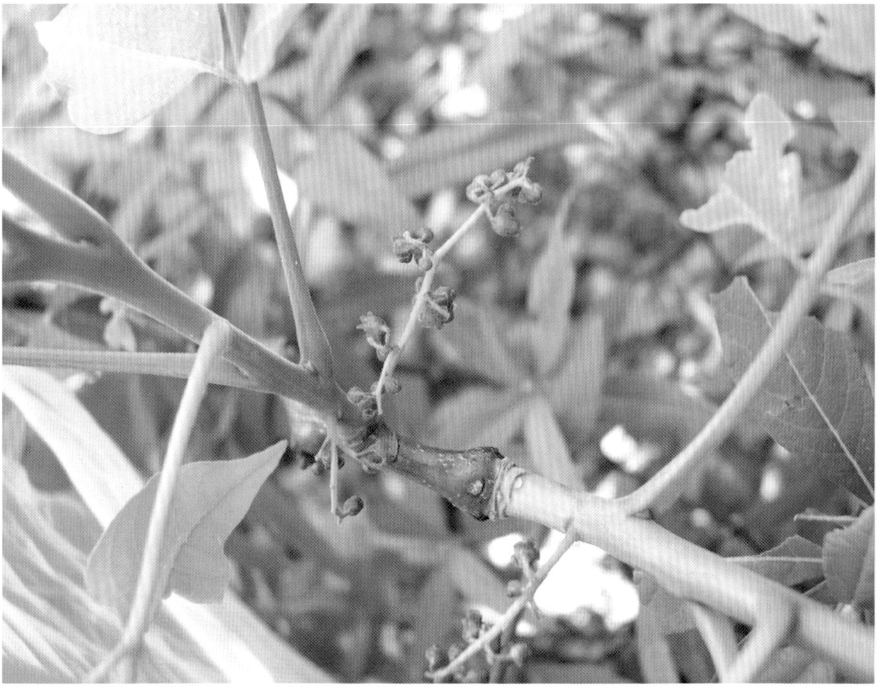

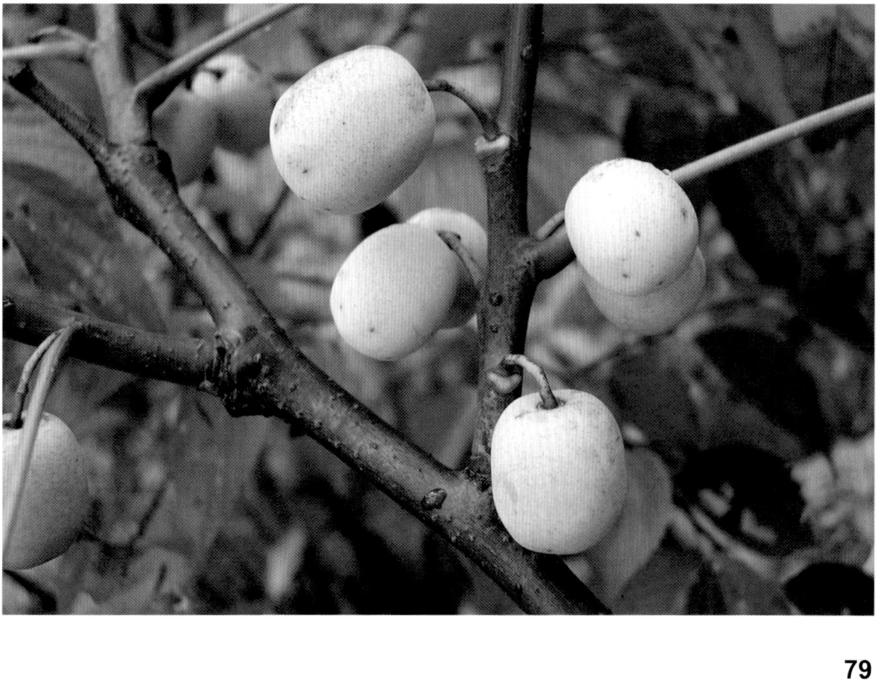

南川升麻

Cimicifuga nanchuanensis Hsiao

【别　　名】绿豆升麻

【基　　原】来源于毛茛科升麻属南川升麻**Cimicifuga nanchuanensis** Hsiao的根茎入药。

【形态特征】多年生草本，根状茎粗壮，茎高1～2 m。中下部的茎生叶为二至三回三出复叶，有长柄；叶片三角形，宽达40 cm；顶生小叶卵形，稍带革质，长9～15 cm，宽5.5～14.5 cm，基部心形或近圆形；侧生小叶斜宽卵形，长5～9.5 cm，宽4～8.5 cm；上部茎生叶一回三出；花序具分枝4～8条，分枝长3～14.5 cm；轴及花梗密被灰色短毛；花直径约4 mm；苞片钻形，长约1 mm；萼片4～5，长3～4 mm，宽2.5～3.2 mm；退化雄蕊椭圆形，长约3.8 mm，宽约2.2 mm，有两个白色的附属物；雄蕊长4～7 mm，花药淡黄色，宽椭圆形，长约0.6 mm，花丝狭线形；心皮3～5，长约1.5 mm，在花期时具短柄，花后期时柄稍延长，光滑，无毛或近无毛。花期8～9月；果期9～11月。

【生　　境】生于海拔1600～2100 m的山地林缘、林中或路旁草丛中。

【分　　布】我国特有物种，分布于重庆市南川金佛山。

【采集加工】夏、秋季采挖，洗净，晒干。

【性味功能】味甘、微苦，性寒，有小毒。清热解毒，疏风透疹，升阳举陷。

【主治用法】治斑疹不透，咽喉肿痛，劳伤，中气下陷，泻痢下重，跌打损伤等。用量3～9 g。

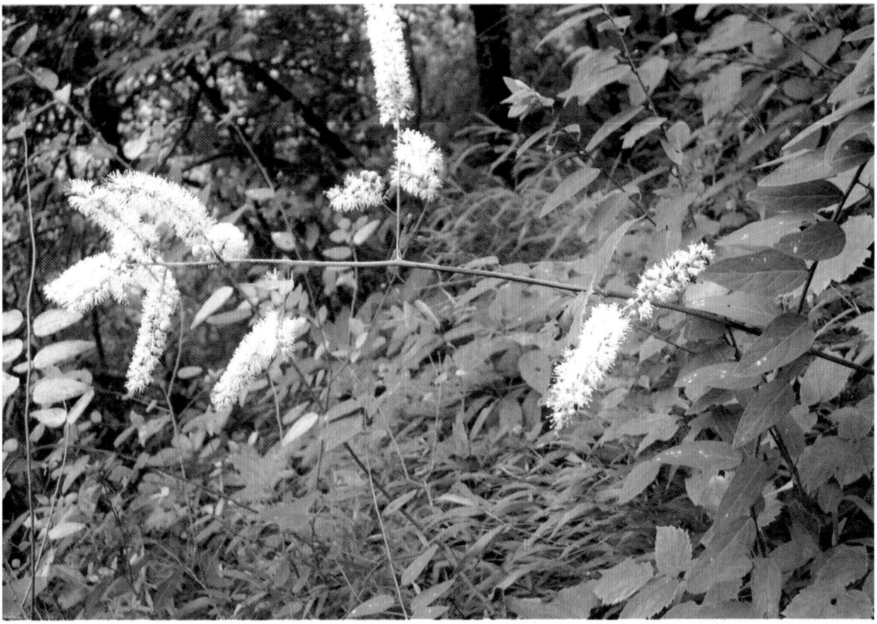

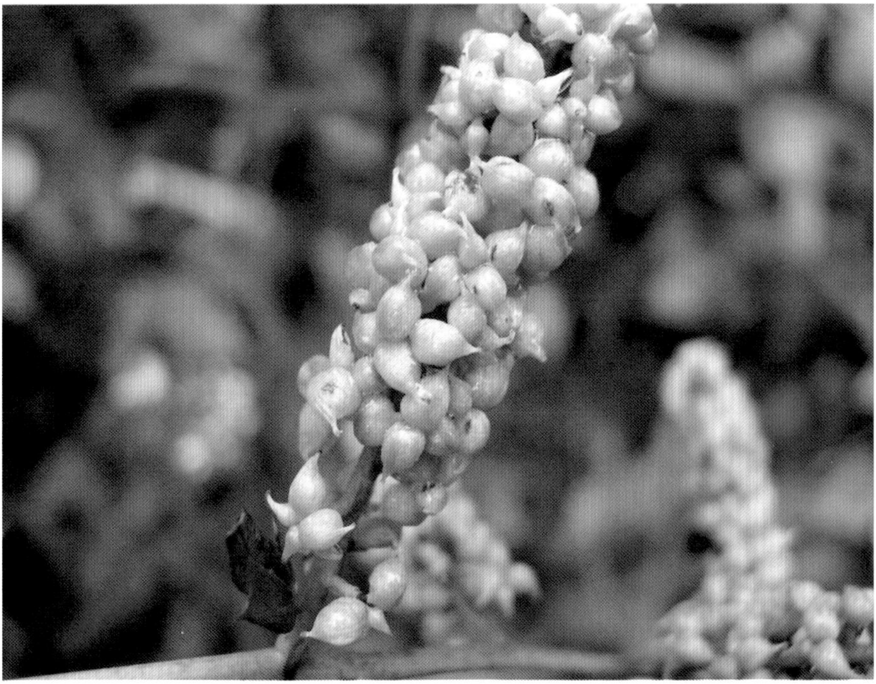

宜昌橙

Citrus ichangensis Swingle

【别　　名】野柑子、酸柑子

【基　　原】来源于芸香科柑橘属宜昌橙**Citrus ichangensis** Swingle 的果实入药。

【形态特征】小乔木或灌木，高2～4 m。枝干多劲直锐刺，刺长1～2.5 cm，花枝上的刺通常退化。叶身卵状披针形，长达2～8 cm，宽0.7～4.5 cm，顶部渐狭尖；翼叶比叶身略短小。花通常单生于叶腋；萼5浅裂；花瓣淡紫红色或白色，小花的花瓣长1～1.2 cm，宽约0.5 cm，大花的长1.5～1.8 cm，宽6～8 mm；雄蕊20～30枚，花丝合生成多束，偶有个别离生；花柱比花瓣短，早落，柱头约与子房等宽。果扁圆形、圆球形或梨形，纵径3～5 cm，横径4～6 cm，淡黄色，粗糙，油胞大，明显凸起；果心实，瓢囊7～10瓣，果肉淡黄白色，甚酸，兼有苦及麻味；种子30粒以上，近圆形而稍长，长宽约15 mm，厚约12 mm。花期5～6月；果期10～11月。

【生　　境】生于海拔2500 m以下的陡崖、岩石旁、山脊或沿河谷坡地或栽培。

【分　　布】陕西、甘肃、湖北、湖南、重庆、广西、贵州、四川、云南。

【采集加工】秋季果实成熟前采收，鲜用或低温冷藏，亦可风干用。

【性味功能】味酸，性凉。降逆和胃，理气宽胸，消瘿，醒酒，解鱼蟹毒。

【主治用法】治恶心呕吐，胸闷腹胀，瘿瘤，醉酒。适量生食或煎汤或盐腌、蜜制或制饼。

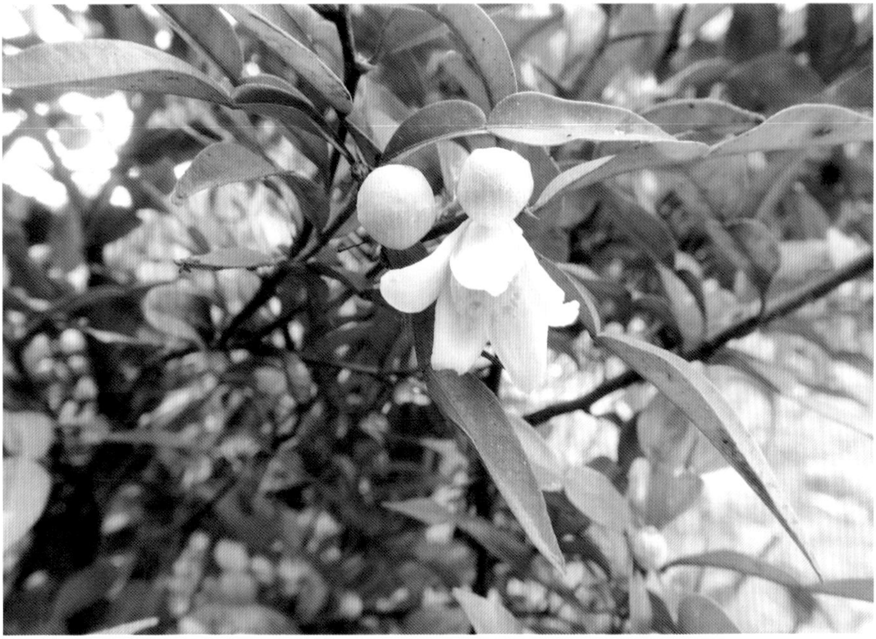

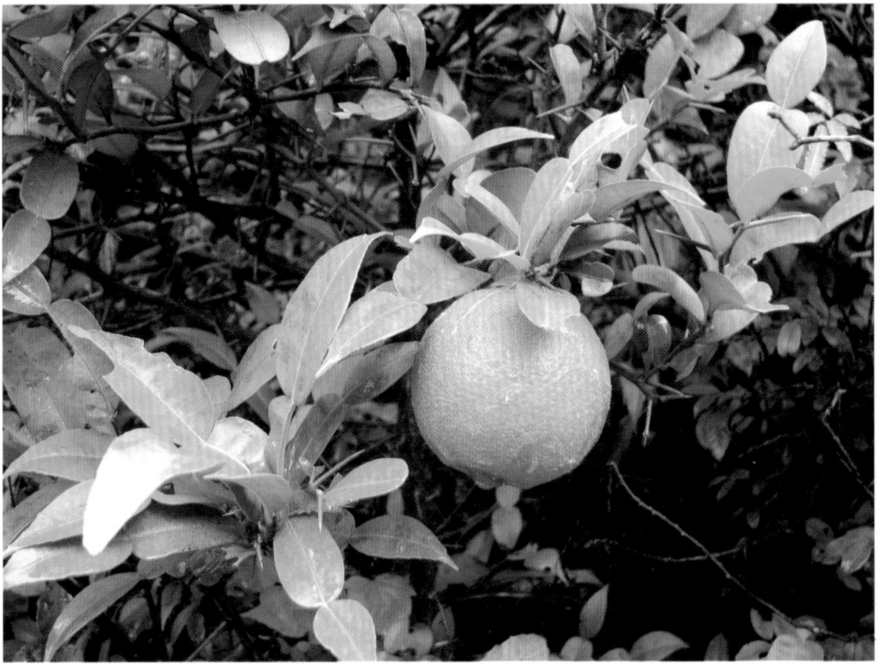

金佛铁线莲

Clematis gratopsis W. T. Wang

【别　　名】绿木通

【基　　原】来源于毛茛科铁线莲属金佛铁线莲**Clematis gratopsis** W. T. Wang 的茎藤入药。

【形态特征】藤本。小枝、叶柄及花序梗、花梗均有伸展的短柔毛。一回羽状复叶有5小叶；小叶片卵形至卵状披针形或宽卵形，长2～6 cm，宽1.5～4 cm，基部心形，中间裂片卵状椭圆形至卵状披针形，顶端锐尖至渐尖，侧裂片顶端圆或锐尖，两面密生贴伏短柔毛。聚伞花序有3～9花，腋生或顶生；花直径1.5～2 cm；萼片4枚，开展，白色，倒卵状长圆形，顶端钝，长7～10 mm，外面密生绢状短柔毛，内面无毛；雄蕊无毛，花丝比花药长5倍。瘦果卵形，密生柔毛。花期8～10月；果期10～12月。

【生　　境】生于海拔500～1700 m的山坡、山谷或沟边、路旁灌丛中。

【分　　布】四川、重庆、湖北、甘肃和陕西。

【采集加工】春、秋季采收，除去粗皮，切片晒干。

【性味功能】味淡、微苦，性寒。清热利尿，通经下乳。

【主治用法】治水肿，淋病，小便不通，关节痹痛，经闭乳少。用量5～15 g。

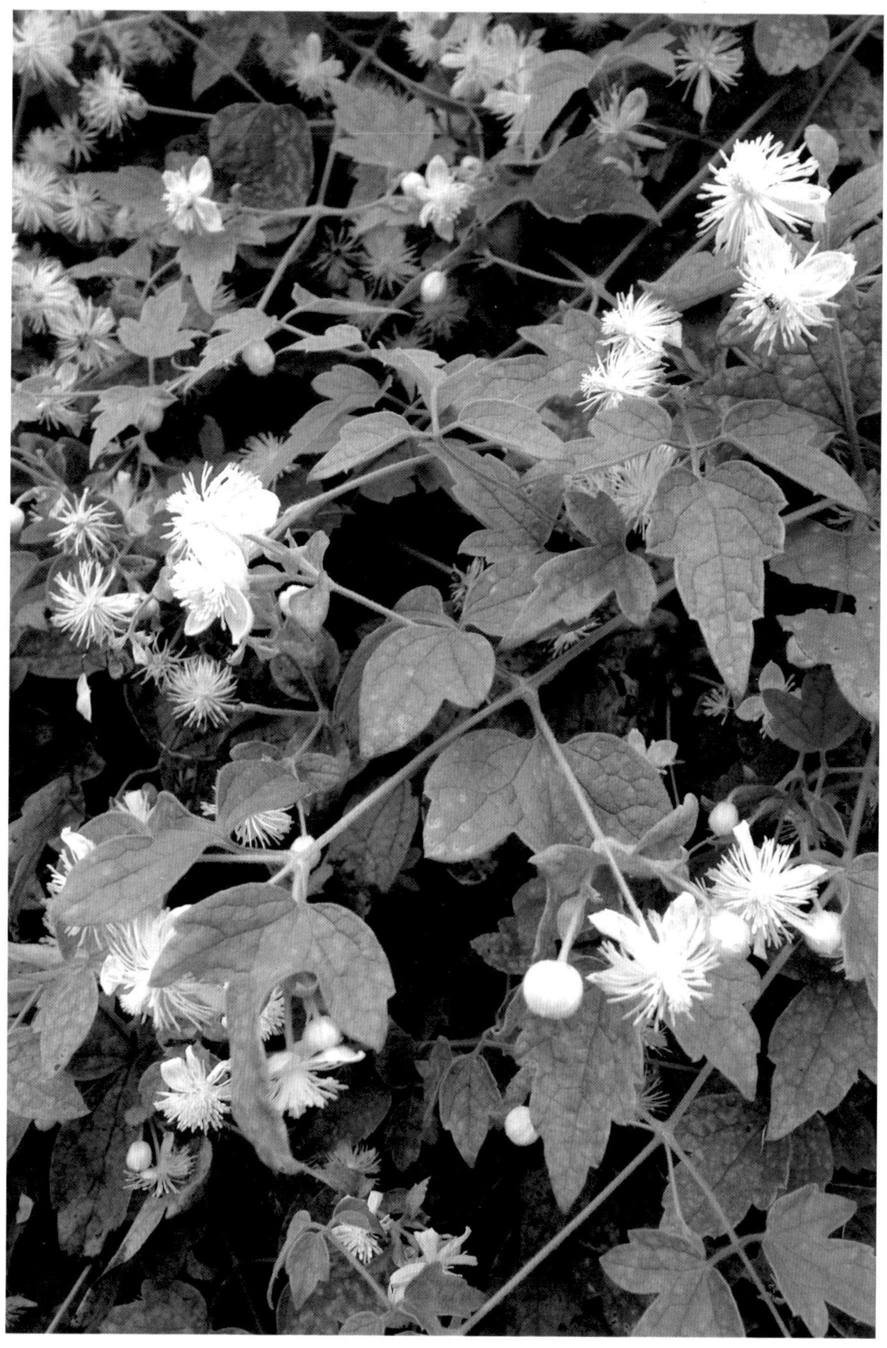

锈毛铁线莲

Clematis leschenaultiana DC.

【别　　名】齿叶铁线莲

【基　　原】来源于毛茛科铁线莲属锈毛铁线莲**Clematis leschenaultiana** DC. 的藤茎入药。

【形态特征】木质藤本。茎圆柱形，有纵沟纹，密被开展的金黄色长柔毛。三出复叶，小叶片纸质，卵圆形、卵状椭圆形至卵状披针形，长7～11 cm，宽3.5～8 cm，表面被稀疏紧贴的柔毛，背面被平伏的厚柔毛。聚伞花序腋生，密被黄色柔毛，常有3花；花萼壶状，顶端反卷，直径约2 cm；萼片4枚，黄色，卵圆形至卵状椭圆形，长1.8～2.5 cm，宽约9 mm，外面密被金黄色柔毛；雄蕊与萼片等长，花丝扁平，花药线形，长约3 mm；心皮被绢状柔毛，子房卵形。瘦果狭卵形，长约5 mm，宽约1 mm，被棕黄色短柔毛，宿存花柱长3～3.5 cm，具黄色长柔毛。花期1～2月；果期3～4月。

【生　　境】生于海拔500～1200 m的山坡灌丛中。

【分　　布】云南、四川、重庆、贵州、湖南、广西、广东、福建、台湾。越南、菲律宾、印度尼西亚也有分布。

【采集加工】春、秋季采收，除去粗皮，切片晒干。

【性味功能】味苦、微辛，性温，有小毒。利尿通络，理气通便，解毒。

【主治用法】治风湿性关节炎，小便不利，闭经，便秘腹胀，风火牙痛，眼起星翳，虫蛇咬伤，黄疸等。用量15～30 g；外用适量鲜草加酒或食盐捣烂敷患处。

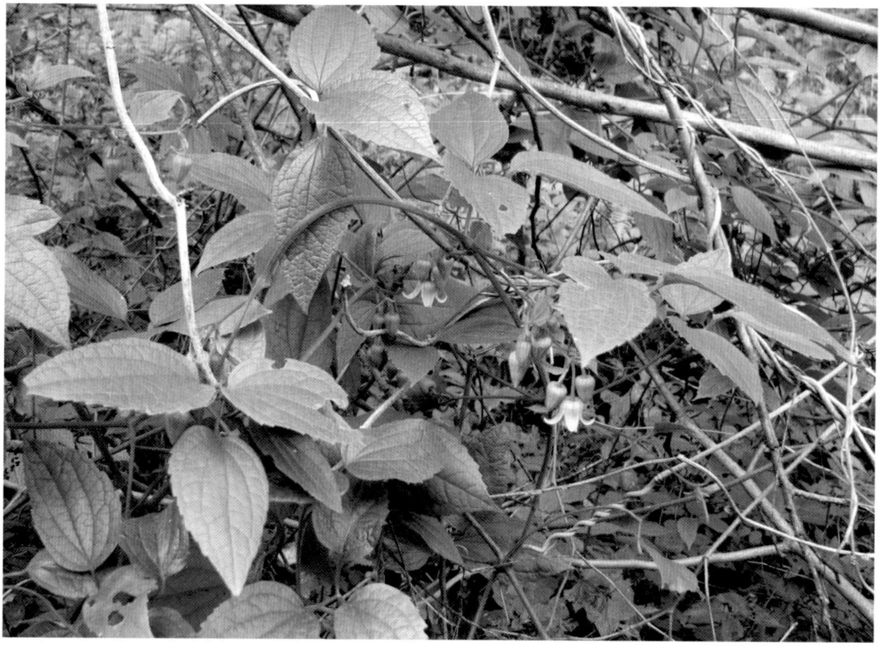

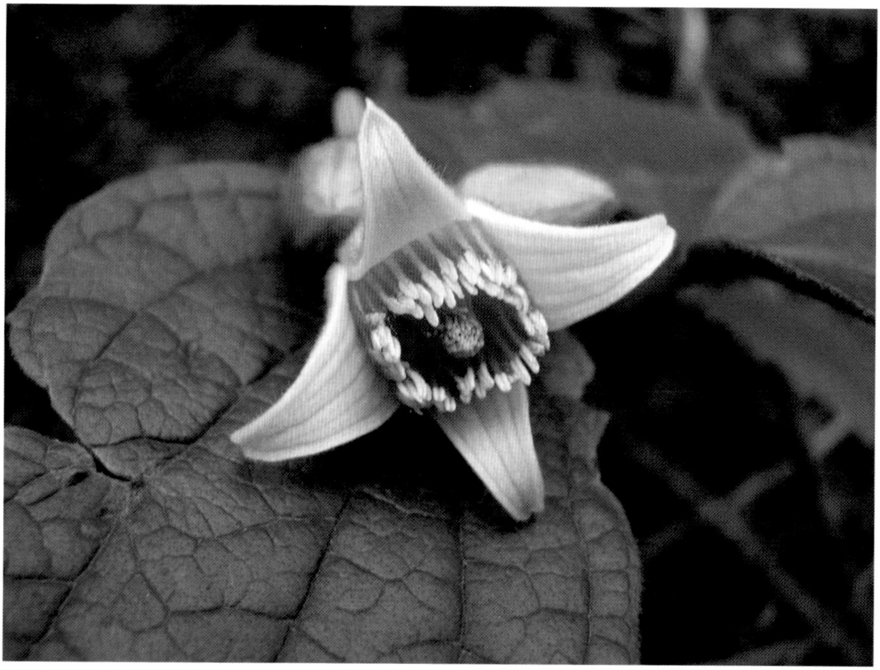

尾叶铁线莲

Clematis urophylla Franch.

【别　　名】木通

【基　　原】来源于毛茛科铁线莲属尾叶铁线莲**Clematis urophylla** Franch. 的藤茎入药。

【形态特征】木质藤本，长1～3 m。茎具六棱，被短柔毛。三出复叶，小叶片狭卵形或卵状披针形，长5～10 cm，宽2～4 cm，顶端尾状尖，基部宽楔形，边缘有锯齿；侧生小叶柄短，长6～7 mm，顶生小叶柄长1～2 cm；叶柄长5～7 cm，上面有浅沟。聚伞花序腋生，具1～3花；花序梗长1～2 cm，无毛；花梗长1.5～4 cm，密生紧贴的短柔毛；花钟状，直径2～3 cm；萼片4枚，白色，直立不反卷，卵状椭圆形或长方椭圆形，长2～3.5 cm，宽6～10 mm，外面具短柔毛；雄蕊长为萼片之半，花丝线形，外面及两侧被长柔毛，内面无毛，花药椭圆形，无毛；子房及花柱被绢状毛。瘦果纺锤形，长3～4 mm，宽约2 mm，被短柔毛，宿存花柱长4.5～5 cm，被长柔毛。花期11～12月；果期翌年3～4月。

【生　　境】生于海拔400～2000 m的林边、路旁及灌丛中。

【分　　布】四川、重庆、贵州、广西、广东、湖南和湖北。

【采集加工】春、秋季采收，除去粗皮，切片晒干。

【性味功能】味淡、微苦，性寒。清热利尿，通经下乳。

【主治用法】治水肿，淋病，小便不通，关节痹痛，经闭乳少。用量5～15 g。

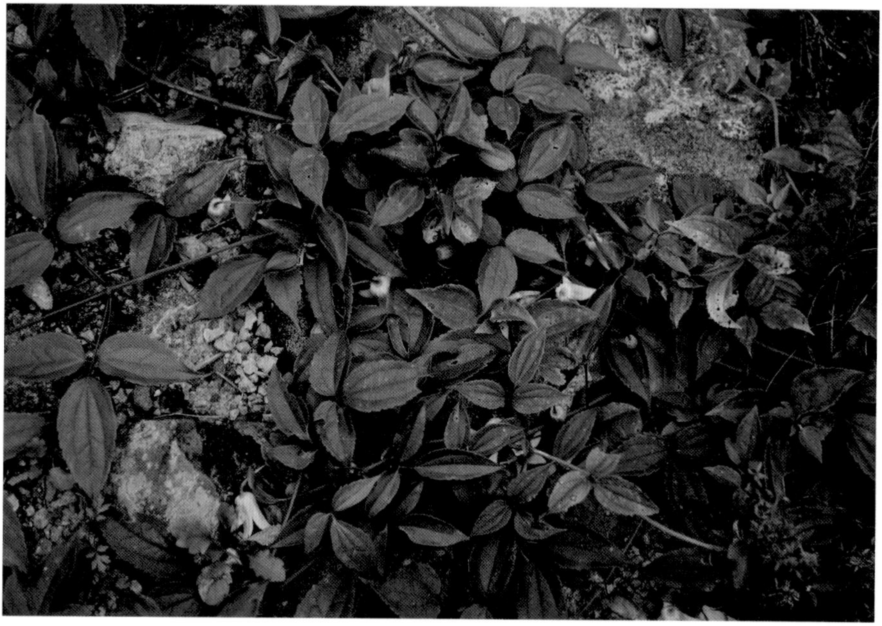

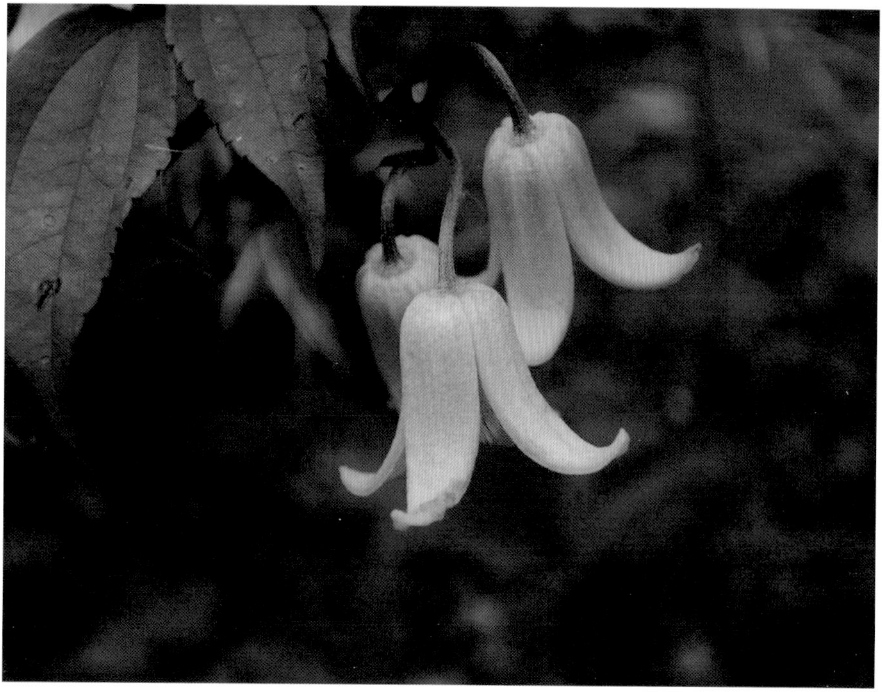

川党参

Codonopsis tangshen Oliv.

【别　　名】天宁党参、巫山党参、单枝党参

【基　　原】来源于桔梗科党参属川党参**Codonopsis tangshen** Oliv. 的根入药。

【形态特征】草质藤本，植株除叶片两面密被微柔毛外，全体几近于光滑无毛。茎基微膨大，具多数瘤状茎痕，根常肥大呈纺锤状或纺锤状圆柱形，长15～30 cm，径1～1.5 cm，肉质。茎缠绕，长达3 m，多分枝，侧枝长15～50 cm，小枝长1～5 cm，黄绿色或微带紫色。叶在主茎及侧枝上互生，在小枝上的近于对生，叶柄长0.7～2.4 cm；叶卵形、狭卵形或披针形，长2～8 cm，宽0.8～3.5 cm，上面绿色，下面灰绿色。花单生于枝端，与叶柄互生或近于对生；花萼不贴生于子房上，全裂，裂片长圆状披针形，长1.4～1.7 cm，宽5～7 mm；花冠钟状，长约1.5～2 cm，直径2.5～3 cm，淡黄绿色内有紫斑，裂片近三角形；花丝基部微扩大，长7～8 mm，花药长4～5 mm；子房直径5～1.4 cm。蒴果下部近于球状，上部短圆锥状，直径2～2.5 cm。种子多数，椭圆状，无翼，细小，光滑，棕黄色。花、果期7～10月。

【生　　境】生于海拔900～2300 m的山地林边灌丛中或栽培。

【分　　布】四川、重庆、贵州、湖南、湖北及陕西。

【采集加工】秋季采挖，洗净，晒干。

【性味功能】味甘，性平。补中益气，健脾益肺。

【主治用法】治脾肺虚弱，气短心悸，食少便溏，虚喘咳嗽，内热消渴，虚劳内伤，肠胃中冷，滑泻久痢，气喘烦渴，发热自汗等。用量6～15 g。

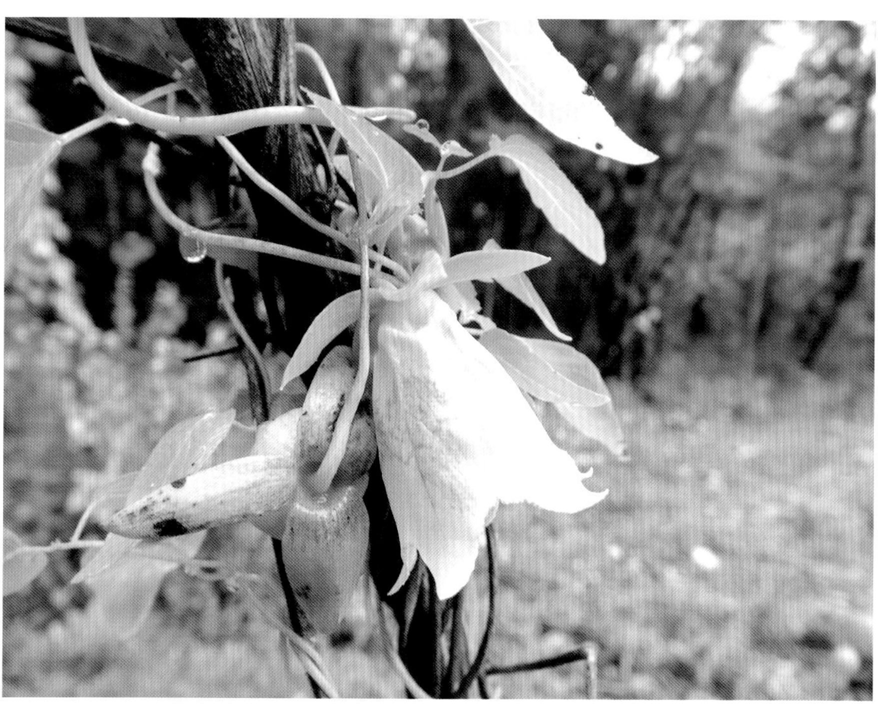

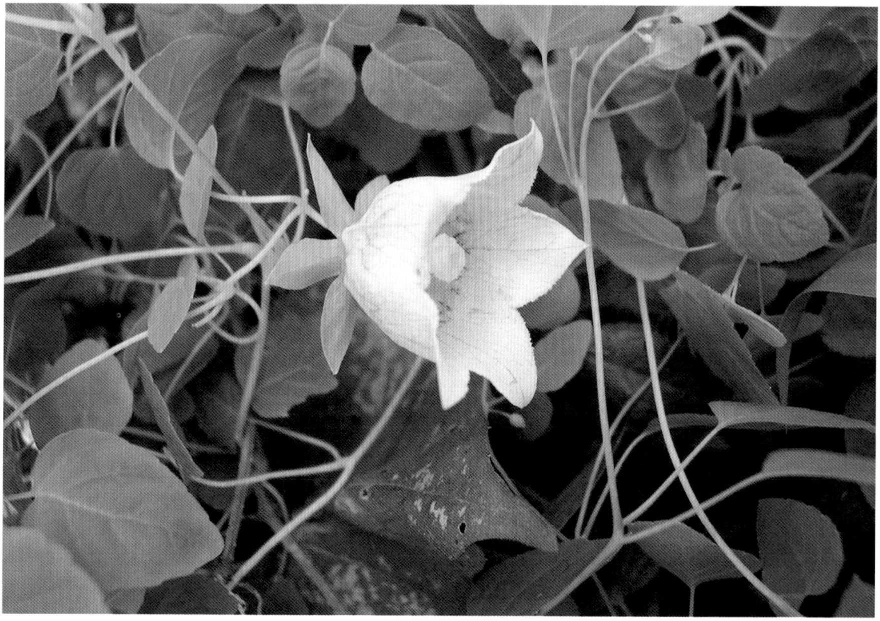

珊瑚苣苔

Corallodiscus cordatulus (Craib) B.L. Burtt

【别　　名】还魂草

【基　　原】来源于苦苣苔科珊瑚苣苔属珊瑚苣苔**Corallodiscus cordatulus** (Craib) B.L. Burtt的全草入药。

【形态特征】多年生草本。叶全部基生，莲座状，外层叶具柄；叶片革质，卵形，长圆形，长2～4 cm，宽1～2.2 cm，顶端圆形，基部楔形，上面具不明显的皱褶，疏被淡褐色长柔毛，下面紫红色。聚伞花序1～5条，每花序具3～10花；花梗长4～10 mm。花萼5裂至近基部，裂片长圆形，长2～2.2 mm，宽约1 mm。花冠筒状，淡紫色、紫蓝色，长11～14 mm，内面下唇一侧具髯毛和斑纹；筒部长约7 mm，直径约3.5～5.5 mm；上唇2裂，裂片半圆形，长1.2～1.4 mm，宽1.5～2.5 mm，下唇3裂，裂片宽卵形至卵形，长2.5～4 mm，宽2.5～3 mm。雄蕊4，上雄蕊着生于距花冠基部约2.5 mm处，下雄蕊着生于距花冠基部约3.5 mm处，退化雄蕊着生于距花冠基部2 mm处。子房长圆形，长约2 mm，柱头头状。蒴果线形，长约2 cm。花期6月；果期8月。

【生　　境】生于海拔600～2300 m的山坡岩石上。

【分　　布】云南、贵州、四川、重庆、陕西、湖北、湖南、广西、广东、山西、河南及河北等省区。

【采集加工】夏秋季节采收全草，去除杂质和泥沙，晒干备用。

【性味功能】味微辛，性平。活血散瘀，消食祛湿，止血消炎。

【主治用法】治小儿疳积，跌打损伤，刀伤出血。用量3～9 g；外用适量鲜品捣烂敷患处。

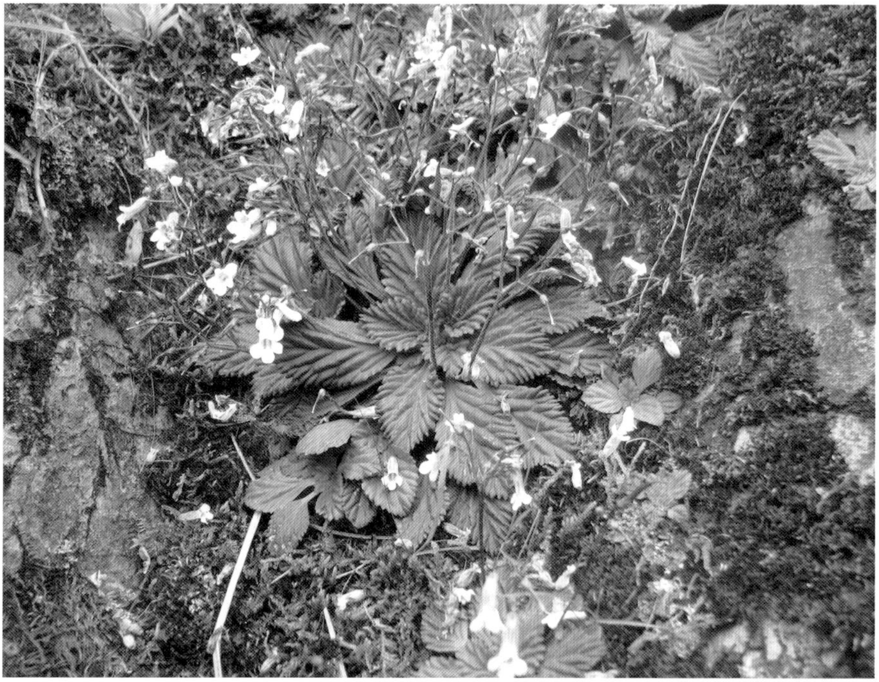

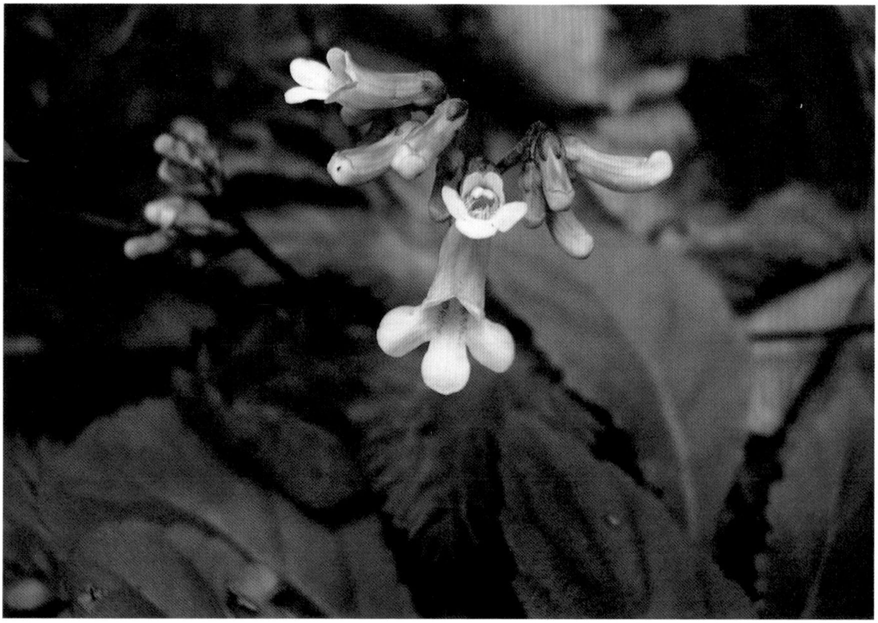

马 桑

Coriaria nepalensis Wall.

【别　　名】马桑柴、紫桑

【基　　原】来源于马桑科马桑属马桑**Coriaria nepalensis** Wall. 的根入药。

【形态特征】灌木，高1.5～2.5 m，小枝四棱形，幼枝疏被柔毛。叶对生，纸质至薄革质，椭圆形或阔椭圆形，长2.5～8 cm，宽5～4 cm，顶端急尖，基部圆形；叶柄长2～3 mm，紫色。花序生于二年生的枝条上，雄花序先叶开放，长1.5～2.5 cm，多花密集，序轴被腺柔毛；萼片卵形，长1.5～2 mm，宽1～1.5 mm，上部具流苏状细齿；花瓣极小，卵形，长约0.3 mm，里面龙骨状；雄蕊10枚，花丝线形，长约1 mm，开花时伸长，长3～3.5 mm，花药长圆形，长约2 mm，具细小疣状体，药隔伸出，花药基部短尾状；雌花序与叶同出，长4～6 cm，序轴被腺状微柔毛；苞片长约4 mm，紫色；萼片与雄花同；花瓣肉质，龙骨状；雄蕊较短，花丝长约0.5 mm，花药长约0.8 mm，心皮5枚，耳形，长约0.7 mm，宽约0.5 mm，侧向压扁，花柱长约1 mm，具小疣体，柱头上部外弯，紫红色。果球形，果期花瓣肉质增大包于果外，成熟紫黑色，径4～6 mm。花期2～3月；果期6～7月。

【生　　境】生于海拔400～3200 m的灌丛中。

【分　　布】云南、贵州、四川、重庆、湖北、陕西、甘肃、西藏。分布于印度、尼泊尔。

【采集加工】根冬季采挖，刮去外皮，晒干。

【性味功能】味苦辛，性寒，有大毒。祛风除湿，镇痛，杀虫。

【主治用法】治淋巴结结核，跌打损伤，狂犬咬伤，风湿关节痛。外用适量煎水洗或敷。因有大毒，不能内服。

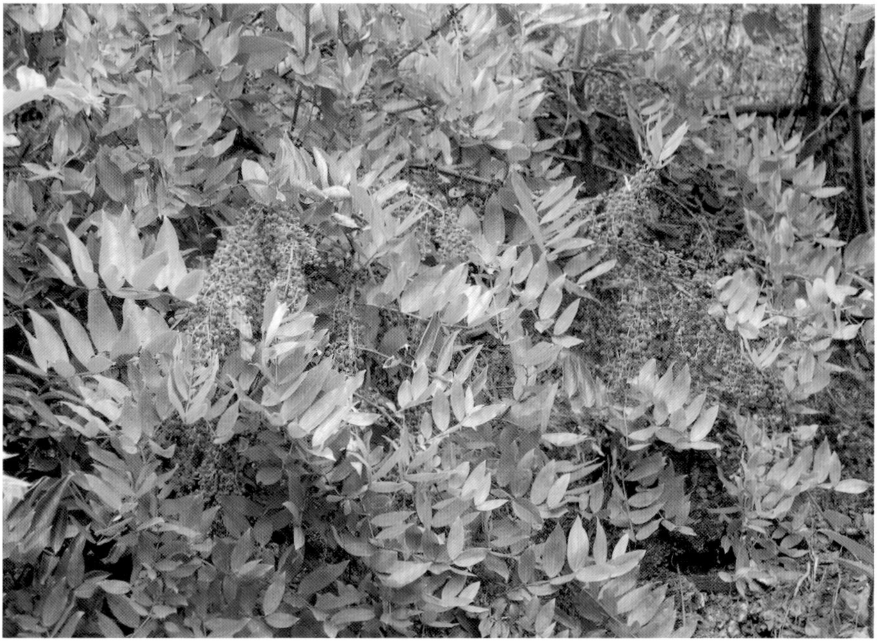

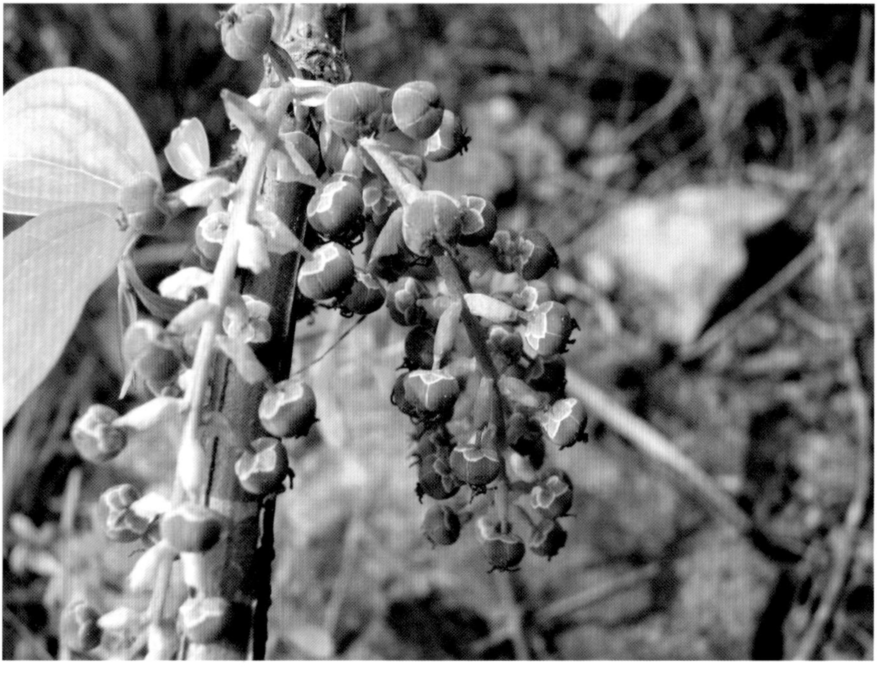

川东紫堇

Corydalis acuminata Franch.

【别　　名】老鼠花、堇花还阳、牛角花、尖瓣紫堇

【基　　原】来源于紫堇科紫堇属川东紫堇**Corydalis acuminata** Franch.的全草入药。

【形态特征】多年生草本，高20～50 cm。须根多数，粗线形，具少数纤维状细根；根茎短，盖以残枯的叶柄基，叶基卵圆形，长0.7～1.5 cm，增厚。茎直立，上部具少数分枝。基生叶数枚，叶柄长5～8 cm，基部扩大成鞘，叶片宽卵形，长4～5.5 cm，三回羽状分裂，表面绿色，背面具白粉；茎生叶2～3枚，最上部叶近无柄。总状花序顶生和侧生，长5～8 cm，具8～12朵花；花瓣紫色；上花瓣长2～2.3 cm，舟状卵形，具尖头，边缘波状；下花瓣长1～1.1 cm，舟状卵形，具尖头；内花瓣提琴形，长7～9 mm，倒卵状长圆形；雄蕊束长6～8 mm；子房狭椭圆形，长3～4 mm，胚珠多数，排成2列，花柱长2～3 mm，顶端弯曲，柱头双卵形，具8个乳突。蒴果狭椭圆形，长1.5～2 cm，成熟时自果梗顶端反折，具多数种子。种子近圆形，直径约1.5 mm，黑色，具光泽。花、果期4～8月。

【生　　境】生于海拔1600～2100 m的常绿、落叶阔叶混交林破坏后的草地或荒地。

【分　　布】重庆市城口、奉节、巫山、丰都、石柱、南川、酉阳等地。

【采集加工】夏季采全草，秋季挖根，洗净，晒干或鲜用。

【性味功能】味苦、辛，性微寒。活血止痛，清热解毒。

【主治用法】治劳伤，胸脘刺痛，坐板疮。用量5～10 g。

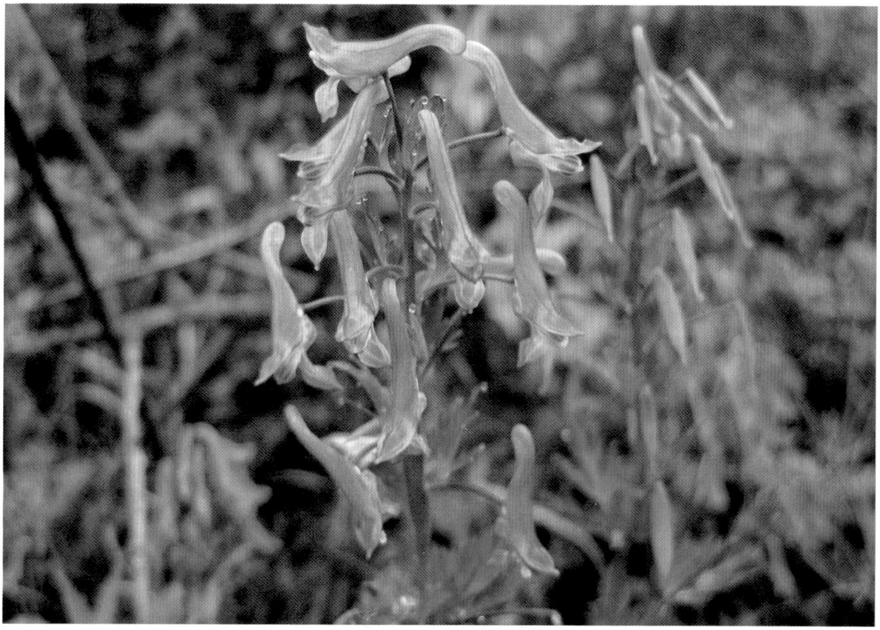

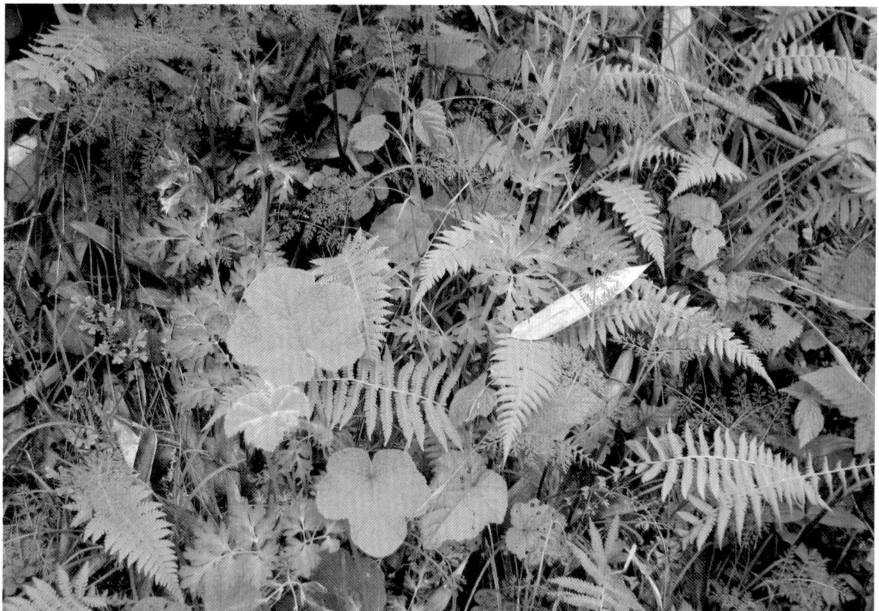

紫堇

Corydalis edulis Maxim.

【别　　名】蝎子花、麦黄草、断肠草、闷头花

【基　　原】来源于紫堇科紫堇属紫堇 **Corydalis edulis** Maxim. 的全草入药。

【形态特征】一年生灰绿色草本，高20～50 cm，具主根。花枝花葶状，常与叶对生。基生叶具长柄，近三角形，长5～9 cm，上面绿色，下面苍白色，1～2回羽状全裂。茎生叶与基生叶同形。总状花序疏具3～10花；花梗长约5 mm；萼片小，近圆形，直径约1.5 mm；花粉红色至紫红色，外花瓣顶端微凹，无鸡冠状凸起，上花瓣长1.5～2 cm；距圆筒形，基部稍下弯；下花瓣近基部渐狭；内花瓣具鸡冠状凸起；爪纤细，稍长于瓣片。柱头横向纺锤形，两端各具1乳突，上面具沟槽，槽内具极细小的乳突。蒴果线形，下垂，长3～3.5 cm，具1列种子。种子直径约1.5 mm，密生环状小凹点；种阜小，紧贴种子。花期4～6月；果期5～7月。

【生　　境】生于海拔400～1200 m左右的丘陵、沟边或多石地。

【分　　布】辽宁、北京、河北、山西、河南、陕西、甘肃、四川、重庆、云南、贵州、湖北、江西、安徽、江苏、浙江、福建。日本也有分布。

【采集加工】春、夏季采全草，秋季挖根，洗净，晒干或鲜用。

【性味功能】味苦辛，性微寒。清热解毒，收敛止痒，润肺止咳，固精。

【主治用法】治劳伤，胸脘刺痛，坐板疮。用量5～10 g；外用适量鲜品捣汁涂患处。

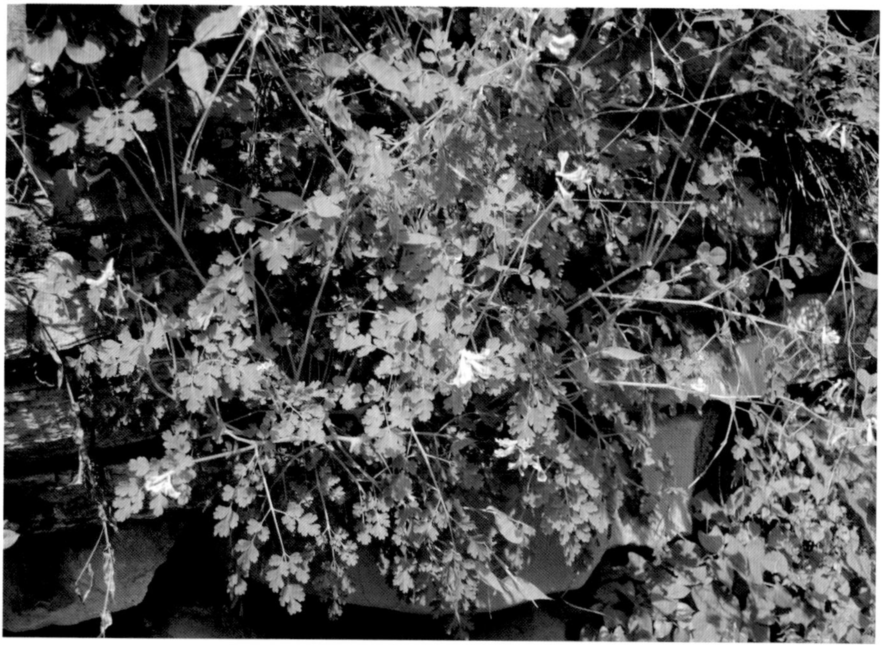

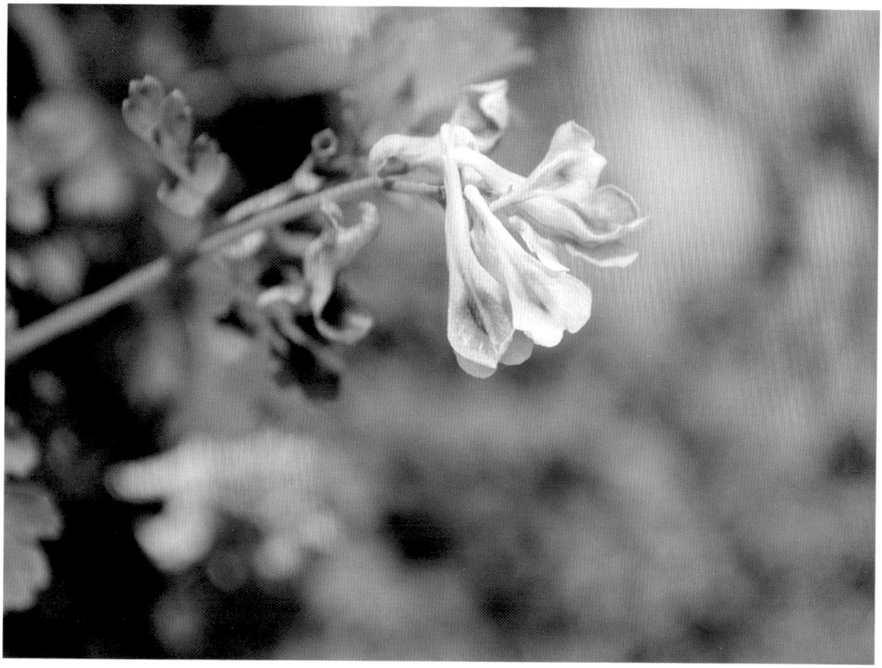

地锦苗

Corydalis sheareri S. Moore

【别　　名】断肠草、荷包牡丹、五味草

【基　　原】来源于紫堇科紫堇属植物地锦苗**Corydalis sheareri** S. Moore的全草入药。

【形态特征】多年生草本，高20～60 cm。主根明显，具多数纤维根，棕褐色；根茎粗壮，干时黑褐色，被以残枯的叶柄基。茎多汁液，上部分枝。基生叶长12～30 cm，叶片三角形或卵状三角形，长3～13 cm，二回羽状全裂，表面绿色，背面灰绿色。总状花序生于茎及分枝先端，长4～10 cm，有10～20花；苞片近圆形，3～5深裂。萼片鳞片状，近圆形，具缺刻状流苏；花瓣紫红色，上花瓣长2～3 cm，舟状卵形，边缘反卷，距圆锥形，末端极尖，长为花瓣片的一倍半；下花瓣长1. 2～1. 8 cm，匙形，近圆形；内花瓣长1. 1～1. 6 cm，倒卵形，爪狭楔形。雄蕊束长1～1. 4 cm，花药绿色，花丝披针形；子房狭椭圆形，长5～7 mm，花柱稍短于子房，柱头双卵形。蒴果狭圆柱形，长2～3 cm，粗1. 5～2 mm。种子近圆形，直径约1 mm，黑色，具光泽，表面具多数乳突。花、果期3～6月。

【生　　境】生于海拔400～2600 m的水边或林下潮湿地。

【分　　布】江苏、安徽、浙江、江西、福建、湖北、重庆、湖南、广东、香港、广西、陕西、四川、贵州、云南等地。

【采集加工】早春季节采集全草，洗净泥土，晒干备用。

【性味功能】味苦、性微寒。祛风，清热，止痛，清肝明目。

【主治用法】主治风热感冒，肺热咳嗽，肺痨咳血，肝炎，风湿关节筋骨疼痛，牙痛，目赤，翳障等症。用量9～15 g，内服，煎汤。

【附　　方】治眼目生玉翳或生雾翳，青盲：地锦苗（五味草）10 g，谷精草5 g，木贼草3 g，青葙子3 g。煎汤服。

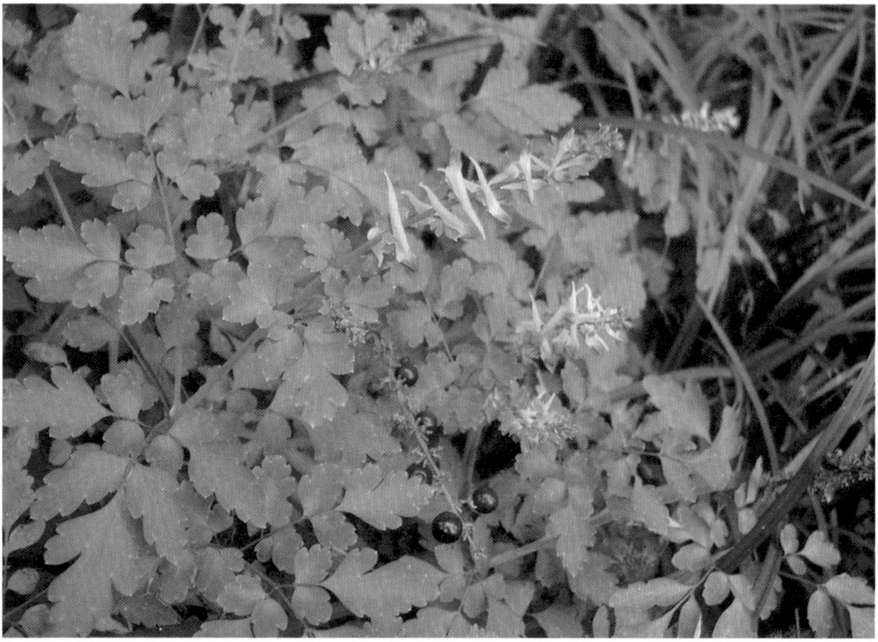

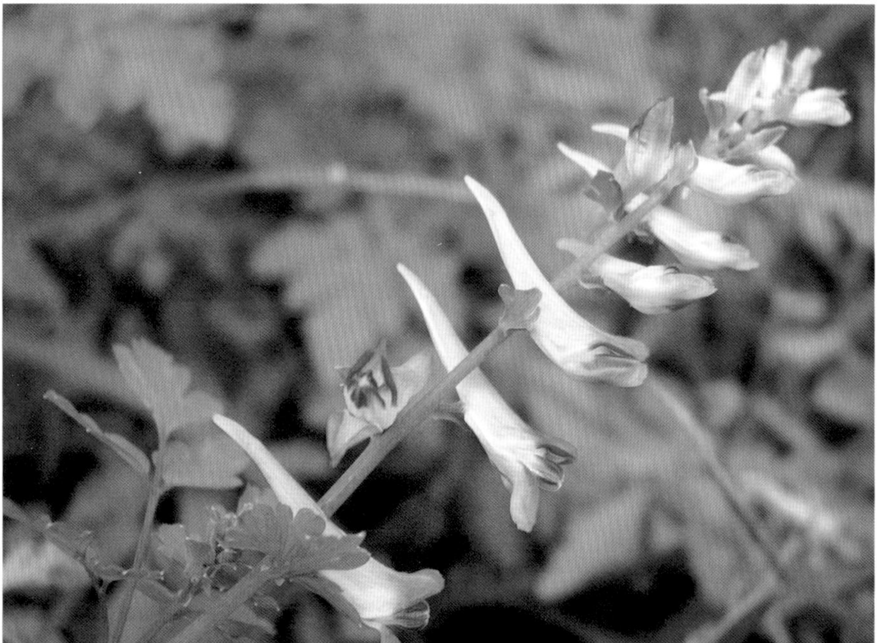

大叶紫堇

Corydalis temulifolia Franch.

【别　　名】冷草、山臭草、断肠草

【基　　原】来源于紫堇科紫堇属大叶紫堇**Corydalis temulifolia** Franch.的全草入药。

【形态特征】多年生草本，高30～60 cm。根茎密盖叶柄残基。茎淡红绿色，具5棱。基生叶数枚，三角形，长4～10 cm，二回三出羽状全裂；茎生叶2～4枚，与基生叶同形但较小。总状花序长3～7 cm，具多花，排列稀疏；花梗粗壮，长于或等长于苞片；萼片鳞片状，撕裂状分裂；花瓣紫蓝色，平伸，上花瓣长2.5～3 cm，舟状菱形，顶端具小尖头；下花瓣匙形，长1.5～1.8 cm，顶端具小尖头，边缘开展；内花瓣提琴形，长1.3～1.6 cm，倒卵状长圆形，具短尖；雄蕊束长1.2～1.5 cm，花药小，花丝披针形，蜜腺体贯穿距的1/3～1/4，顶端棒状；子房线形，长1～1.2 cm，胚珠约20枚，花柱短，长约为子房的1/4，柱头双卵形，具10个乳突。蒴果线状圆柱形，长4～5 cm，粗1.5～2 mm，劲直，近念珠状。种子近圆形，直径1～1.5 mm，黑色，具光泽。花、果期3～6月。

【生　　境】生于海拔1800～2700 m的常绿阔叶林或混交林下、灌丛中或溪边。

【分　　布】陕西南部、甘肃东南部、湖北西部、重庆和四川北部。

【采集加工】春、夏季采全草，秋季挖根，洗净，晒干或鲜用。

【性味功能】味苦辛，性微寒。活血止痛，清热解毒。

【主治用法】治劳伤，胸脘刺痛，坐板疮。用量5～10 g；外用适量鲜品捣汁涂患处。

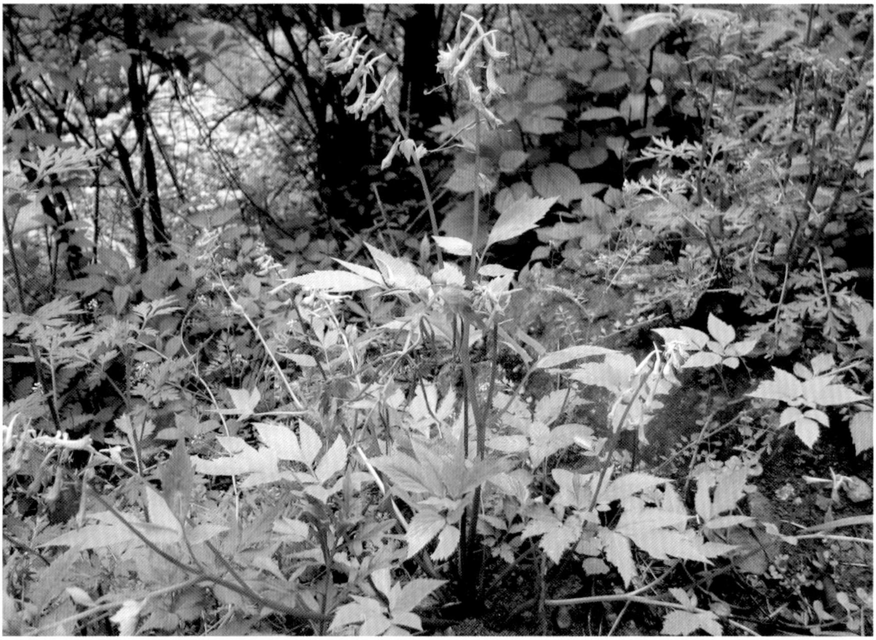

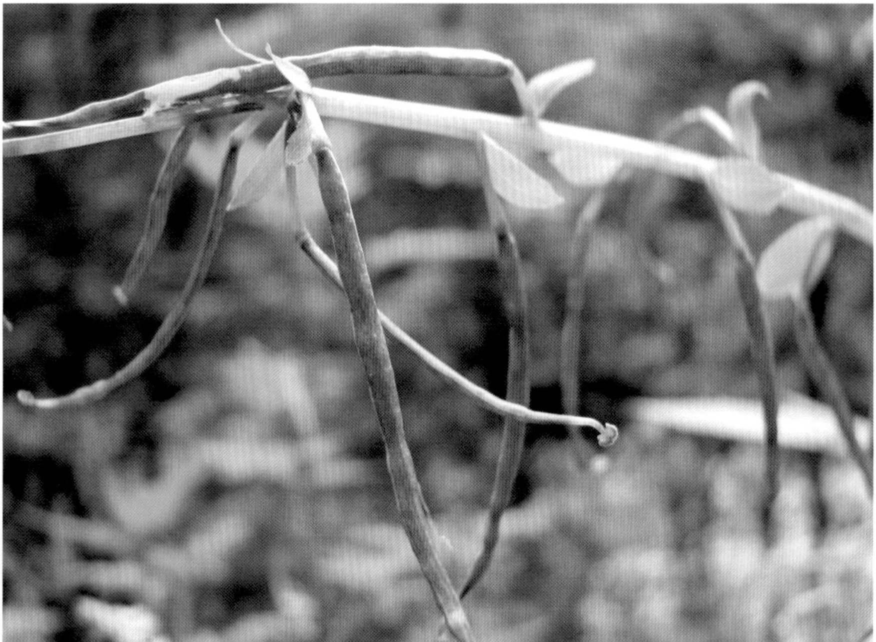

毛黄堇

Corydalis tomentella Franch.

【别　　名】岩黄连、干岩千、毛黄连

【基　　原】来源于紫堇科紫堇属毛黄堇**Corydalis tomentella** Franch.的全草入药。

【形态特征】丛生草本，高20～25 cm，具白色而卷曲的短茸毛。茎花葶状，约与叶等长，不分枝或少分枝，无叶或下部具少数叶。基生叶基部具鞘，披针形，二回羽状全裂。总状花序具10～30朵花，先密集，后疏离。苞片披针形，长约9 mm，具短茸毛；花梗长5～10 mm，花黄色，近平展；萼片卵圆形，长约1.5 mm，全缘或下部多少具齿；外花瓣顶端多少微凹，无或具浅鸡冠状凸起；上花瓣长约1.5～1.7 cm；距圆钝，约占花瓣全长的1/4；蜜腺体约贯穿距长的1/2，末端近渐尖；下花瓣长约1.2 cm；内花瓣长约1 cm，具高而伸出顶端的鸡冠状凸起；子房线形，具细长的花柱；柱头2叉状分裂，各枝顶端具2～3并生乳突。蒴果线形，长3～4 cm，被毛。种子黑亮，平滑。花期5～6月；果期6～8月。

【生　　境】生于海拔700～950 m左右的岩石缝隙。

【分　　布】湖北、四川、重庆、陕西等地。

【采集加工】四季可采，晒干用。

【性味功能】味苦，性凉。祛瘀止痛，凉血止血。

【主治用法】治跌打损伤，咯血，吐血等。用量10～15 g，水煎或浸酒服。

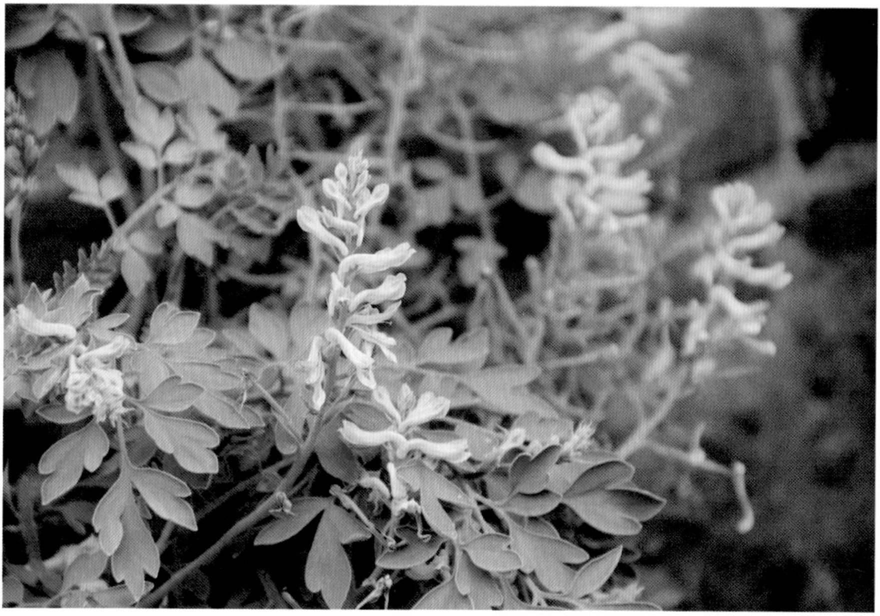

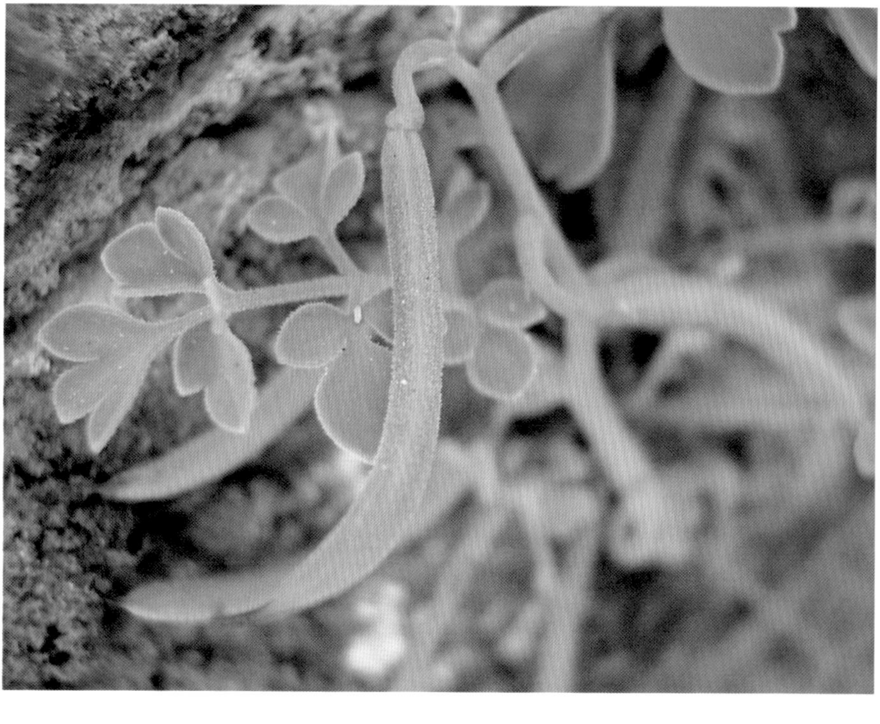

毛黄栌

Cotinus coggygria Scop. var. **pubescens** Engl.

【别　　名】柔毛黄栌

【基　　原】来源于漆树科黄栌属毛黄栌**Cotinus coggygria** Scop. var. **pubescens** Engl. 的根入药。

【形态特征】灌木，高3～5 m。叶阔椭圆形，稀圆形，长3～8 cm，宽3～6 cm，顶端圆形或微凹，基部圆形或阔楔形，全缘，叶背、尤其沿脉上和叶柄密被柔毛，侧脉6～11对，顶端常叉开；叶柄短。圆锥花序无毛或近无毛；花杂性，径约3 mm；花梗长7～10 mm，花萼无毛，裂片卵状三角形，长约1.2 mm，宽约0.8 mm；花瓣卵形或卵状披针形，长2～2.5 mm，宽约1 mm，无毛；雄蕊5，长约1.5 mm，花药卵形，与花丝等长，花盘5裂，紫褐色；子房近球形，径约0.5 mm，花柱3枚，分离，不等长，果肾形，长约4.5 mm，宽约2.5 mm，无毛。花期3～4月；果期6～7月。

【生　　境】生于海拔500～1500 m的山坡林中。

【分　　布】贵州、四川、重庆、甘肃、陕西、山西、山东、河南、湖北、江苏、浙江。间断分布于欧洲东南部，经叙利亚至俄罗斯。

【采集加工】全年可采，去净泥土，晒干。

【性味功能】味涩，性温。祛风利湿，活血散瘀，清热解毒。

【主治用法】治皮肤瘙痒症，跌打损伤，骨折，虚肿，黄疸，肝炎，赤眼，丹毒，烫火伤，漆疮等。用量10～30 g；外用适量，煎水洗患处。

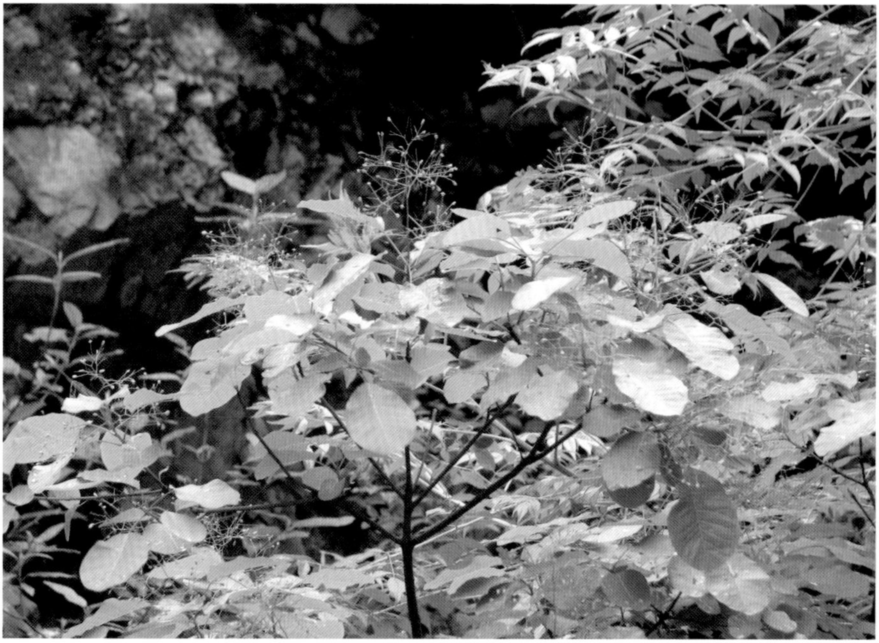

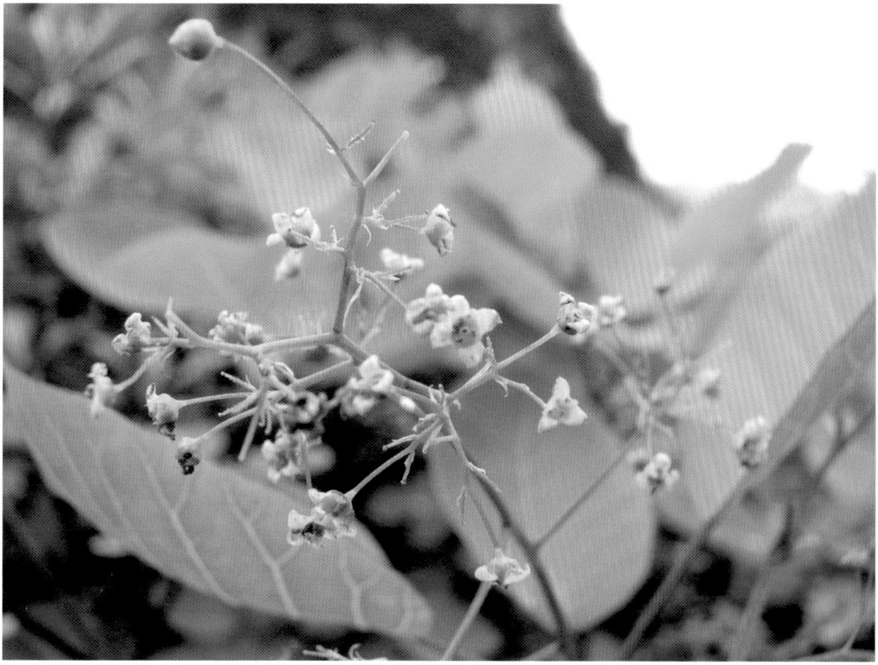

湖北山楂

Crataegus hupehensis Sarg.

【别　　名】猴楂子、酸枣、大山枣

【基　　原】来源于蔷薇科山楂属湖北山楂**Crataegus hupehensis** Sarg.的果实入药。

【形态特征】乔木或灌木，高3～5 m，枝条开展；刺长约1.5 cm或无刺；小枝圆柱形，紫褐色，有疏生浅褐色皮孔。叶片卵形至卵状长圆形，长4～9 cm，宽4～7 cm，顶端短渐尖，基部宽楔形或近圆形，边缘有圆钝锯齿；托叶草质，披针形或镰刀形，早落。伞房花序直径3～4 cm，具多花；苞片膜质，线状披针形，边缘有齿，早落；花直径约1 cm；萼筒钟状，外面无毛；萼片三角状卵形，顶端尾状渐尖，全缘，长3～4 mm，稍短于萼筒，内外两面皆无毛；花瓣卵形，长约8 mm，宽约6 mm，白色；雄蕊20枚，花药紫色，比花瓣稍短；花柱5枚，基部被白色茸毛，柱头头状。果实近球形，直径2.5 cm，深红色，有斑点，萼片宿存，反折；小核5枚，两侧平滑。花期5～6月；果期8～9月。

【生　　境】生于海拔500～2000 m的山坡灌木丛中。

【分　　布】湖北、湖南、江西、江苏、浙江、四川、重庆、陕西、山西、河南。

【采集加工】秋季果实成熟时采收，切片，干燥。

【性味功能】味酸、甘，性微温。破气散瘀，消积，化痰。

【主治用法】治痢疾，产后瘀痛，绦虫病，高血压症，肉食积滞，肝脾肿大，血脂偏高等。用量10～20 g；外用煎水洗或捣烂敷患处。

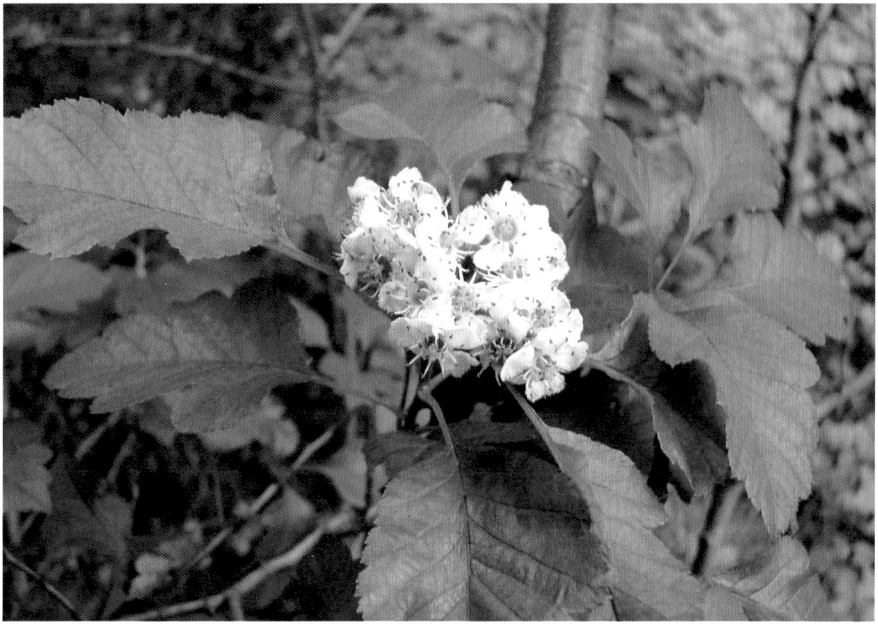

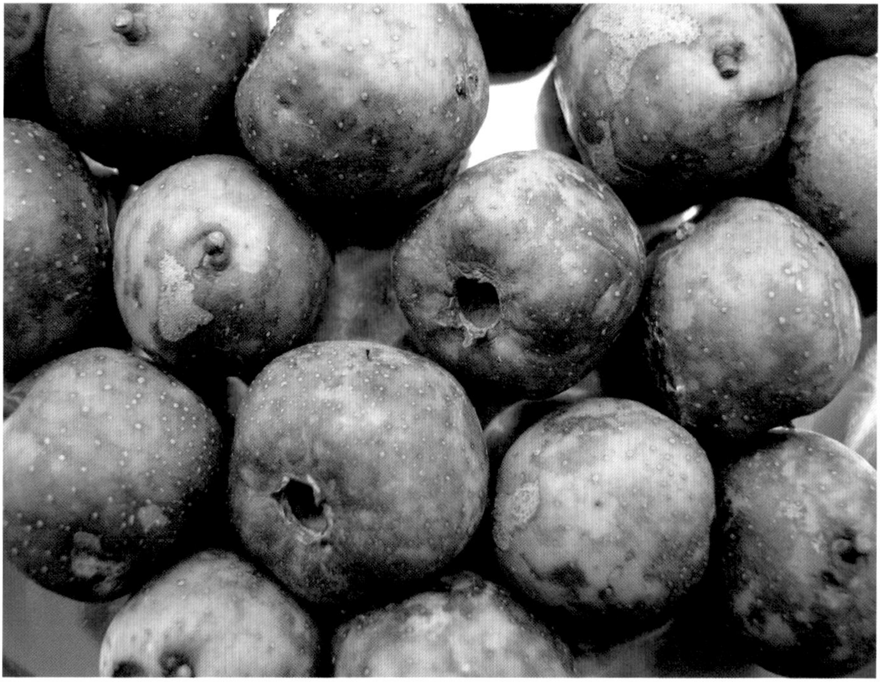

杜鹃兰

Cremastra appendiculata (D. Don) Makino

【别　　名】一匹草

【基　　原】来源于兰科杜鹃兰属杜鹃兰**Cremastra appendiculata** (D. Don) Makino的假鳞茎入药。

【形态特征】多年生草本，假鳞茎卵球形或近球形，长1.5～3 cm，直径1～3 cm，密接，有关节，外被撕裂成纤维状的残存鞘。叶通常1枚，生于假鳞茎顶端，狭椭圆形，长18～34 cm，宽5～8 cm，顶端渐尖，基部收狭。花葶从假鳞茎上部节上发出，近直立，长27～70 cm；总状花序长10～25 cm，具5～22朵花；花常偏花序一侧，下垂，不完全开放，有香气，狭钟形，淡紫褐色；萼片倒披针形，从中部向基部骤然收狭而成近狭线形，长2～3 cm，上部宽3.5～5 mm，顶端急尖或渐尖；侧萼片略斜歪；花瓣倒披针形或狭披针形，向基部收狭成狭线形，长1.8～2.6 cm，上部宽3～3.5 mm，顶端渐尖；唇瓣与花瓣近等长，线形，上部1/4处3裂；侧裂片近线形，长4～5 mm，宽约1 mm；中裂片卵形至狭长圆形，长6～8 mm，宽3～5 mm，基部在两枚侧裂片之间具1枚肉质凸起；肉质凸起大小变化甚大，上面有时有疣状小凸起；蕊柱细长，长1.8～2.5 cm，顶端略扩大，腹面有时有很狭的翅。蒴果近椭圆形，下垂，长2.5～3 cm，宽1～1.3 cm。花期5～6月；果期9～12月。

【生　　境】生于海拔500～2900 m的林下湿地或沟边湿地上。

【分　　布】山西、陕西、甘肃、江苏、安徽、浙江、江西、台湾、河南、湖北、湖南、广东、四川、重庆、贵州、云南和西藏。尼泊尔、不丹、印度、越南、泰国和日本也有分布。

【采集加工】秋季采挖，洗净，晒干或鲜用。

【性味功能】味辛、微涩，性平。清热解毒，收敛止血，润肺止咳，活血止痛。

【主治用法】治咳血吐血，外伤出血，疮疡肿毒，皮肤皲裂，肺痨咯血，溃疡出血，烧烫伤，肺脓肿，咳嗽，跌打损伤，疔疮等。用量15～25 g；外用适量鲜品捣烂敷患处。

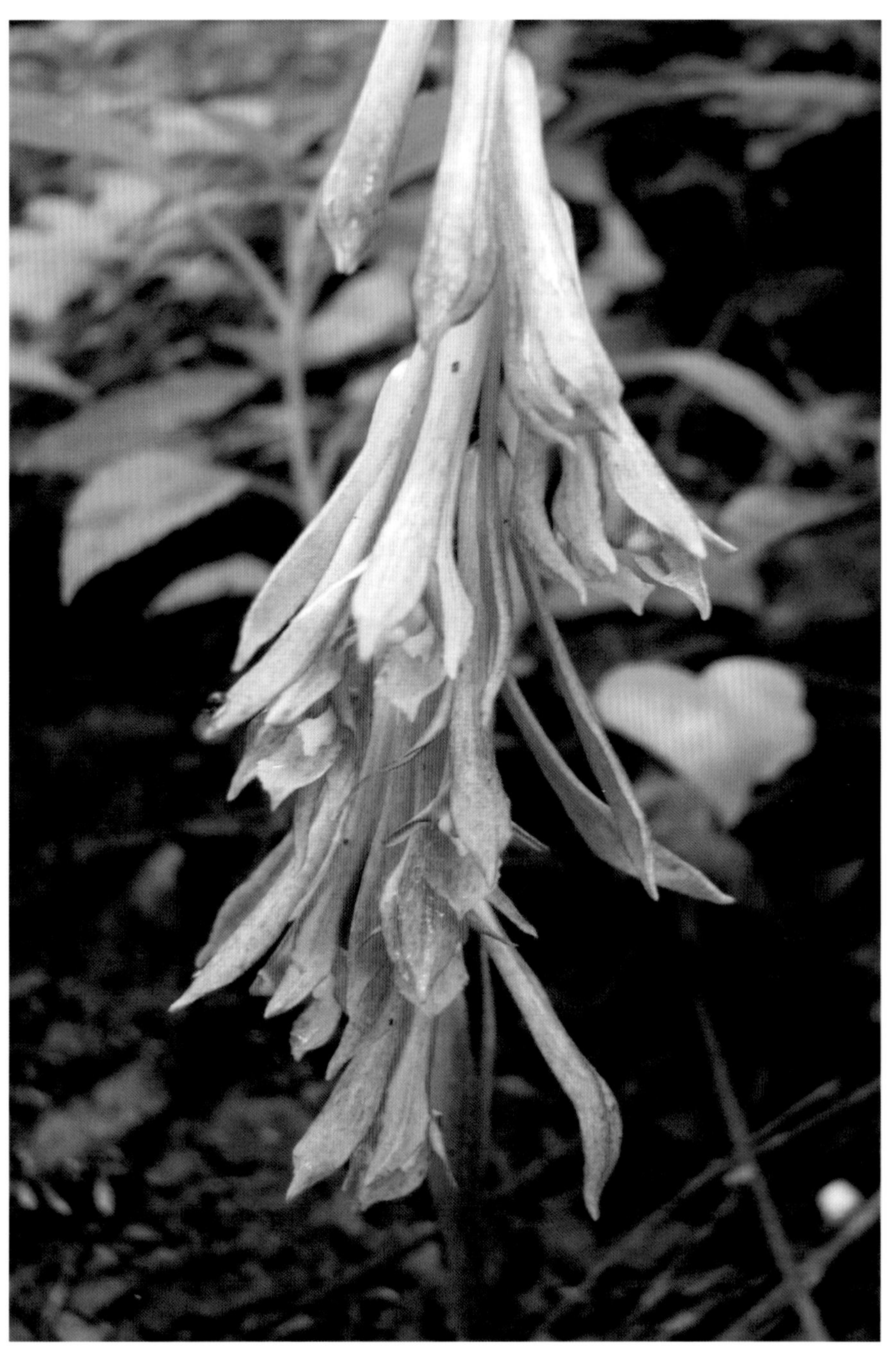

狗筋蔓

Cucubalus baccifer Linn.

【别　　名】白牛膝、抽筋草、筋骨草、小九股牛

【基　　原】来源于石竹科狗筋蔓属狗筋蔓**Cucubalus baccifer** Linn. 的根入药。

【形态特征】多年生草本，全株被逆向短绵毛。根簇生，长纺锤形，白色，断面黄色，稍肉质；根颈粗壮，多头。茎铺散，长50～150 cm，多分枝。叶片卵形或长椭圆形，长1.5～5 cm，宽0.8～2 cm，基部渐狭成柄，顶端急尖。圆锥花序疏松；花萼宽钟形，长9～11 mm，草质，后期膨大呈半圆球形，萼齿卵状三角形，边缘膜质，果期反折；雌雄蕊柄长约1.5 mm，无毛；花瓣白色，倒披针形，长约15 mm，宽约2.5 mm，瓣片叉状浅2裂；副花冠不明显乳头状；雄蕊不外露，花柱细长。蒴果圆球形，浆果状，直径6～8 mm，成熟时黑色，具光泽；种子圆肾形，长约1.5 mm，黑色，有光泽。花期6～8月；果期7～10月。

【生　　境】生于林缘、灌丛或草地。

【分　　布】辽宁、河北、山西、陕西、宁夏、甘肃、新疆、江苏、安徽、浙江、福建、台湾、河南、湖北、广西至西南各省区。朝鲜、日本、俄罗斯、哈萨克斯坦也有分布。

【采集加工】夏末秋初采挖，除去茎叶，洗净晒干。

【性味功能】味甘、微苦，性平。活血化瘀，通淋泄浊，解毒消肿。

【主治用法】治血瘀痛经，经闭，倒经，症瘕结块，热淋，血淋，白浊，白带，痹痛入络，经脉拘挛，跌打损伤，痈肿疮毒等。用量15～30 g；外用全草适量，煎水洗或捣烂敷患处。

【附　　方】1. 治跌打筋骨痛：狗筋蔓（白牛膝）15 g，小红参9 g，茜草6 g，小楠木香6 g。泡酒三两。每服6 g，日服二次。

2. 治肝家虚热，筋热发烧，午后怯冷，夜间作烧，四肢酸软，饮食无味，虚汗不止：狗筋蔓（白牛膝）6 g，地骨皮6 g。水煎服。

3. 治妇人肝肾虚损，任督亏伤，不能孕育，以及白带淋漓：狗筋蔓（白牛膝）9 g，小公鸡一只。将药入鸡内，亦可入盐，煨烂，空心服之，每月经行后服一次，或单煎，点水酒亦可。

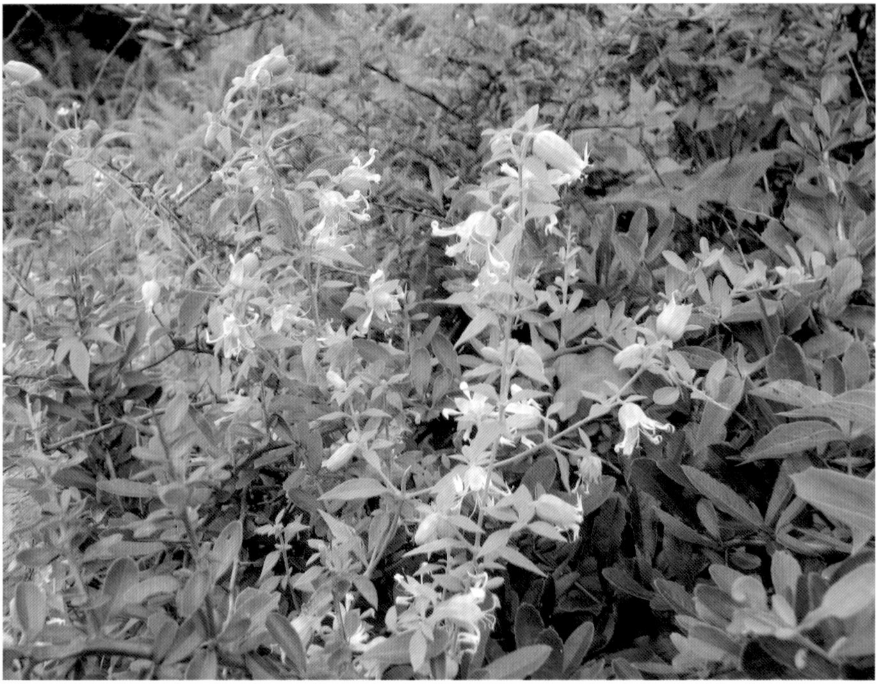

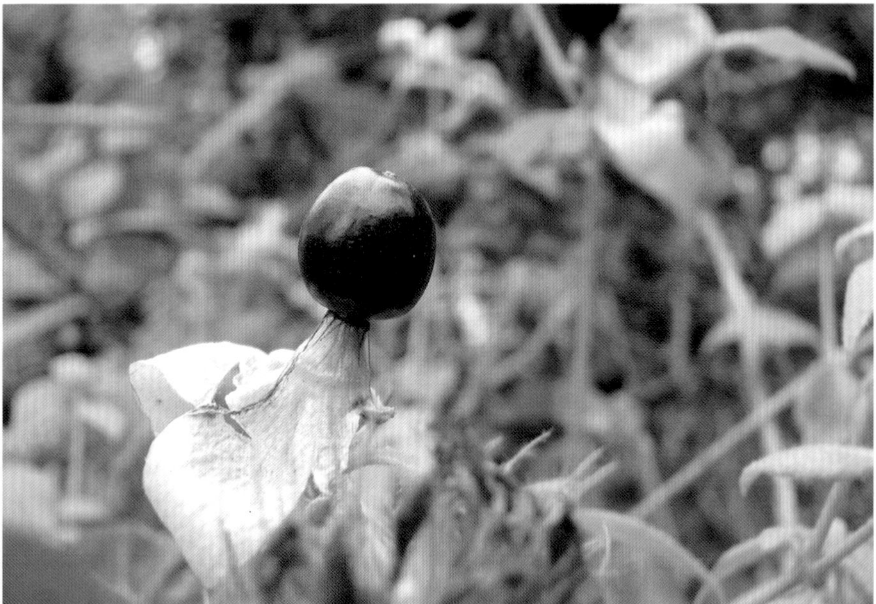

苏　铁

Cycas revoluta Thunb.

【别　　名】凤尾蕉、凤尾松、铁树

【基　　原】来源于苏铁科苏铁属苏铁**Cycas revoluta** Thunb.的根、叶、花和种子入药。

【形态特征】树干可达2～3 m，茎圆柱形，有明显螺旋状排列的菱形叶柄残痕。羽状叶从茎的顶部生出，下层的向下弯，上层的斜上伸展，倒卵状狭披针形，长75～200 cm，叶轴两侧有齿状刺；羽状裂片达100对以上，条形，厚革质，长9～18 cm，宽4～6 mm。雄球花圆柱形，长30～70 cm，径8～15 cm，小孢子叶窄楔形，长3. 5～6 cm，宽1. 7～2. 5 cm，花药常3个聚生；大孢子叶长14～22 cm，密生淡黄色或淡灰黄色茸毛，胚珠2～6枚，生于大孢子叶柄的两侧，有茸毛。种子红褐色或橘红色，倒卵圆形或卵圆形，长2～4 cm，径1. 5～3 cm，密生灰黄色短茸毛。花期6～7月；果期10～12月。

【生　　境】栽培

【分　　布】全国各地普遍栽培。

【采集加工】全年均可采收，除去须根及泥沙，晒干。

【性味功能】根：味甘、淡，性平；祛风活络，补肾止血。叶：味甘、酸，性微温；收敛止血，理气活血。花：味甘，性微温；有小毒。理气止痛，益肾固精，活血祛瘀。种子：味甘，性平，有小毒；平肝、降血压。

【主治用法】根主治肺痨咯血，肾虚，牙痛，腰痛，带下病，风湿关节痛，跌打损伤等；用量3～5 g。叶主治肝胃气痛，经闭，胃炎，胃溃疡，吐血，跌打，刀伤等；用量15～25 g。花主治胃痛，遗精，带下病，痛经，吐血，跌打损伤等；用量2～3 g。种子主治高血压症等；用量20～30 g。

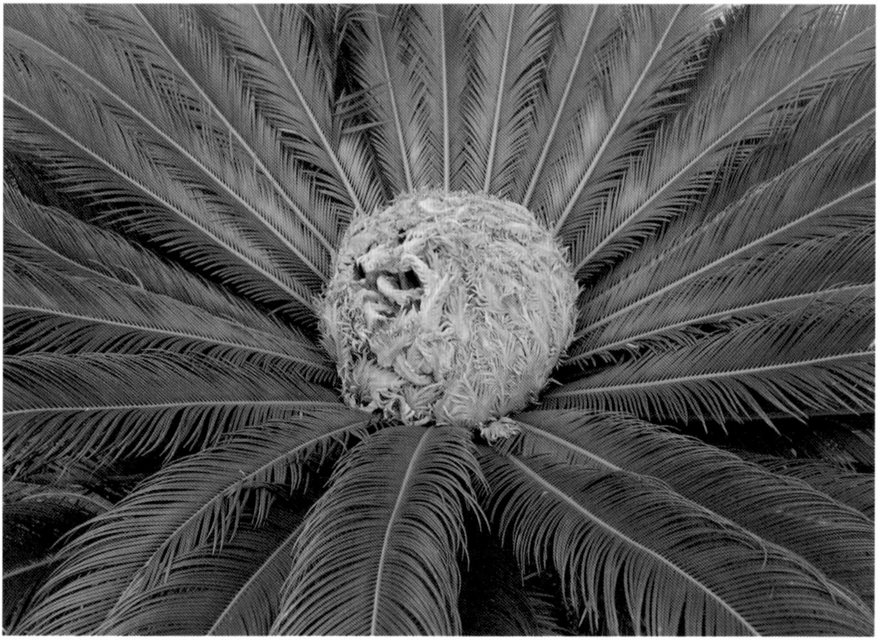

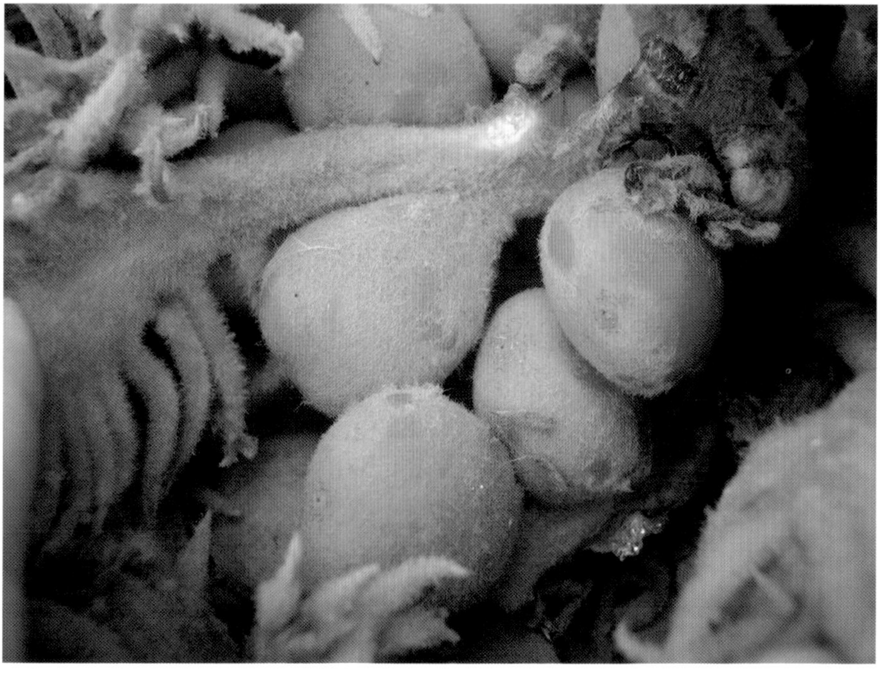

竹灵消

Cynanchum inamoenum (Maxim.) Loes.

【别　　名】白龙须、老君须、川白薇、牛角风

【基　　原】来源于萝藦科鹅绒藤属竹灵消**Cynanchum inamoenum** (Maxim.) Loes. 的根入药。

【形态特征】直立草本，基部分枝甚多；根须状；茎干后中空，被单列柔毛。叶薄膜质，广卵形，长4～5 cm，宽1.5～4 cm，顶端急尖，基部近心形，在脉上近无毛或仅被微毛，有边毛；侧脉约5对。伞形聚伞花序，近顶部互生，着花8～10朵；花黄色，长和直径约3 mm；花萼裂片披针形，急尖，近无毛；花冠辐状，无毛，裂片卵状长圆形，钝头；副花冠较厚，裂片三角形，短急尖；花药在顶端具1圆形的膜片；花粉块每室1个，下垂，花粉块柄短，近平行，着粉腺近椭圆形；柱头扁平。蓇葖双生，稀单生，狭披针形，向端部长渐尖，长约6 cm，直径约5 mm。花期5～7月；果期7～10月。

【生　　境】生长于海拔100～3500 m的山地疏林、灌木丛中或山顶、山坡草地上。

【分　　布】辽宁、河北、河南、山东、山西、安徽、浙江、湖北、湖南、陕西、甘肃、贵州、四川、西藏。朝鲜和日本也有分布。

【采集加工】夏、秋采挖，除去地上部分，晒干。

【性味功能】味苦、微辛，性平。清热凉血，利胆，解毒。

【主治用法】治阴虚发热，虚劳久嗽，咯血，胁肋胀痛，呕恶，泻痢，产后虚烦，瘰疬，无名肿毒，蛇虫，疯狗咬伤等。用量10～15 g。

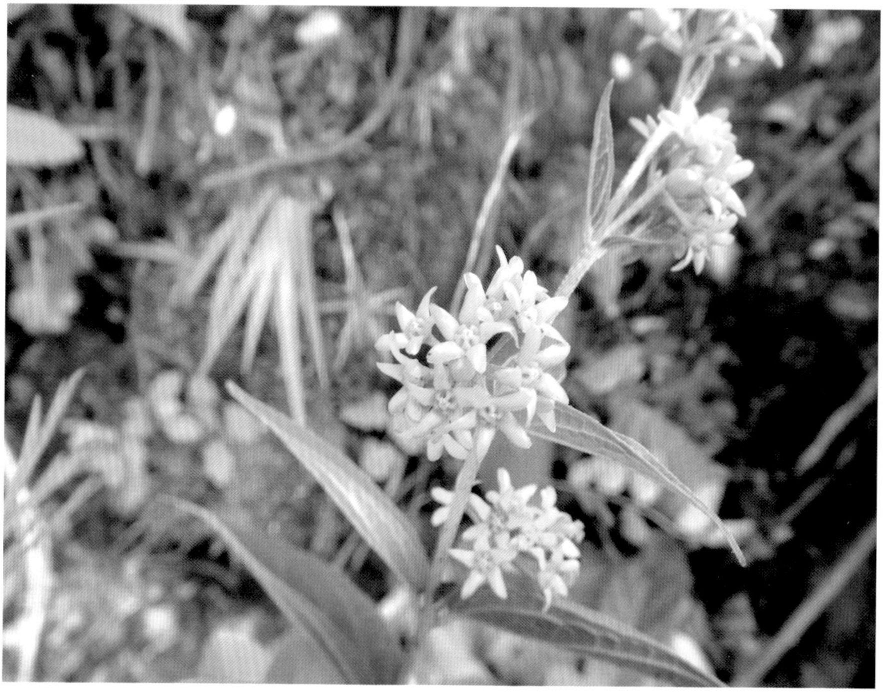

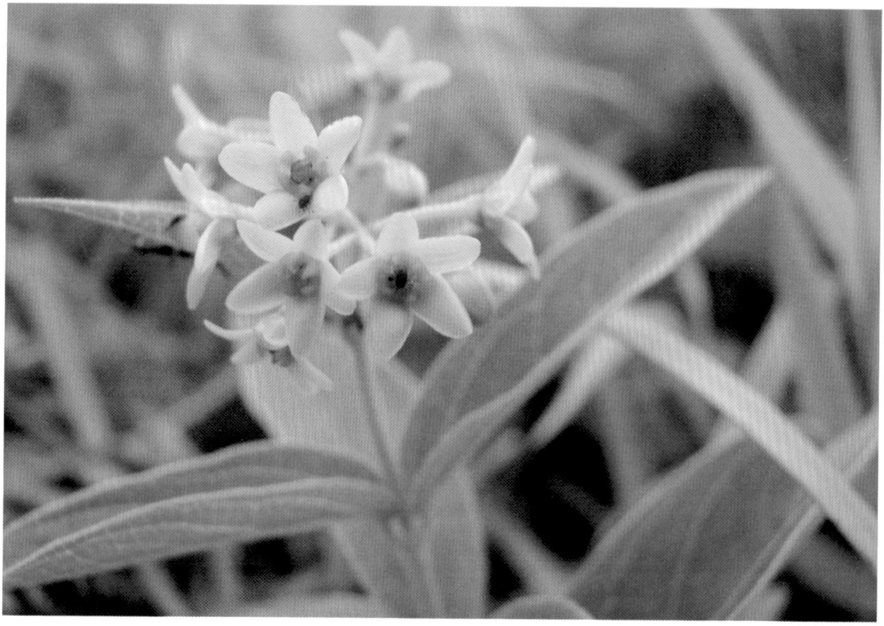

单叶贯众

Cyrtomium hemionitis Christ

【基　　原】来源于鳞毛蕨科贯众属单叶贯众**Cyrtomium hemionitis** Christ 的根状茎入药。

【形态特征】多年生小草本，植株高4～28 cm。根茎直立，密被披针形深棕色鳞片。叶簇生，叶柄长4～28 cm，基部直径1～3 mm，禾秆色，腹面有浅纵沟，通体有披针形、线形深棕色鳞片，鳞片边缘全缘或有睫毛状小齿；叶三角状卵形或心形，下部两侧常有钝角状凸起，长4～12 cm，宽35～10 cm，顶端急尖或渐尖，基部深心形，边缘全缘；有时下部深裂成一对裂片或成1对分离的羽片；具3出脉或5出脉，小脉联结成多行网眼，腹面微凸出，背面不明显。叶革质，背面有毛状小鳞片。孢子囊群遍布羽片背面；囊群盖圆形，盾状，边缘有小齿。

【生　　境】生于海拔600～1800 m的林下山谷岩壁上。

【分　　布】贵州南部、重庆东南部和云南南部。

【采集加工】夏秋季采集，洗净泥土晒干。

【性味功能】味苦，性微寒。清热解毒，止血，杀虫。

【主治用法】治鼻血不止，痔血，肠风酒痢，妇女血崩，产后流血过多，赤白带下，痰带脓血，白秃头疮，漆疮作痒，鸡鱼骨鲠等。用量6～10 g。

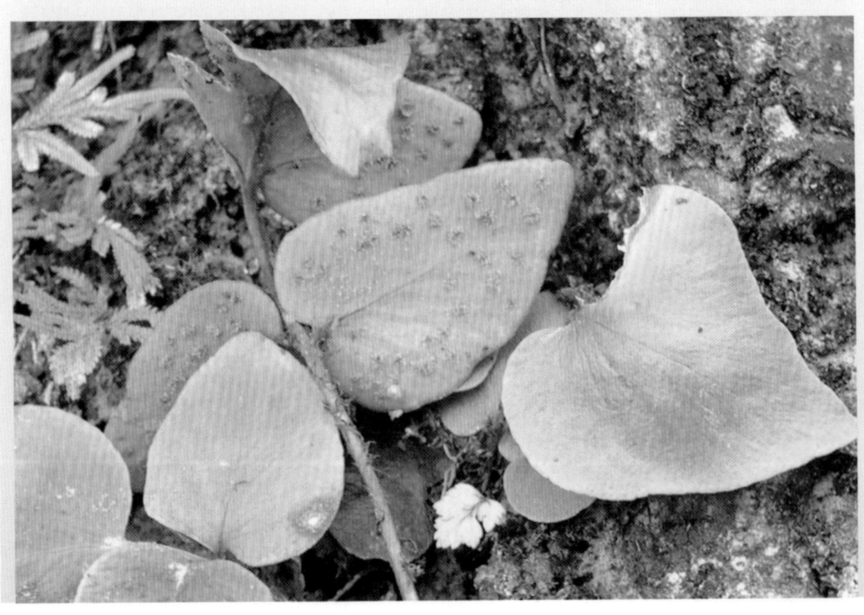

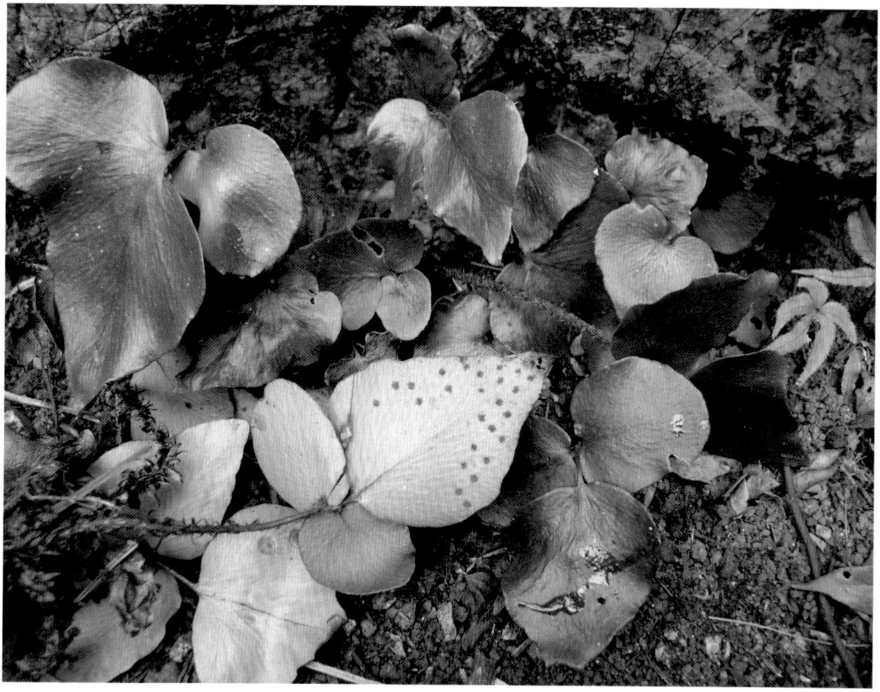

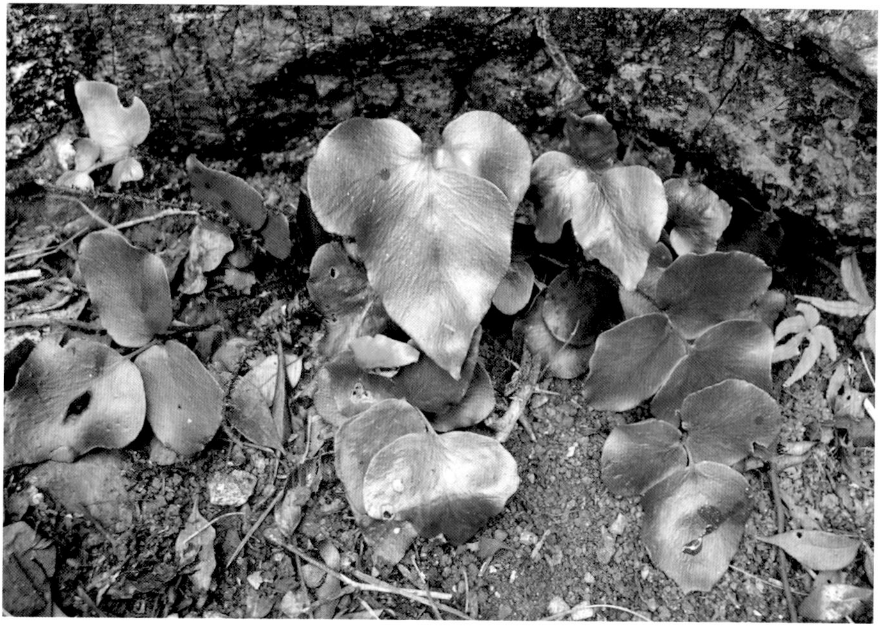

阔叶贯众

Cyrtomium yamamotoi Tagawa

【别　　名】阔羽贯众、同羽贯众、狭顶贯众、冷蕨子草

【基　　原】来源于鳞毛蕨科贯众属阔叶贯众**Cyrtomium yamamotoi** Tagawa 的根状茎入药。

【形态特征】多年生草本，植株高40～60 cm。根茎直立，密被披针形黑棕色鳞片。叶簇生，叶柄长22～30 cm，禾秆色，腹面有浅纵沟，密生卵形及披针形黑棕色或中间黑棕色边缘棕色的鳞片；叶片卵形或卵状披针形，长24～44 cm，宽12～18 cm，基部略狭，奇数一回羽状；侧生羽片4～14对，互生，略斜向上，有短柄，披针形或宽披针形，多少上弯成镰状，中部的长8～12 cm，宽3～3.5 cm，顶端渐尖成尾状，基部圆楔形或宽楔形不对称、上侧有半圆形或尖的耳状凸，边缘全缘或近顶处有前倾的小齿；具羽状脉，小脉联结成3～4行网眼，腹面不明显，背面微凸起；顶生羽片卵形或菱状卵形，2叉或3叉状，长8～12 cm，宽6～8 cm。叶纸质，两面光滑；叶轴腹面有浅纵沟，疏生披针形黑棕色或棕色鳞片。孢子囊群遍布羽片背面；囊群盖圆形，盾状，边缘有齿缺。

【生　　境】生于海拔400～2100 m的山地林下。

【分　　布】陕西南部、甘肃南部、安徽、浙江、江西、湖北、湖南、广西、四川、重庆和贵州。日本也有分布。

【采集加工】全年均可采挖。采挖后除去叶，洗净泥土，鲜用或晒干。

【性味功能】味苦，性寒。清热解毒，凉血，杀虫。

【主治用法】治感冒，流脑，崩漏，蛔虫病等。用量9～15 g。

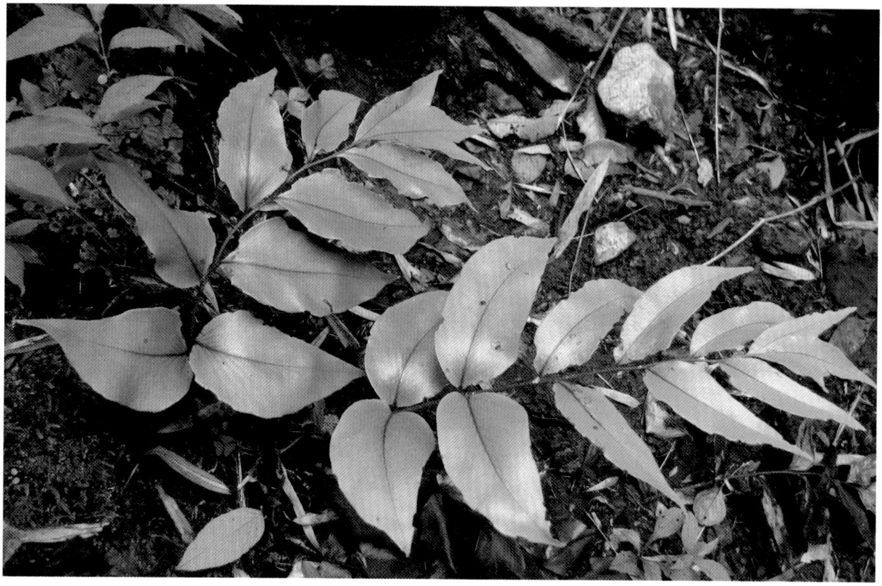

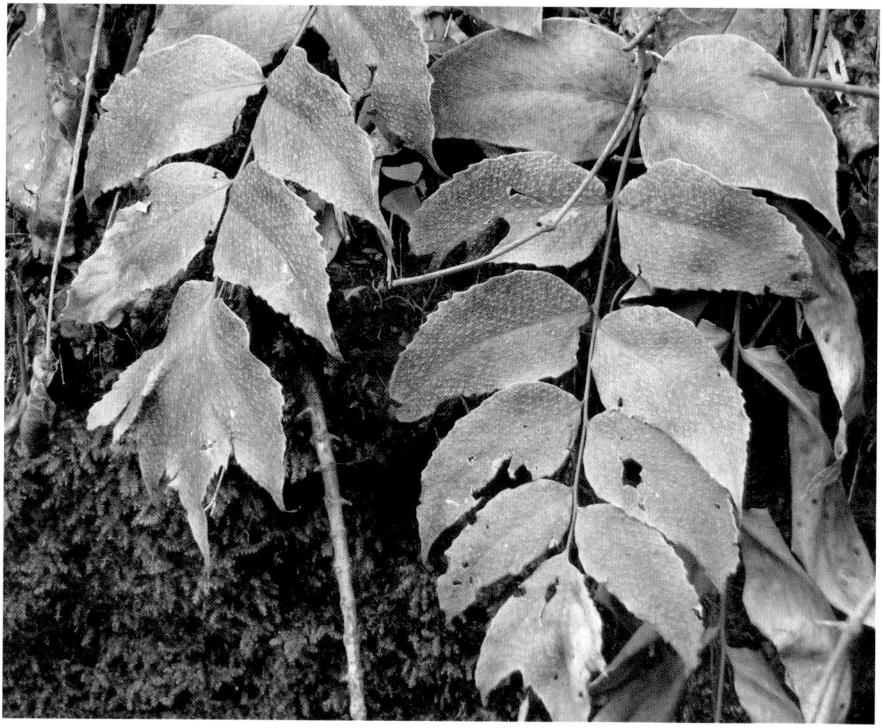

南川溲疏

Deutzia nanchuanensis W. T. Wang

【基　　原】来源于绣球科溲疏属南川溲疏 **Deutzia nanchuanensis** W. T. Wang 的果实入药。

【形态特征】灌木，高1.5～2.5 m；老枝灰褐色，无毛，表皮常片状脱落；花枝长5～8 cm，具4～6叶，暗紫色，被星状毛。叶近革质，长圆状披针形或披针形，长5～7 cm，宽1.6～3 cm，边缘具细密锯齿；叶柄长2.5～5 mm。聚伞花序长3～8 cm，直径4～7 cm，有花15～50多朵，分枝紫红色，疏被星状毛；花冠直径1.8～2.2 cm；萼筒杯状，高约3.5 mm，直径约3 mm，密被灰色星状短柔毛，裂片革质，披针形或长圆状披针形，长2.5～3.5 mm，疏被星状毛，紫红色；花瓣长圆形，长10～12 mm，宽4～5 mm，外面粉红色，内面白色，边缘皱波状；外轮雄蕊长6～7 mm，花丝顶端2齿；花药卵形或长圆形，具短柄，内轮雄蕊较短，花丝顶端2浅裂，花药从花丝内侧近中部伸出，较花丝短或近等长；花柱3枚，较雄蕊稍长。蒴果近球形，直径约4 mm，褐色，疏被星状毛，宿存萼裂片外弯。花期5～6月；果期9～10月。

【生　　境】生于海拔1500～2000 m的林缘和山坡灌丛中。

【分　　布】四川、重庆和云南。

【采集加工】7～10月采收果实，晒干。

【性味功能】味苦辛，性寒，有小毒。清热利尿。

【主治用法】治发热，小便不利，遗尿等。用量3～9 g；外用适量，煎水外洗。

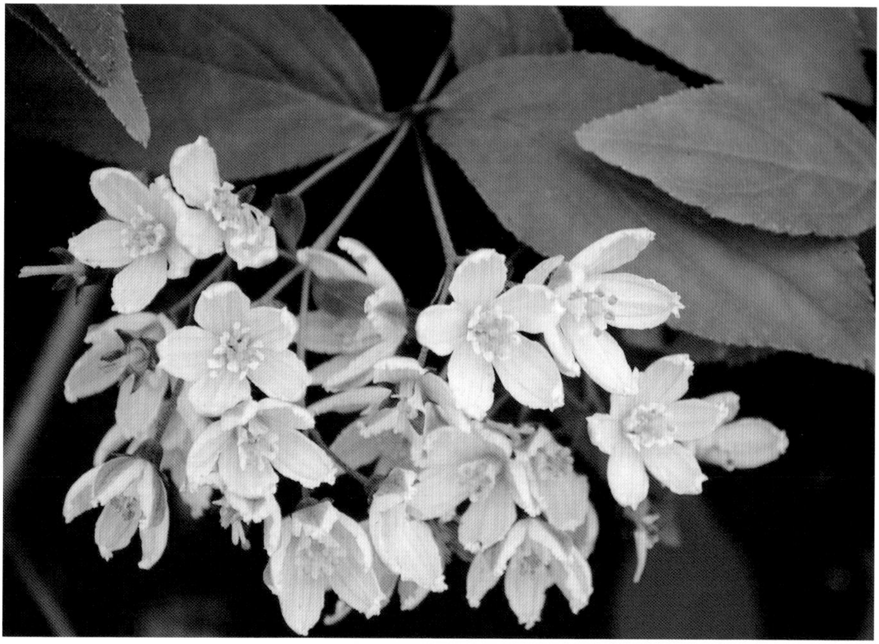

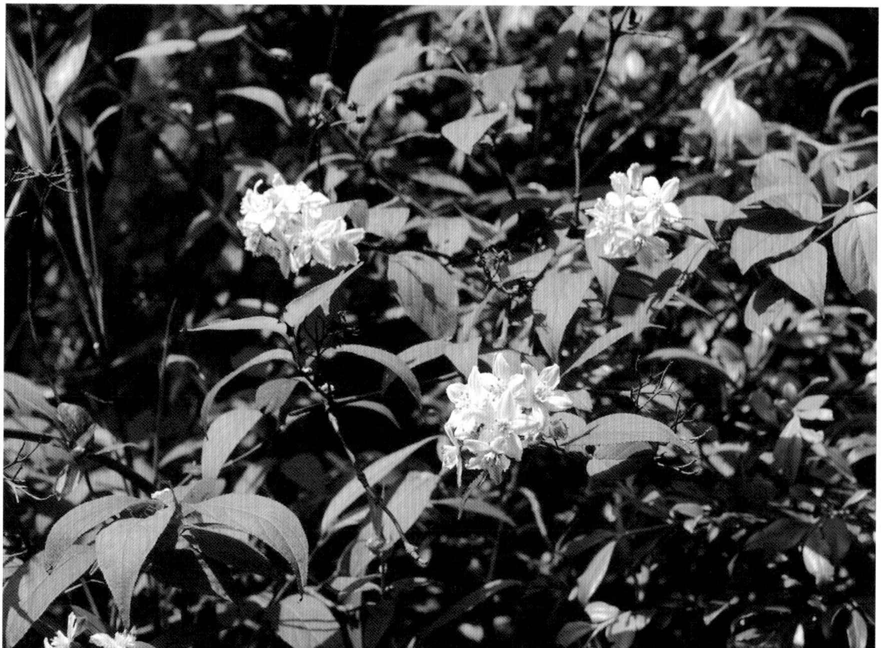

马蹄芹

Dickinsia hydrocotyloides Franch.

【别　　名】大苞芹、双叉草、山荷叶

【基　　原】来源于伞形科马蹄芹属马蹄芹**Dickinsia hydrocotyloides** Franch. 的全草入药。

【形态特征】一年生草本，根状茎短，须根细长。茎直立，高20～46 cm，无节，光滑。基生叶圆形或肾形，长2～5 cm，宽5～11 cm，顶端稍凹入，基部深心形，边缘有圆锯齿，齿的顶端常微凹，齿缘或齿间有时疏生不明显的小刺毛，无毛或在脉上被短的粗伏毛，掌状脉7～11，中部以上分歧；叶柄长8～25 cm，无毛。总苞片2枚，着生茎的顶端，叶状，对生，长2～3 cm，宽5～6 cm，无柄；花序梗3～6，生于两叶状苞片之间，不等长，长1.5～3 cm，通常两侧的较短，中间的与总苞片近等长或稍超出；伞形花序有9～40花，花柄幼时软弱，果时粗壮，长0.6～1.1 cm，花柄基部有阔线形或披针形的小总苞片；花瓣白色或草绿色，卵形，长1.2～1.4 mm，宽1～1.1 mm；花柱短，长约0.3 mm，向外反曲。果实背腹扁压，近四棱形，长3～3.5 mm，宽2.2～2.8 mm，背面有主棱5条，边缘扩展呈翅状。花、果期4～10月。

【生　　境】生于海拔1500～3200 m的阴湿林下或水沟边。

【分　　布】湖南、湖北、重庆、贵州、四川、云南等省区。

【采集加工】夏、秋间采收，洗净，晒干或鲜用。

【性味功能】味辛苦，性凉。祛风清热，燥湿止痒。

【主治用法】治感冒，头痛，麻疹，斑疹，湿疹，皮肤瘙痒。用量9～15 g。

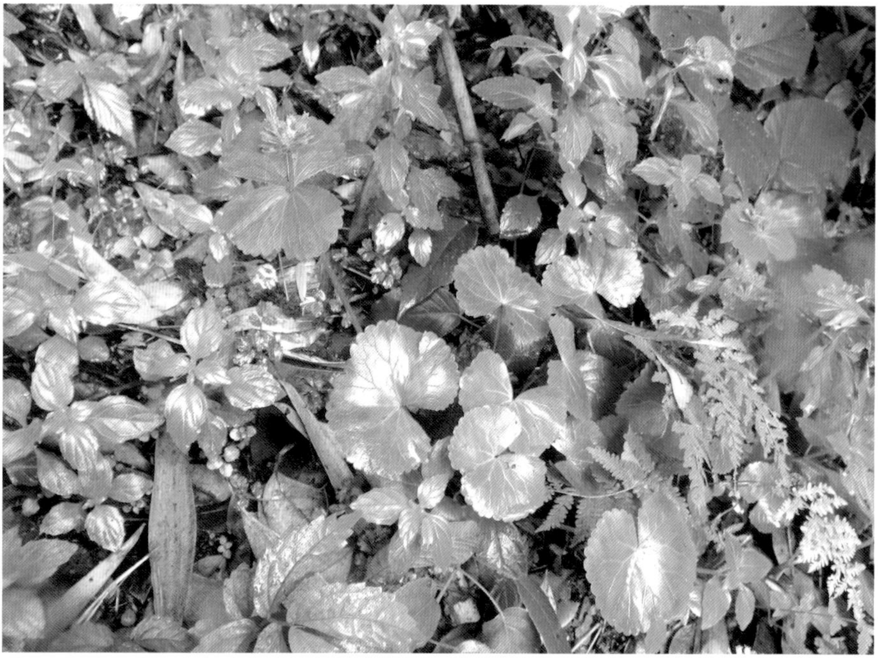

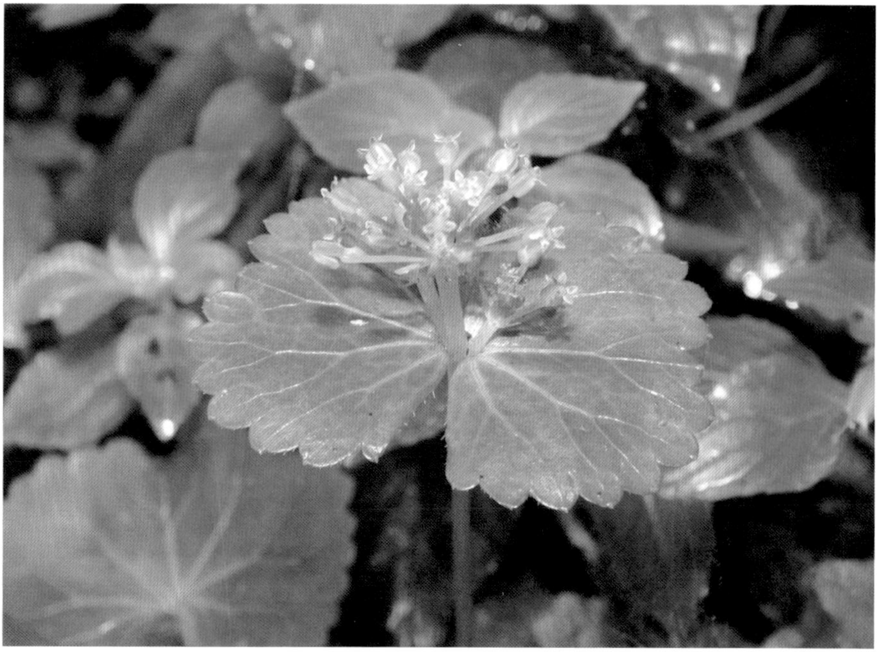

毛地黄

Digitalis purpurea Linn.

【别　　名】洋地黄

【基　　原】来源于玄参科毛地黄属毛地黄**Digitalis purpurea** Linn. 的叶入药。

【形态特征】一年生或多年生草本，除花冠外，全体被灰白色短柔毛和腺毛，有时茎上几无毛，高60～120 cm。茎单生或数条成丛。基生叶多数成莲座状，叶柄具狭翅，长达15 cm；叶片卵形或长椭圆形，长5～15 cm，顶端尖或钝，基部渐狭，边缘具带短尖的圆齿，少有锯齿；茎生叶下部的与基生叶同形，向上渐小，叶柄短直至无柄而成为苞片。萼钟状，长约1 cm，果期略增大，5裂几达基部；裂片长圆状卵形，顶端钝至急尖；花冠紫红色，内面具斑点，长3～4.5 cm，裂片很短，顶端被白色柔毛。蒴果卵形，长约1.5 cm。种子短棒状，被蜂窝状网纹和极细的柔毛。花期5～6月；果期7～8月。

【生　　境】栽培。

【分　　布】我国引入栽培，部分地区已逸为野生。原产欧洲。

【采集加工】当叶片肥厚浓绿粗糙、停止生长时采收，每年可采收2～4次。

【性味功能】味苦，性温，有毒。强心利尿。

【主治用法】治心力衰竭，心脏性水肿。用量粉剂，每次0.2～0.3 g；或制成片剂、注射剂用。

【禁　　忌】毛地黄的治疗量与中毒量之间距离很小，故易引起中毒，使用中应严格控制剂量。

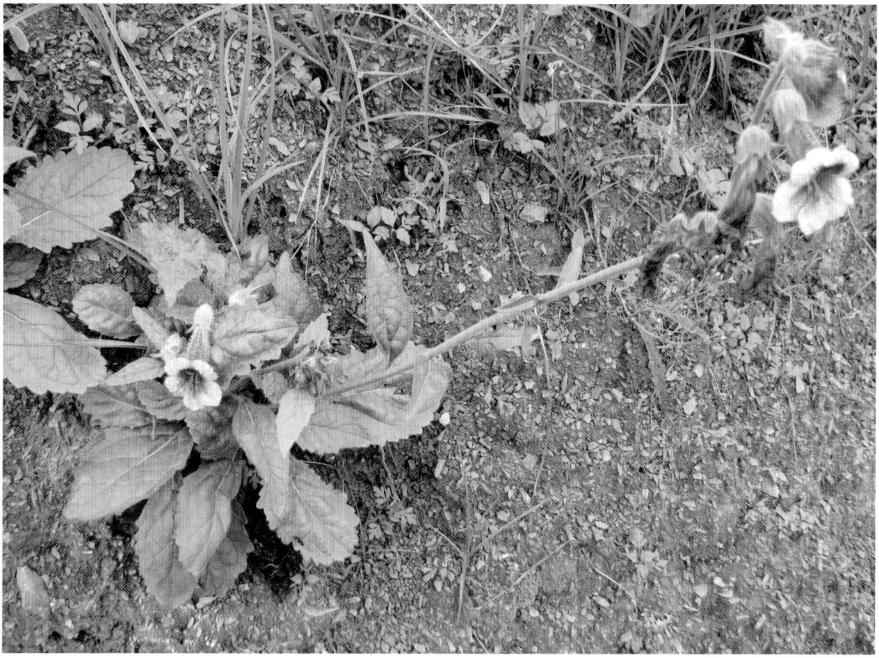

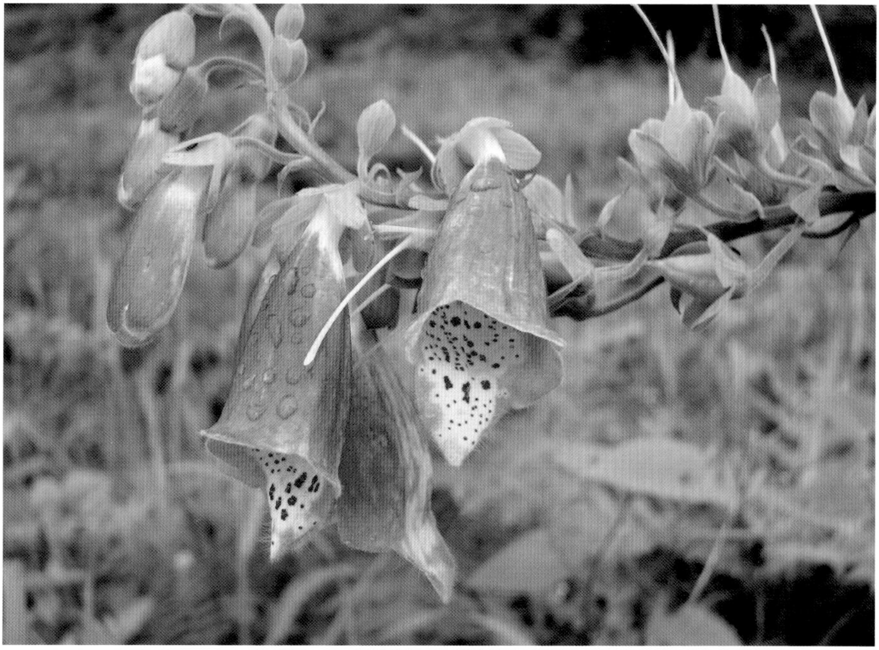

南方山荷叶

Diphylleia sinensis Li.

【别　　名】江边一碗水、窝儿七

【基　　原】来源于小檗科山荷叶属南方山荷叶**Diphylleia sinensis** Li.的根状茎入药。

【形态特征】多年生草本，高40～80 cm。下部叶柄长7～20 cm，上部叶柄长6～13 cm；叶片盾状着生，肾形或肾状圆形，下部叶片长19～40 cm，宽20～46 cm，上部叶片长6.5～31 cm，宽19～42 cm，上面疏被柔毛或近无毛，背面被柔毛。聚伞花序顶生，具花10～20朵，花序轴和花梗被短柔毛；花梗长0.4～3.7 cm；外轮萼片长2.3～3.5 mm，宽0.7～1.2 mm，内轮萼片长4～4.5 mm，宽3.8～4 mm；外轮花瓣狭倒卵形至阔倒卵形，长5～8 mm，宽2.5～5 mm；内轮花瓣狭椭圆形至狭倒卵形，长5.5～8 mm，宽2.5～3.5 mm，雄蕊长约4 mm；花丝扁平，长1.7～2 mm，花药长约2 mm；子房椭圆形，长3～4 mm，胚珠5～11枚，花柱极短，柱头盘状。浆果球形或阔椭圆形，长10～15 mm，直径6～10 mm，熟后蓝黑色，微被白粉，果梗淡红色。种子4枚，通常三角形或肾形，红褐色。花期5～6月；果期7～8月。

【生　　境】生于海拔1600～3700 m的落叶阔叶林或针叶林下、竹丛或灌丛下。

【分　　布】湖北、陕西、甘肃、云南、四川、重庆。

【采集加工】秋季采挖，去残茎及须根，洗净，阴干备用。

【性味功能】味苦辛，性温，有小毒。活血化瘀，解毒消肿。

【主治用法】治跌打损伤，风湿筋骨痛，月经不调，小腹疼痛；外治毒蛇咬伤，痈疖肿毒等。用量5～10 g，水煎或泡酒服。

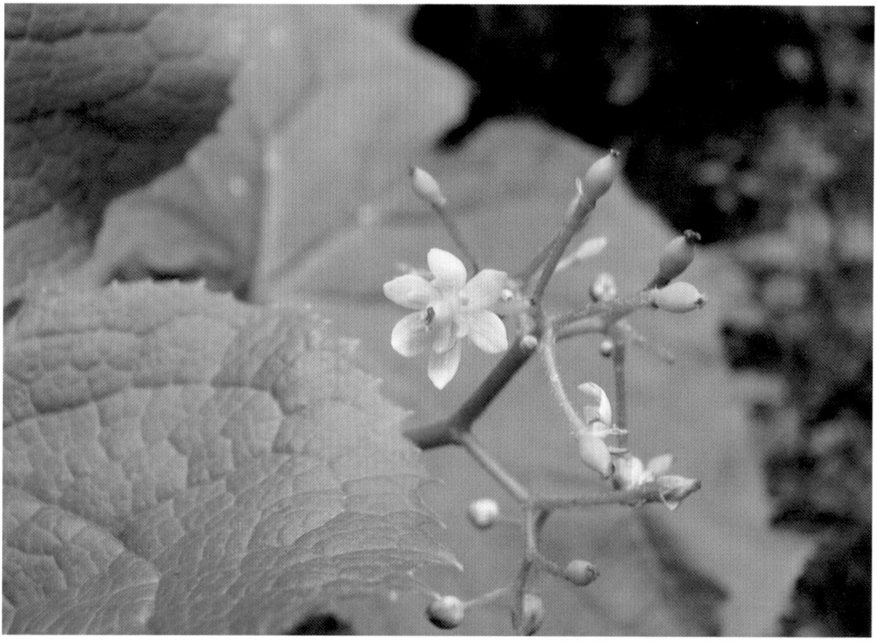

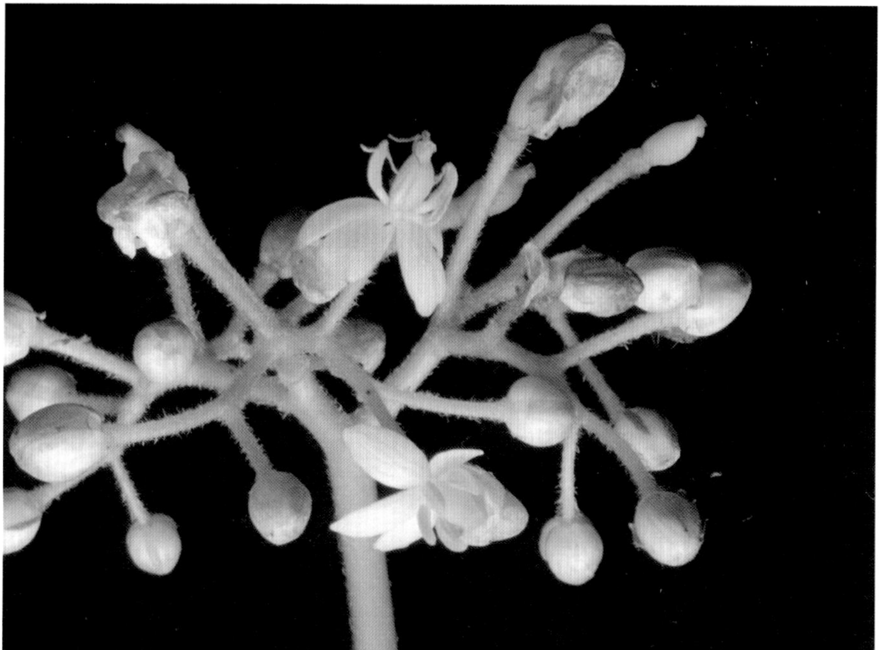

深紫续断

Dipsacus atropurpureus C.Y. Cheng et Z.T. Yin

【别　　名】卢汉、陆汗

【基　　原】来源于川续断科川续断属深紫续断**Dipsacus atropurpureus** C.Y. Cheng et Z.T. Yin的根入药。

【形态特征】多年生草本，高1～1.5 m。主根长圆柱形，具多数须根，黄褐色，稍肉质。茎有6～8棱，棱上疏生下弯硬刺。基生叶稀疏丛生，叶片羽状深裂或全裂，长10～18 cm，宽7～12 cm；中下部茎生叶羽状全裂，向上叶柄渐短；上部叶不裂或仅基部3裂。头状花序球形，径2～2.5 cm，总花梗长达30 cm；花萼四棱状浅皿形，内面和顶端被柔毛，外面几无毛；花冠深紫色，花冠管长6～7 mm，向下渐细，基部的细管粗短，长1～1.5 mm，4裂，1裂片稍大，外被短柔毛；雄蕊4枚；着生在花冠管上，明显地伸出花冠外；子房下位，包藏于囊状小总苞内。瘦果四棱柱状，长2.5～4 mm，淡褐色，瘦果的顶端稍外露。花期7～9月；果期9～11月。

【生　　境】生于海拔1600 m以上的沟边草丛、田野荒坡上。

【分　　布】特产于重庆南川金佛山。

【采集加工】秋季采挖，除去根头及须根，用微火烘至半干，堆置“发汗”至内部变绿色时，再烘干。

【性味功能】味苦辛，性微温。补肝肾，强筋骨，续折伤，止崩漏。

【主治用法】治腰膝酸软，风湿痹痛，崩漏，胎漏，跌扑损伤。用量10～20 g。

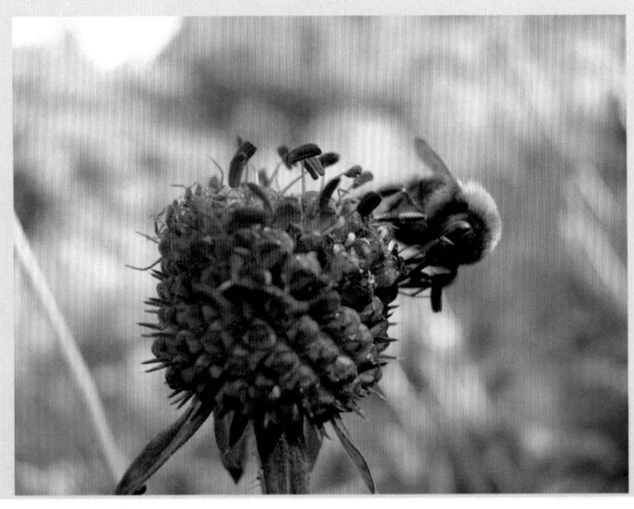

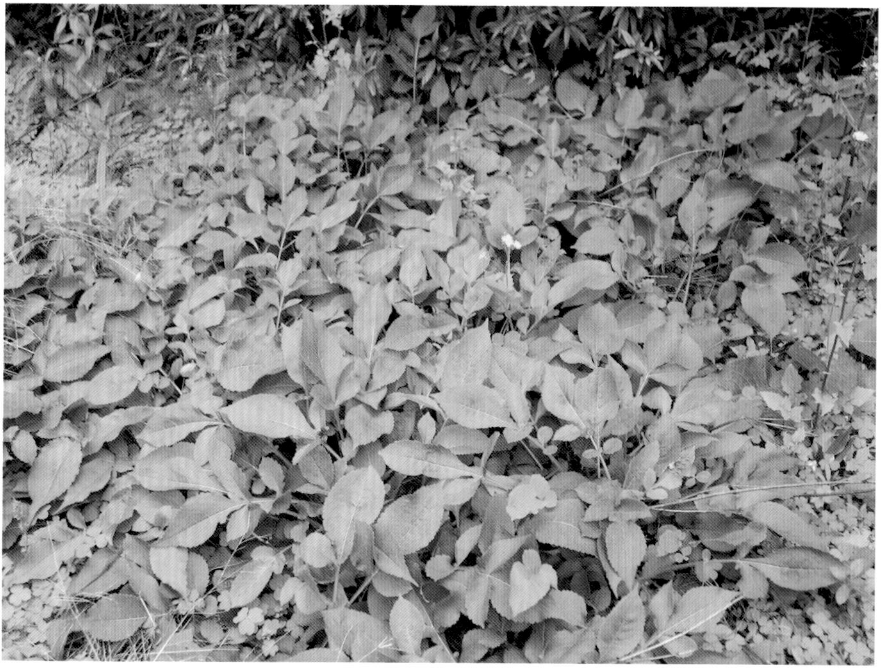

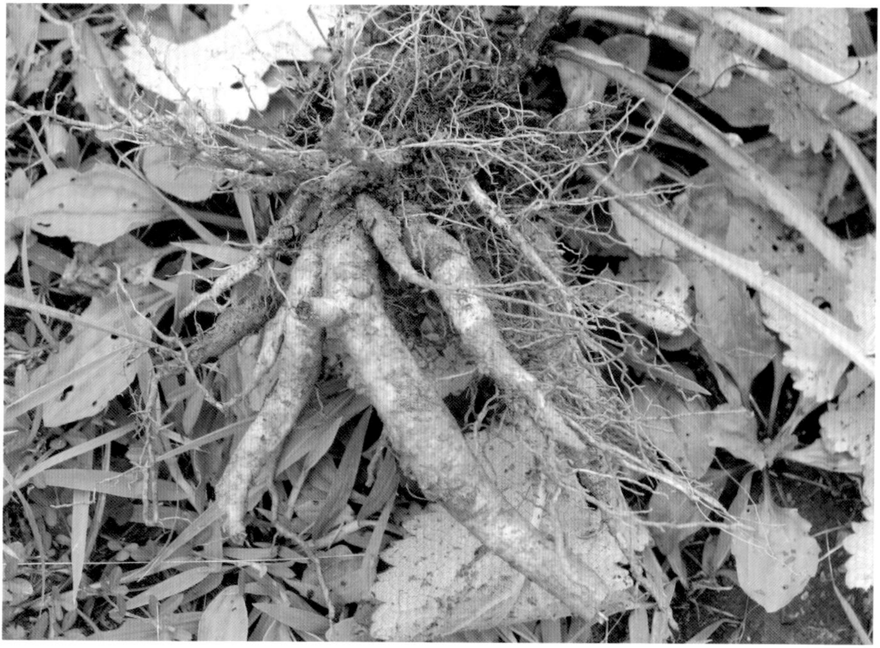

金佛山竹根七

Disporopsis jinfushanensis Z.Y. Liu

【别　　名】金佛山肖万寿竹

【基　　原】来源于百合科竹根七属金佛山竹根七**Disporopsis jinfushanensis** Z.Y. Liu的根茎入药。

【形态特征】根状茎圆柱状的，径3～5 mm。茎直立，具紫色斑点，长6～10 cm。叶片1～3枚，近对生；叶柄具淡紫色斑点，长3～6 mm；叶片卵形、椭圆形，长3.5～4.5 cm，宽1.5～2.5 cm，革质，基部稍心形或钝圆形，顶端骤尖。苞片无。花单生；花梗长4～8 mm；花被白色，略带黄绿色，长约10 mm；筒部长约2.5 mm，不缢缩；裂片狭椭圆形，长约7.5 mm，宽3～4 mm；花被裂片互生，卵形，长约1 mm，膜质，顶端锐尖，全缘或有时稍微缺；花药长约1 mm；子房近球形，长约3 mm；花柱长约2 mm。浆果成熟时紫色，近球形，直径7～8 mm。花期5～6月；果期7～9月。

【生　　境】生于海拔1600～1700 m的山地林缘或林下。

【分　　布】特产于重庆南川金佛山。

【采集加工】秋、冬季采挖，除去须根，洗净，鲜用或蒸后晒干。

【性味功能】味甘、微辛，性平。益气养阴，润肺，活血。

【主治用法】治病后体虚，阴虚肺燥，咳嗽痰黏，咽干口渴，跌打损伤。用量9～15 g；外用适量捣烂敷患处。

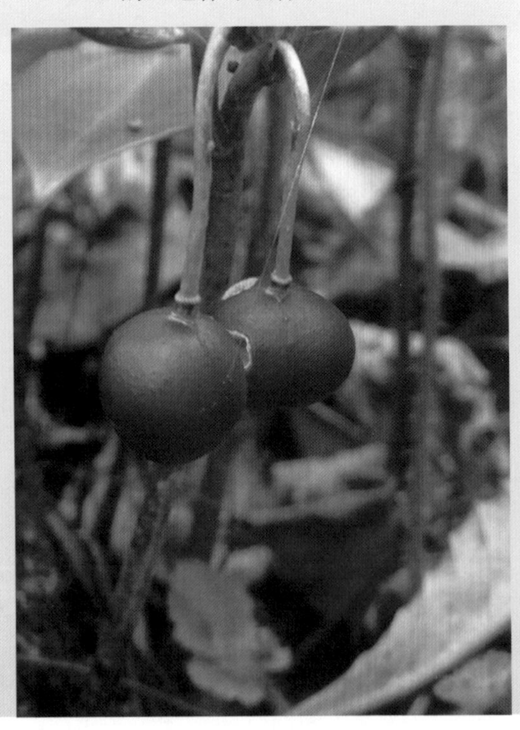

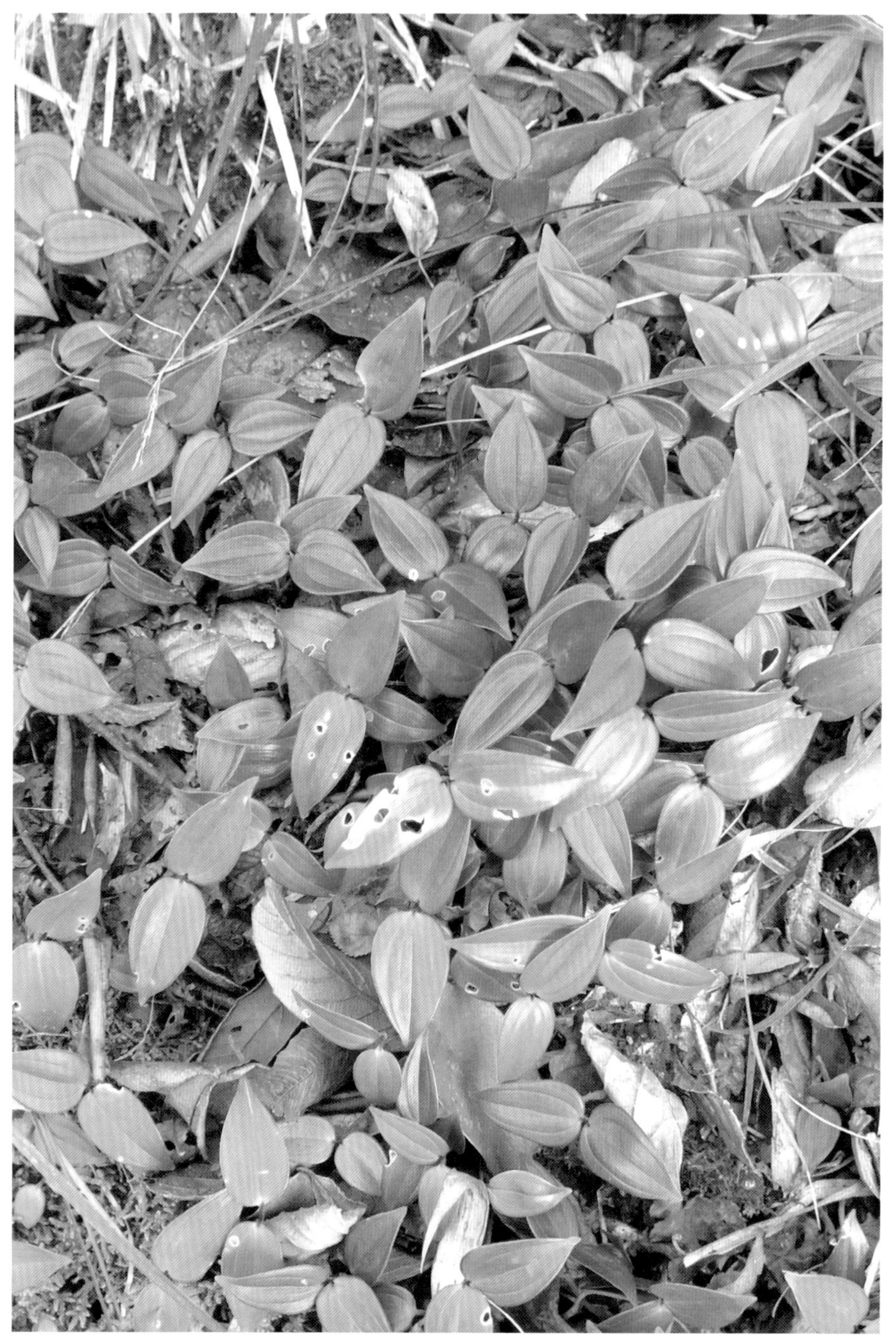

假奓包叶

Discocleidion rufescens (Frsach.) Pax et Hoff m

【别　　名】艾桐、老虎麻

【基　　原】来源于大戟科假奓包叶属植物假奓包叶**Discocleidion rufescens** (Frsach.) Pax et Hoff m.的根入药。

【形态特征】灌木或小乔木，高1.5～5 m；小枝、叶柄、花序均密被白色或淡黄色长柔毛。叶纸质，卵形或卵状椭圆形，长7～14 cm，宽5～12 cm，顶端渐尖，基部圆形或近截平，边缘具锯齿；叶柄长3～8 cm，顶端具2枚线形小托叶，长约3 mm，被毛，边缘具黄色小腺体。总状花序呈圆锥花序状，长15～20 cm，苞片卵形，长约2 mm；雄花3～5朵簇生于苞腋，花梗长约3 mm；花萼裂片3～5，卵形，长约2 mm，顶端渐尖；雄蕊35～60枚，花丝纤细；雌花1～2朵生于苞腋，苞片披针形，长约2 mm，疏生长柔毛；花萼裂片卵形，长约3 mm；子房被黄色糙伏毛，花柱长1～3 mm，2深裂至近基部，密生羽毛状凸起。蒴果扁球形，直径6～8 mm，被柔毛。花期4～8月；果期8～10月。

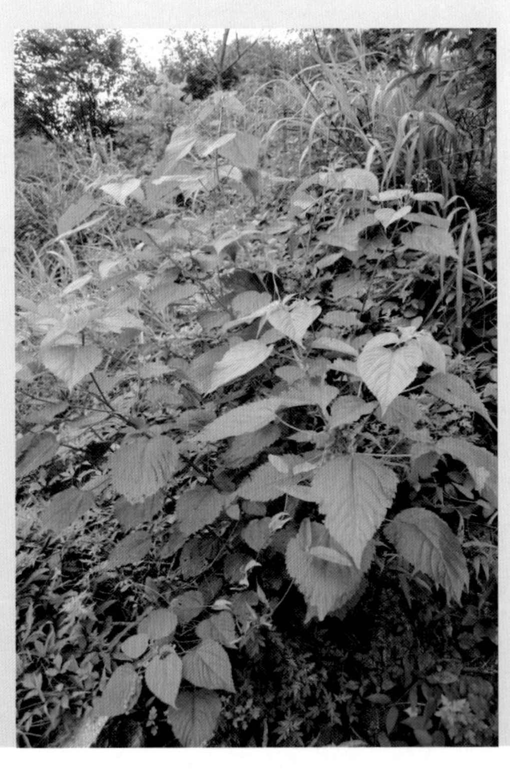

【生　　境】生于海拔200～1000 m的林中或山坡灌丛中。

【分　　布】甘肃、陕西、四川、重庆、湖北、湖南、贵州、广西、广东。

【采集加工】秋季采集树根，洗净泥土，切段晒干备用。

【性味功能】味辛，性平。祛风除湿，清热解毒，泄水消积。

【主治用法】主治水肿，食积，毒疮，鹅掌风等。内服：10～15 g，煎水服。

【禁　　忌】叶有毒，牲畜误食，导致肝、肾损害。

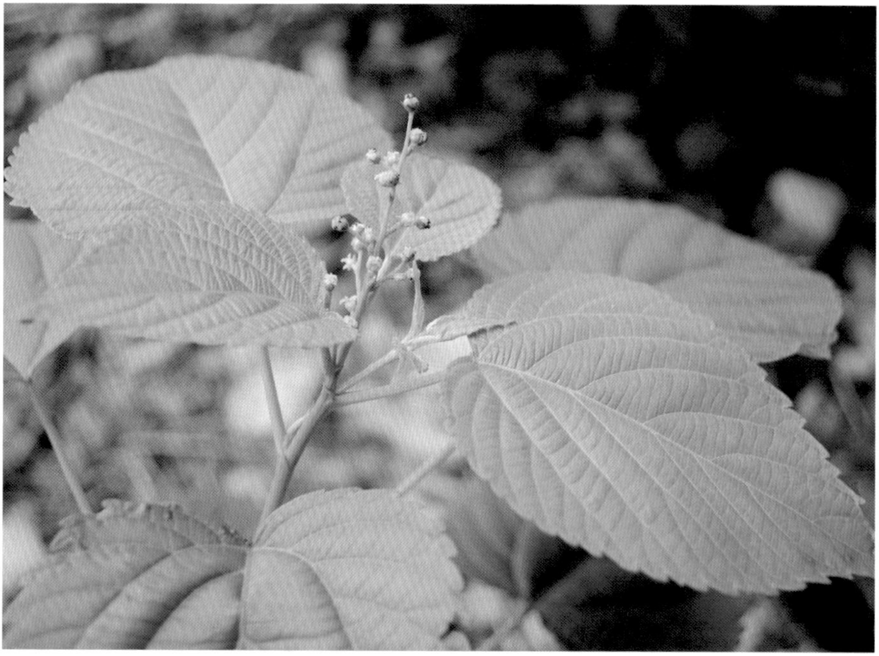

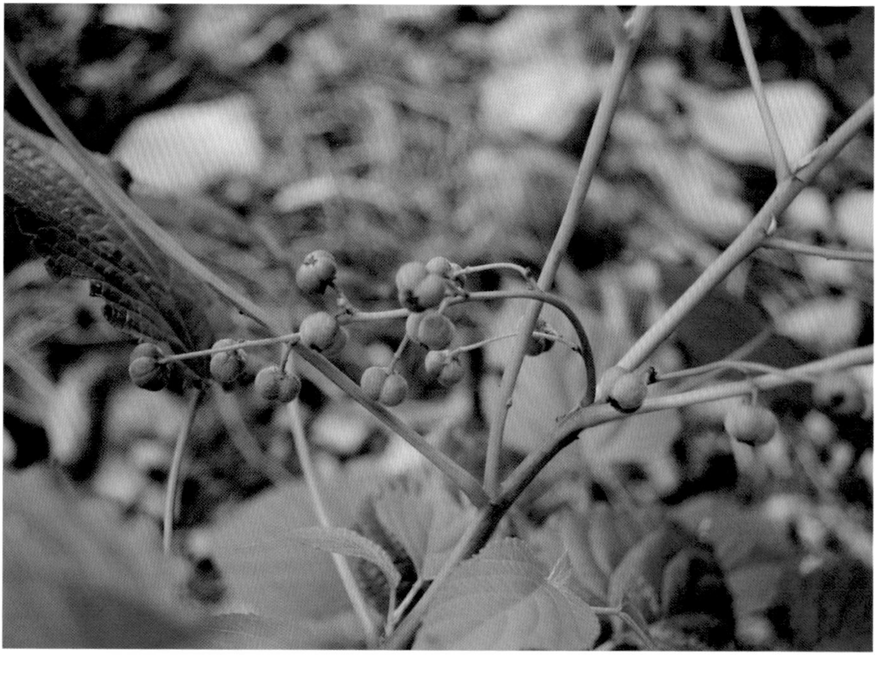

小叶蚊母树

Distylium buxifolium (Hance) Merr.

【基　　原】来源于金缕梅科蚊母树属小叶蚊母树**Distylium buxifolium** (Hance) Merr. 的根入药。

【形态特征】常绿灌木，高1～2 m；嫩枝秃净或略有柔毛，纤细，节间长1～2.5 cm；老枝无毛，有皮孔，干后灰褐色；芽体有褐色柔毛。叶薄革质，倒披针形或长圆状倒披针形，长3～5 cm，宽1～1.5 cm，顶端锐尖，基部狭窄下延；上面绿色，干后暗晦无光泽，下面秃净无毛，干后稍带褐色；侧脉4～6对，在上面不明显，在下面略凸起，网脉在两面均不显著；边缘无锯齿，仅在最尖端有由中肋突出的小尖突；叶柄极短，长不到1 mm，无毛；托叶短小，早落。雌花或两性花的穗状花序腋生，长1～3 cm，花序轴有毛，苞片线状披针形，长2～3 mm；萼筒极短，萼齿披针形，长2 mm，雄蕊未见；子房有星毛，花柱长5～6 mm。蒴果卵圆形，长7～8 mm，有褐色星状茸毛，顶端尖锐，宿存花柱长1～2 mm。种子褐色，长4～5 mm，发亮。花期4～5月；果期8～10月。

【生　　境】生于山溪旁或河边。

【分　　布】四川、湖北、湖南、福建、广东及广西等省区。

【采集加工】全年均可采挖，洗净，切段，晒干。

【性味功能】味辛、微苦，性平。利水渗湿，祛风活络。

【主治用法】治水肿，手足浮肿，风湿骨节疼痛，跌打损伤等。用量6～12 g。

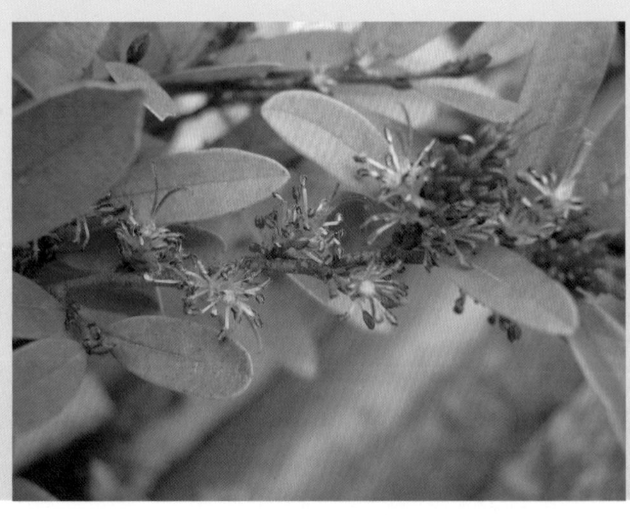

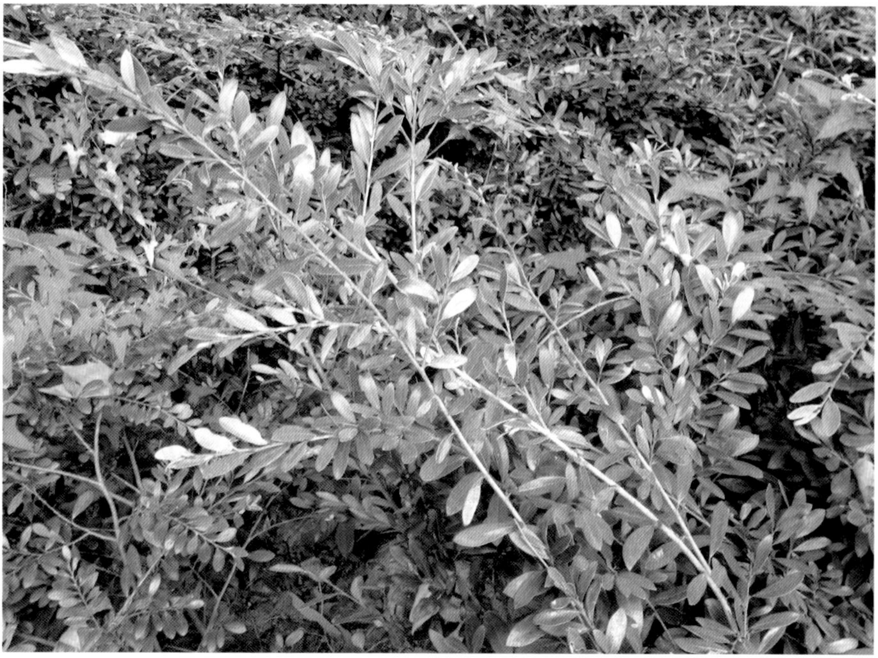

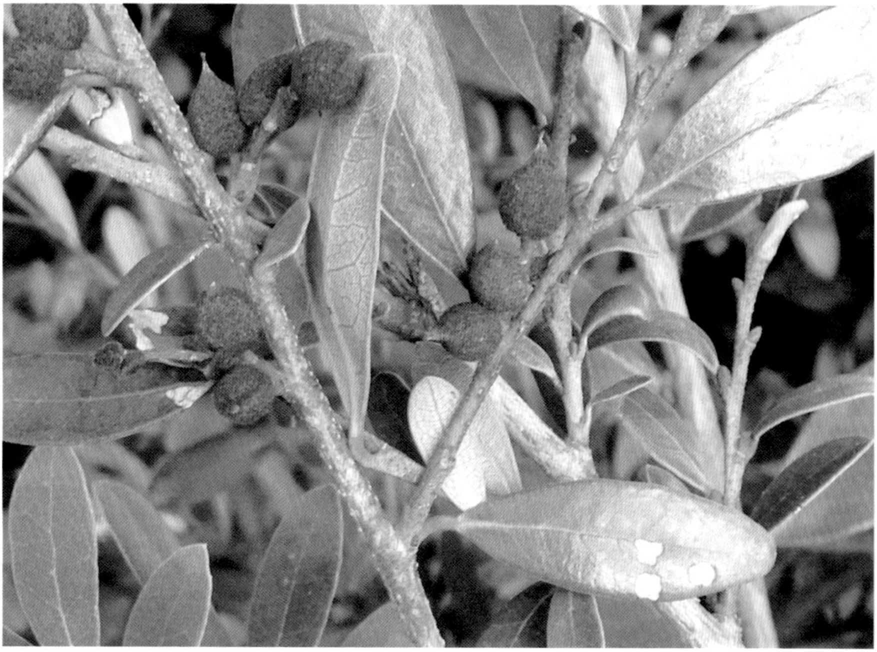

南川鹭鸶草

Diuranthera inarticulata Wang et K.Y. Lang

【别　　名】土洋参

【基　　原】来源于百合科鹭鸶草属南川鹭鸶草**Diuranthera inarticulata** Wang et K.Y. Lang 的根入药。

【形态特征】多年生草本，高35～60 cm，无毛。根肉质；叶基生，带形，长32～50 cm，宽1.5～3 cm，两面无毛，向下弯曲，顶端渐尖或长渐尖，边缘具细锯齿。花葶直立，高33～40 cm，直径4～5 mm；花苞片三角状披针形或披针形，长8.5～12 mm，顶端渐尖，短于花；花梗长8～11 mm，无关节；花白色，钟状，无毛，直径3～3～5 cm，双生，逐一开放；花被片近相似，条形，膜质，外弯，凋存；外轮3片长约2 cm，宽约1.7 mm，顶端渐尖，具5条脉；内轮3片，长约2.2 cm，宽约2 mm，具3条脉；雄蕊6枚，极叉开，短于花被片；花丝白色，长8～9 mm；花药长约13 mm，丁字状，基部具2枚尾状附属物，附属物长约3 mm，平行，顶端极锐尖；子房无柄，3室，每室胚珠多为7枚，少数为5～6枚；花柱丝状，和雄蕊等长。花期7～8月；果期9～10月。

【生　　境】生于海拔1800 m左右的山地林缘或林下，现各地多有栽培。

【分　　布】特产于重庆南川金佛山。

【采集加工】秋冬季采挖，洗净，晒干。

【性味功能】味甘，性平。滋补强壮，散瘀止痛，止血生肌。

【主治用法】治跌打损伤，外伤出血等。用量30～50 g，炖服。外用适量研末撒或鲜品捣烂敷患处。

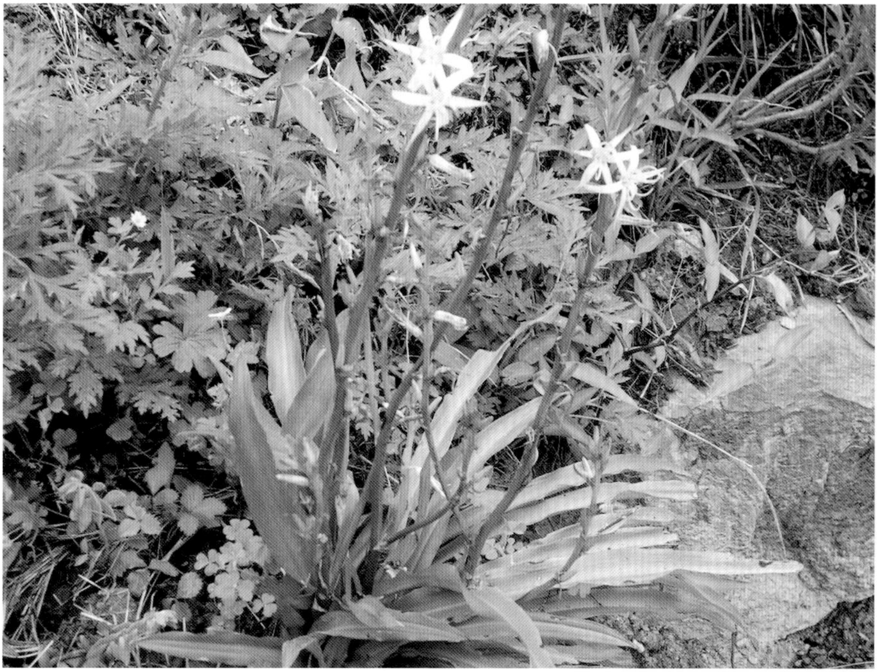

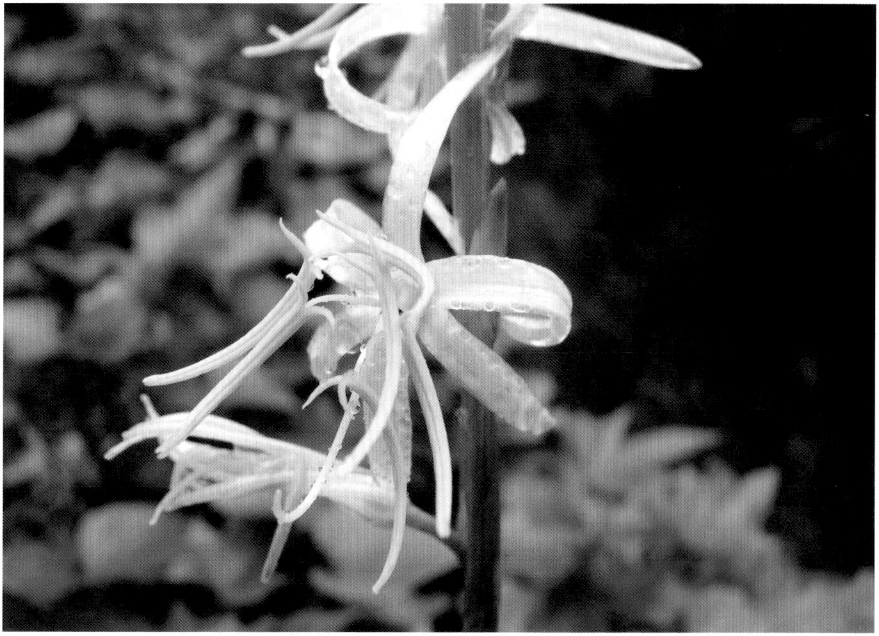

茅膏菜

Drosera peltata Smith. var. **multisepala** Y.Z. Ruan

【别　　名】石龙芽草、球子参、打古子、苍蝇王

【基　　原】来源于茅膏菜科茅膏菜属茅膏菜**Drosera peltata** Smith. var. **multisepala** Y.Z. Ruan 的全草入药。

【形态特征】多年生草本，直立，有时攀援状，高9～32 cm，淡绿色，具紫红色汁液；鳞茎状球茎紫色，球形，直径4～8 mm；茎地下部分长1～4 cm，地上部分常直，无毛或具乳突状黑色腺点，顶部3至多分枝。基生叶密集成近一轮或退化；退化基生叶线状钻形，长约2 mm；不退化基生叶圆形或扁圆形，叶片长2～4 mm；茎生叶稀疏，盾状，互生；叶片半月形或半圆形，长2～3 mm，基部近截平。螺状聚伞花序生于枝顶和茎顶，具花3～22朵；花萼长约4 mm，5～7裂，裂片背面被长腺毛；花瓣楔形，白色、淡红色或红色，基部有黑点或无；雄蕊5枚，长约5 mm；子房近球形，淡绿色，无毛，1室，胚珠多数，花柱3～5枚。蒴果长2～4 mm，3～5裂。种子椭圆形、卵形或球形，种皮脉纹加厚成蜂房格状。花、果期6～9月。

【生　　境】生于1200～3650 m的松林和疏林下，草丛或灌丛中，田边、水旁、草坪亦可见。

【分　　布】云南、四川、重庆、贵州和西藏。

【采集加工】夏季挖取全草，晒干用。

【性味功能】味甘，性温，有毒。祛风活络，活血止痛。

【主治用法】治跌打损伤，腰肌劳损，风湿关节痛，疟疾，角膜云翳，淋巴结结核，湿疹，神经性皮炎。外用适量，研粉调敷患处或穴位。不作内服。

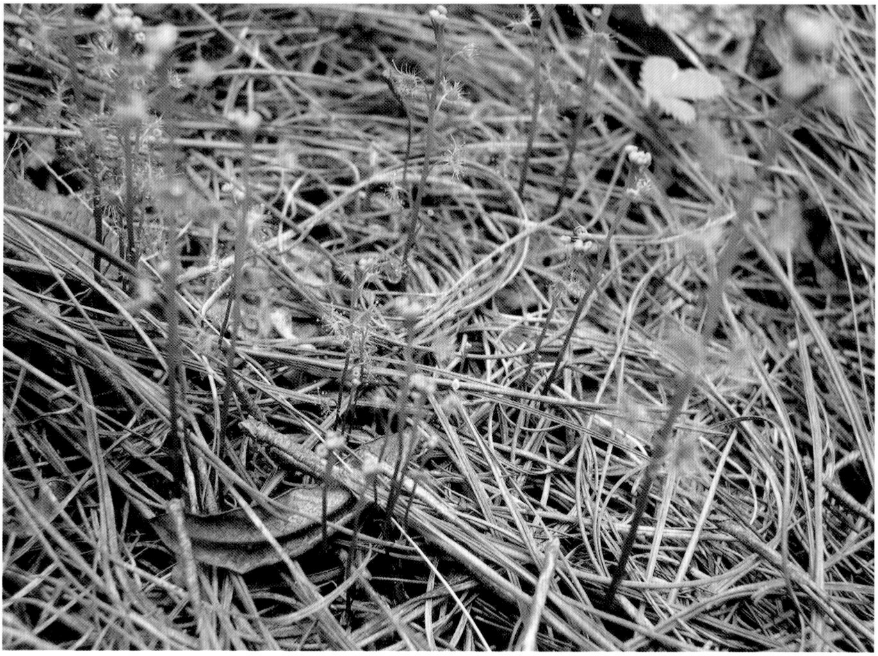

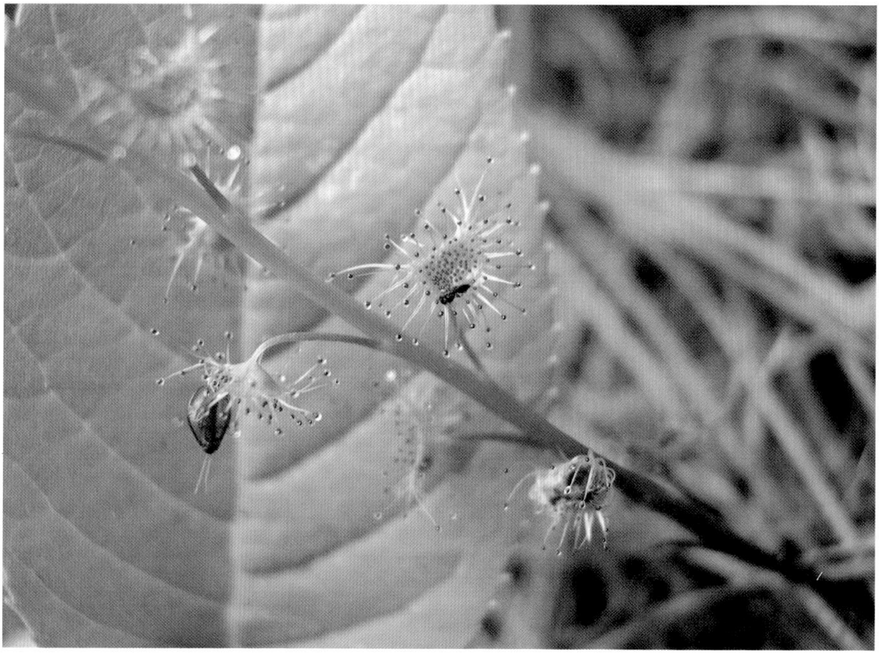

淫羊藿

Epimedium brevicornu Maxim.

【别　　名】仙灵脾、铁打杵、三叉风、三枝九叶草、三角莲

【基　　原】来源于小檗科淫羊藿属淫羊藿**Epimedium brevicornu** Maxim. 的全草入药。

【形态特征】多年生草本，植株高20～60 cm。根状茎粗短。二回三出复叶，基生叶1～3枚丛生，具长柄，茎生叶2枚，对生；小叶纸质或厚纸质，卵形或阔卵形，长3～7 cm，宽2.5～6 cm，顶端急尖，基部深心形，上面常有光泽，背面苍白色，叶缘具刺齿；花茎具2枚对生叶，圆锥花序长10～35 cm，具20～50朵花；花梗长5～20 mm；花白色或淡黄色；萼片2轮，外萼片卵状三角形，长1～3 mm，内萼片披针形，长约10 mm，宽约4 mm；花瓣远较内萼片短，距呈圆锥状，长仅2～3 mm，瓣片很小；雄蕊长3～4 mm，花药长约2 mm。蒴果长约1 cm，宿存花柱喙状，长2～3 mm。花期5～6月；果期6～8月。

【生　　境】生于海拔650～3500 m的山地林下、沟边灌丛中或山坡阴湿处。

【分　　布】陕西、甘肃、山西、河南、青海、湖北、四川和重庆。

【采集加工】夏、秋季茎叶茂盛时采割，除去粗梗及杂质，晒干或阴干。

【性味功能】味辛、微甘，性温。补肾壮阳，祛风除湿。

【主治用法】治阳痿遗精，阳痿不举，小便淋沥，筋骨挛急，半身不遂，腰膝无力，风湿痹痛，四肢不仁。用量5～15 g。

【附　　方】1. 治偏风，手足不遂，皮肤不仁：淫羊藿（仙灵脾）500 g，细锉，以生绢袋盛，于不津器中，用无灰酒二斗（1斗=7.5 kg）浸之，以厚纸重重密封，不得通气，春夏三日，秋冬五日。每日随性暖饮之，不得大醉。

2. 治风走注疼痛，来往不定：淫羊藿（仙灵脾）、威灵仙、芎䓖、桂心、苍耳子各30 g。上药，捣细罗为散。每服，不计时候，以温酒调下3 g。

3. 治目昏生翳：淫羊藿（仙灵脾）、生王瓜等分。为末，每服3 g，茶下，每日2次。

4. 治牙疼：淫羊藿（仙灵脾），不拘多少，为粗末，煎汤漱牙齿。

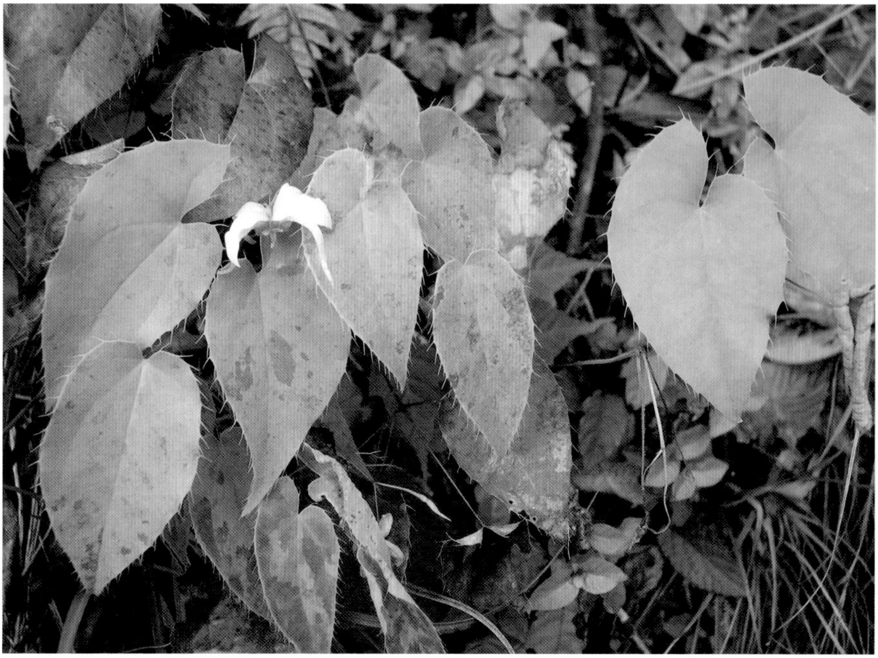

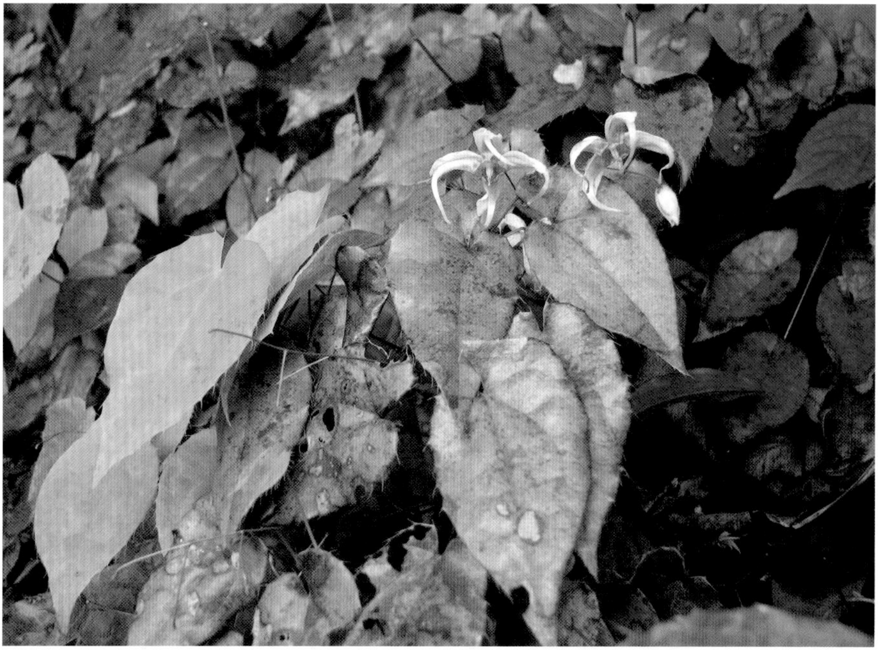

木 贼

Equisetum hyemale Linn.

【别　　名】千峰草、锉草、笔头草、笔筒草

【基　　原】来源于木贼科木贼属木贼**Equisetum hyemale** Linn. 的全草入药。

【形态特征】多年生草本，根茎横走或直立，黑棕色，节和根有黄棕色长毛。地上枝多年生。枝一型。高达1 m或更多，中部直径5～9 mm，节间长5～8 cm，绿色，不分枝或自基部有少数直立的侧枝。地上枝有脊16～22条，脊的背部弧形或近方形，无明显小瘤或有小瘤2行；鞘筒0.7～1.0 cm，黑棕色或顶部及基部各有一圈或仅顶部有一圈黑棕色；鞘齿16～22枚，披针形，长3～4 mm。顶端淡棕色，膜质，芒状，早落，下部黑棕色，薄革质，基部的背面有3～4条纵棱，宿存或同鞘筒一起早落。孢子囊穗卵状，长1.0～1.5 cm，直径5～7 mm，顶端有小尖凸，无柄。

【生　　境】生于海拔100～3000 m的山谷或溪边林下。

【分　　布】黑龙江、吉林、辽宁、内蒙古、北京、天津、河北、陕西、甘肃、新疆、河南、湖北、四川、重庆。日本、朝鲜半岛、俄罗斯、欧洲、北美及中美洲也有分布。

【采集加工】夏秋季采收，切段晒干。

【性味功能】味甘、微苦，性平。疏散风热，明目退翳，止血。

【主治用法】治外感风热之目赤多泪，目生翳膜，便血，痔疮出血等。用量5～10 g。

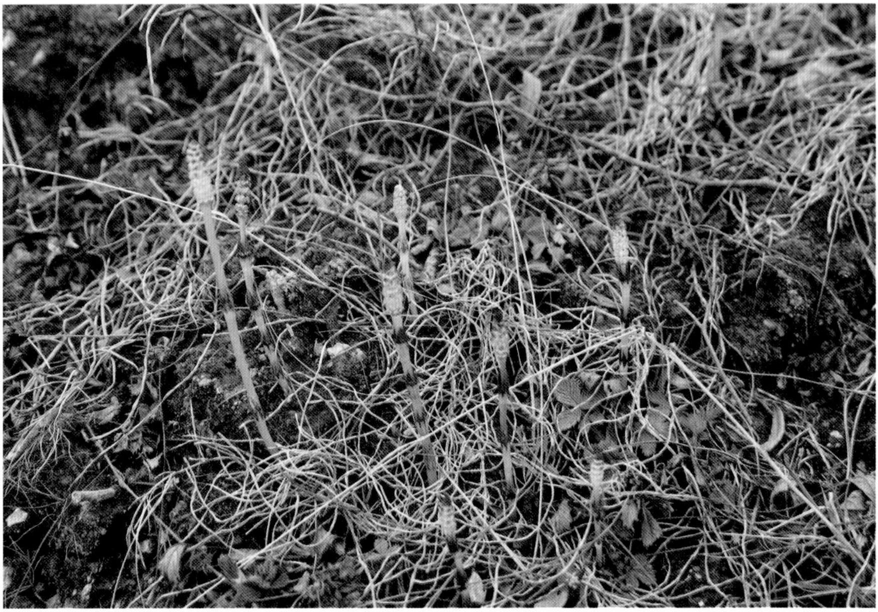

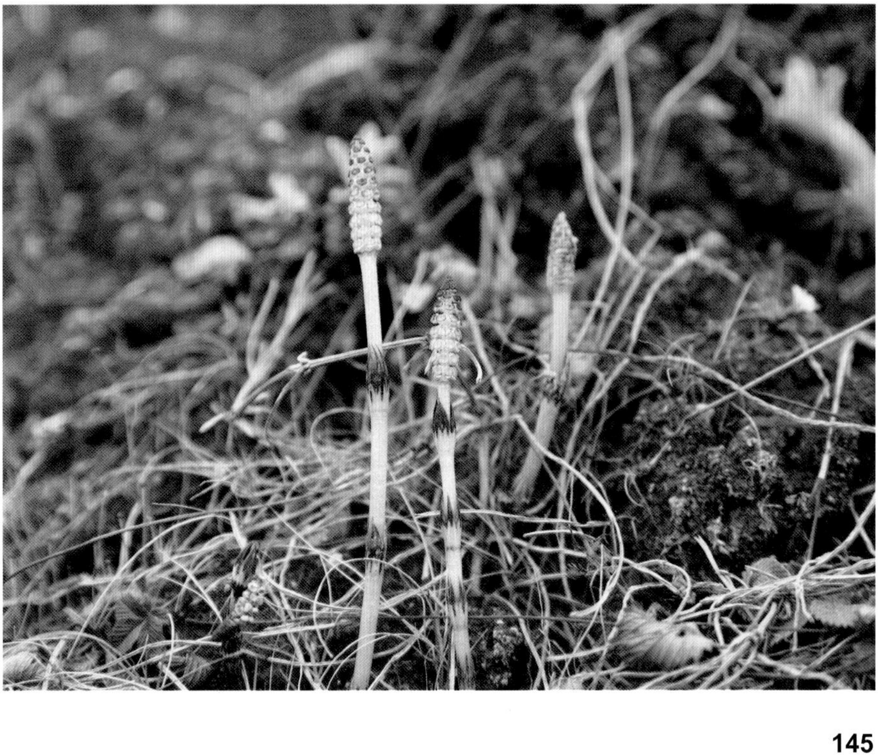

管萼山豆根

Euchresta tubulosa Dunn

【别　　名】鄂豆根、胡豆莲、山豆根、黄结

【基　　原】来源于蝶形花科山豆根属管萼山豆根**Euchresta tubulosa** Dunn 的根入药。

【形态特征】灌木。羽状复叶具小叶3～7枚，叶柄长6～7 cm；小叶纸质，椭圆形或卵状椭圆形，上面无毛，下面被黄褐色短柔毛，小叶近等大，长8～10.5 cm，宽3.5～4.5 cm。总状花序顶生，长约8 cm，总花梗长约4 cm，花梗长约4 mm，均被黄褐色短柔毛；花长2～2.2 cm；花萼管状，长约9 mm，径约2 mm；旗瓣折合并向背后弯曲，长约1.5 cm，顶端钝而微凹，上半部宽约5 mm，向下渐狭成瓣柄，最基部宽约2 mm，翼瓣瓣片长圆形，长约8.5 mm，宽约3.5 mm，顶端钝圆，基部平截，无耳状凸出，龙骨瓣长圆形，下部分离，上部粘合，顶端钝圆，瓣片长约7 mm，宽约3 mm；雄蕊管长约1.2 cm；子房线形，长约5.5 mm；花柱线形，长约4 mm。果椭圆形，长1.5～1.8 cm，宽约8 mm，黑褐色。花期5～7月；果期7～9月。

【生　　境】生于海拔300～1700 m的山谷林下或岩壁上。

【分　　布】湖北、湖南、重庆、贵州、四川。

【采集加工】8～9月间采挖，除去茎叶及须根，洗净，晒干。

【性味功能】味苦，性寒。清热解毒，消肿镇痛。

【主治用法】治肠炎腹泻，腹胀，腹痛，胃痛，咽喉痛，牙痛，疮疖肿毒。用量10～15 g。

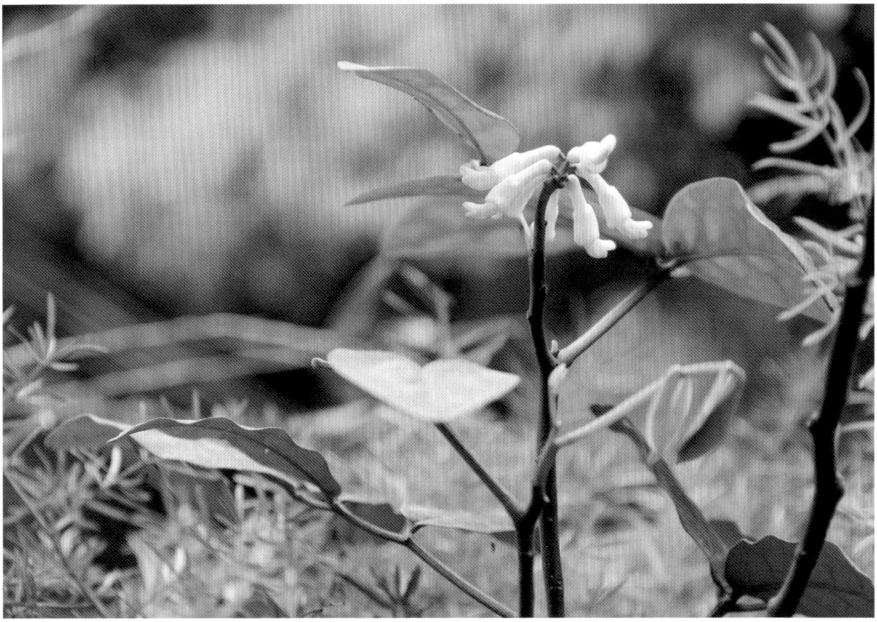

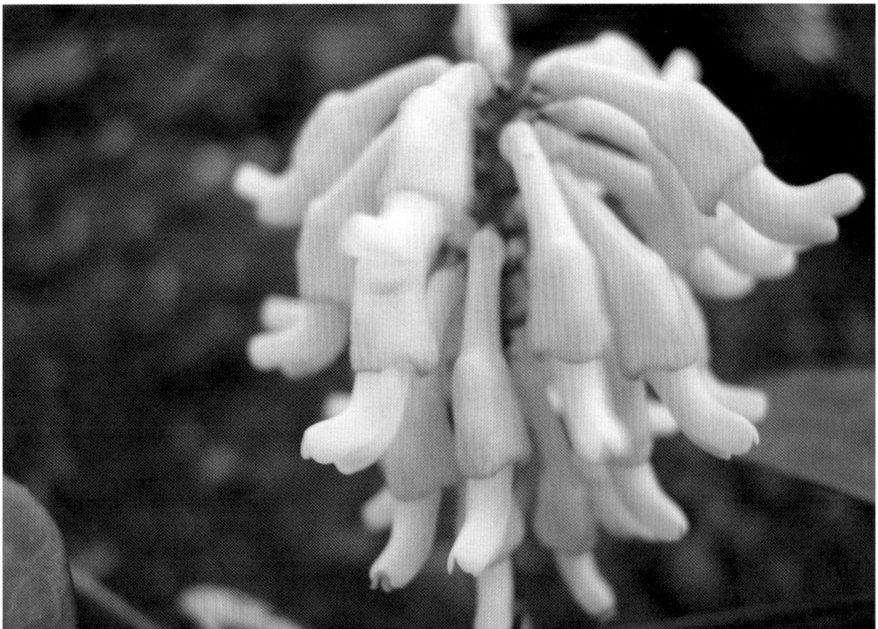

西南卫矛

Euonymus hamiltonianus Wall.

【基　　原】来源于卫矛科卫矛属西南卫矛**Euonymus hamiltonianus** Wall. 的根入药。

【形态特征】小乔木，高5～6 m；枝条无栓翅，但小枝的棱上有时有4条极窄木栓棱。叶卵状椭圆形、长方椭圆形或椭圆披针形，长7～12 cm，宽6～8 cm，叶柄长达5 cm。聚伞花序2～3次分枝，有花7～15朵；花序梗长10～15 mm，第一次分枝长2～3 mm，第二次分枝极短或近无；小花梗长达5 mm；花白绿色，直径约8 mm，4数；雄蕊花丝长2～3 mm；花柱短，长1～1.5 mm，柱头圆钝不膨大。蒴果4棱，倒圆心状，直径1～1.5 cm；种子椭圆状，长5～6 mm，直径3～4 mm，种脐、种皮棕色，假种皮橘红色，包被种子全部。花期5～6月；果期9～10月。

【生　　境】生于2000 m左右的山地林中或林缘草坪中。

【分　　布】甘肃、陕西、四川、重庆、湖南、湖北、江西、安徽、浙江、福建、广东、广西。印度也有分布。

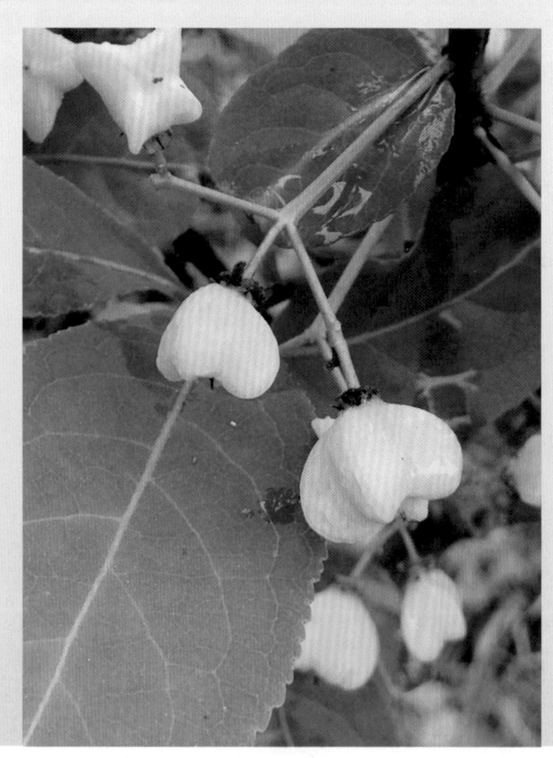

【采集加工】全年均可采收，洗净，鲜用或切片晒干。

【性味功能】味甘、微苦，性微温。祛风湿，强筋骨，活血解毒。

【主治用法】治风寒湿痹，腰痛，跌打损伤，血栓闭塞性脉管炎，痔疮，漆疮。用量15～30 g；外用适量，煎汤洗或鲜品捣烂敷患处。

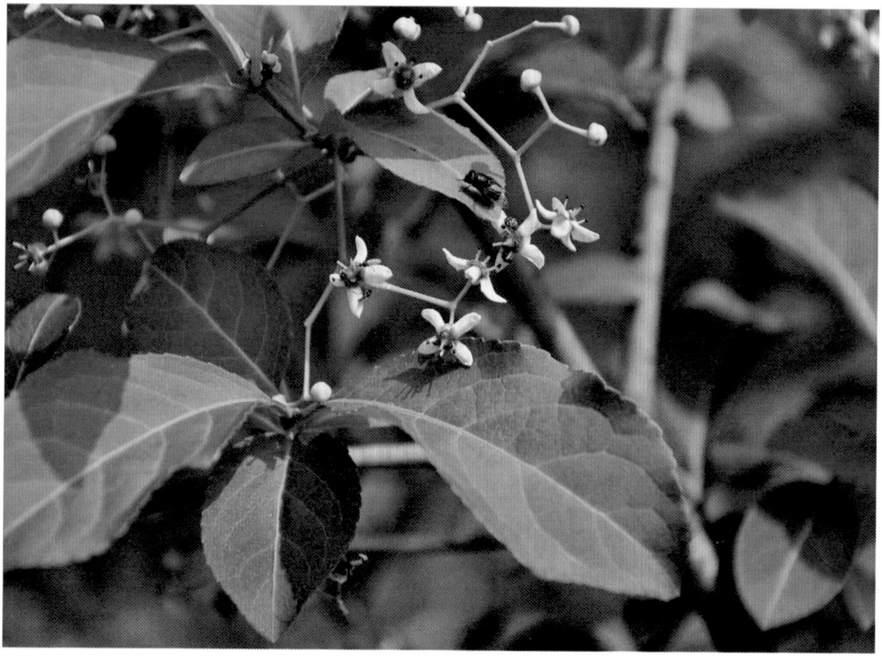

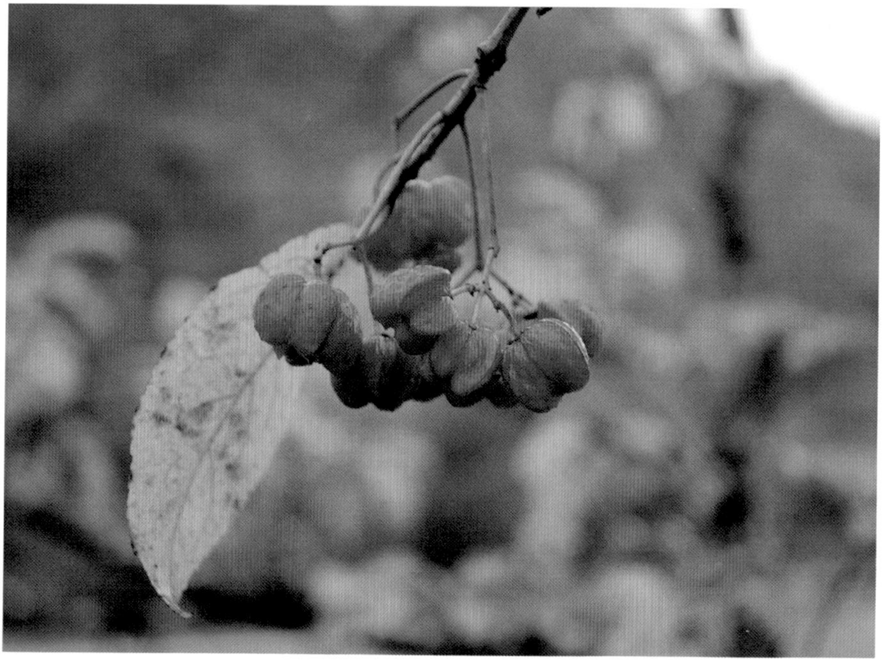

狭叶花佩菊

Faberia nanchuanensis Shih

【基　　原】来源于菊科花佩菊属狭叶花佩菊**Faberia nanchuanensis** Shih的全草入药。

【形态特征】多年生草本。茎单生，直立，高达40 cm，基部直径约2.5 mm，自中部以下圆锥花序状分枝，全部茎枝光滑无毛，紫红色。基生叶多数，线状长椭圆形，长8～10 cm，宽1～1.5 cm，顶端短渐尖，基部楔形成长柄，柄长5～8 cm，边缘有不明显的稀疏凹齿；茎生叶5～8枚，线状长椭圆形或狭线形，上部茎叶有长柄，柄长达6 cm；全部叶质地厚，革质，两面光滑无毛，下面紫红色。头状花序8～12个，在茎枝顶端成圆锥状排列。总苞钟状，压扁状态成宽楔形，长约1.3 cm。总苞片4层，外层及最外层卵状三角形或长卵形，长达5 mm，宽约1.5 mm，总苞片外面无毛，顶端急尖或钝。舌状小花淡蓝色，多数，舌片顶端3齿，两侧各有1个全裂线形侧裂片。种子冠毛褐色，长约7 mm。花期5～6月；果期7～8月。

【生　　境】生于海拔650 m左右的水沟边及阴湿处。

【分　　布】特产于重庆南川金佛山。

【采集加工】春、夏季采收，切段，晒干。

【性味功能】味微辛，性凉。养阴清肺，祛瘀止血。

【主治用法】治跌打损伤，治肺痨咳嗽，吐血等。用量10～15 g。

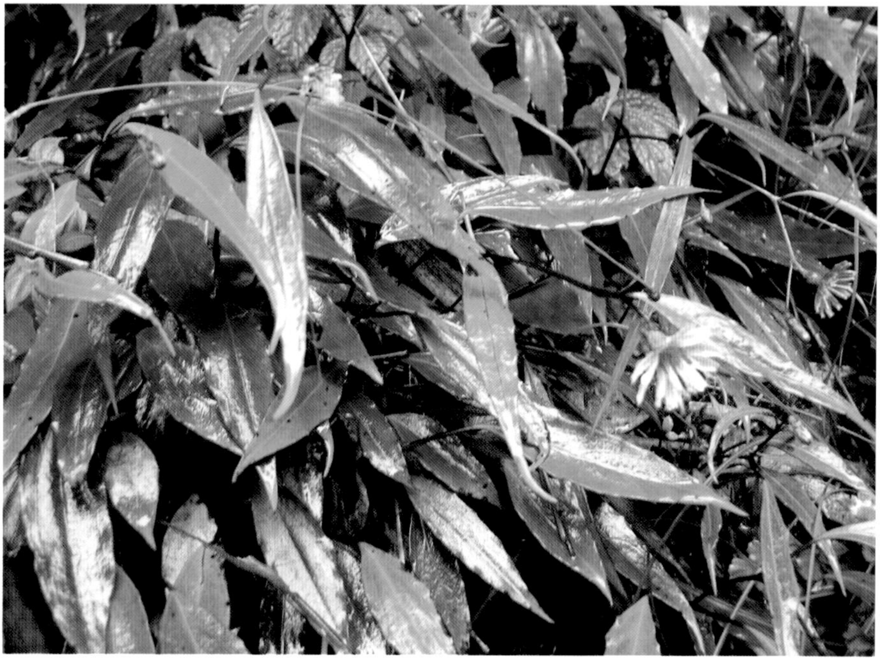

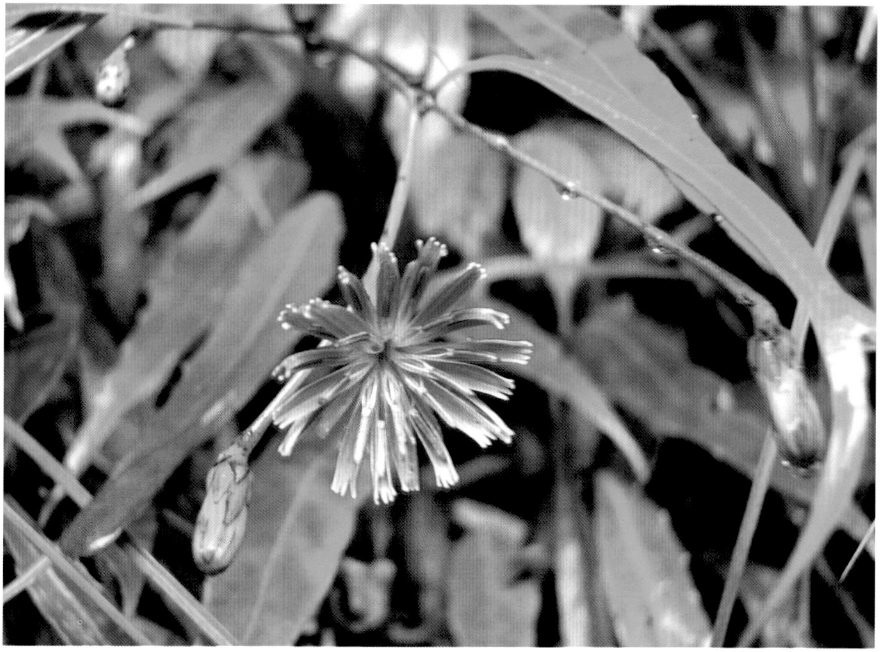

地　果

Ficus tikoua Bur.

【别　　名】地石榴、地瓜藤

【基　　原】来源于桑科榕属地果**Ficus tikoua** Bur. 的果实入药。

【形态特征】匍匐灌木，茎上生细长不定根，节膨大；幼枝偶有直立的，高达30～40 cm，叶坚纸质，倒卵状椭圆形，长2～8 cm，宽1.5～4 cm，顶端急尖，基部圆形至浅心形，边缘具波状疏浅圆锯齿，基生侧脉较短，侧脉3～4对，表面被短刺毛，背面沿脉有细毛；叶柄长1～2 cm，直立幼枝的叶柄长达6 cm；托叶披针形，长约5 mm，被柔毛。榕果成对或簇生于匍匐茎上，常埋于土中，球形至卵球形，直径1～2 cm，基部收缩成狭柄，成熟时深红色，表面多圆形瘤点，基生苞片3，细小；雄花生榕果内壁孔口部，无柄，花被片2～6，雄蕊1～3；雌花生另一植株榕果内壁，有短柄，无花被，有黏膜包被子房。瘦果卵球形，表面有瘤体，花柱侧生，柱头2裂。花期5～6月；果期7月。

【生　　境】生于荒地、草坡或岩石缝中。

【分　　布】湖南、湖北、广西、贵州、云南、西藏、四川、重庆、甘肃、陕西。印度、越南、老挝也有分布。

【采集加工】夏季采收尚未成熟的果实，晒干。

【性味功能】味甘，性微寒。清热解毒，涩精止遗。

【主治用法】治咽喉肿痛，遗精滑精。用量9～30 g，或用开水泡饮。

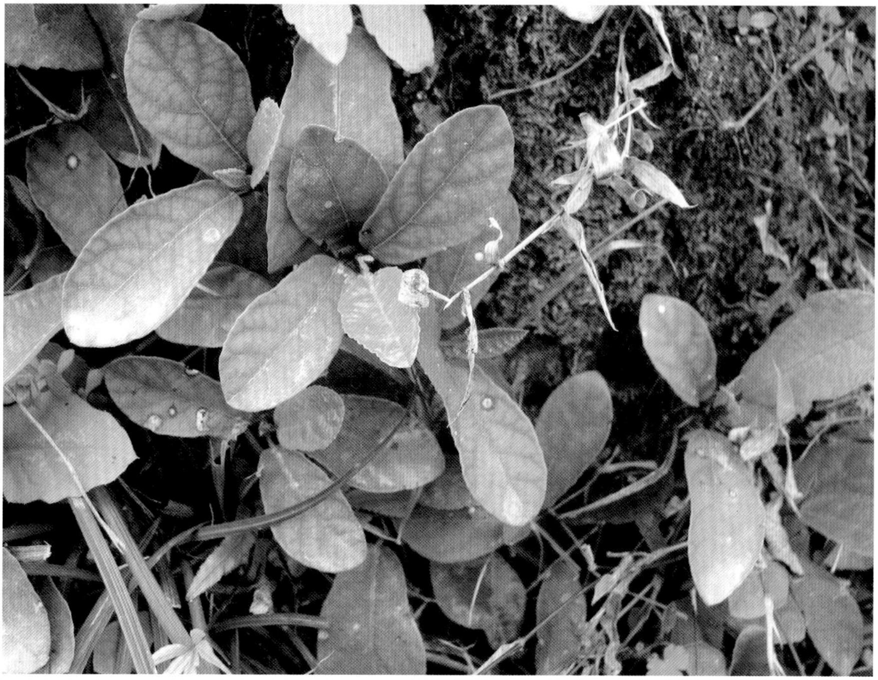

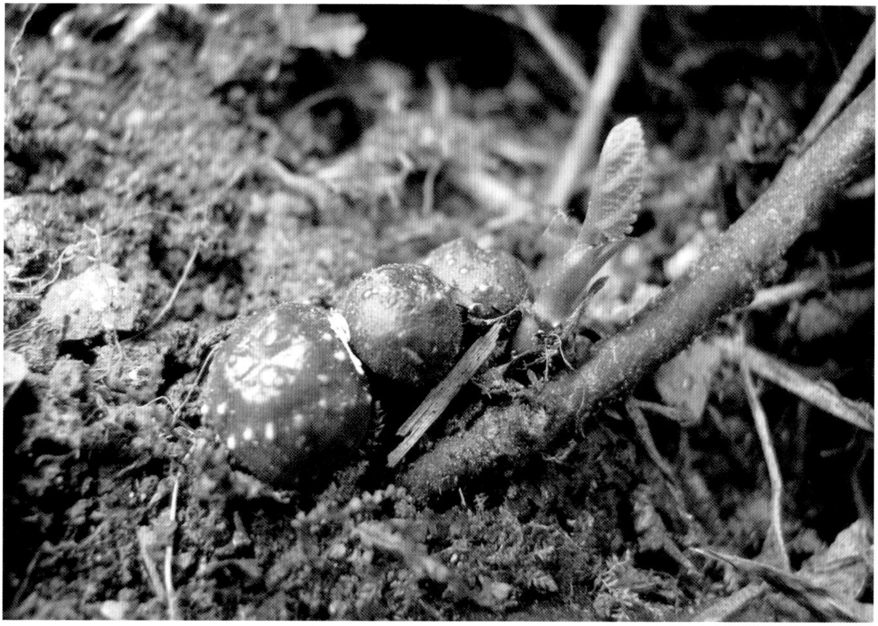

凹叶瓜馥木

Fissistigma retusum (Lévl.) Rehd.

【别　　名】头序瓜馥木

【基　　原】来源于番荔枝科瓜馥木属凹叶瓜馥木**Fissistigma retusum** (Lévl.) Rehd. 的根皮入药。

【形态特征】攀援灌木；小枝被褐色茸毛。叶革质或近革质，广卵形或倒卵形，长9～26 cm，宽4.5～13 cm，顶端圆形或微凹，基部圆形至截形，叶面被短茸毛，叶背被褐色茸毛，侧脉每边15～20条，在叶面凹陷，在叶背凸起，网脉明显。花多朵组成团伞花序，花序与叶对生；萼片卵状披针形，长约1 cm，花蕾时与花瓣等长，外面被短茸毛，内面无毛；外轮花瓣卵状长圆形，长约1.5 cm，外面被短茸毛，内面无毛；内轮花瓣卵状披针形，两面无毛；心皮长约1.5 mm，密被绢质柔毛，花柱长圆形，被柔毛，每心皮有胚珠4颗，2排。果圆球状，直径约3 cm，被金黄色短茸毛；果柄长1.5 cm，被金黄色短茸毛。花期5～11月；果期6～12月。

【生　　境】生于中低海拔地区的山谷密林中。

【分　　布】西藏、重庆、贵州、云南、广西、广东等地。

【采集加工】夏秋采集，晒干。

【性味功能】味微辛，性温。祛风除湿，通经活血，止血，镇痛。

【主治用法】治坐骨神经痛，月经不调，关节炎，跌打损伤；外治骨折，外伤出血等。用量20～30 g；鲜品50～100 g；外用适量，根皮晒干研粉酒调敷患处。

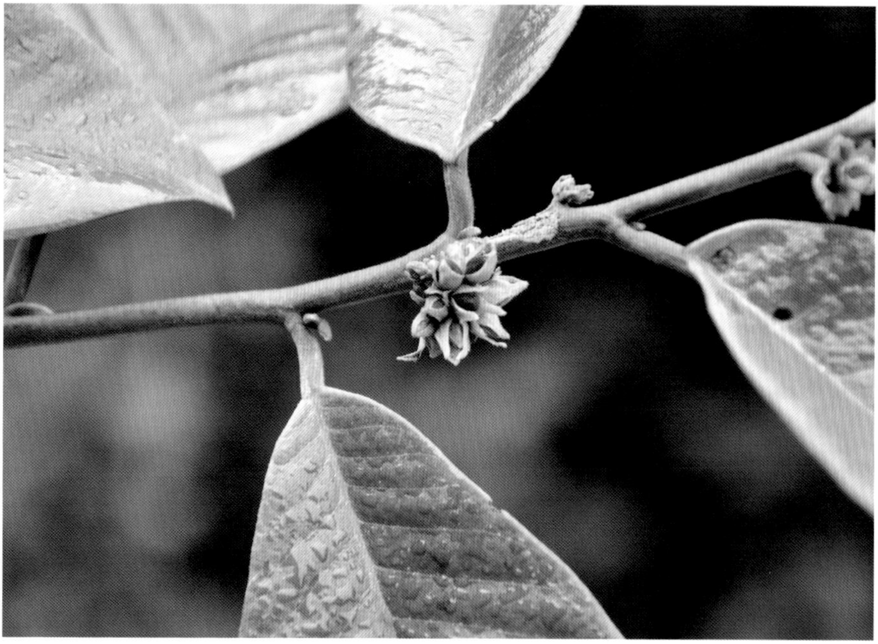

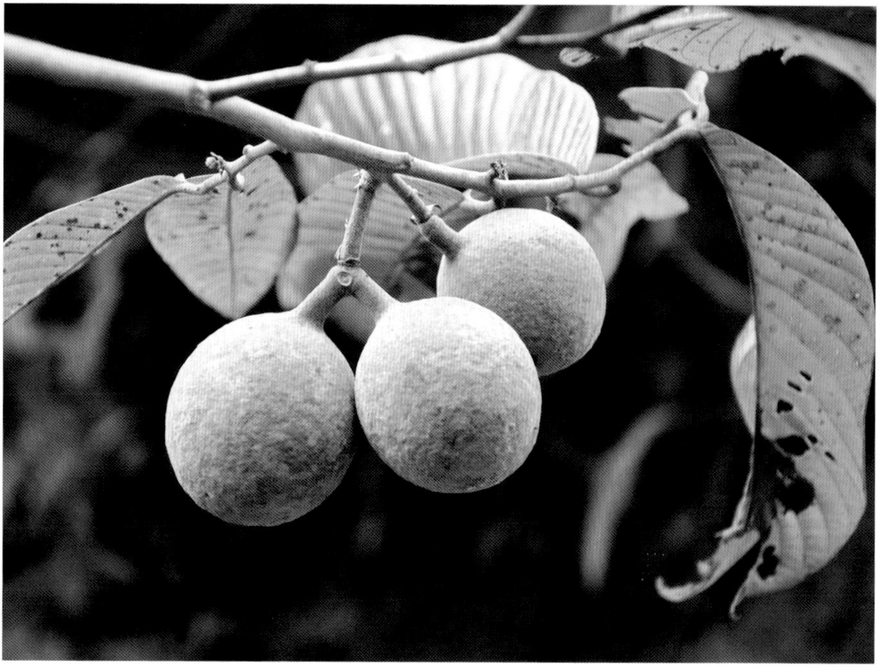

黄毛草莓

Fragaria nilgerrensis Schltdl. ex J. Gay

【别　　名】锈毛草莓、野草莓

【基　　原】来源于蔷薇科草莓属黄毛草莓**Fragaria nilgerrensis** Schltdl. ex J. Gay的全草入药。

【形态特征】多年生草本，粗壮，密集成丛，高5～25 cm，茎密被黄棕色绢状柔毛，几与叶等长；小叶具短柄，倒卵形或椭圆形，长1～4.5 cm，宽0.8～3 cm，顶端圆钝；顶生小叶基部楔形，侧生小叶基部偏斜，上面深绿色，下面淡绿色，被黄棕色绢状柔毛；叶柄长4～18 cm，密被黄棕色绢状柔毛。聚伞花序2～5朵，花序下部具一或三出有柄的小叶；花两性，直径1～2 cm；萼片卵状披针形，比副萼片宽或近相等，副萼片披针形，全缘或2裂，果时增大；花瓣白色，圆形，基部有短爪；雄蕊20枚，不等长。聚合果圆形，白色、淡白黄色或红色，宿存萼片直立，紧贴果实；瘦果卵形，光滑。花期4～7月；果期6～8月。

【生　　境】生于海拔700～3000 m的山坡草地或沟边林下，尼泊尔、印度东部、越南北部也有分布。

【分　　布】陕西、湖北、四川、云南、湖南、重庆、贵州、台湾。

【采集加工】5～10月采集全草，洗净，切段，阴干备用。

【性味功能】味甘、苦，性寒。祛风止咳，清热解毒。

【主治用法】治风热咳嗽，百日咳，口腔炎，口腔溃疡，痢疾，尿血，疮疖，腰椎结核，骨折，小儿疳积等。用量10～15 g。

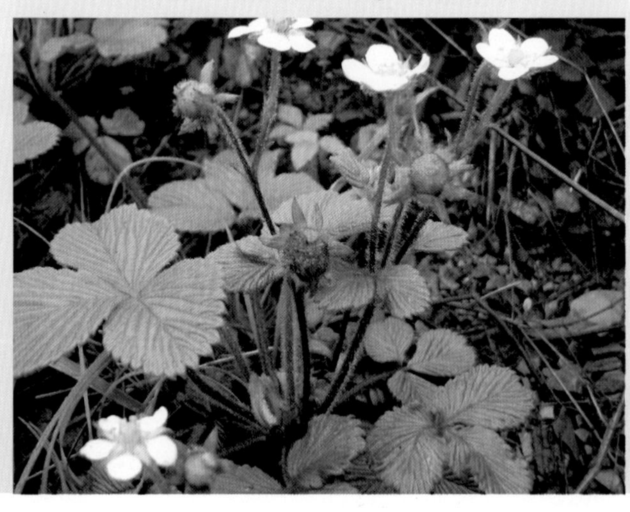

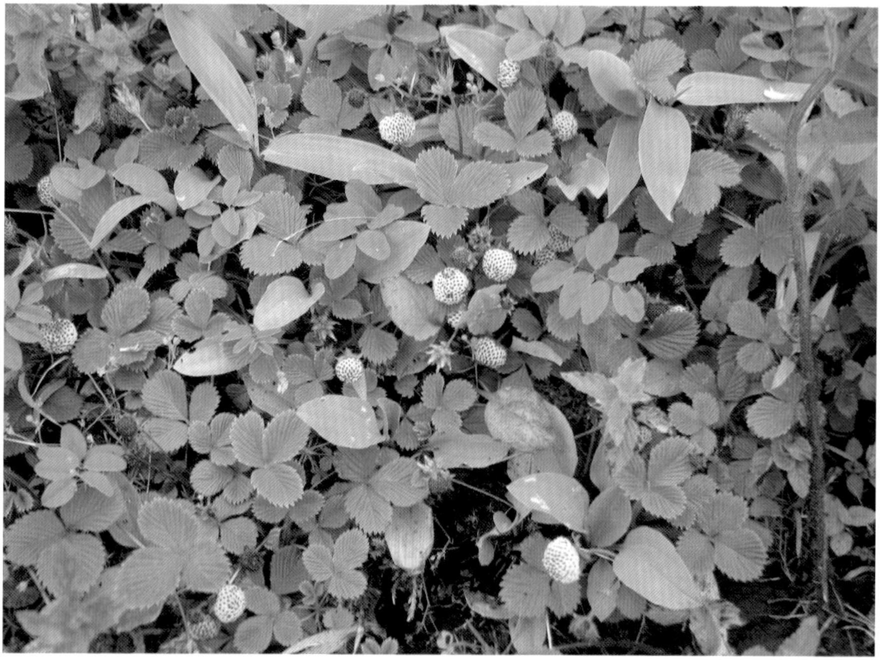

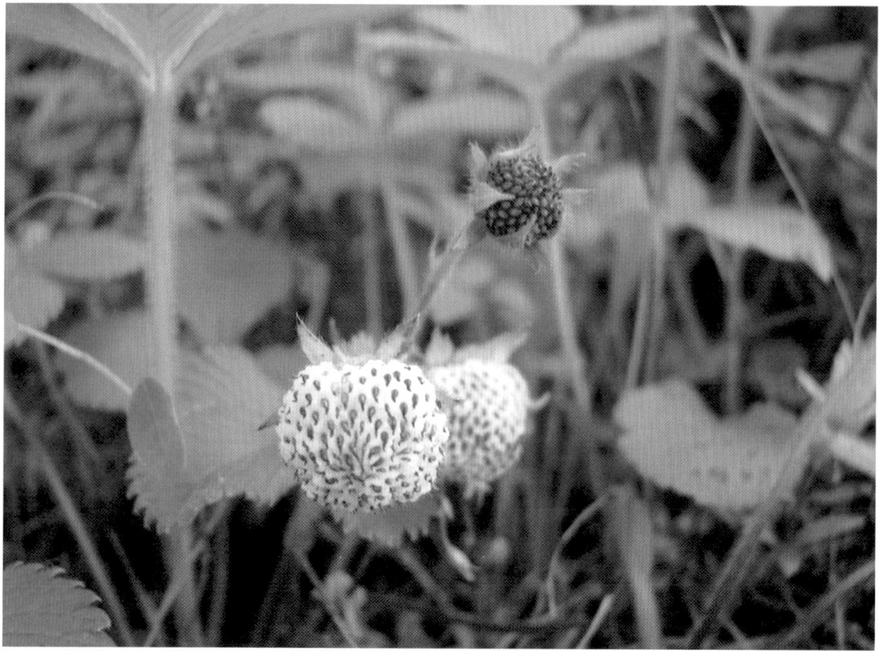

湖北贝母

Fritillaria hupehensis Hsiao et K.C. Hsia

【基　　原】来源于百合科贝母属湖北贝母**Fritillaria hupehensis** Hsiao et K.C. Hsia的鳞茎入药。

【形态特征】植株高26～50 cm。鳞茎由2～3枚鳞片组成，直径1.5～3 cm。叶3～7枚轮生，中间常兼有对生或散生的，长圆状披针形，长7～13 cm，宽1～3 cm，顶端不卷曲或少弯曲。花1～4朵，紫色，有黄色小方格；叶状苞片通常3枚，极少为4枚，多花时顶端的花具3枚苞片，下面的具1～2枚苞片，顶端卷曲；花梗长1～2 cm；花被片长4.2～4.5 cm，宽1.5～1.8 cm，外花被片稍狭；蜜腺窝在背面稍凸出；雄蕊长约为花被片的一半，花药近基着，花丝常稍具小乳突；柱头裂片长2～3 mm。蒴果长2～2.5 cm，宽2.5～3 cm，棱上的翅宽4～7 mm。花期4月；果期5～6月。

【生　　境】栽培。

【分　　布】湖北、重庆和湖南。在湖北建始、宣恩，重庆南川等地栽培。

【采集加工】夏初植株枯萎后采挖，用石灰水浸泡，硫黄熏；或清水浸泡，干燥。

【性味功能】味微苦，性凉。清热化痰，止咳，散结。

【主治用法】治热痰咳嗽，痰核瘰疬，痈肿疮毒，外感风热咳嗽，乳痈，肺痈等。用量6～15 g。

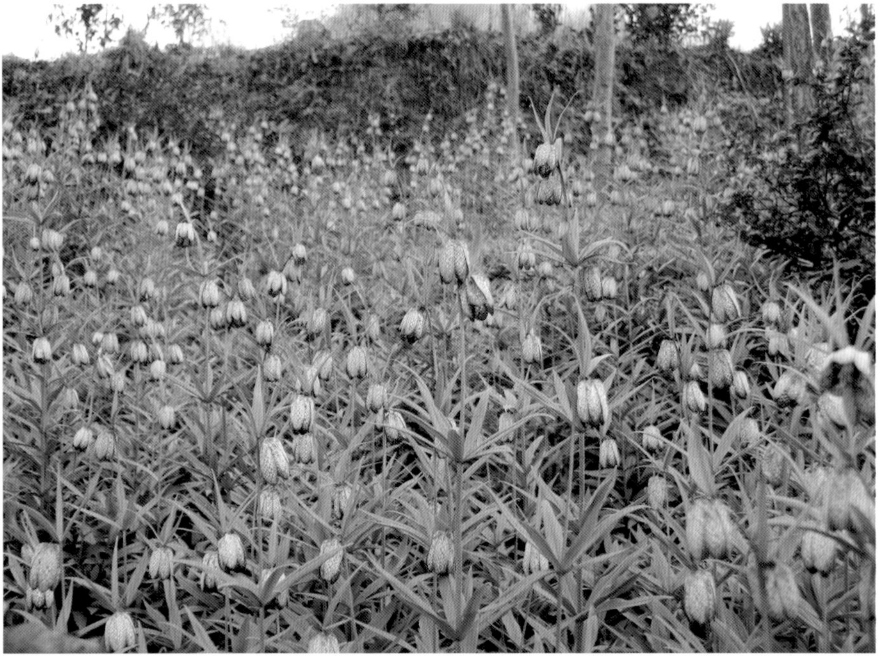

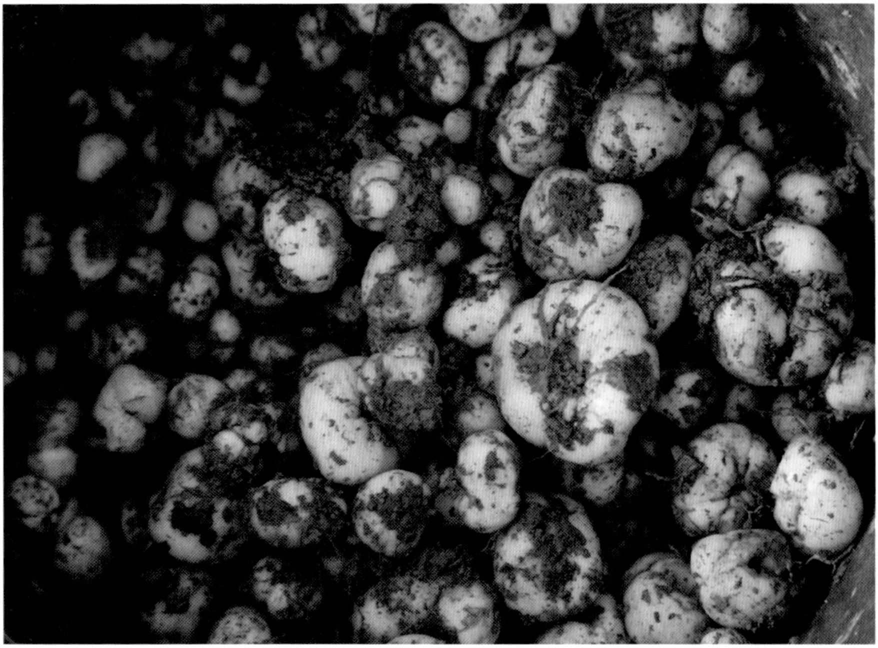

红花龙胆

Gentiana rhodantha Franch. ex Hemsl.

【别　　名】红龙胆、龙胆草

【基　　原】来源于龙胆科龙胆属红花龙胆**Gentiana rhodantha** Franch. ex Hemsl. 的全草入药。

【形态特征】多年生草本，高20～50 cm，具短缩根茎。根黄色。茎直立，常带紫色，具细条棱，多分枝。基生叶莲座状，椭圆形、倒卵形或卵形，长2～4 cm，宽0.7～2 cm，边缘膜质浅波状；茎生叶宽卵形或卵状三角形，长1～3 cm，宽0.5～2 cm，边缘浅波状。花单生茎顶，无花梗；花萼膜质微带紫色，萼筒长7～13 mm，脉稍具狭翅；花冠淡红色，上部有紫色纵纹，长3～4.5 cm，裂片卵形或卵状三角形，长5～9 mm，宽4～5 mm，褶宽三角形，宽4～5 mm，顶端具细长流苏；雄蕊着生于冠筒下部，花丝丝状，花药椭圆形，子房椭圆形，花柱丝状，柱头线形,2裂。蒴果内藏，淡褐色，长椭圆形，长2～2.5 cm，宽约4 mm，果皮薄；种子淡褐色，近圆形，直径约1 mm，具翅。花、果期10月至翌年2月。

【生　　境】生于海拔1000～1750 m高山灌丛、草地及林下。

【分　　布】云南、四川、重庆、贵州、甘肃、陕西、河南、湖北、广西。

【采集加工】冬季采收，洗净，鲜用或晒干备用。

【性味功能】味苦，性寒。清热利湿，凉血解毒，消炎，止咳。

【主治用法】治急性黄疸型肝炎，痢疾，小儿肺炎，支气管炎，支气管哮喘，肺结核，淋巴结结核，小便不利，眼结膜炎。用量10～15 g；外用适量，捣烂外敷或水煎浓缩涂患处。

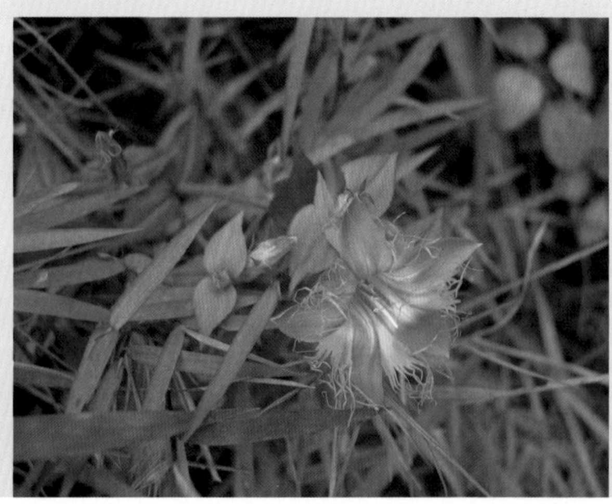

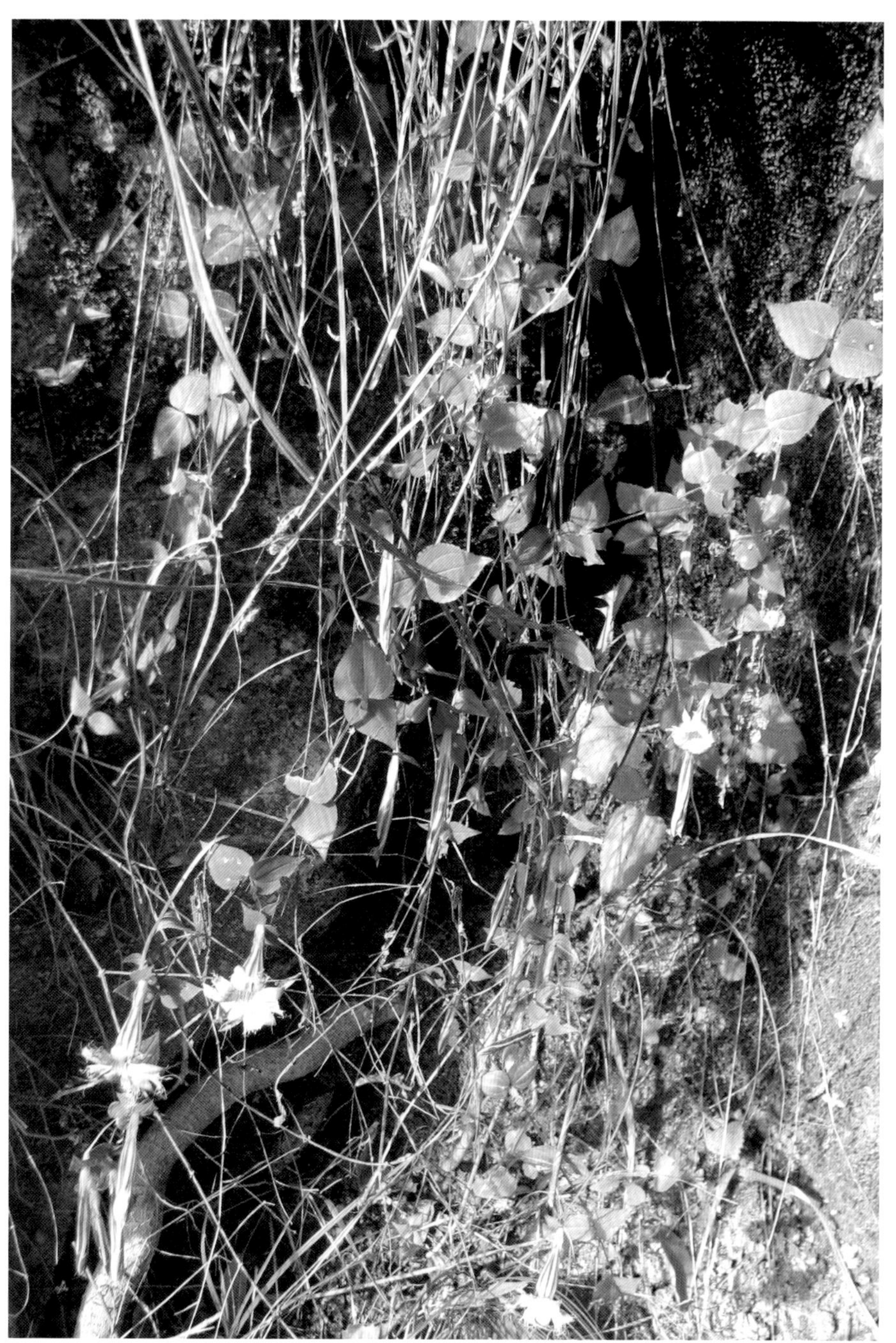

深红龙胆

Gentiana rubicunda Franch.

【别　　名】小儿血参、路边红、瓜米草

【基　　原】来源于龙胆科龙胆属深红龙胆**Gentiana rubicunda** Franch.的全草入药。

【形态特征】一年生草本，高8～15 cm。茎直立，紫红色或草黄色，不分枝或少分枝。基生叶卵形或卵状椭圆形，长10～25 mm，宽4～10 mm；茎生叶疏离，常短于节间，卵状椭圆形，长4～22 mm，宽2～7 mm。花数朵，单生于小枝顶端；花梗紫红色，长10～15 mm；花萼倒锥形，长8～14 mm，萼筒外面常具细乳突，裂片丝状或钻形；花冠紫红色，冠筒上具黑紫色条纹和斑点，长2～3 cm，裂片卵形，长3.5～4 mm，顶端钝，褶卵形，长2～3 mm，顶端钝，边缘啮蚀形；雄蕊着生于冠筒中部，花丝丝状，花药狭长圆形，子房椭圆形，花柱线形，柱头2裂。蒴果外露，长圆形，长7.5～8 mm，具宽翅；种子褐色，有光泽，椭圆形，长1～1.3 mm，表面具细网纹。花、果期3～10月。

【生　　境】生于海拔520～3300 m的荒地、路边、溪边、山坡草地、林下、岩边及山沟。

【分　　布】云南、贵州、重庆、四川、甘肃、湖北、湖南。

【采集加工】冬季采收，洗净，鲜用或晒干备用。

【性味功能】味苦，性寒。清热利湿，凉血解毒，消炎，止咳。

【主治用法】治急性黄疸型肝炎，痢疾，小儿肺炎，支气管炎，支气管哮喘，肺结核，淋巴结结核，小便不利，眼结膜炎。用量10～15 g；外用适量，捣烂外敷或水煎浓缩涂患处。

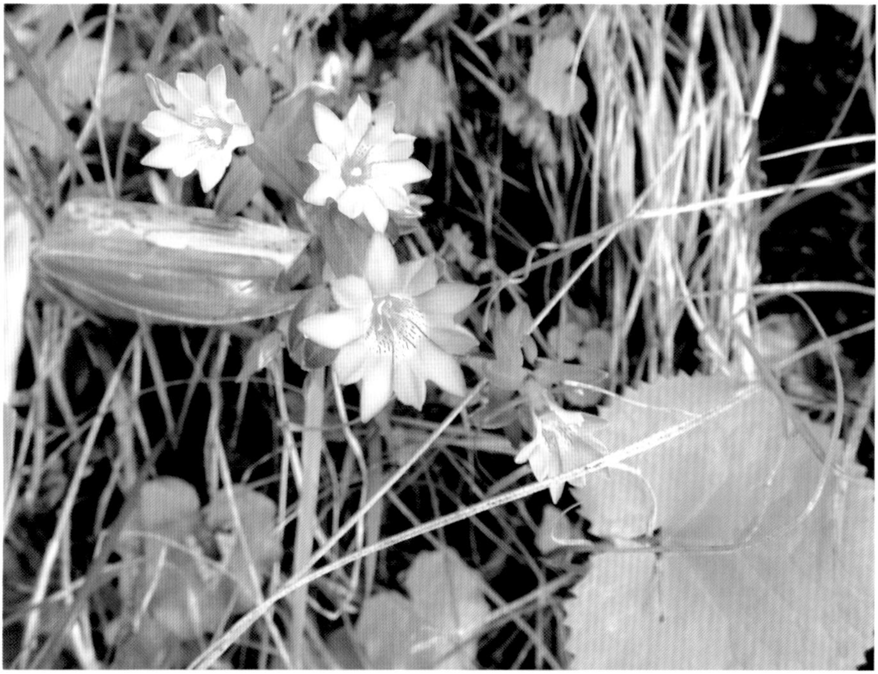

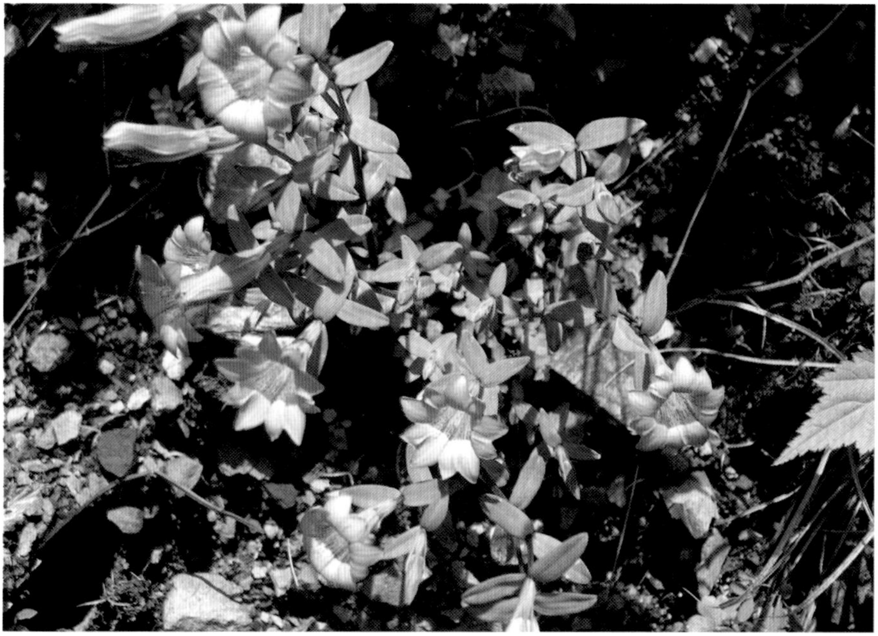

金佛山老鹳草

Geranium bockii R. Knuth

【别　　名】掌裂老鹳草、破骨风

【基　　原】来源于牻牛儿苗科老鹳草属金佛山老鹳草**Geranium bockii** R. Knuth 的根入药。

【形态特征】多年生草本，高30～40 cm。根茎粗壮，斜生或直生，具多数纤维状根和膨大的块根。茎丛生，具棱角，下部近无毛，上部被开展的糙毛。叶基生和茎上对生；托叶三角状卵形；基生叶具长柄，柄长为叶片的4～5倍；茎生叶叶柄与叶片近等长，上部叶近无柄，被开展的长柔毛和倒向短柔毛；叶片五角状肾圆形，基部宽心形，长2～3 cm，宽3～4 cm，掌状5深裂，两面被短伏毛。花序顶生和腋生，被开展长糙毛和倒向短柔毛，总花梗具2花；苞片钻状披针形，长4～5 mm，宽约1 mm，外被疏柔毛；萼片顶端污紫红色，外被长糙毛；花瓣紫红色，倒长卵形，长为萼片的2倍或更长；雄蕊和萼片近等长；雌蕊密被短糙毛，花柱分枝深棕色。蒴果长约2 cm，被短糙毛。花期6～7月；果期7～8月。

【生　　境】生于海拔2200 m左右山地草甸、林缘或杂草山坡。

【分　　布】重庆市南川金佛山。

【采集加工】夏秋季节采收块根，洗净晒干。

【性味功能】味苦，性寒。祛风除湿，活血通络。

【主治用法】治疗风湿性关节炎有特效。用量12～15 g。

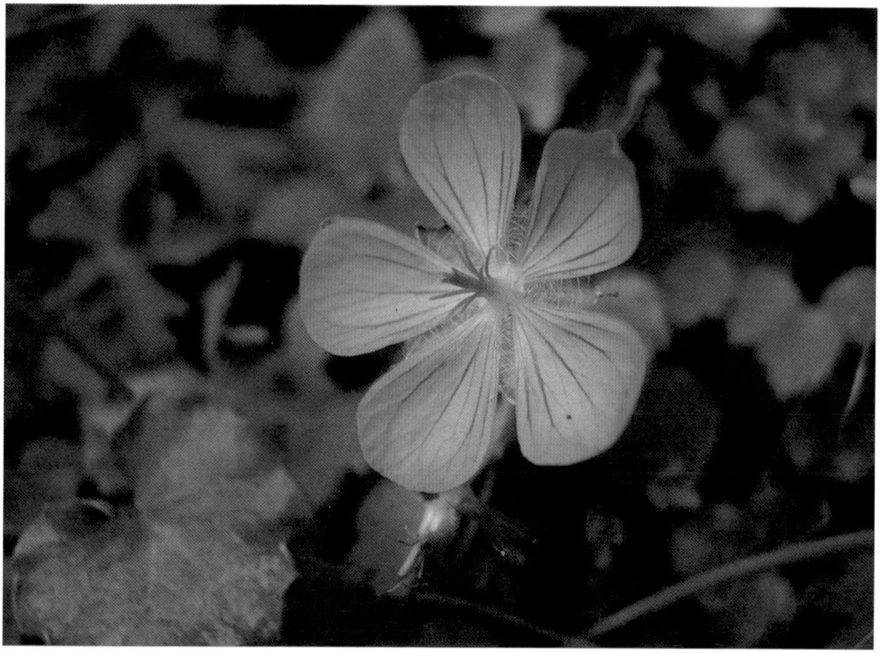

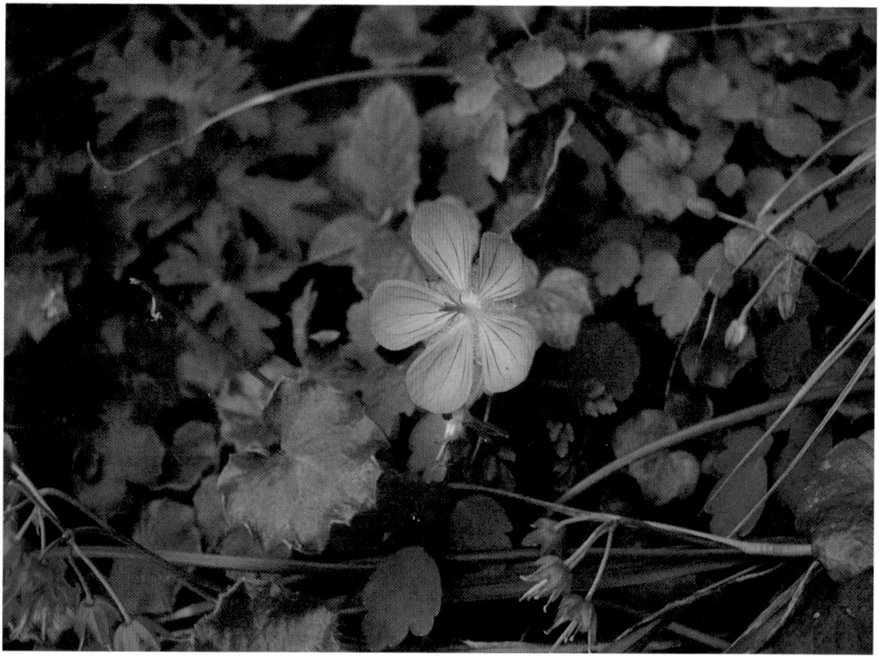

汉荭鱼腥草

Geranium robertianum Linn.

【别　　名】纤细老鹳草

【基　　原】来源于牻牛儿苗科老鹳草属汉荭鱼腥草**Geranium robertianum** Linn. 的全草入药。

【形态特征】一年生草本，高20～50 cm。根纤细，数条成纤维状。茎直立或基部仰卧，具棱槽，假二叉状分枝，被绢状毛和腺毛。叶基生和茎上对生；托叶卵状三角形，被疏柔毛；基生叶和茎下部叶具长柄，柄长为叶片2至3倍，被疏柔毛和腺毛；叶片五角状，长2～5 cm，宽3～7 cm，二至三回三出羽状，两面被疏柔毛。花序腋生和顶生，长于叶，总花梗被短柔毛和腺毛，每梗具2花；苞片钻状披针形，长1～2 mm；萼片长卵形，长5～7 mm，外被疏柔毛和腺毛；花瓣粉红或紫红色，倒卵形，长约为萼片的1.5倍；花药黄色，花丝白色；雌蕊与雄蕊近等长，花柱分枝暗紫红色。蒴果长约2 cm，被短柔毛。花期4～6月；果期5～8月。

【生　　境】生于山地林下、岩壁、沟坡和路旁等。

【分　　布】我国西南、华中、华东、台湾等。欧洲、地中海东部、中亚、俄罗斯西伯利亚、朝鲜和日本也有分布。

【采集加工】全年可采，晒干或鲜用。

【性味功能】味苦、微辛，性平。祛风除湿，解毒消肿。

【主治用法】治风湿痹痛，扭挫损伤，疮疖痈肿，麻疹，子宫脱垂。用量9～15 g；外用鲜品捣烂敷患处。

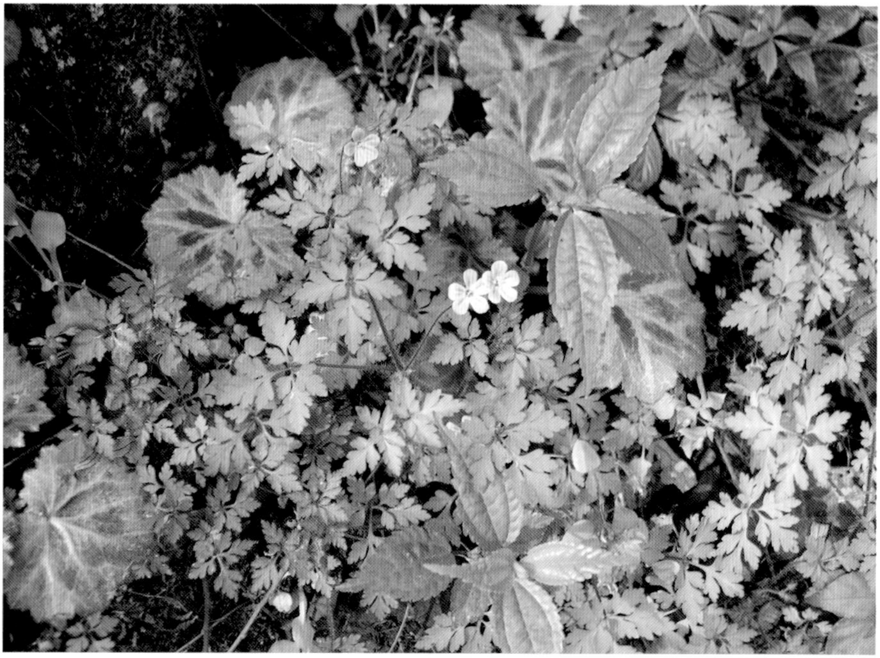

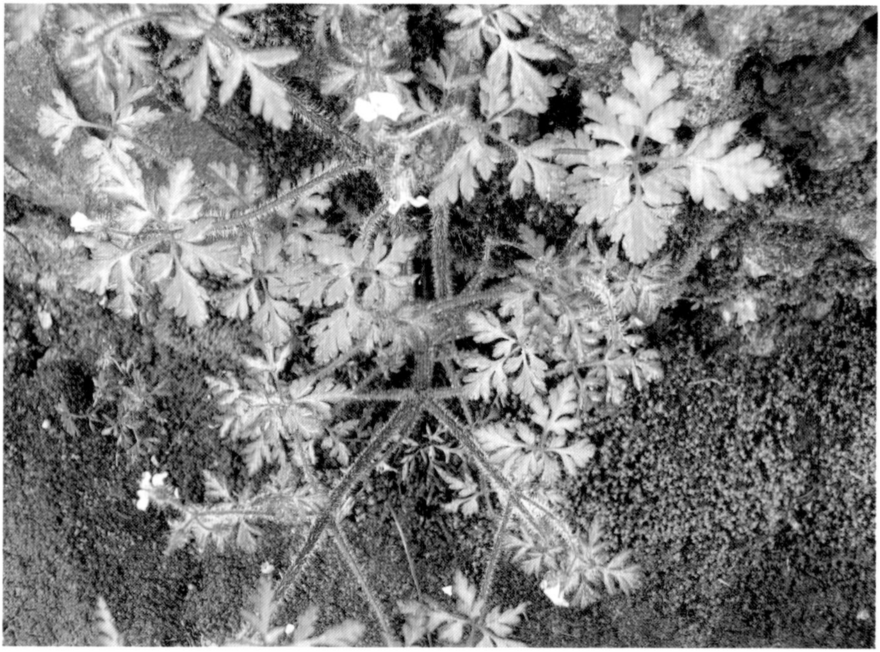

老鹳草

Geranium wilfordii Maxim.

【别　　名】贯筋、老贯筋、老牛筋、五叶草

【基　　原】来源于牻牛儿苗科老鹳草属老鹳草**Geranium wilfordii** Maxim. 的全草入药。

【形态特征】多年生草本，高30～50 cm。根茎直生，粗壮，具簇生纤维状细长须根，上部围以残存基生托叶。茎直立，单生，具棱槽，假二叉状分枝，被倒向短柔毛。叶基生和茎生叶对生；托叶卵状三角形，长5～8 mm，宽1～3 mm；基生叶和茎下部叶具长柄，柄长为叶片的2～3倍，被倒向短柔毛；基生叶片圆肾形，长3～5 cm，宽4～9 cm，5深裂达2/3处；茎生叶3裂至3/5处。花序腋生和顶生，总花梗被倒向短柔毛，每梗具2花；萼片长卵形或卵状椭圆形，长5～6 mm，宽2～3 mm，背面沿脉和边缘被短柔毛；花瓣白色或淡红色，倒卵形，与萼片近等长；雄蕊稍短于萼片，花丝淡棕色；雌蕊被短糙状毛，花柱分枝紫红色。蒴果长约2 cm，被短柔毛和长糙毛。花期6～8月；果期8～9月。

【生　　境】生于海拔1800 m以下的低山林下、草甸。

【分　　布】东北、华北、华东、华中、陕西、重庆、甘肃和四川。俄罗斯远东、朝鲜和日本也有分布。

【采集加工】夏、秋二季果实近成熟时采割，捆成把，晒干。

【性味功能】味苦辛，性平。祛风湿，通经络，止泻利。

【主治用法】治风湿痹痛，麻木拘挛，筋骨酸痛，泄泻痢疾。用量10～25 g；浸酒或熬膏。

【附　　方】1. 治筋骨瘫痪：老鹳草、筋骨草、舒筋草，炖肉服。

2. 治筋骨疼痛，通行经络，去诸风：新鲜老鹳草洗净，置50 kg于铜锅内，加水煎煮二次，过滤，再将滤液浓缩至约15 kg，加饮用酒250 g，煮10 min，最后加入熟蜂蜜3 kg，混合拌匀，煮20 min，冷却后装罐。早晚温水冲服，每次5～8 g。

3. 治腰扭伤：老鹳草根30 g，苏木15 g，煎汤，血余炭三钱冲服，每日一剂，日服二次。

4. 治妇人经行受寒，月经不调，经行发热，腹胀腰痛，不能受胎：老鹳草（五叶草）15 g，川芎6 g，大蓟6 g，白芷6 g。水酒各一钟，合煎，临卧服，服后避风。

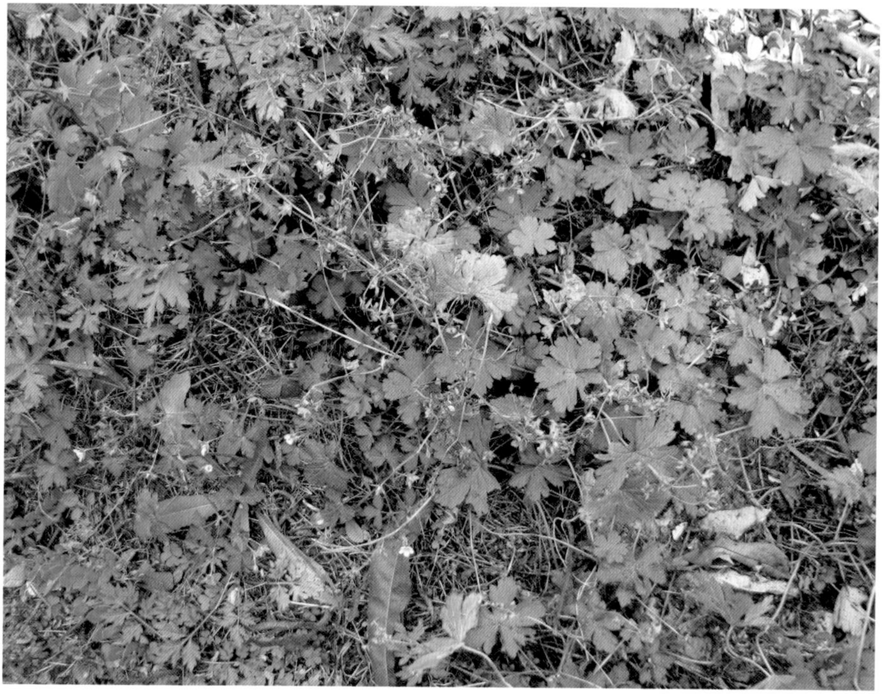

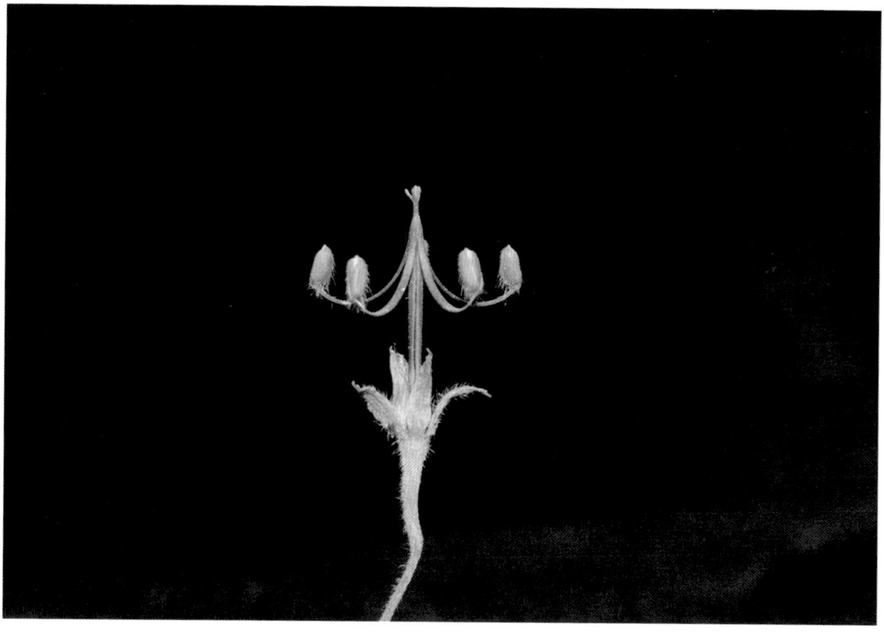

红火麻

Girardinia suborbiculata C.J. Chen subsp. **triloba**（C.J. Chen）C.J. Chen

【别　　名】活麻、红线麻

【基　　原】来源于荨麻科蝎子草属红火麻**Girardinia suborbiculata** C.J. Chen subsp. **triloba**（C.J. Chen）C.J. Chen 的全草入药。

【形态特征】一年生草本。茎高30～100 cm，麦秆色或紫红色，茎、叶柄和下面的叶脉常带紫红色。叶膜质，宽卵形，中部3裂，裂片三角形，中裂片长3～7 cm，侧裂片长1.5～3 cm，边缘具多数较整齐的牙齿。花雌雄同株，雌花序单个或雌雄花序成对生于叶腋；雄花序穗状，长1～2 cm；雌花序短穗状，常在下部有一短分枝，长1～6 cm；团伞花序枝密生刺毛，连同主轴生近贴生的短硬毛。雄花具梗，在芽时直径约1 mm；花被片4深裂，卵形，外面疏生短硬毛；退化雌蕊杯状。雌花近无梗：花被片大的一枚近盔状，顶端3齿，长约0.4 mm，在果时增长至约0.8 mm，外面疏生短刚毛，小的一枚小，条形，长及大的一枚的约一半，有时败育。瘦果宽卵形，双凸透镜状，长约2 mm，熟时灰褐色，有不规则的粗疣点。花期7～9月；果期9～11月。

【生　　境】生于海拔300～1300 m的山坡林下和溪边荫湿处，以及住宅旁。

【分　　布】湖南、重庆、贵州、四川和秦岭山脉。

【采集加工】夏、秋季采收，多鲜用。

【性味功能】味辛，性温，有毒。祛风除湿，活血，清热解表。

【主治用法】治风湿痹痛，外用适量鲜草在痛处刷打数次，至局部发红、发热、起疙瘩。

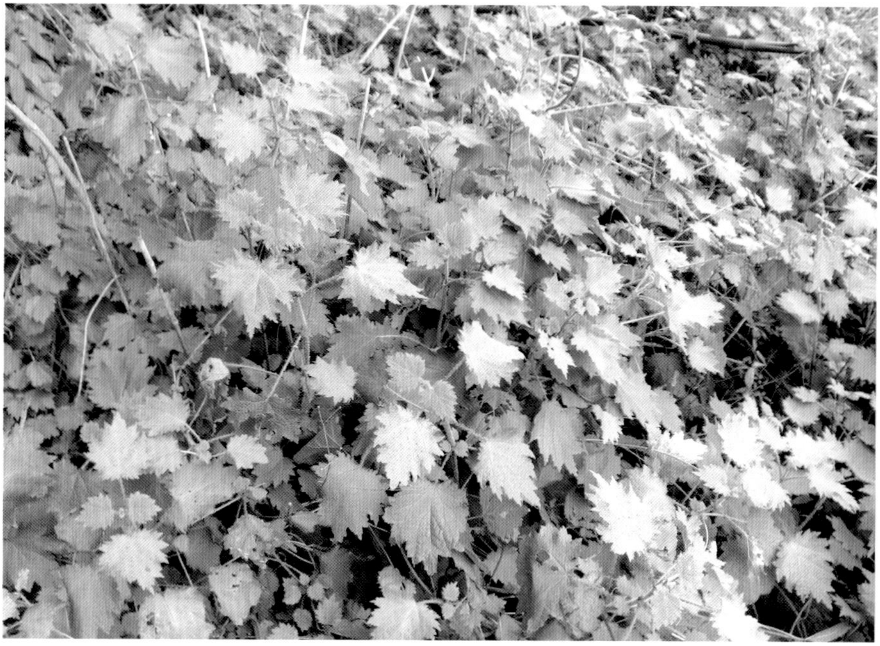

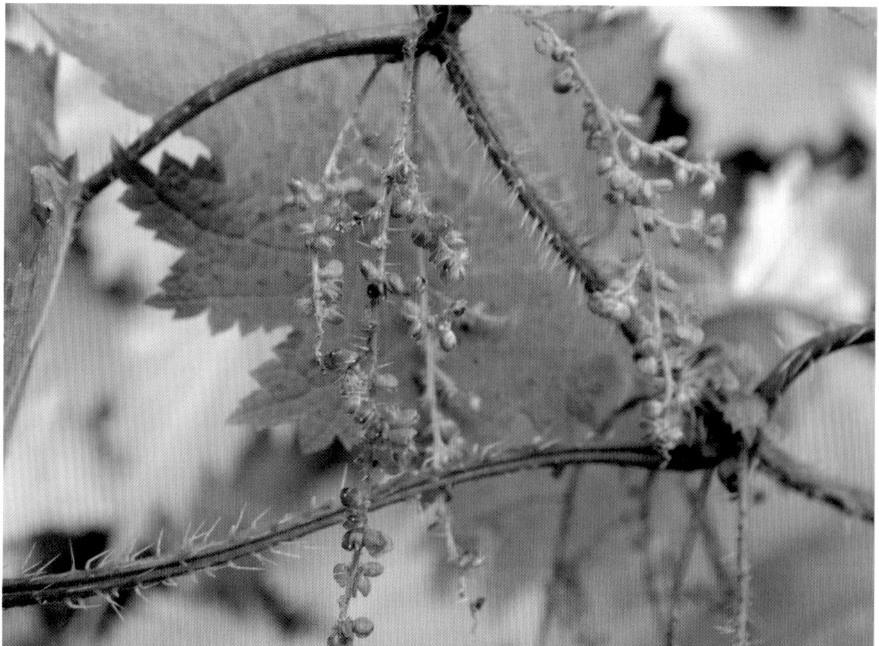

方秆蕨

Glaphyropteridopsis erubescens (Hook.) Ching

【基　　原】来源于金星蕨科方秆蕨属方秆蕨**Glaphyropteridopsis erubescens** (Hook.) Ching 的根状茎入药。

【形态特征】多年生草本，根状茎粗壮，横卧。叶片簇生，长1～2 m，中部宽25～50 cm，二回羽状深裂，羽片40～50对，相距约3 cm；中部羽片近平展，裂片线状披针形，向基部略变宽，全缘。叶脉明显，羽轴上面有1条纵沟。叶厚纸质，干后淡绿色或黄绿色，羽片上面光滑无毛，下面略有疏毛；叶轴禾秆色或带微红色。孢子囊群圆形，每裂片有10～15对，着生于侧脉基部，紧靠主脉两侧，各成一行，成熟时汇合成线形，无盖，孢子囊体光滑无毛。

【生　　境】生于海拔800～1800 m的沟谷林下。

【分　　布】台湾、四川、重庆、贵州和云南。越南、缅甸、不丹、尼泊尔、印度、菲律宾和日本也有分布。

【采集加工】秋冬季采收，洗净泥沙，切段晒干。

【性味功能】味苦，性凉。祛风除湿，清热，消炎，止血。

【主治用法】治风湿关节炎，疮疡肿毒，瘰疬，跌打损伤，毒蛇咬伤等。用量10～15 g。

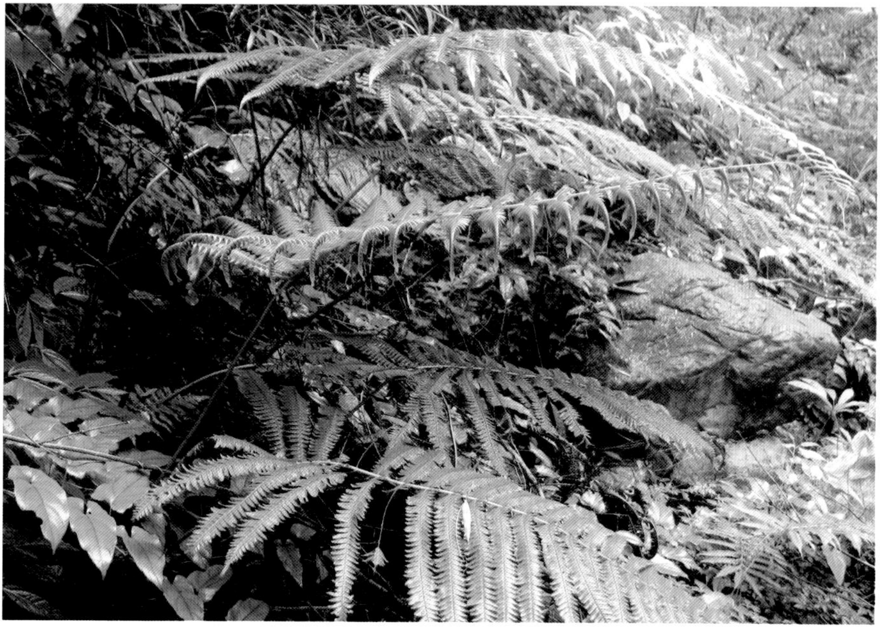

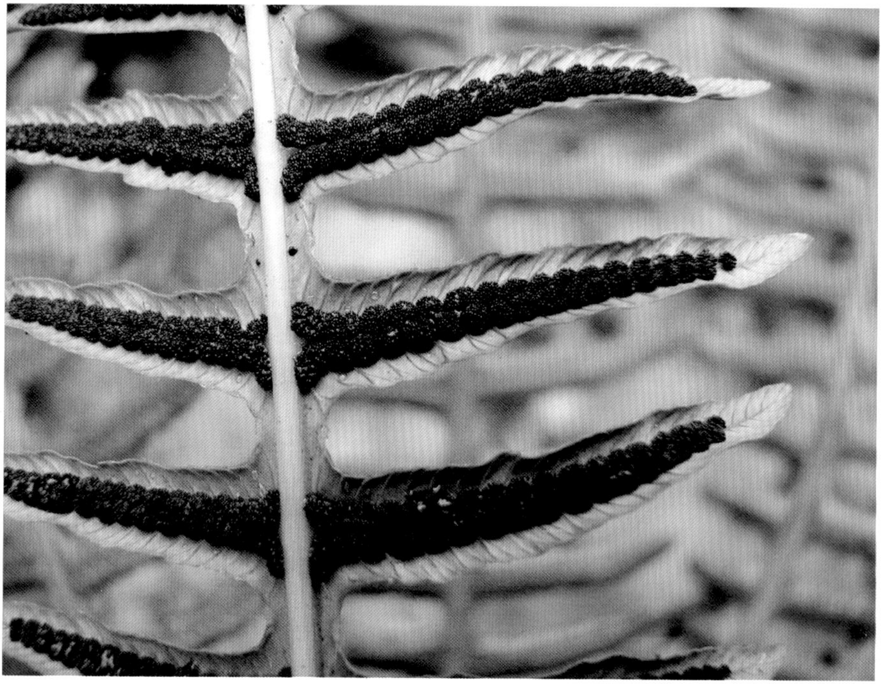

金佛山方秆蕨 **Glaphyropteridopsis jinfushanensis** Ching et Y.X. Lin

【基　　原】来源于金星蕨科方秆蕨属金佛山方秆蕨Glaphyropteridopsis jinfushanensis Ching et Y.X. Lin 的根茎入药。

【形态特征】多年生草本，根状茎横卧。叶近生，叶片阔卵状披针形，长达100 cm，中部宽40 cm，二回羽状深裂；中部羽片狭长披针形，基部近圆楔形，长达25 cm，中部宽达3 cm，一回深羽裂几达羽轴。叶脉两面均明显，主脉两面均隆起，侧脉每裂片有10～11对，斜上，基部一对出自主脉基部，下侧一脉伸达缺刻底部，上侧一脉伸至缺刻以上的叶边。下面沿羽轴顶端被长毛，主脉和侧脉疏被紧贴的短刚毛，上面沿叶轴、羽轴和叶脉密被粗壮刚毛。孢子囊群圆形，着生于小脉中上部，靠近叶边；囊群盖大，革质，棕色，宿存，无毛。

【生　　境】生于海拔750 m左右的溪边杂木林下。

【分　　布】重庆南川金佛山。

【采集加工】秋冬季采收，洗净泥沙，切段晒干。

【性味功能】味苦，性凉。祛风除湿，清热，消炎，止血。

【主治用法】治风湿关节炎，疮疡肿毒，瘰疬，跌打损伤，毒蛇咬伤等。用量10～15 g。

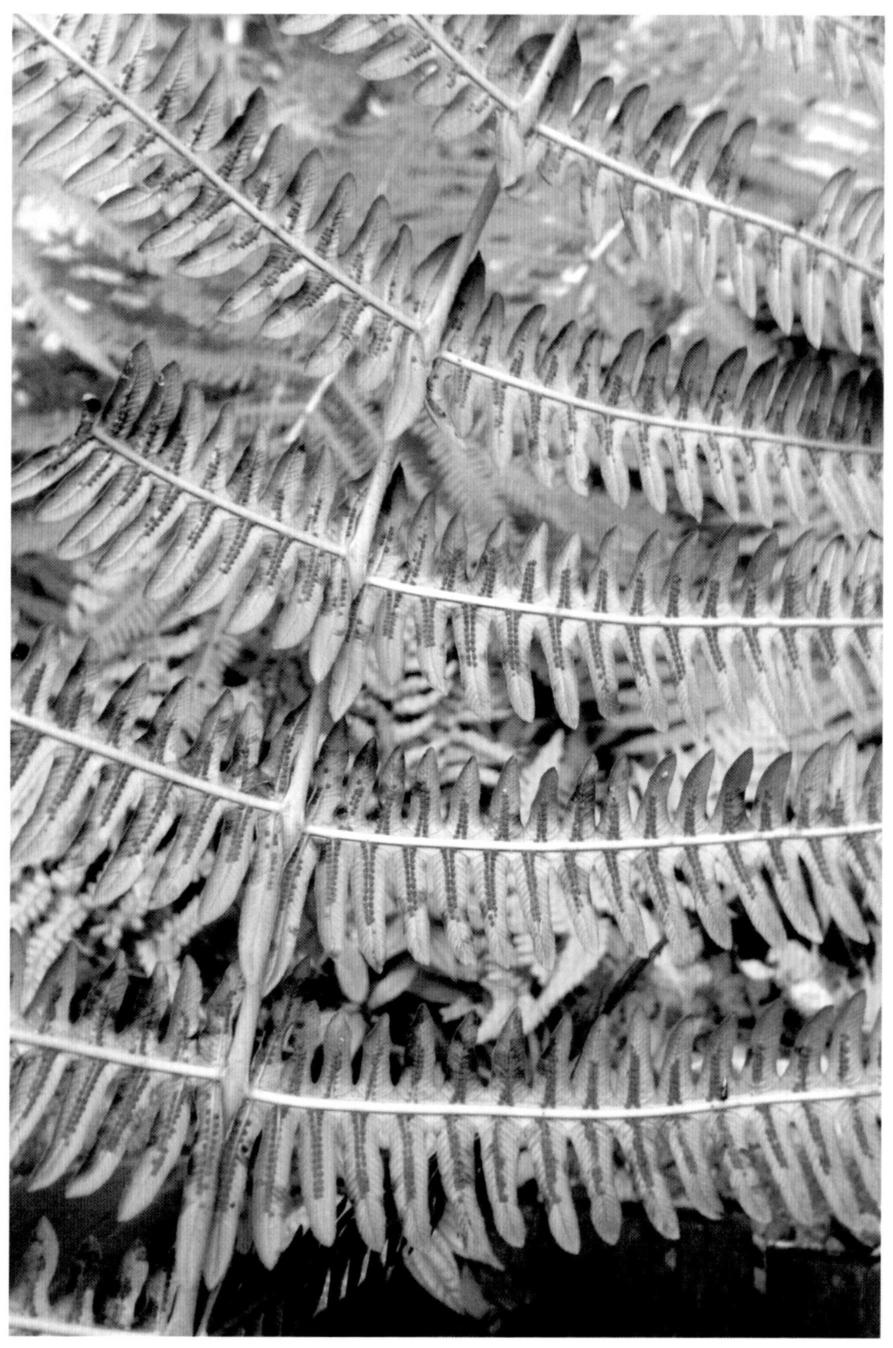

刺果甘草

Glycyrrhiza pallidiflora Maxim.

【别　　名】胡苍耳、马狼秆、马狼柴、狗甘草

【基　　原】来源于蝶形花科甘草属刺果甘草**Glycyrrhiza pallidiflora** Maxim. 的种子入药。

【形态特征】多年生草本。根和根状茎无甜味。茎直立，多分枝，高1～1.5 m，具条棱，密被黄褐色鳞片状腺点，几无毛。叶长6～20 cm；托叶披针形，长约5 mm；叶柄无毛，密生腺点；小叶9～15枚，披针形或卵状披针形，长2～6 cm，宽1.5～2 cm，上面深绿色，下面淡绿色，两面均密被鳞片状腺体，无毛，顶端渐尖，具短尖，基部楔形，边缘具微小的钩状细齿。总状花序腋生，花密集成球状；总花梗短于叶，密生短柔毛及黄色鳞片状腺点；苞片卵状披针形，长6～8 mm，膜质，具腺点；花萼钟状，长4～5 mm，密被腺点，基部常疏被短柔毛；萼齿5枚，披针形，与萼筒近等长；花冠淡紫色、紫色或淡紫红色，旗瓣卵圆形，长6～8 mm，顶端圆，基部具短瓣柄，翼瓣长5～6 mm，龙骨瓣稍短于翼瓣。果序呈椭圆状，荚果卵圆形，长10～17 mm，宽6～8 mm，顶端具凸尖，外面被长约5 mm刚硬的刺。种子2枚，黑色，圆肾形，长约2 mm。花期6～7月；果期7～9月。

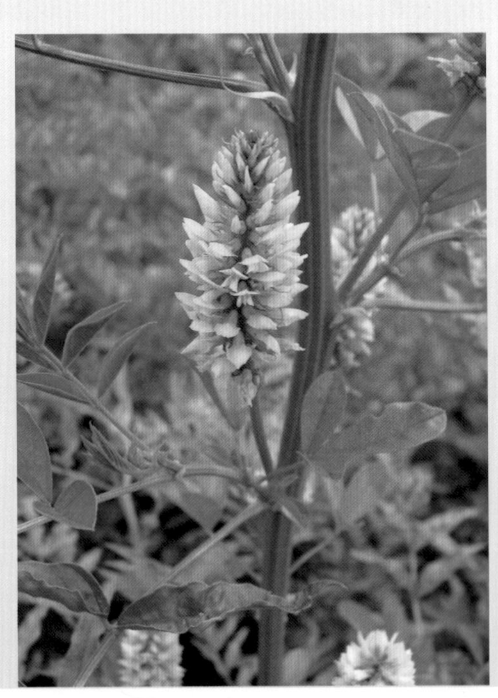

【生　　境】生于河滩地、岸边、田野、路旁。

【分　　布】东北、华北各省区及陕西、山东、江苏。俄罗斯远东地区也有分布。

【采集加工】秋季种子成熟时采收，去除杂质和果壳，晒干。

【性味功能】味甘、微辛，性温。杀虫。

【主治用法】外用治阴道滴虫病。外用适量，煎水熏洗。

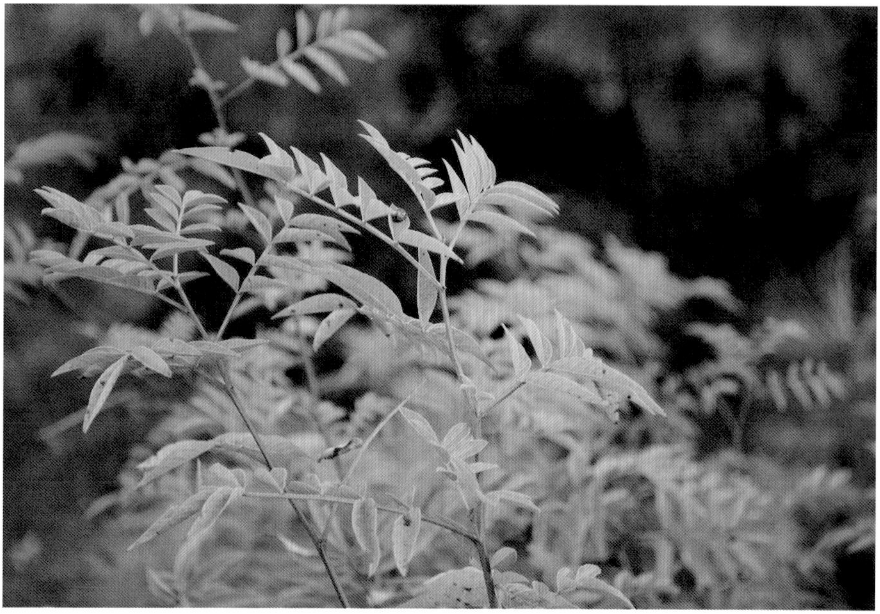

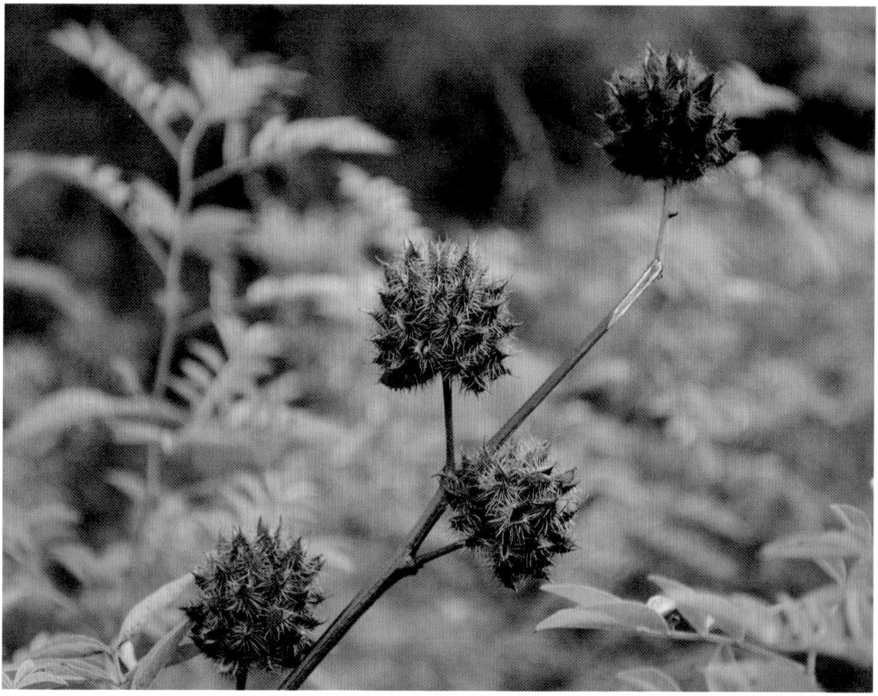

裸蒴

Gymnotheca chinensis Decne.

【别　　名】白侧耳根、还魂草、狗笠耳、水折耳

【基　　原】来源于三白草科裸蒴属裸蒴Gymnotheca chinensis Decne.的全草入药。

【形态特征】无毛草本；茎纤细，匍匐，长30～65 cm，节上生根。叶纸质，无腺点，叶片肾状心形，长3～6.5 cm，宽4～7.5 cm，顶端阔短尖或圆，基部具2耳，边全缘或有不明显的细圆齿；叶脉5～7条，均自基部发出，有时最外1对纤细或不显著；叶柄与叶片近等长；托叶膜质，与叶柄边缘合生，长1.5～2 cm，基部扩大抱茎，叶鞘长为叶柄的1/3。花序单生，长3.5～6.5 cm；总花梗与花序等长或略短；花序轴压扁，两侧具阔棱或几成翅状；苞片倒披针形，长约3 mm，有时最下的1片略大而近舌状；花药长圆形，纵裂，花丝与花药近等长或稍长，基部较宽；子房长倒卵形，花柱线形，外卷。花期4～11月。

【生　　境】生于水沟和山溪旁及阴湿疏林下。

【分　　布】湖北、湖南、广东、广西、云南、重庆、贵州及四川等省区。

【采集加工】夏、秋季采挖，洗净，鲜用或晒干。

【性味功能】味苦，性温。消食利水，活血，解毒。

【主治用法】治食积腹胀，痢疾，泄泻，水肿，小便不利，带下，跌打损伤，疮肠肿毒，蜈蚣咬伤等。用量6～30 g；外用适量鲜品捣烂敷患处。

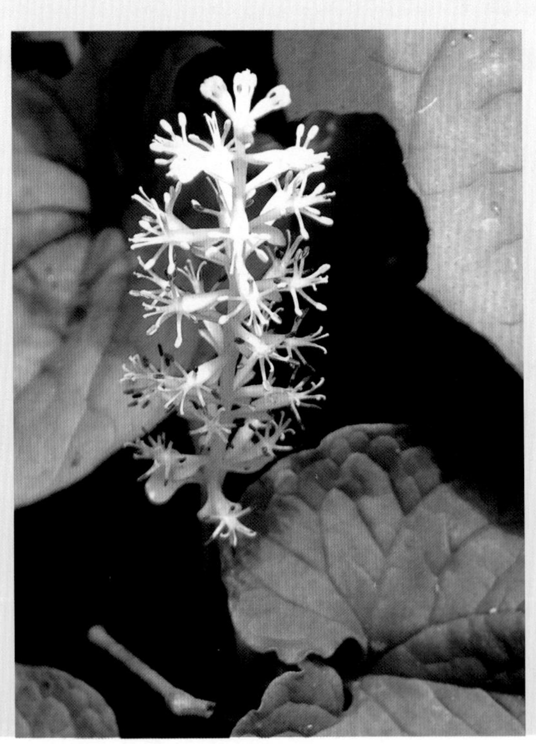

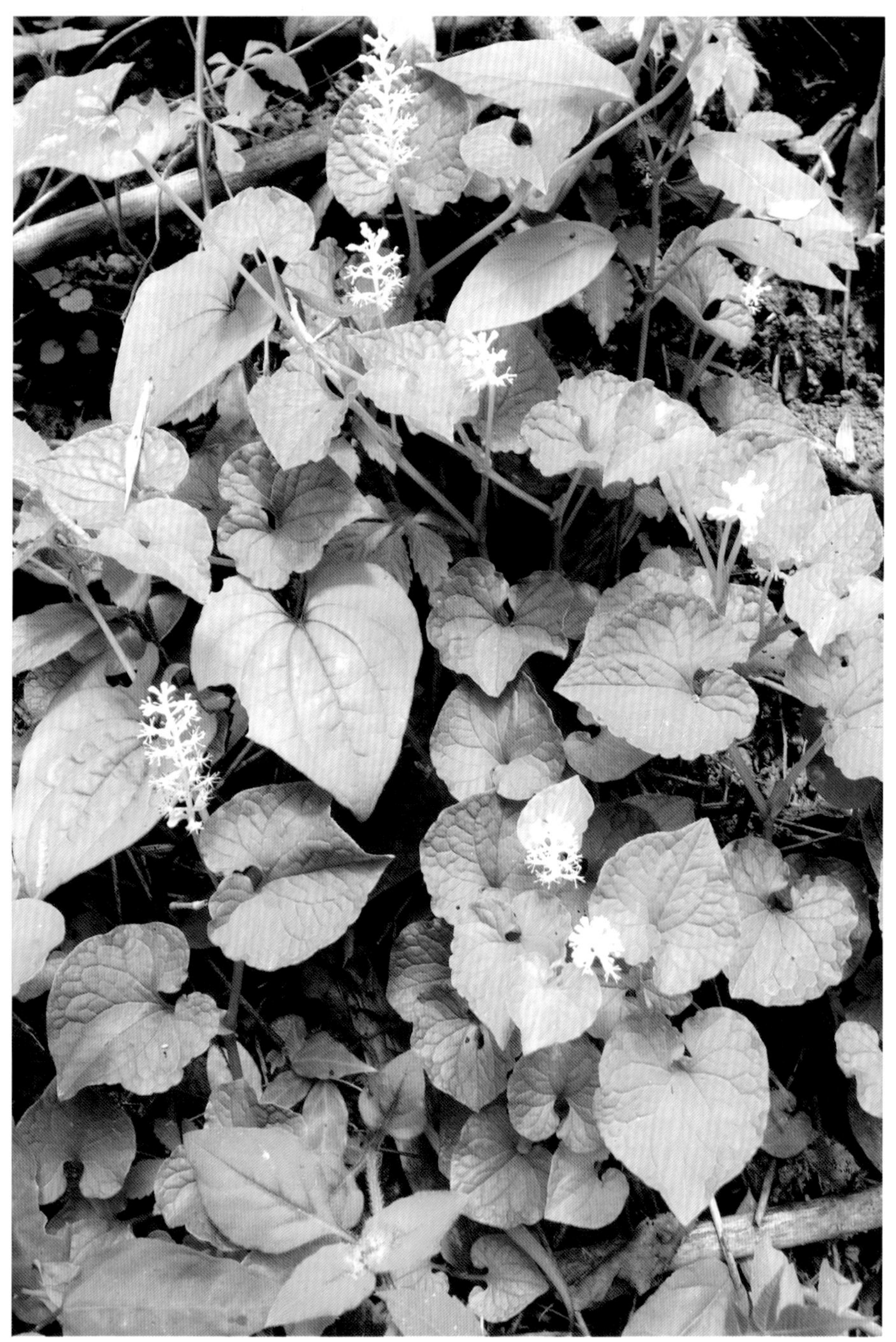

峨眉姜花

Hedychium flavescens Carey ex Roscoe

【别　　名】山羌活、路边姜

【基　　原】来源于姜科姜花属峨眉姜花**Hedychium flavescens** Carey ex Roscoe 的根茎入药。

【形态特征】多年生草本，高1～2 m。茎上的叶无柄；叶鞘稍具短柔毛；叶舌长3～5 cm，膜质；叶片椭圆状披针形或披针形，长20～50 cm，宽4～10 cm，背面具短柔毛，基部渐狭，边缘膜质，顶端尾状渐尖。穗状花序长圆形，长15～20 cm，直径3～6 cm；苞片覆瓦状，长圆形至卵形，长3～4.5 cm，宽2～4 cm，凹形，每苞片内具4或5花；小苞片管状，膜质。花黄色或黄白色，芳香。花萼长3.5～4 cm，顶端边缘全缘。花冠筒长7～8.5 cm，纤细。侧生退化雄蕊超过花冠裂片宽。唇瓣直立，基部黄色，长大于宽，顶端2裂。花丝与唇瓣近等长。子房有毛；柱头漏斗状。花期8～10月；果期翌年5～6月。

【生　　境】生于海拔500～900 m的阴湿山地林缘或灌丛中。

【分　　布】广西、重庆、四川、贵州、云南、西藏。印度和尼泊尔也有分布。

【采集加工】全年可采集，去除枯叶与杂质，切片晒干。

【性味功能】味辛，性温。除风散寒，解表发汗。

【主治用法】治头痛，风湿筋骨疼痛，跌打损伤等。用量15～25 g。

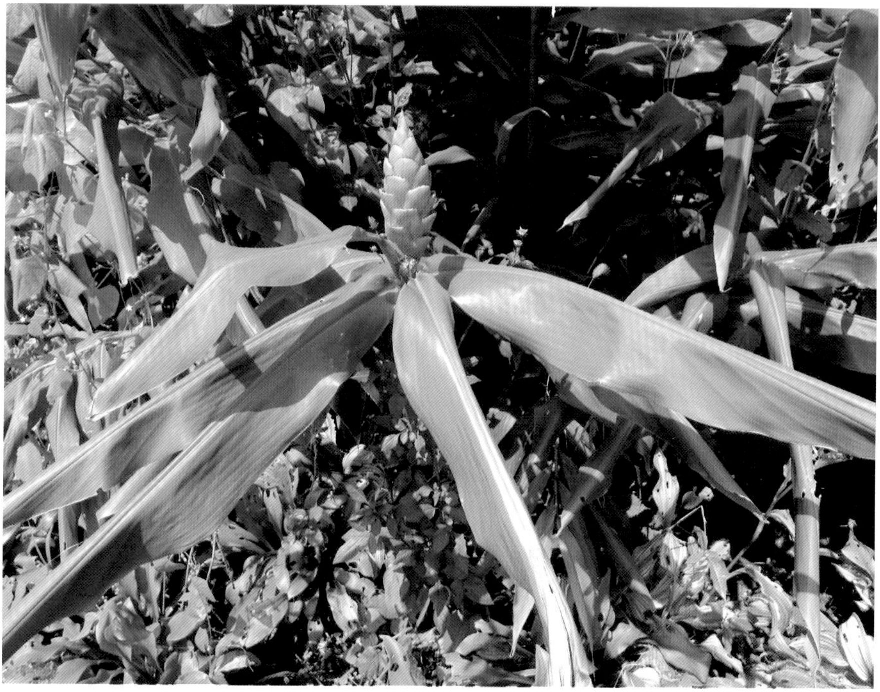

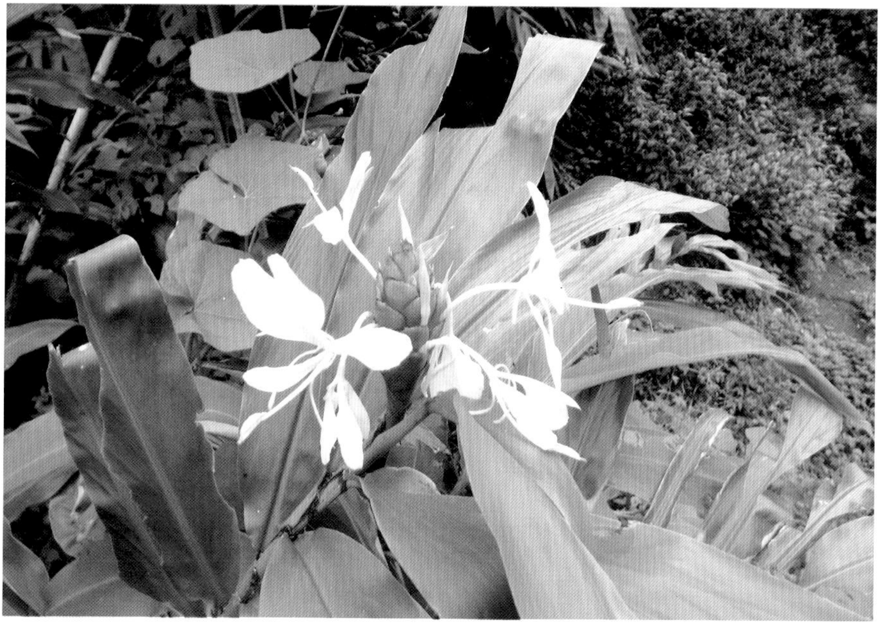

纤细半蒴苣苔

Hemiboea gracilis Franch.

【别　　名】秤杆草、地罗草

【基　　原】来源于苦苣苔科半蒴苣苔属纤细半蒴苣苔**Hemiboea gracilis** Franch. 的全草入药。

【形态特征】多年生草本。茎细弱，通常不分枝，具3～5节，肉质，散生紫褐色斑点。叶对生，叶片稍肉质，干时草质，倒卵状披针形，长3～15 cm，宽1.2～5 cm，上面深绿色，背面常紫色。聚伞花序顶生或腋生，具1～3花；花序梗长0.2～1.2 cm，花梗长2～5 mm；萼片线状披针形，长5～8 mm，宽2～4 mm。花冠粉红色，具紫色斑点，长3～3.8 cm；筒长2.2～2.8 cm，外面疏生腺状短柔毛，内面基部上方4～5 mm处有一毛环；上唇长5～8 mm，2浅裂，裂片半圆形，下唇长8～10 mm，3浅裂，裂片半圆形。花丝着生于花冠基部8～11 mm处，狭线形，长11～12 mm，花药长圆形，长1.7～2.5 mm，顶端连着；退化雄蕊2枚，长4～5 mm，顶端小头状，分离。花盘环状，高约1 mm。雌蕊长2～2.5 cm，无毛，子房线形，柱头头状。蒴果线状披针形，长1.7～2.5 cm，宽2.2～3 mm，无毛。花期8～10月；果期10～11月。

【生　　境】生于海拔300～1600 m的山谷阴处石上。

【分　　布】江西、湖北、湖南、重庆、四川和贵州。

【采集加工】秋后采收，洗净晒干。

【性味功能】味涩、微苦，性凉，有小毒。清热解毒，利尿，止咳，生津。

【主治用法】治伤暑，蛇咬，疮疖等。用量15～20 g；外用鲜品捣烂敷患处。

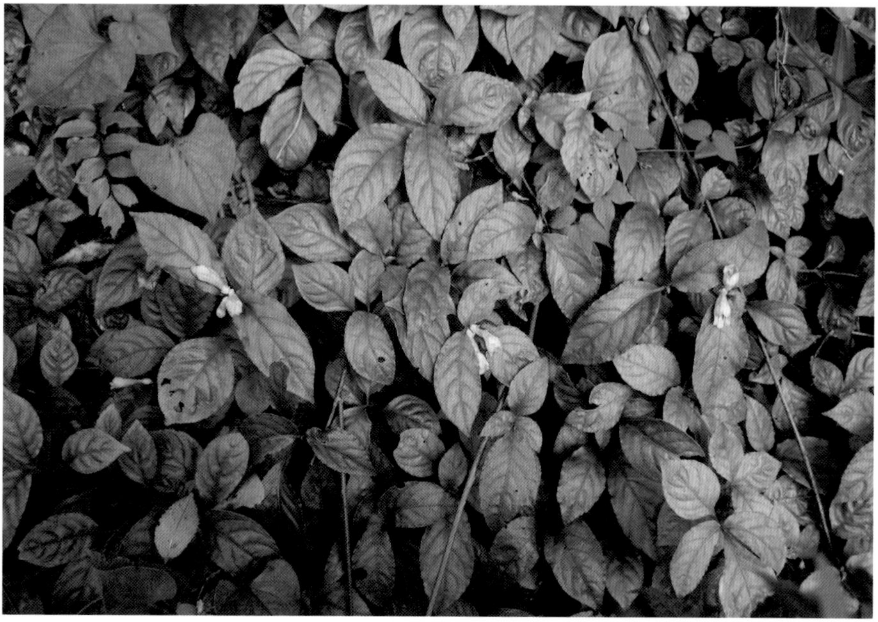

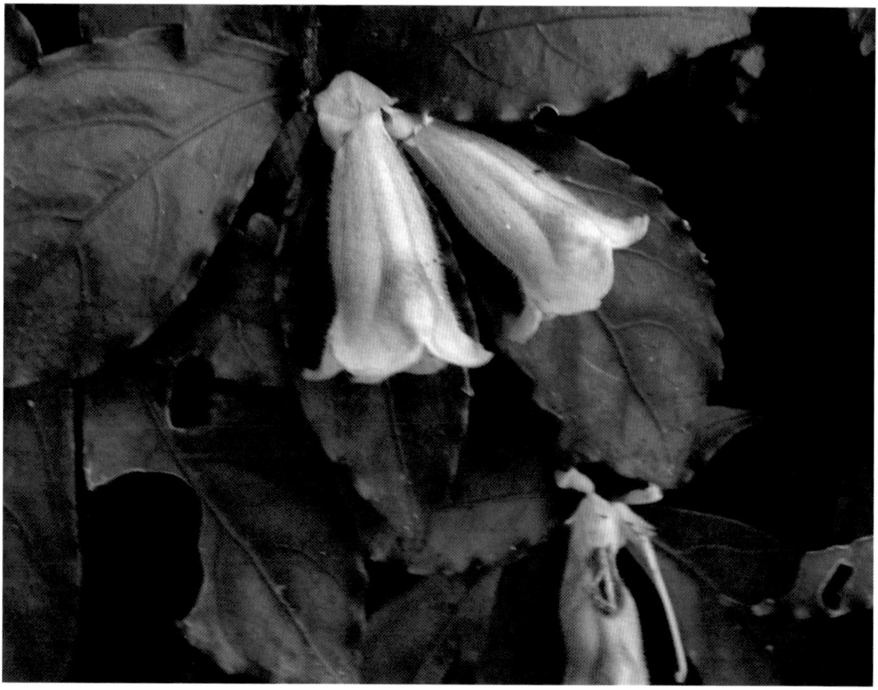

金佛山雪胆 **Hemsleya pengxianensis** W.J. Chang var. **jinfushanensis** L.T. Shen

【别　　名】金盆

【基　　原】来源于葫芦科雪胆属金佛山雪胆**Hemsleya pengxianensis** W.J. Chang var. **jinfushanensis** L.T. Shen的块根入药。

【形态特征】多年生草质藤本，具扁球形膨大块茎，断面淡黄白色，微苦。小枝纤细，疏被短柔毛，老枝近光滑无毛。卷须线形，顶端2歧。趾状复叶由5～7小叶组成，小叶片倒卵状披针形至狭椭圆状披针形，膜质，中央小叶长8～17 cm，宽2～4 cm，两侧叶片渐小。花雌雄异株，聚伞总状花序。雄花：花萼裂片5枚，披针形，长约4 mm，宽2～3 mm；花冠黄绿色，盘状，径0.6～0.8 cm。雌花：子房近球形，径约3 mm，具柄，长约3 mm；花柱3枚，柱头2裂。果实宽卵形，长4～5 cm，直径2.5～3.5 cm，果皮表面有细小的疣状凸起，具种子10余枚。种子近圆形，径1～1.3 cm。花期6～9月；果期8～11月。

【生　　境】生于海拔2000 m左右的林缘及山谷灌丛中。

【分　　布】特产于重庆南川金佛山。

【采集加工】秋季地上部分枯萎后，挖取块根，除去芦头及根须，洗净泥沙，大者切块，晒干或微火炕干。

【性味功能】味苦，性寒，有小毒。清热解毒，消肿止痛。

【主治用法】治咽喉肿痛，牙痛，目赤肿痛，菌痢，肠炎，胃痛，肝炎，尿路感染，疔肿。用量10～15 g；外用适量捣烂敷患处或研末调敷患处。

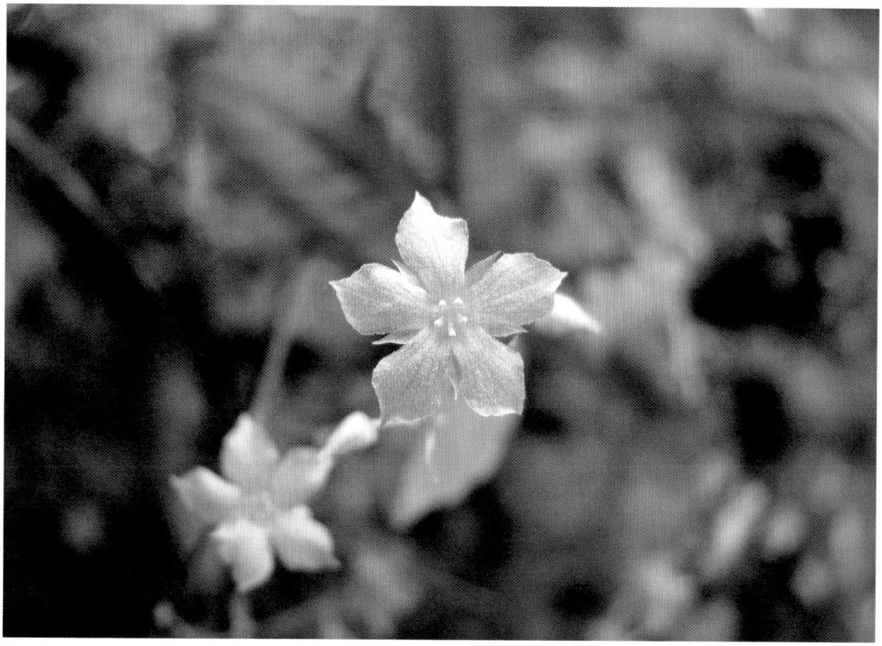

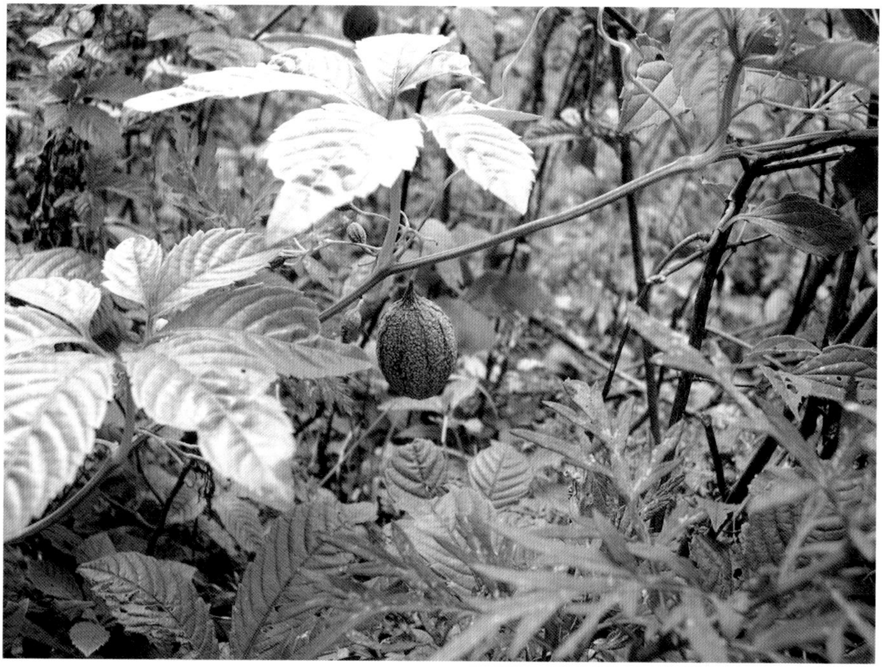

独 活

Heracleum hemsleyanum Diels

【别　　名】大活、牛尾独活、假羌活

【基　　原】来源于伞形科独活属独活**Heracleum hemsleyanum** Diels的根入药。

【形态特征】多年生草本，高达1～1.5 m。根圆锥形，分枝，淡黄色。茎单一，圆筒形，中空，有纵沟纹和沟槽。叶膜质，茎下部叶一至二回羽状分裂；茎上部叶卵形，3浅裂至3深裂，长3～8 cm，宽8～10 cm。复伞形花序顶生和侧生。花序梗长22～30 cm，近于光滑；伞辐16～18支，不等长，长2～7 cm，有稀疏的柔毛；小总苞片5～8枚，线状披针形，长2～3.5 cm，宽1～2 mm，被有柔毛。每小伞形花序有花约20朵，花柄细长；萼齿不显；花瓣白色，二型；花柱基短圆锥形，花柱较短、柱头头状。果实近圆形，长6～7 mm，背棱和中棱丝线状，侧棱有翅。背部每棱槽中有油管1条，棒状，棕色，长为分生果长度的一半或稍超过，合生面有油管2条。花期5～7月；果期8～9月。

【生　　境】生于山坡阴湿的灌丛林下或栽培。

【分　　布】四川、重庆、湖北和贵州。

【采集加工】10月左右挖取根部，除去地上茎及泥土，晒干。

【性味功能】味辛苦，性温。祛风胜湿，散寒止痛。

【主治用法】治风寒湿痹，腰膝酸痛，手脚挛痛，慢性气管炎，头痛，齿痛。用量5～10 g。

【附　　方】1. 治风痹：独活、石南各120 g，防风90 g，附子、乌头、天雄、茵芋各60 g。以酒二斗，渍七日，服半合，日三，以知力度。

2. 治风伤肾经，腰痛如掣，久不治，流入脚膝，为偏枯冷痹缓弱之患，及新产后腰脚挛痛，除风活血：独活75 g，桑寄生、杜仲、北细辛、白芍药、桂心、芎䓖、防风、甘草、人参、熟地黄、当归各60 g。上锉散，每次12 g，水二盏煎，空心服。

3. 治历节风四肢头面肿：独活20 g，黄芪30 g，生地150 g，豆豉50 g，鼠黏子150 g，上五味捣筛为散，一服5 g，饮汁下，日二服，加至10～15 g，忌芜荑、蒜、面、猪肉。

4. 治惊瘫、鹤膝，及中风湿日久致腰背手足疼痛，昼轻夜重，及四肢痿痹不仁：川独活15 g，当归、白术、黄芪、薄桂、川牛膝各8 g，甘草9 g。

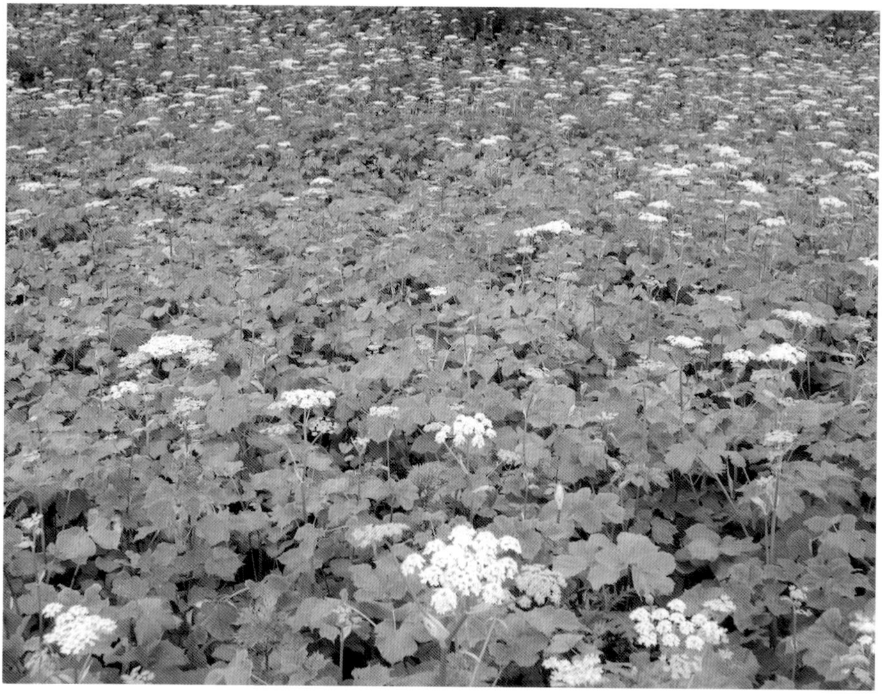

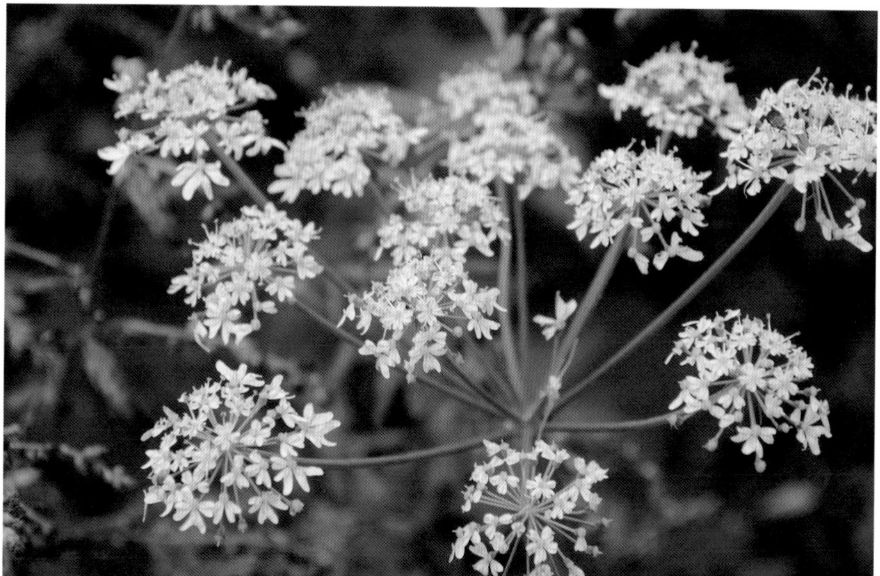

南川石杉

Huperzia nanchuanensis (Ching et H.S. Kung) Ching et H.S. Kung

【别　　名】南川石松、虱子草

【基　　原】来源于石杉科石杉属南川石杉 **Huperzia nanchuanensis** (Ching et H. S. Kung) Ching et H. S. Kung 的全草入药。

【形态特征】多年生土生草本。茎直立或斜生，高8～11 cm，中部直径1.0～1.5 mm，枝连叶宽0.7～1.0 cm，3～5回二叉分枝，枝上部常有芽胞。叶螺旋状排列，线状披针形，密生，平直至略斜向上，前部向上弯，披针形，向基部不变狭，基部最宽，长4～6 mm，基部宽约0.7 mm，基部截形，下延，无柄，顶端渐尖，边缘平直不皱曲，全缘，两面光滑，无光泽，中脉不明显，薄草质。孢子叶与不育叶同形；孢子囊生于孢子叶的叶腋，两端露出，肾形，黄色。

【生　　境】生于海拔1700～2000 m林下湿地或附生于树干上。

【分　　布】我国特有种，产湖北、重庆及云南东北部。

【采集加工】全年可采，洗净，晒干。

【性味功能】味淡，性平。消肿，止血，祛风散寒。

【主治用法】治跌打损伤，淤血肿痛，内伤吐血，毒蛇咬伤，烧烫伤等。

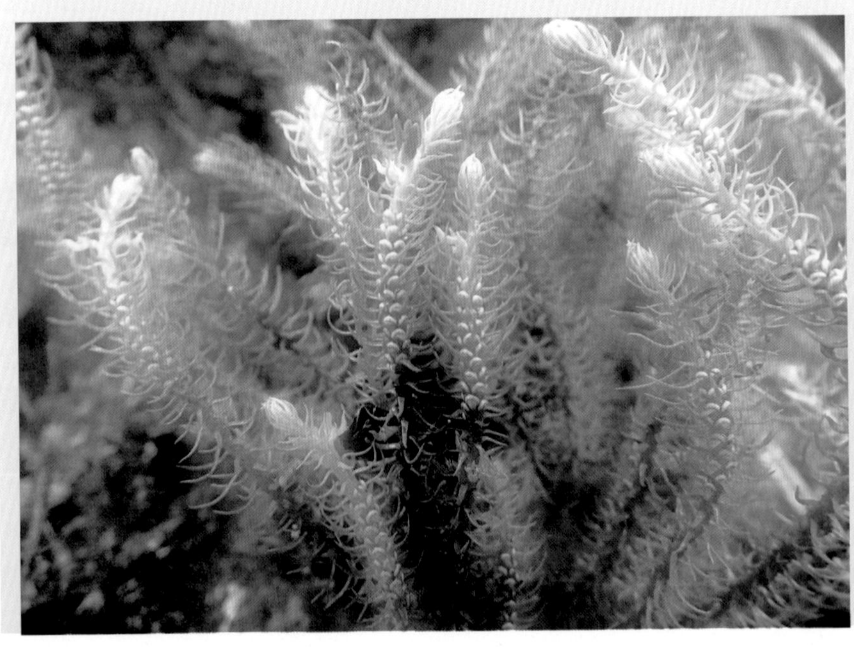

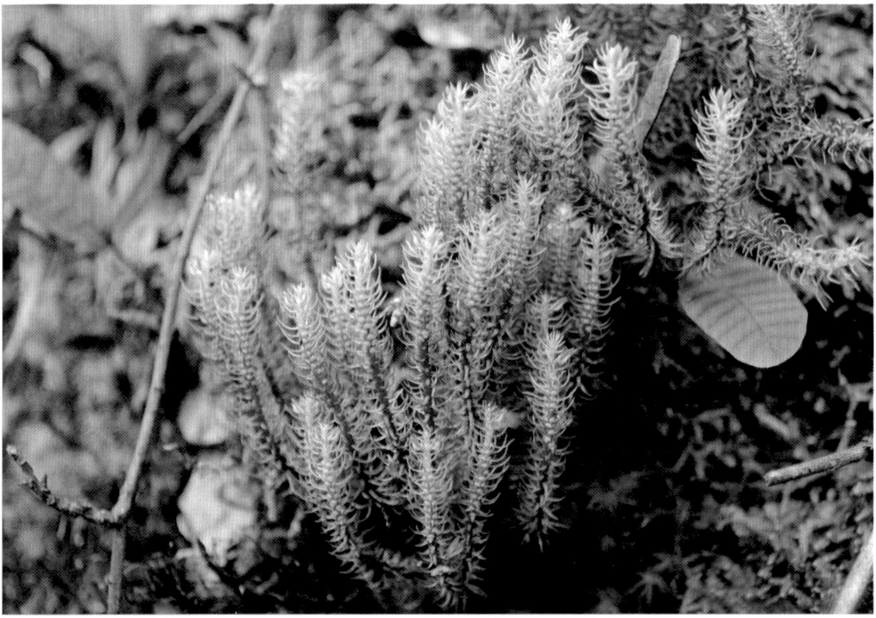

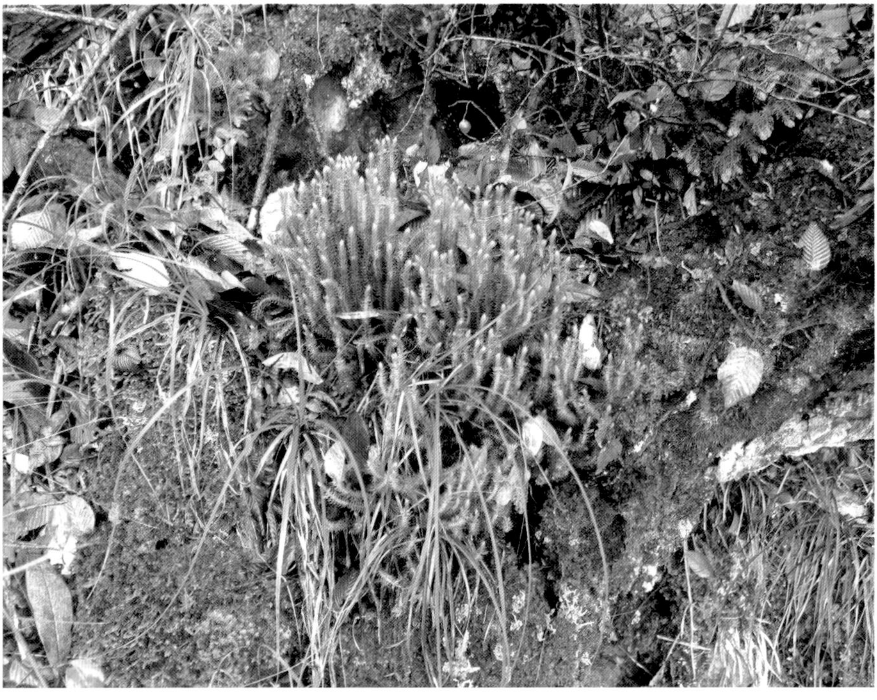

香冬青

Ilex suaveolens (Lévl.) Loes.

【基　　原】来源于冬青科冬青属香冬青**Ilex suaveolens** (Lévl.) Loes. 的树叶入药。

【形态特征】常绿乔木，高达15 m；当年生小枝褐色，具棱角，秃净，二年生枝近圆柱形，皮孔椭圆形，隆起。叶片革质，卵形或椭圆形，长5～6.5 cm，宽2～2.5 cm，顶端渐尖，具三角状的尖头，基部宽楔形，下延，叶缘疏生小圆齿，略内卷，干后叶面橄榄绿色，叶背褐色，两面无毛，主脉在两面隆起，侧脉8～10对，在两面略隆起，网状脉在叶两面或多或少明显；叶柄长约1.5～2 cm，具翅。具3个果的聚伞状果序单生于叶腋，果序梗长约1.5～2 cm，具棱，无毛，果梗长约5～8 mm，无毛。成熟果红色，长球形，长约9 mm，直径约6 mm，宿存花萼直径约2 mm，5裂，裂片阔三角形，无缘毛，宿存柱头乳头状；分核4枚，长圆形，长约8 mm，背部宽约3 mm，内果皮石质。花期4～4月；果期9～10月。

【生　　境】生于海拔600～1600 m的常绿阔叶林中。

【分　　布】安徽、浙江、江西、福建、湖北、湖南、广东、广西、重庆、贵州和云南等省区。

【采集加工】秋季采收，去除杂质，晒干。

【性味功能】味苦涩，性凉。清热解毒，消肿祛瘀，生肌敛疮，活血止血。

【主治用法】治肺炎，急性咽喉炎，痢疾，胆道感染，尿路感染，咽喉肿痛，胆道感染，烧烫伤，麻风溃疡等。用量15～30 g；外用适量鲜品捣烂敷患处或煎水涂洗。

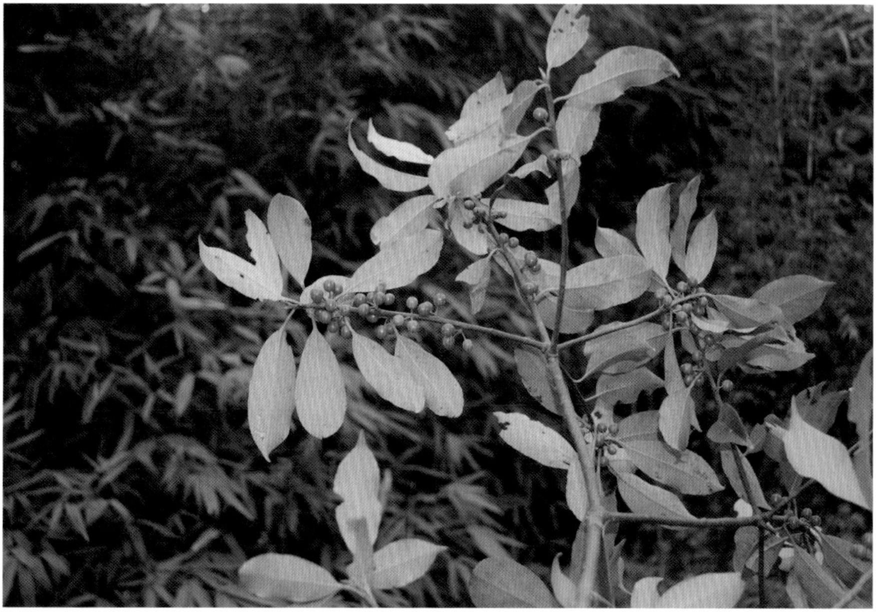

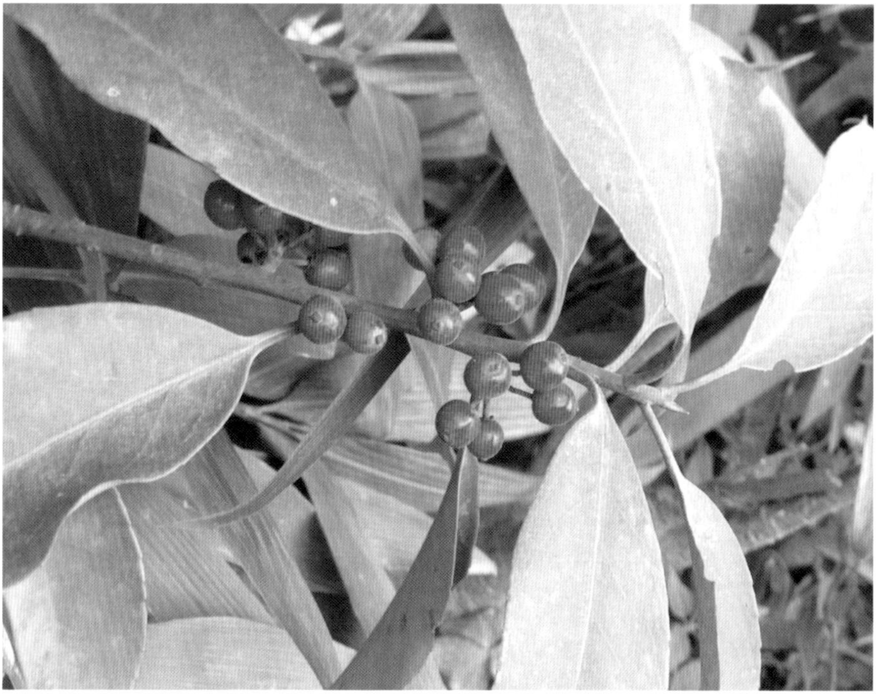

块节凤仙花

Impatiens pinfanensis Hook. f.

【别　　名】串铃、万年、小羊芋

【基　　原】来源于凤仙花科凤仙花属块节凤仙花**Impatiens pinfanensis** Hook. f. 的茎基部膨大的节入药。

【形态特征】一年生草本，高20～40 cm；茎细弱，直立，茎上疏被白色微茸毛，基部匍匐，匍匐茎节膨大，形成球状块茎，上着生不定根。单叶互生，卵形，长卵形或披针形，长3～6 cm，宽1.5～2.5 cm，顶端渐尖。基部楔形，边缘具粗锯齿，齿尖有小刚毛，侧脉4～5对，叶面沿叶脉疏被极小肉刺，下部叶柄长，上部叶柄极短，长0.3～2 cm。总花梗长4～5 cm，中上部具1狭长披针形小苞片；花红色，长约3 cm；侧生萼片2，椭圆形，长约0.5 cm，顶端具喙；旗瓣圆形或倒卵形，背面中肋有龙骨突，顶端具小尖头；翼瓣2裂，上裂片斧形，顶端圆；下裂片圆形，顶端钝；唇瓣漏斗状，基部下延为弯曲的细距；花药尖。蒴果线形，具条纹。种子近球形，直径约0.3 cm，褐色，光滑。花期6～8月；果期7～10月。

【生　　境】生于海拔900～2000 m的林下、沟边等潮湿环境。

【分　　布】贵州、重庆等地。

【采集加工】秋季采收，取下基部茎节的膨大部分，洗净，鲜用或晒干。

【性味功能】味辛，性温。祛风除湿，活血止痛。

【主治用法】治风寒感冒，喉蛾，风湿骨痛，经闭，骨折。用量9～15 g；外用适量捣烂敷患处。

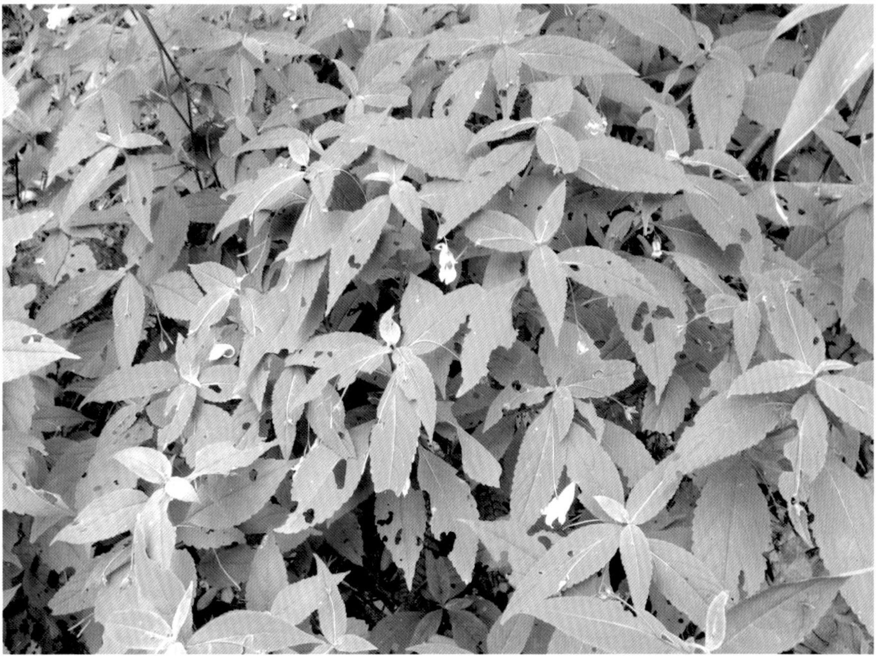

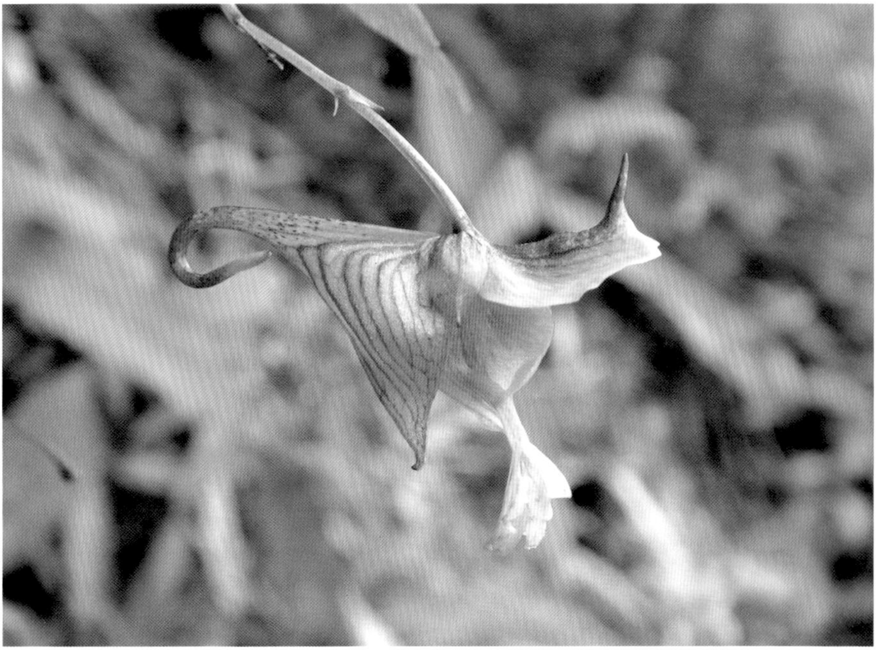

紫萼凤仙花

Impatiens platychlaena Hook. f.

【基　　原】来源于凤仙花科凤仙花属紫萼凤仙花**Impatiens platychlaena** Hook. f. 的茎入药。

【形态特征】一年生草本，高60～100 cm。全株无毛，茎直立，粗壮，绿色带紫色。叶片近膜质，卵状长圆形，长6～15 cm，宽3～4.5 cm，顶端渐尖或尾状渐尖，基部楔状狭成长2～5 cm的叶柄，上面绿色，下面淡绿或紫色。总花梗着生于茎枝顶端，长0.5～2 cm，纤细，具1～2，稀3花；苞片卵形或卵状披针形，长3～4 mm，宽约2 mm，渐尖，宿存。花大型，长3～4 cm，通常两色。侧生萼片2枚，宽圆形，膜质，宽13～15 mm，全部或具紫色斑点，背面中肋不增厚，具多数脉。旗瓣圆形，宽达15 mm，紫色或黄色，顶端2浅裂，背面中肋增厚，具宽鸡冠状凸起，全缘或2裂；翼瓣无柄，长2.5～3 cm，2裂，基部裂片圆形，上部裂片略长；唇瓣深囊状，长2.5～3 cm，基部圆形，急狭成粗而内弯2裂的短距。子房纺锤状。蒴果线形，长2.5～4 cm，顶端急尖。种子多数，长圆形，长2～3 mm。花期8～9月；果期10月。

【生　　境】生于海拔750～2500 m的林缘或灌木丛中潮湿处或路边林下。

【分　　布】四川和重庆。

【采集加工】秋季采收，取下基部茎节的膨大部分，洗净，鲜用或晒干。

【性味功能】味辛，性温。祛风除湿，活血止痛。

【主治用法】治风寒感冒，喉蛾，风湿骨痛，经闭，骨折。用量9～15 g；外用适量捣烂敷患处。

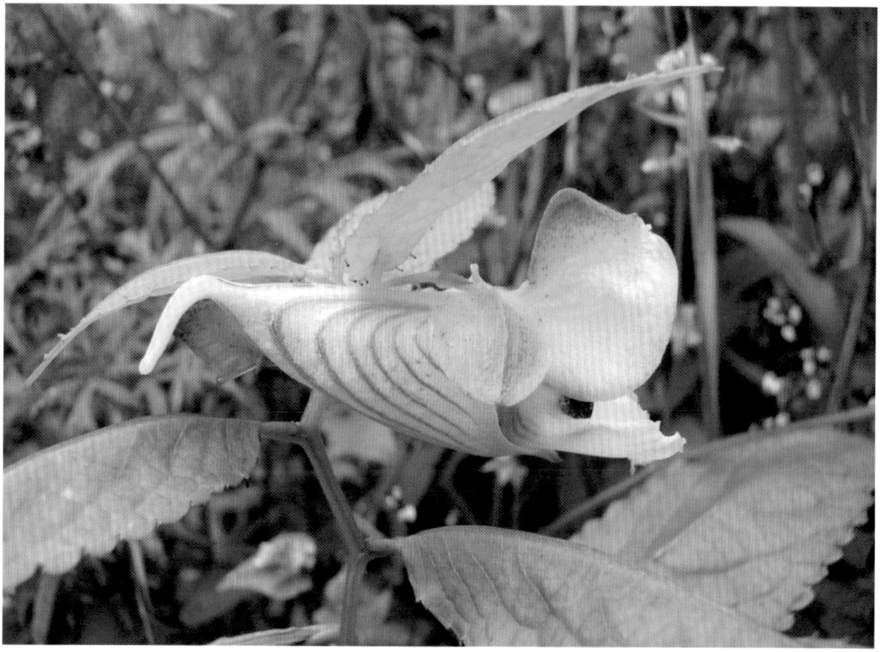

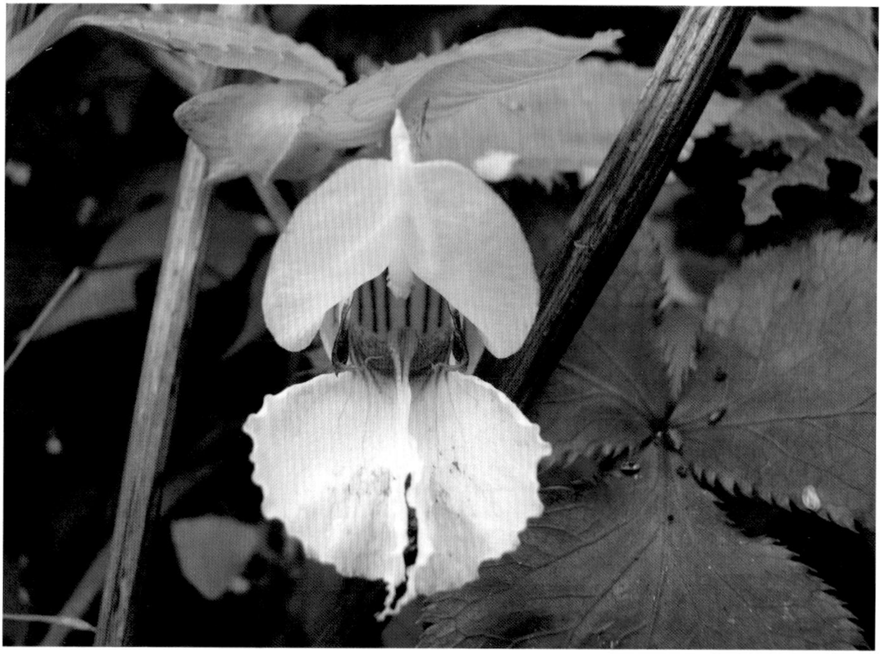

湖北凤仙花

Impatiens pritzelii Hook. f.

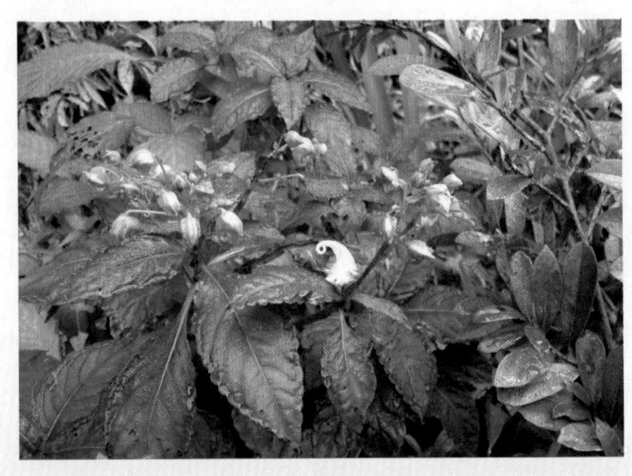

【别　　名】冷水七、红苋、霸王七

【基　　原】来源于凤仙花科凤仙花属湖北凤仙花 **Impatiens pritzelii** Hook. f. 的根茎入药。

【形态特征】多年生草本，高20～70 cm，全株无毛，具串珠状横走的地下茎。叶互生，常密集于茎端，无柄或具短柄，长圆状披针形或宽卵状椭圆形，长5～18 cm，宽2～5 cm，顶端渐尖或急尖，基部楔状下延于叶柄。总花梗生于上部叶腋，长于叶或与叶等长，具3～8花。花总状排列，苞片卵形或舟形，长5～8 mm，革质，顶端渐尖，早落。花黄色或黄白色，侧生萼片4枚，外面2枚宽卵形，长8～10 mm，宽4～5 mm，不等侧，内面2枚线状披针形，长10～14 mm。旗瓣宽椭圆形或倒卵形，长14～16 mm，膜质；翼瓣具宽柄，长约2 cm，2裂；唇瓣囊状，内弯，长2.5～3.5 cm，具淡棕红色斑纹，基部渐狭成距。子房纺锤形，具长喙尖。花期8～10月；果期9～12月。

【生　　境】生于海拔400～1800 m的山谷林下、沟边及湿润草丛中。

【分　　布】湖北、重庆等地。

【采集加工】夏、秋季采挖根及根茎，洗净，鲜用或切段晒干。

【性味功能】味苦、辛，性微温。祛风除湿，散瘀消肿，止痛止血，清热解毒。

【主治用法】治风湿性关节炎，跌打肿痛，风湿疼痛，四肢麻木，腹泻，痢疾等。用量9～15 g；外用适量鲜品捣烂敷患处。

窄萼凤仙花

Impatiens stenosepala Pritz. ex Diels

【基　　原】来源于凤仙花科凤仙花属窄萼凤仙花**Impatiens stenosepala** Pritz. ex Diels 的茎入药。

【形态特征】一年生草本，高20～70 cm，直立，茎和枝上有紫色或红褐色斑点。叶互生，常密集于茎上部，长圆形或长圆状披针形，长6～15 cm，宽2.5～5.5 cm，顶端尾状渐尖，基部楔形，边缘有圆锯齿，基部有少数缘毛状腺体；侧脉7～9对；叶柄长2.5～4.5 cm。总花梗腋生，有花1～2朵；花梗纤细，基部有1条形苞片；花大，紫红色；侧生萼片4枚，外面2枚条状披针形，内面的2枚条形；旗瓣宽肾形，顶端微凹，背面中肋有龙骨突，中上部有小喙；翼瓣无柄，2裂，基部裂片椭圆形，上部裂片长圆状斧形，背面有近圆形的耳；唇瓣囊状，基部圆形，有内弯的短距；花药钝。蒴果条形。花期8～9月；果期9～11月。

【生　　境】生于海拔800～1800 m的山坡林下、山沟水旁或草丛中。

【分　　布】贵州、重庆、湖南、湖北、陕西、甘肃、河南、山西。

【采集加工】秋季采收，取下基部茎节的膨大部分，洗净，鲜用或晒干。

【性味功能】味辛，性温。祛风除湿，活血止痛。

【主治用法】治风寒感冒，喉蛾，风湿骨痛，经闭，骨折。用量9～15 g；外用适量捣烂敷患处。

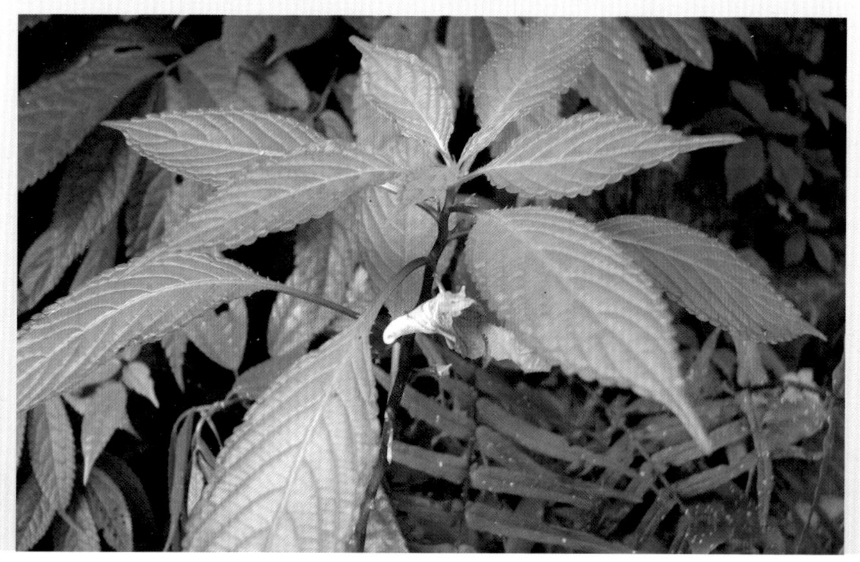

南川金盏苣苔

Isometrum nanchuanicum K.Y. Pan et Z.Y. Liu

【基　　原】来源于苦苣苔科金盏苣苔属南川金盏苣苔**Isometrum nanchuanicum** K.Y. Pan et Z.Y. Liu的全草入药。

【形态特征】多年生草本，根茎短而直立，叶片基生，具长柄，叶柄长4.6～8.5 cm，被棕色短柔毛；叶卵形，长2.2～6 cm，宽约1 cm，正面被灰色柔毛，背面被棕色柔毛。花序梗长8.8～11.5 cm，被棕色柔毛，花梗长1.2～3 cm。萼裂片披针形，长3～4 mm，边缘全缘。花冠紫色，径8～9 mm，外面无毛；坛状，长6～7 mm，径5～6.5 mm；上唇裂片长圆形，长约2.2 mm，宽约2 mm；下唇裂片宽卵形，长约1.2 mm，宽约1.4 mm。雄蕊长4～5.5 mm；花丝无毛；花药成对，囊不汇合；退化雄蕊长约0.7 mm。雌蕊长3.8～4 mm，无毛；子房长2.8～3 mm。蒴果长约2.7 cm。花期8～9月；果期9～11月。

【生　　境】生于海拔600～800 m的山坡岩壁上。

【分　　布】特产于重庆南川、涪陵和武隆等地。

【采集加工】全年可采集，去除杂质和泥沙，晒干备用。

【性味功能】味苦，性凉。清热利湿，消炎止血。

【主治用法】治跌打损伤，外伤出血。用量15～25 g；外用适量鲜品捣烂敷患处。

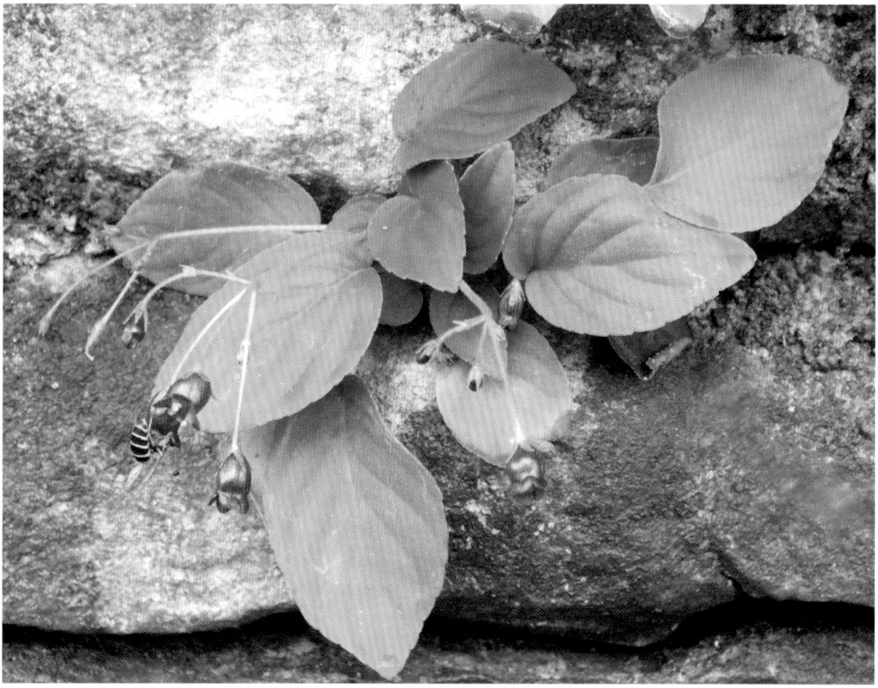

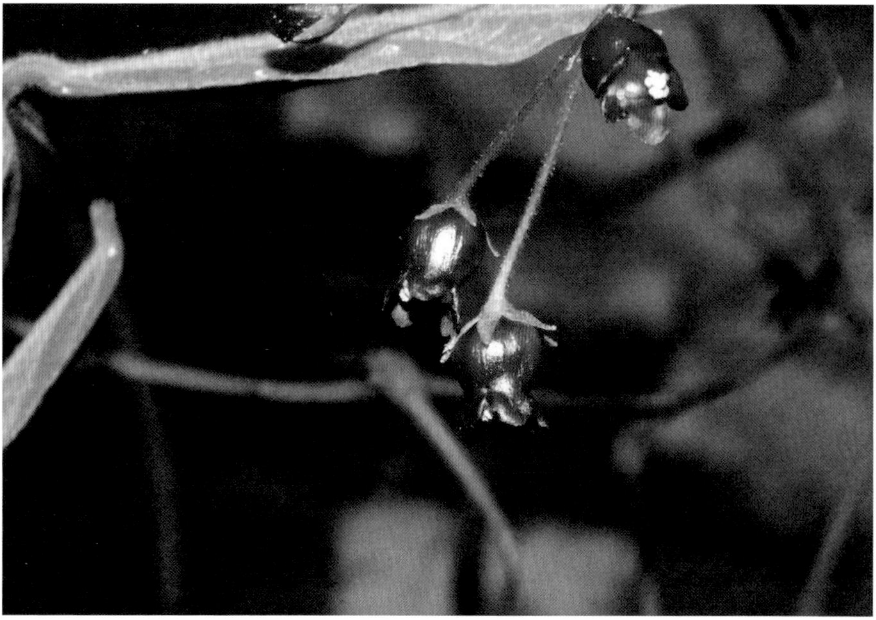

野核桃

Juglans cathayensis Dode

【别　　名】山核桃

【基　　原】来源于胡桃科胡桃属野核桃**Juglans cathayensis** Dode 的种仁入药。

【形态特征】乔木，高达12～25 m，胸径达1～1.5 m；幼枝灰绿色，被腺毛，髓心薄片状分隔；顶芽裸露，锥形，长约1.5 cm，黄褐色，密生毛。奇数羽状复叶长40～50 cm，叶柄及叶轴被毛，具9～17枚小叶；小叶硬纸质，卵状长圆形或长卵形，长8～15 cm，宽3～7.5 cm，顶端渐尖，基部斜圆形，两面有星状毛。雄性葇荑花序生于去年生枝顶端叶痕腋内，长达18～25 cm，花序轴有疏毛；雄花被腺毛，雄蕊约 13枚，花药黄色，长约1 mm，有毛，药隔稍伸出。雌性花序生于当年生枝顶端，初时长2.5 cm，后伸长达8～15 cm，雌花排列成穗状。雌花密生棕褐色腺毛，子房卵形，长约2 mm，花柱短，柱头2深裂。果序常具6～10个果；果实卵形或卵圆状，长3～4.5 cm，外果皮密被腺毛，核卵状或阔卵状，内果皮坚硬，有6～8条纵向棱脊。花期4～5月；果期8～10月。

【生　　境】生于海拔800～2800 m的杂木林中。

【分　　布】甘肃、陕西、山西、河南、湖北、湖南、四川、重庆、贵州、云南、广西。

【采集加工】10月果实成熟时采收，堆积6～7天，待果皮霉烂后，擦去果皮，洗净，晒至半干，再击碎果核，拣取种仁，晒干。

【性味功能】味甘，性温。补养气血，润燥化痰，温肺润肠，温肾助阳，通便。

【主治用法】治燥咳无痰，虚喘，腰膝酸软，肠燥便秘，皮肤干裂，虚寒咳嗽，下肢酸痛。用量30～50 g，或捣碎嚼食10～30 g；外用适量，捣烂，涂搽。

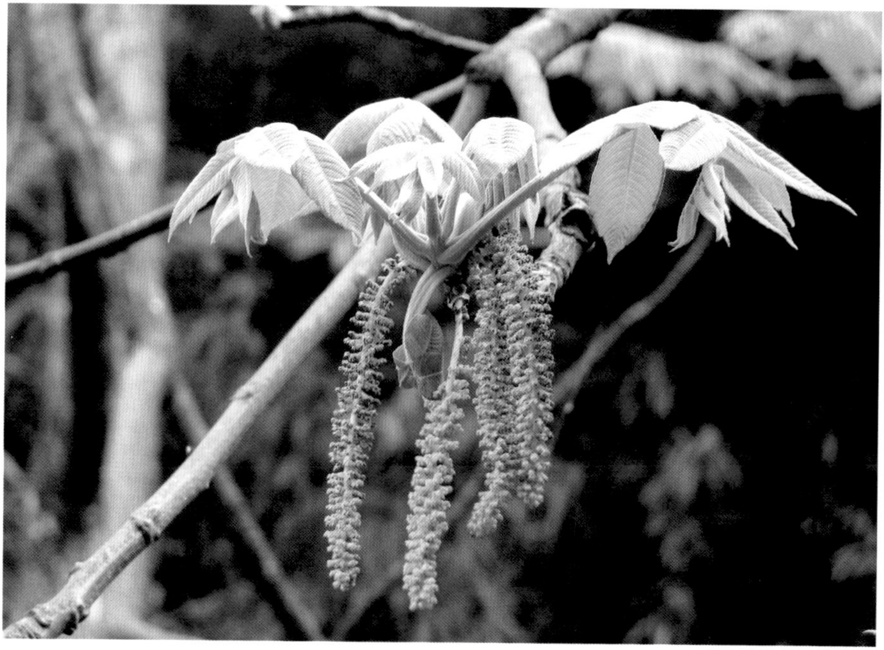

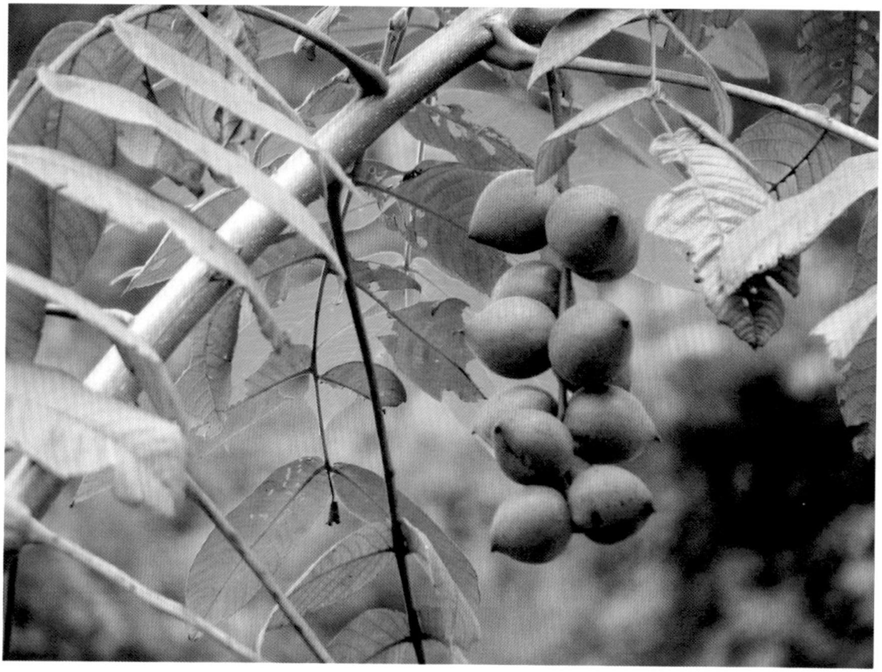

珠芽艾麻

Laportea bulbifera (Sieb. et Zucc.) Wedd.

【别　　名】牡丹三七、华艾麻草、红禾麻根、铁秤砣

【基　　原】来源于荨麻科艾麻属珠芽艾麻 **Laportea bulbifera** (Sieb. et Zucc.) Wedd. 的根入药。

【形态特征】多年生草本。根数条，丛生，纺锤状，红褐色。茎下部多少木质化，高50～150 cm，具5条纵棱；珠芽1～3个，常生于不生长花序的叶腋，球形，直径3～6 mm。叶卵形至披针形，长8～16 cm，宽3.5～8 cm，顶端渐尖，基部宽楔形。花序雌雄同株，圆锥状，序轴上生短柔毛和稀疏的刺毛；雄花序生茎顶部以下的叶腋，具短梗，长3～10 cm，分枝多，开展；雌花序生茎顶部或近顶部叶腋，长10～25 cm，花序梗长5～12 cm。雄花具短梗或无梗，径约1 mm：花被5片，长圆状卵形，内凹，外面近顶端无角状凸起物，外面有微毛；雄蕊5枚；退化雌蕊倒梨形，长约0.4 mm。雌花具梗：花被4片，不等大，分生，侧生的二枚较大，紧包被着子房，长圆状卵形或狭倒卵形，长约1 mm；子房具雌蕊柄，直立，后弯曲；柱头丝形，长2～4 mm，周围密生短毛。瘦果圆状倒卵形或近半圆形，偏斜，扁平，长约2～3 mm，光滑，有紫褐色细斑点。花期6～8月；果期8～12月。

【生　　境】生于海拔1000～2400 m山坡林下或林缘路边半阴坡湿润处。

【分　　布】黑龙江、吉林、辽宁、山东、河北、山西、河南、安徽、陕西、甘肃、四川、重庆、西藏、云南、贵州、广西、广东、湖南、湖北、江西、浙江和福建。日本、朝鲜、俄罗斯、印度、斯里兰卡和印度尼西亚爪哇也有分布。

【采集加工】秋季采挖根部，除去茎、叶及泥土，晒干。

【性味功能】味辛，性温。祛风除湿，活血止痛。

【主治用法】治风湿痹痛，肢体麻木，跌打损伤，骨折疼痛，月经不调，劳伤乏力，肾炎水肿。用量9～15 g，鲜品30 g。外用适量，煎水洗患处。

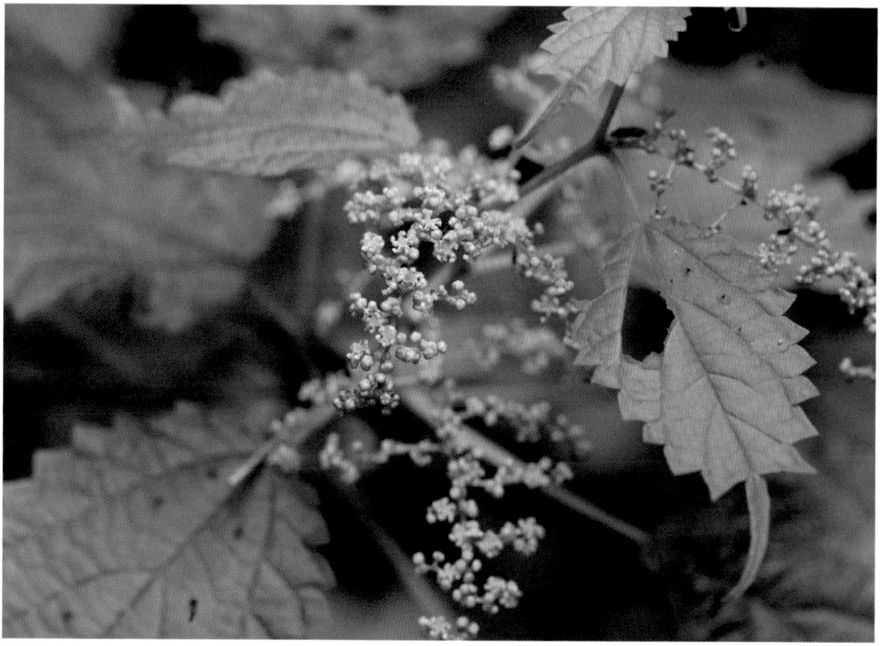

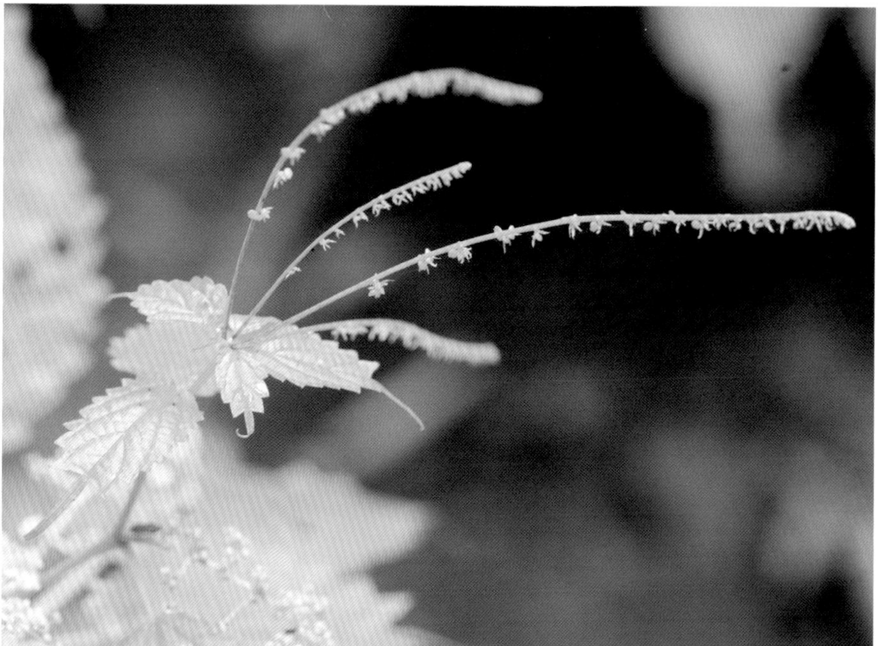

齿鳞草

Lathraea japonica Miq.

【别　　名】假天麻

【基　　原】来源于列当科齿鳞草属齿鳞草**Lathraea japonica** Miq. 的全草入药。

【形态特征】植株高20～30 cm，全株密被黄褐色的腺毛。茎高10～20 cm，上部被黄褐色腺毛。叶白色，生于茎基部，菱形、宽卵形或半圆形，长0.5～0.8 mm，宽0.7～0.9 mm，上部叶狭披针形，宽1～2 mm。花序总状，狭圆柱形，长10～20 cm，径1.5～2.5 cm；苞片1枚，着生于花梗基部，卵状披针形或披针形，长0.6～0.9 cm。花萼钟状，长7～9 mm，不整齐4裂，裂片三角形，长4～5 mm。花冠紫色或蓝紫色，长1.5～1.7 cm，筒部白色，比花萼长。雄蕊4枚，花丝着生于距筒基部6～7 mm处，长5～7 mm，被柔毛，花药长卵形，长1.8～2 mm，密被白色长柔毛，基部具小尖头，略叉开。子房近倒卵形，长1.5～2.5 mm，花柱长1.2～1.4 cm，柱头2浅裂。蒴果倒卵形，长5～7 mm，直径3～4 mm，顶端具短喙。种子4枚，干后浅黄色，不规则球形，直径1.8～2 mm，种皮具沟状纹饰。花期3～5月；果期5～7月。

【生　　境】生于海拔1500～2200 m的路旁及林下阴湿处。

【分　　布】陕西、甘肃、广东、重庆及贵州等地。日本也有分布。

【采集加工】3～4月花未完全开放时采收，洗净泥沙晒干。

【性味功能】味苦，性寒。解毒，消肿，止痛。

【主治用法】治风湿关节痛，跌打损伤等。用量8～12 g。

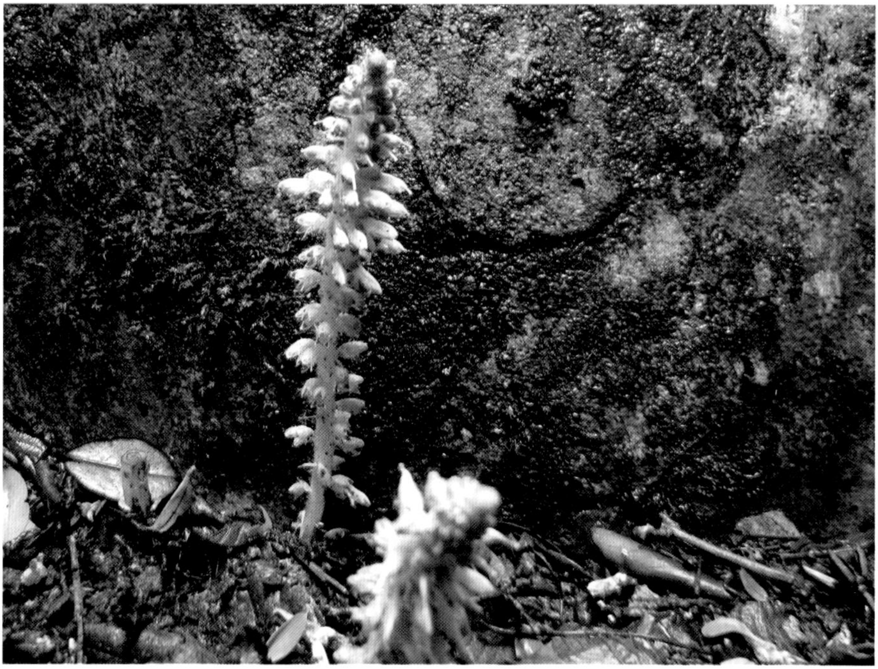

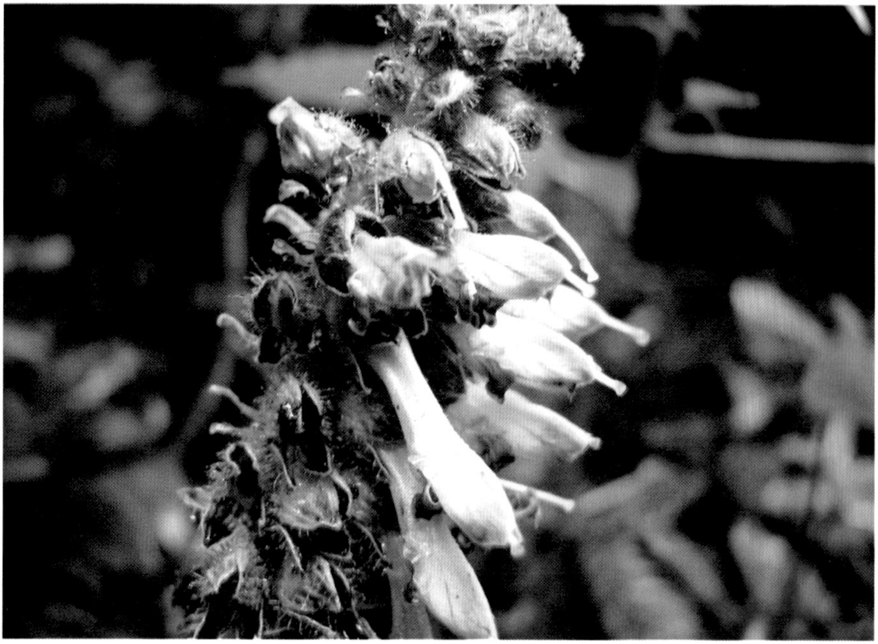

中间骨牌蕨

Lepidogrammitis intermidia Ching

【别　　名】石爪子、石瓜米、仙人指壳

【基　　原】来源于水龙骨科骨牌蕨属中间骨牌蕨**Lepidogrammitis intermidia** Ching 的全草入药。

【形态特征】多年生小草本，植株高3～7 cm。根状茎细长横走，疏被钻状有齿棕色披针形鳞片。叶远生，二型；不育叶长圆形至披针形，长3～6 cm，中部宽0.8～2 cm，向两端渐狭，钝头或钝圆头，基部楔形并下延，全缘，柄长2 mm；能育叶狭披针形或线状披针形，钝圆头，长4.5～8 cm，宽0.5～1 cm，柄长约5 mm，干后近革质，下面疏被鳞片。主脉明显隆起，小脉不显。孢子囊群圆形，在主脉两侧各成一行，成熟时部分囊群汇合，不凸出叶边外。

【生　　境】生于海拔800～1200 m的林下岩石上。

【分　　布】浙江、湖北、陕西、甘肃、四川、重庆、贵州和云南。

【采集加工】四季均可采收，洗净，晒干。

【性味功能】味甘、微苦，性平。清热解毒，健脾益气。

【主治用法】治脾虚食积，消化不良，小儿疳积等。用量15～30 g。

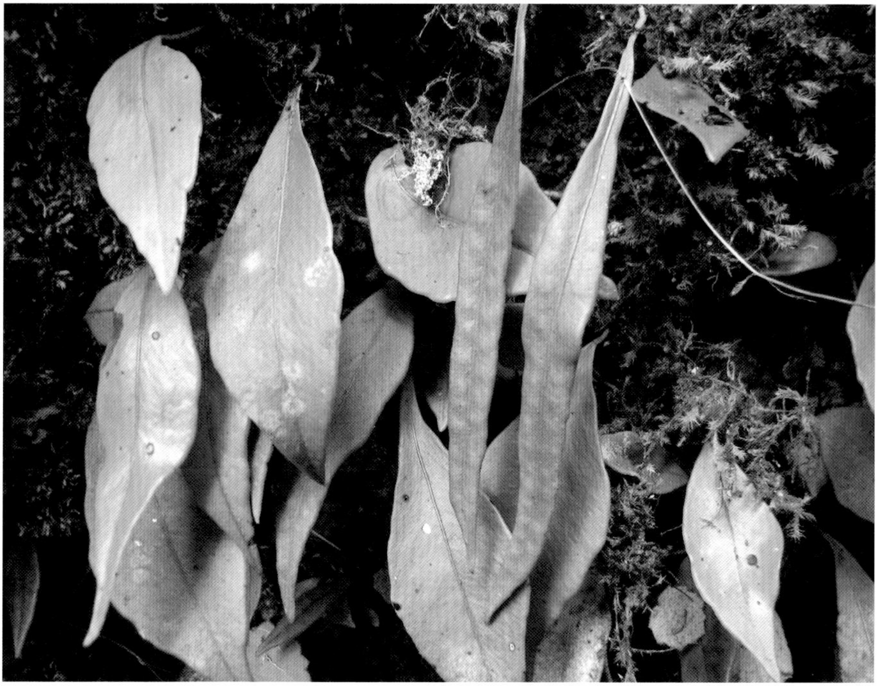

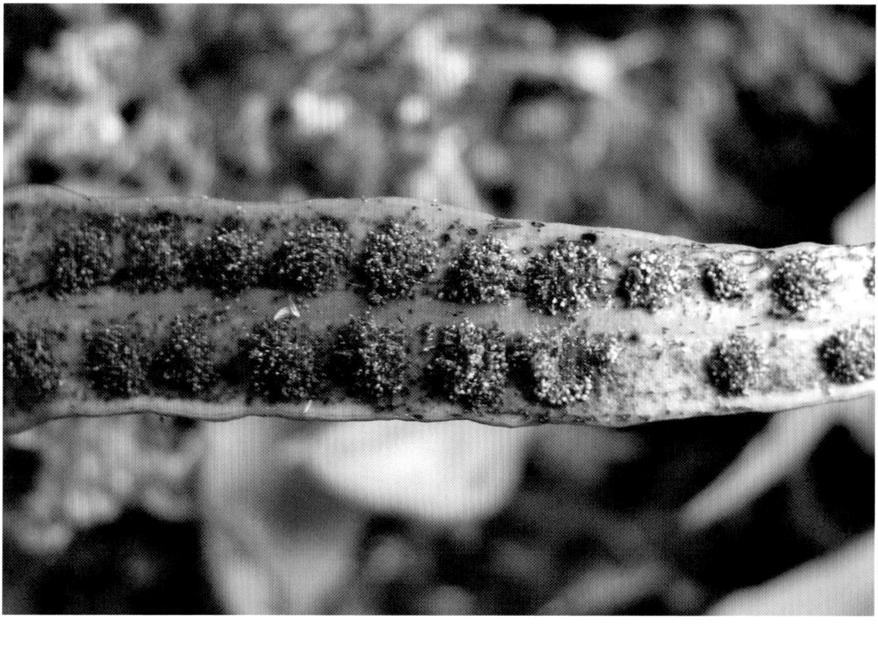

蹄叶橐吾

Ligularia fischeri（Ledeb.）Turcz.

【别　　名】毛紫菀

【基　　原】来源于菊科橐吾属蹄叶橐吾**Ligularia fischeri**（Ledeb.）Turcz. 的根入药。

【形态特征】多年生草本。根肉质，黑褐色，多数。茎高大，直立，高80～200 cm，上部及花序被黄褐色有节短柔毛，基部被褐色枯叶柄纤维包围。基生叶与茎下部叶具柄，柄长18～60 cm，基部鞘状；叶片肾形，长10～30 cm，宽13～40 cm，顶端圆形，边缘有整齐的锯齿，两侧裂片近圆形，上面绿色，下面淡绿色；茎中上部叶具短柄，鞘膨大，叶片肾形，长4.5～5.5 cm，宽5～6 cm。总状花序长25～75 cm，由多数头状花序组成。舌状花5～6朵，黄色，舌片长圆形，长15～25 mm，宽至8 mm，顶端钝圆，管部长5～11 mm；管状花多数，长10～17 mm，管部长5～9 mm，冠毛红褐色短于管部。瘦果圆柱形，长6～11 mm，光滑。花果期7～10月。

【生　　境】生于拔100～2700 m的山坡草甸、灌丛中、林缘及林下。

【分　　布】四川、湖北、重庆、贵州、湖南、河南、安徽、浙江、甘肃、陕西及华北地区及东北地区。尼泊尔、印度、不丹、俄罗斯、蒙古、朝鲜、日本也有分布。

【采集加工】夏、秋季采挖，除去茎叶，洗净，晾干。

【性味功能】味辛，性微温。祛痰，止咳，理气活血，止痛。

【主治用法】治咳嗽，气喘，百日咳，腰腿痛，劳伤，跌打损伤。用量8～15 g。

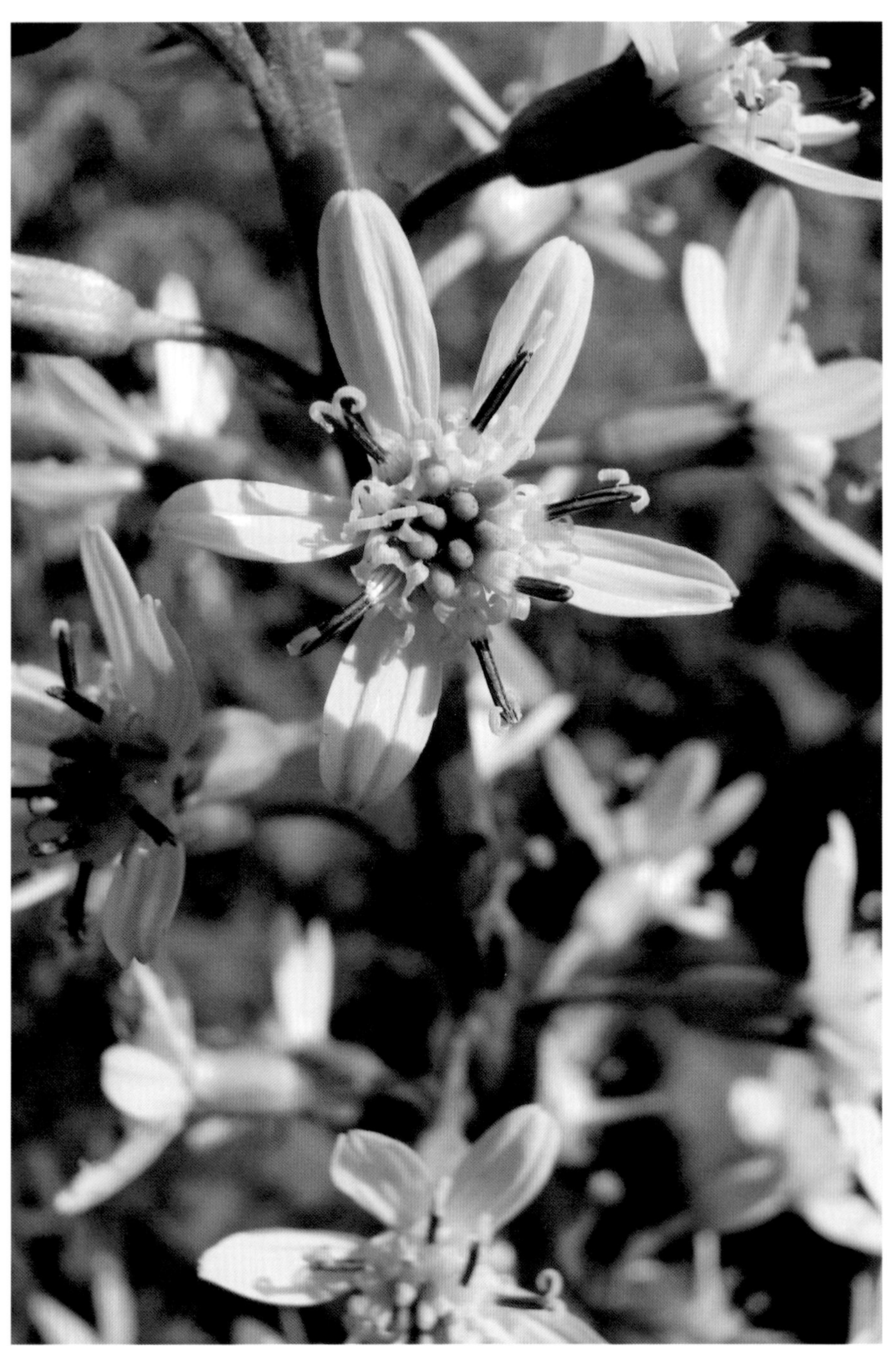

南川橐吾

Ligularia nanchuanica S. W. Liu

【别　　名】山紫菀

【基　　原】来源于菊科橐吾属南川橐吾**Ligularia nanchuanica** S. W. Liu的根入药。

【形态特征】多年生草本。茎直立，高达120 cm，上部常紫红色，密被黄色有节短柔毛，下部光滑，基部被枯叶柄纤维包围。基生叶和茎下部叶具柄，叶片卵状心形或卵状肾形，长4～9 cm，宽5～11 cm，顶端钝圆或急尖，边缘具波状齿；茎中上部叶与下部叶同形，较小，具短柄或无柄，鞘膨大。圆锥状总状花序长达50 cm，中部以下有分枝，被黄色有节短柔毛；头状花序多数，盘状；小苞片线形；总苞狭钟形，长8～11 mm，宽4～5 mm，总苞片8片，2层，披针形或狭披针形，宽1.5～3 mm，顶端急尖或渐尖，背部被黄色有节短柔毛，边缘狭膜质。小花多数，长7～8 mm，管部长约3 mm，冠毛黄色，稍短于花冠。瘦果光滑。花、果期8～10月。

【生　　境】生于海拔1300～2000 m的林缘草坪和荒地。

【分　　布】重庆南川金佛山。

【采集加工】夏、秋季采挖，除去茎叶，洗净，晾干。

【性味功能】味辛，性微温。祛痰，止咳，理气活血，止痛。

【主治用法】治咳嗽，气喘，百日咳，腰腿痛，劳伤，跌打损伤。用量8～15 g。

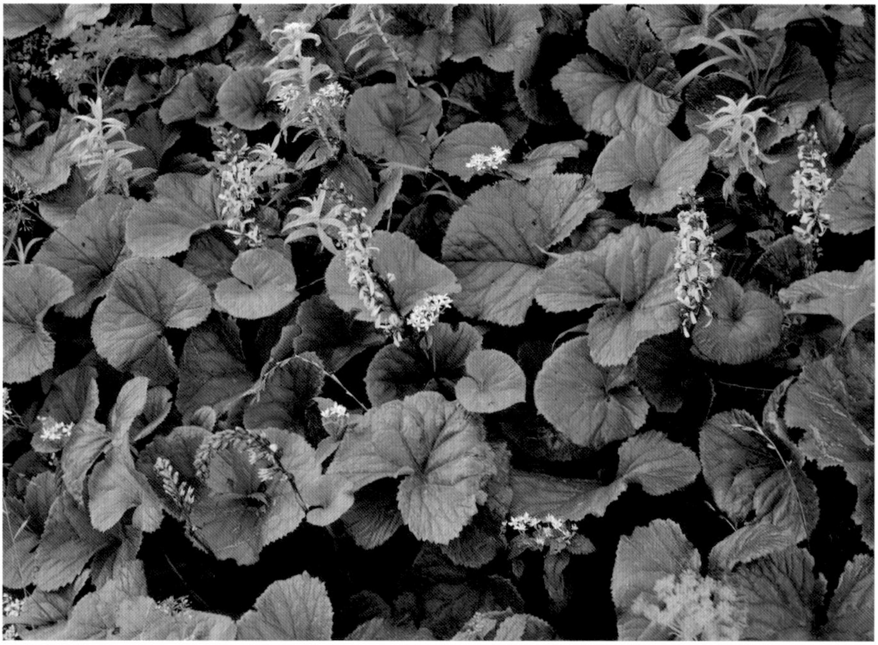

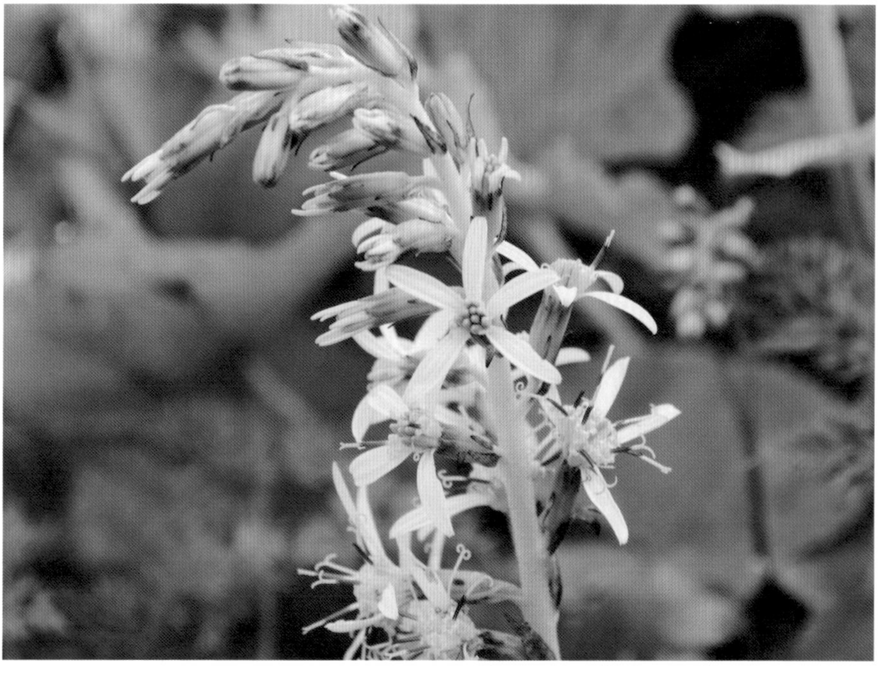

短片藁本

Ligusticum brachylobum Franch.

【别　　名】川防风

【基　　原】来源于伞形科藁本属短片藁本**Ligusticum brachylobum** Franch. 的根入药。

【形态特征】多年生草本，高达1 m，全株具微毛。根分叉；根颈密被粗硬的纤维状残留叶鞘。茎直立，多分枝，圆柱形，中空，具细直纵条纹。基生叶具柄，柄长9～25 cm，基部扩大成叶鞘；叶片三角状卵形，长10～20 cm，宽8～18 cm，3～4回羽状全裂，末回裂片线形，长约3 mm，宽约1 mm；茎生叶渐小，常无柄。复伞形花序顶生或侧生；总苞片2～4枚，叶状，长2～3 cm，多糙毛；伞辐24～33支，长2～6 cm，粗糙，常向外反曲；小总苞片10～12枚，线形，长8～10 mm，密被白色糙毛；花瓣白色，心形，长1.5 mm，宽1.5 mm，顶端具内折小尖头；花柱基隆起，花柱2枚，向下反曲。分生果长圆形，长5 mm，宽4 mm，背棱显著凸起，侧棱扩成宽1 mm的翅；背棱槽内油管2～3条，侧棱槽内油管3条，合生面油管4条；胚乳腹面平直。花期7～8月；果期9～10月。

【生　　境】生于海拔1600～3300 m的林下、荒坡草地。

【分　　布】四川、重庆、贵州、云南。

【采集加工】春、秋采收，挖出根部，洗净，晒干。

【性味功能】味甘辛，性温。发表镇痛，祛风胜湿。

【主治用法】治外感表证，头痛昏眩，关节疼痛，四肢拘挛，目赤疮疡及破伤风。用量5～15 g。

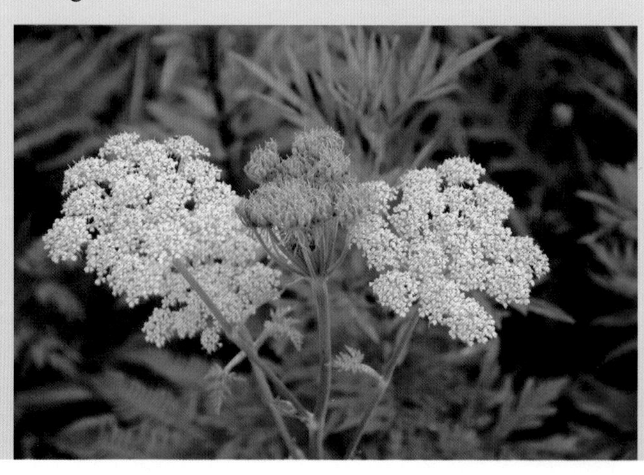

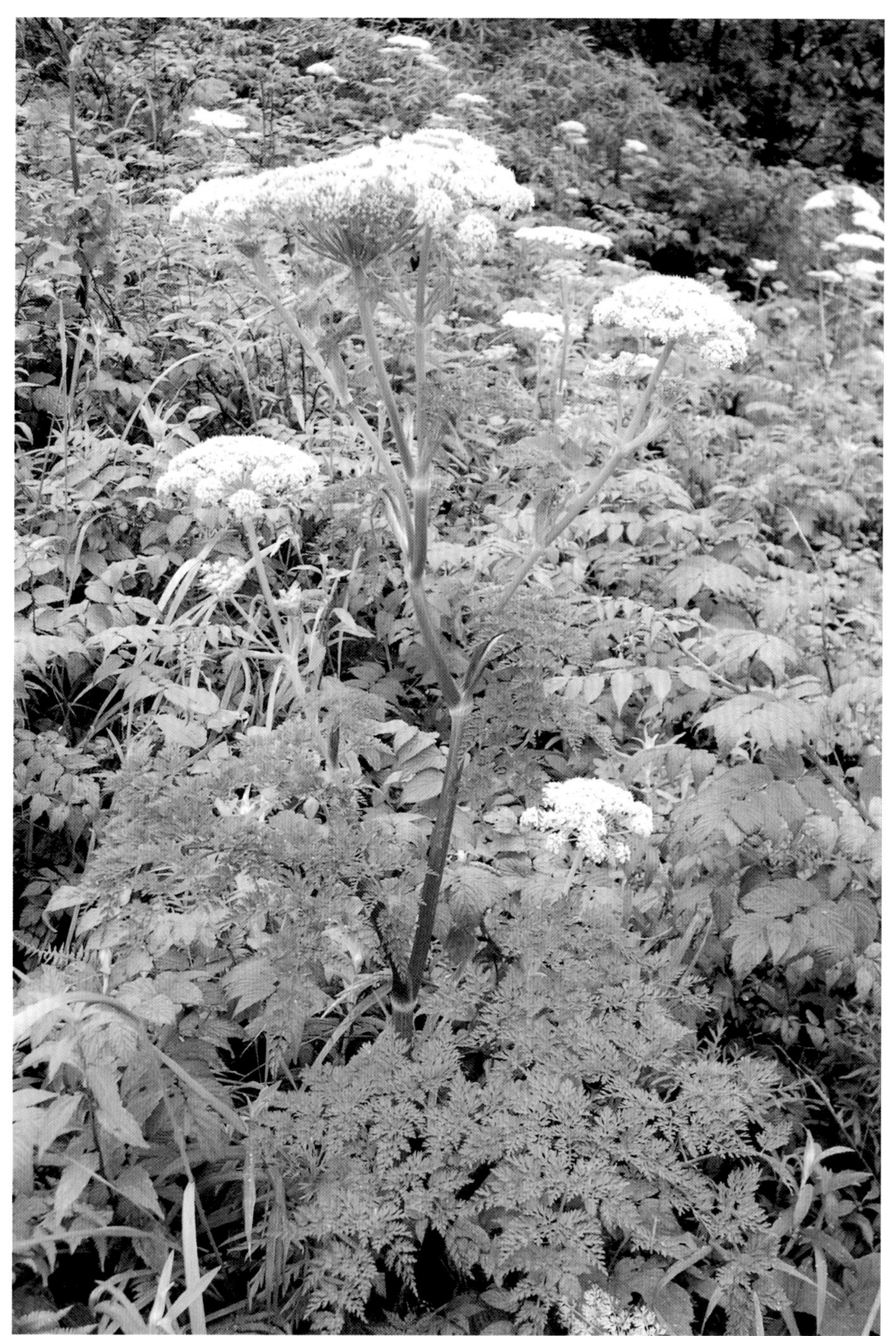

匍匐藁本

Ligusticum reptans (Diels) Wolff

【基　　原】来源于伞形科藁本属匍匐藁本**Ligusticum reptans** (Diels) Wolff的根入药。

【形态特征】多年生草本，高约30 cm。根茎长，节上膨大。茎常呈“之”字形弯曲，具沟槽。基生叶具长柄，柄长5～9 cm；叶片轮廓三角形，长2.5～6 cm，宽2～5 cm，2回三出式羽状全裂；羽片卵形至长圆状卵形，长1～2 cm，宽0.8～1.5 cm，常3深裂，裂片顶端又作不等的3～5裂，小裂片顶端具尖头。复伞形花序顶生或侧生，侧生的常不育；总苞片1～3枚，线形，长约5 mm；伞辐10～14支，长1.5～2 cm；小总苞片5～6枚，线形，长约3 mm；萼齿不明显；花瓣白色，倒卵形，长约1 mm，顶端具内折小尖头，基部具短爪；花柱基略隆起，花柱长2 mm。分生果略呈长圆形，长3 mm，宽2 mm，背棱略凸起，侧棱宽0.5 mm；每棱槽内油管1条，合生面油管2～4条；胚乳腹面平直。花期7～8月；果期9～10月。

【生　　境】生于海拔2000 m左右的山坡草地。

【分　　布】四川、重庆和贵州。

【采集加工】秋季茎叶枯萎或次春出苗时采挖，除去泥沙，晒干或烘干。

【性味功能】味辛，性温。祛风散寒，除湿止痛。

【主治用法】治风寒感冒，巅顶疼痛，风湿肢节痹痛。用量5～15 g。

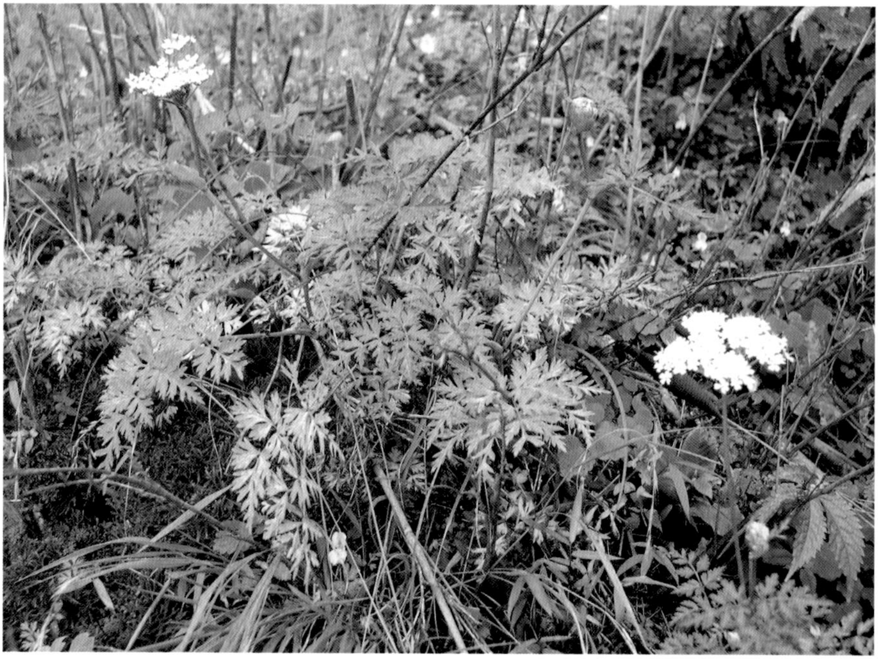

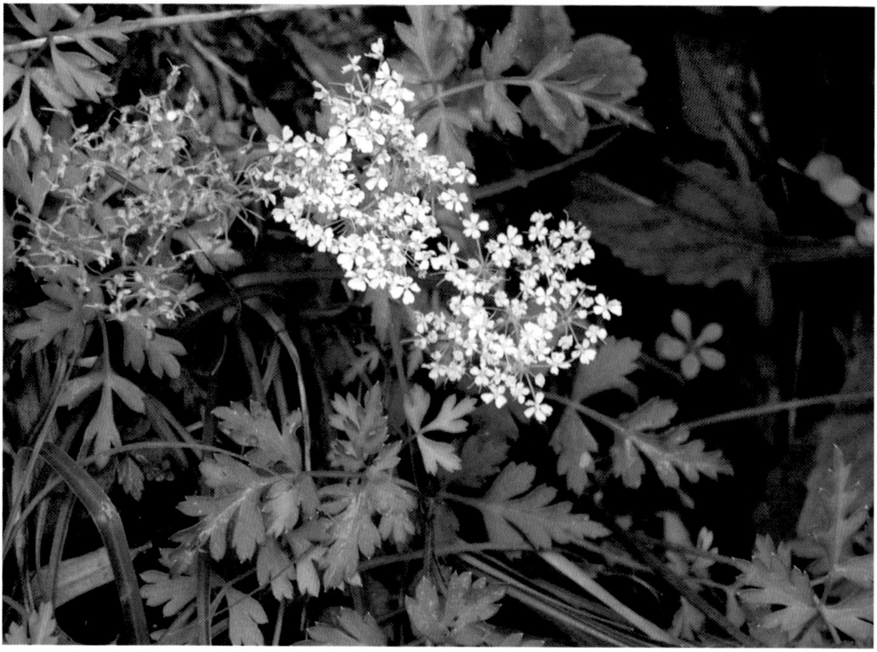

川百合

Lilium davidii Duchartre

【别　　名】卷丹

【基　　原】来源于百合科百合属川百合**Lilium davidii** Duchartre 的鳞茎入药。

【形态特征】多年生草本，鳞茎扁球形或宽卵形，高2～4 cm，直径2～4.5 cm；鳞片宽卵形至卵状披针形，长2～3.5 cm，宽1～1.5 cm，白色。茎高50～100 cm，密被小乳头状凸起。叶多数，散生，在中部较密集，条形，长7～12 cm，宽2～3 mm，顶端急尖，边缘反卷，叶腋有白色绵毛。花单生或2～8朵排成总状花序；苞片叶状，长4～7.5 cm，宽3～7 mm；花梗长4～8 cm；花下垂，橙黄色，向基部约2/3有紫黑色斑点，外轮花被片长5～6 cm，宽1.2～1.4 cm；内轮花被片稍宽，蜜腺两边有乳头状凸起，花丝长4～5.5 cm，花药长1.4～1.6 cm，花粉深橘红色；子房圆柱形，长1～1.2 cm，宽2～3 mm；花柱长为子房的2倍以上，柱头膨大，3浅裂。蒴果长长圆形，长3.2～3.6 cm，宽1.6～2 cm。花期7～8月；果期9～10月。

【生　　境】生于海拔850～3200 m的山坡草地、林下潮湿处或林缘。

【分　　布】四川、重庆、云南、陕西、甘肃、河南、山西和湖北。

【采集加工】秋季采挖，洗净，剥取鳞叶，置沸水中略烫，干燥。

【性味功能】味甘，性寒。养阴润肺，清心安神。

【主治用法】治阴虚久咳，痰中带血，虚烦惊悸，失眠多梦，精神恍惚，肺费久嗽，咳唾痰血，脚气浮肿等。用量15～30 g，蒸食或煮粥食。

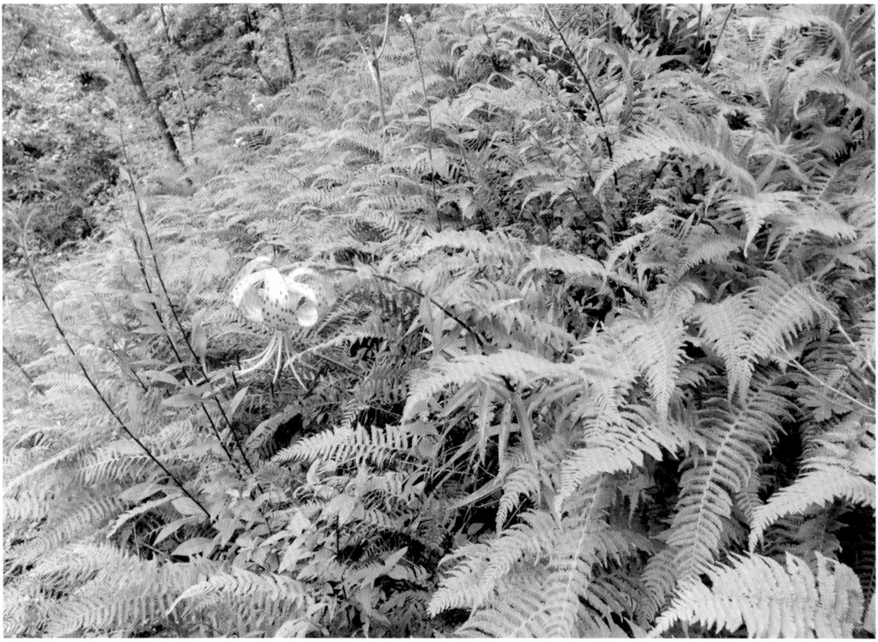

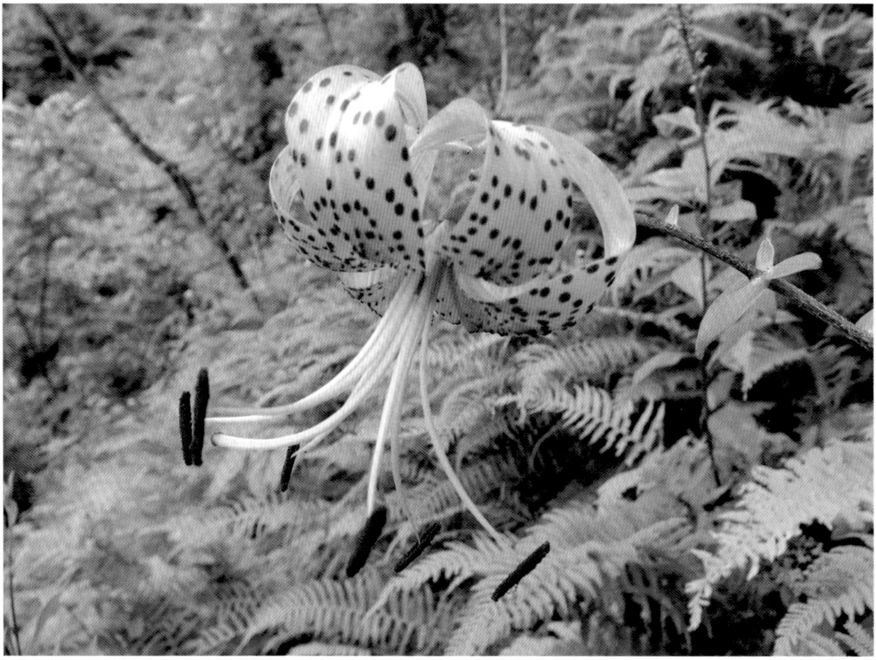

宝兴百合

Lilium duchartrei Franch.

【别　　名】岩瓣花

【基　　原】来源于百合科百合属宝兴百合**Lilium duchartrei** Franch. 的鳞茎入药。

【形态特征】多年生草本，鳞茎卵圆形，高1.5～3 cm，宽1.5～4 cm，具走茎；鳞片卵形至宽披针形，长1～2 cm，宽0.5～1.8 cm，白色。茎高50～85 cm，有淡紫色条纹。叶散生，披针形至长圆状披针形，长4.5～5 cm，宽约1 cm，两面无毛，具3～5脉，有的边缘有乳头状凸起。花单生或数朵排成总状花序或近伞房花序、伞形总状花序；苞片叶状，披针形，长2.5～4 cm，宽4～6 mm；花梗长10～22 cm；花下垂，有香味，白色或粉红色，有紫色斑点；花被片反卷，长4.5～6 cm，宽1.2～1.4 cm，蜜腺两边有乳头状凸起；花丝长2.8～3.5 cm，无毛，花药窄长圆形，长约1 cm，黄色；子房圆柱形，长0.9～1.2 cm，宽1.5～3 mm；花柱长为子房的2倍或更长，柱头膨大。蒴果椭圆形，长2.5～3 cm，宽1.8～2.2 cm。种子扁平，具1～2 mm宽的翅。花期7月；果期9月。

【生　　境】生于海拔2000～3500 m的高山草地、林缘或灌木丛中。

【分　　布】四川、重庆、云南、西藏和甘肃。

【采集加工】秋季采挖，洗净，剥取鳞叶，置沸水中略烫，干燥。

【性味功能】味甘，性寒。养阴润肺，清心安神。

【主治用法】治阴虚久咳，痰中带血，虚烦惊悸，失眠多梦，精神恍惚，肺痨久嗽，咳唾痰血，脚气浮肿等。用量15～30 g，蒸食或煮粥食。

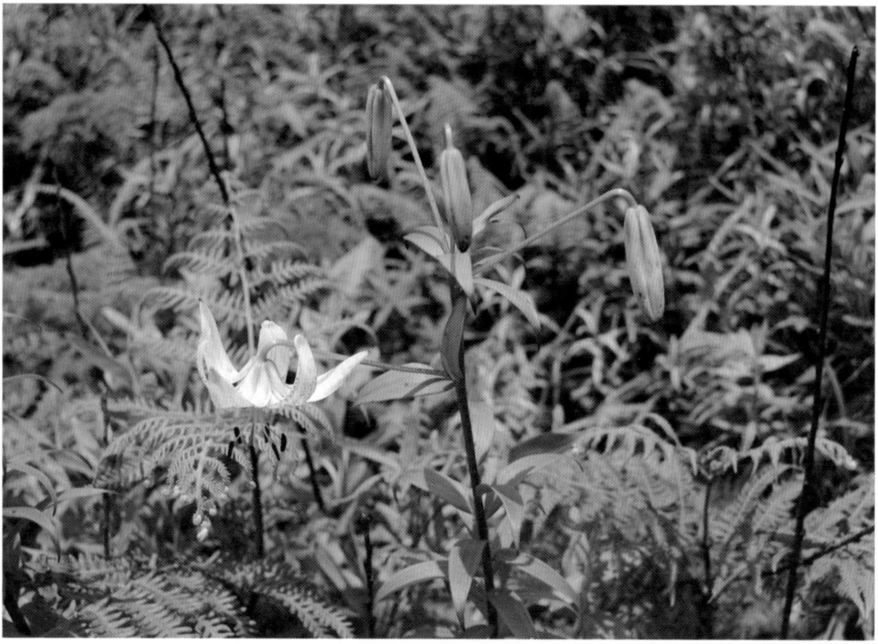

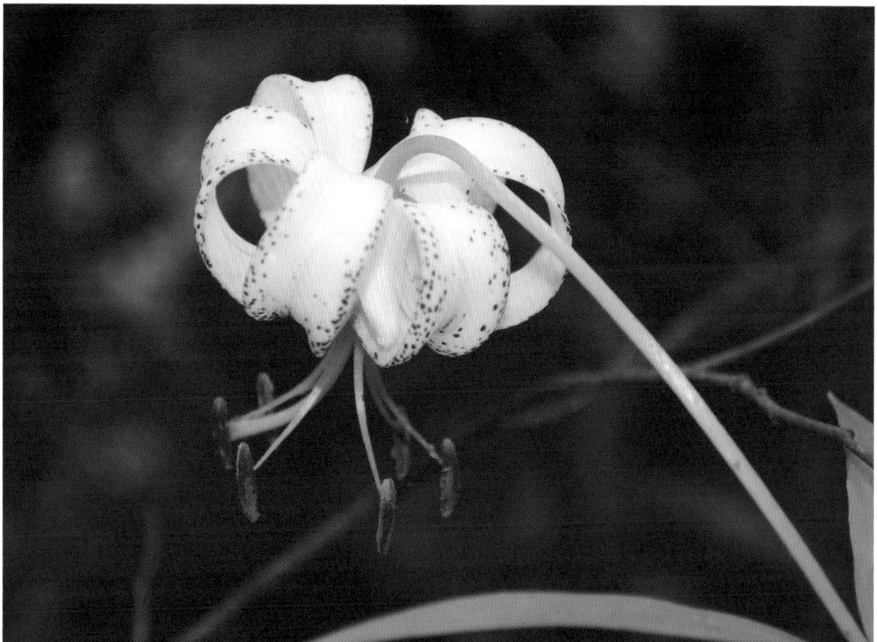

南川百合

Lilium rosthornii Diels

【基　　原】来源于百合科百合属南川百合**Lilium rosthornii** Diels 的鳞茎入药。

【形态特征】多年生草本，茎高40～100 cm，无毛。叶散生，中、下部的为条状披针形，长8～15 cm，宽8～10 mm，顶端渐尖，基部渐狭成短柄，两面无毛，全缘；上部的为卵形，长3～4.5 cm，宽10～12 mm，顶端急尖，基部渐狭，中脉明显，两面无毛，全缘。总状花序具多达9朵花，少有单生；苞片宽卵形，长3～3.5 cm，宽1.5～2 cm，顶端急尖，基部渐狭；花梗长7～8 cm；花被片反卷，黄色或黄红色，有紫红色斑点，长6～6.5 cm，宽9～11 mm，全缘，蜜腺两边具多数流苏状凸起；雄蕊四面张开；花丝长约6～6.5 cm，无毛，花药长1.2～1.4 cm；子房圆柱形，长1.5～2 cm，宽约2 mm；花柱长4～4.5 cm，柱头稍膨大。蒴果长长圆形，长5.5～6.5 cm，宽1.4～1.8 cm，棕绿色。花期7～8月；果期9～10月。

【生　　境】生于海拔350～900 m的山沟、溪边或林下。

【分　　布】四川、湖北、广西和贵州。

【采集加工】秋季采挖，洗净，剥取鳞叶，置沸水中略烫，干燥。

【性味功能】味甘，性寒。养阴润肺，清心安神。

【主治用法】治阴虚久咳，痰中带血，虚烦惊悸，失眠多梦，精神恍惚，肺费久嗽，咳唾痰血，脚气浮肿等。用量15～30 g，蒸食或煮粥食。

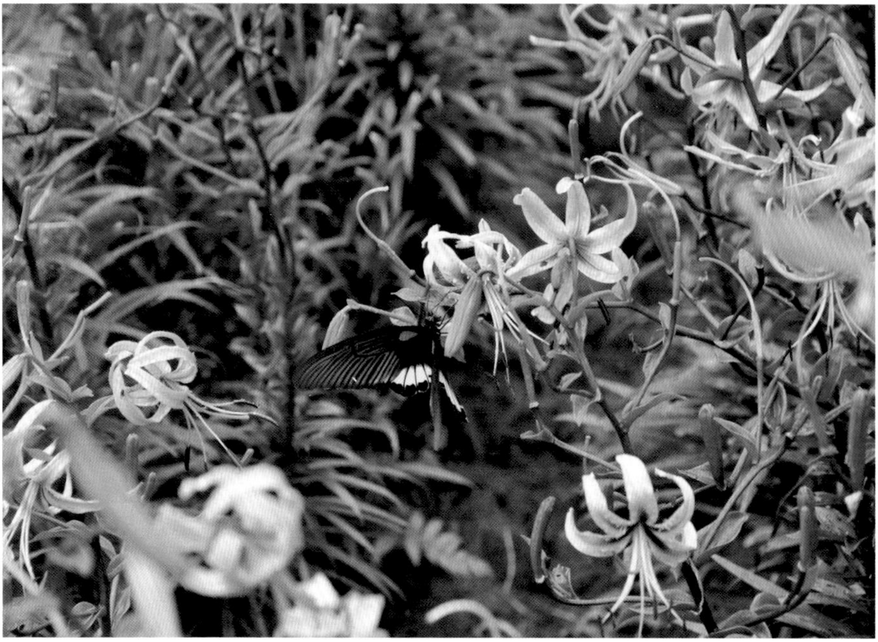

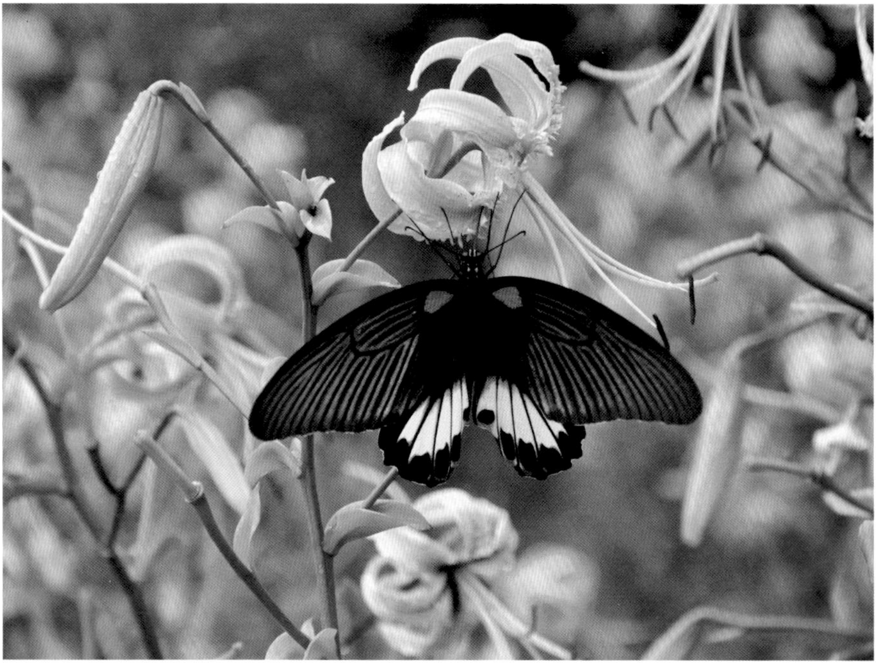

西南山梗菜

Lobelia seguinii Lévl. et Vant.

【别　　名】大半边莲、野烟

【基　　原】来源于桔梗科半边莲属西南山梗菜**Lobelia seguinii** Lévl. et Vant. 的根入药。

【形态特征】亚灌木状草本，高1～2.5 m。茎上部多分枝，无毛。叶纸质，螺旋状排列，下部的长长圆形，长达25 cm，具长柄，中部以上的披针形，长6～20 cm，宽1.2～4 cm，边缘有重锯齿。总状花序生主茎和分枝的顶端，花偏向一侧；花序下部的几枚苞片条状披针形，边缘有细锯齿，长于花，上部的变窄成条形，全缘，短于花；花萼筒倒卵状长圆形至倒锥状，长5～8 mm；花冠紫红色、紫蓝色或淡蓝色，长2.5～3 cm，内面喉部以下密生柔毛；雄蕊连合成筒，花药管长5～7 mm，基部有数丛短毛。蒴果长圆状，长1～1.2 cm，宽5～7 mm。种子长圆状，表面有蜂窝状纹饰。花、果期8～10月。

【生　　境】生于海拔500～3000 m的山坡草地、林边和路旁。

【分　　布】云南、贵州、重庆、广西、四川和湖北。

【采集加工】夏、秋采集，洗净切片晒干。

【性味功能】味苦，性寒，有毒。祛风止痛，清热解毒，润肺化痰。

【主治用法】治风湿关节疼痛，跌打损伤，痈肿疔疮，腮腺炎，扁桃体炎。外用适量鲜品捣烂敷患处。

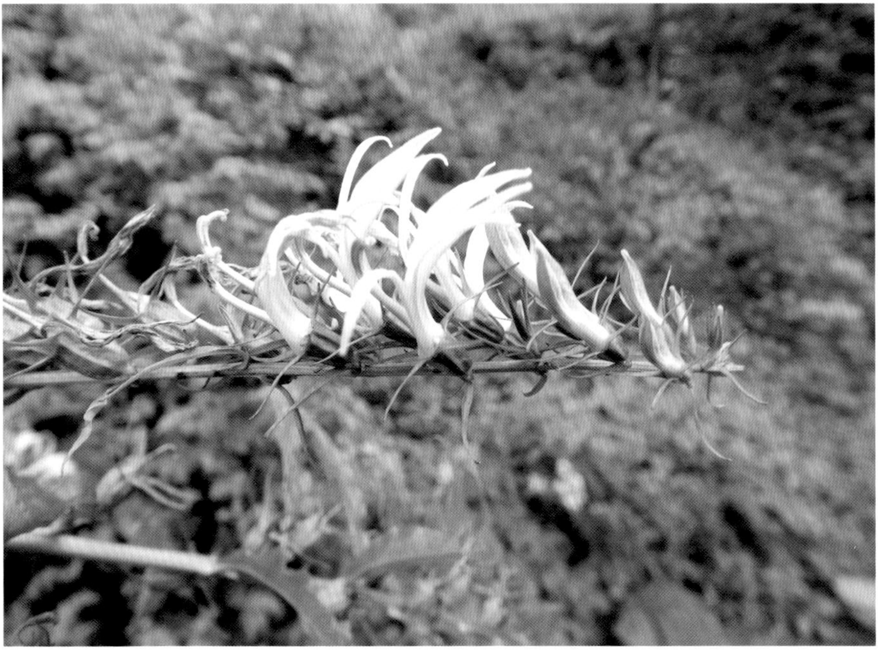

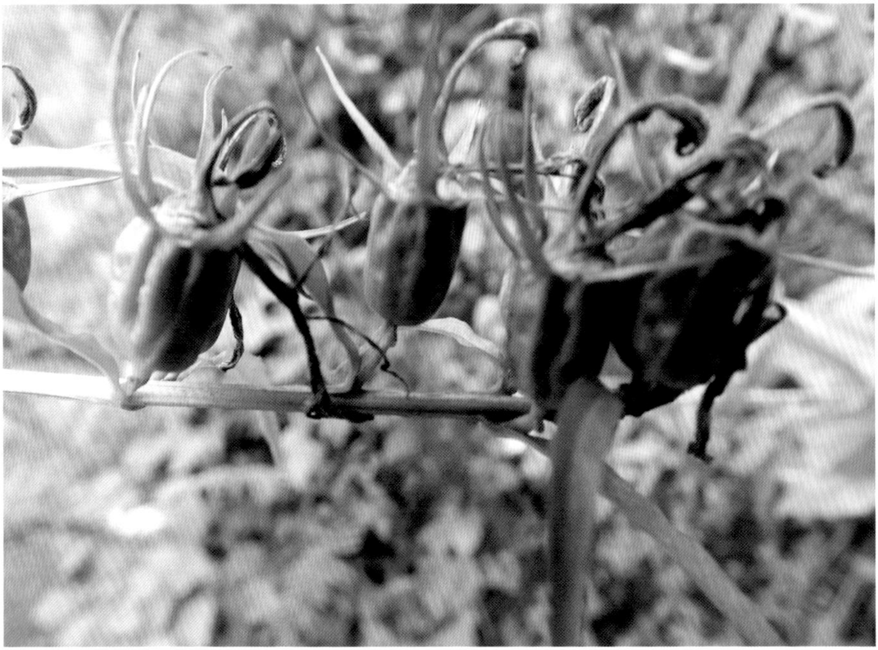

苦糖果

Lonicera fragrantissima Lindl. et Paxt. subsp. **standishii**（Carr.）Hsu et H.J. Wang

【别　　名】驴奶果、羊尿泡

【基　　原】来源于忍冬科忍冬属苦糖果**Lonicera fragrantissima** Lindl. et Paxt. subsp. **standishii**（Carr.）Hsu et H.J. Wang 的嫩枝叶入药。

【形态特征】落叶灌木，高达2 m；小枝和叶柄具短糙毛。叶卵形、椭圆形或卵状披针形，两面被刚毛及短腺毛。花先于叶或与叶同时开放，芳香，生于幼枝基部苞腋，花柱下部疏生糙毛。总花梗长5～10 mm；苞片披针形至近条形，长约为萼筒的2～4倍；相邻两萼筒连合至中部，长1.5～3 mm，萼檐近截形；花冠白色或淡红色，长1～1.5 cm，外面无毛或稀有疏糙毛，唇形，筒长4～5 mm，内面密生柔毛，基部有浅囊，上唇长7～8 mm，裂片深达中部，下唇舌状，长8～10 mm，反曲；雄蕊内藏，花丝长短不一；花柱无毛。果实鲜红色，长圆形，长约1 cm，部分连合；种子褐色，稍扁，长圆形，长约3.5 mm，有细凹点。花期1～4月；果期5～6月。

【生　　境】生于海拔2000 m以下的山坡林中、灌丛中或溪涧旁。

【分　　布】陕西、甘肃、山东、安徽、浙江、江西、河南、湖北、湖南、四川、重庆及贵州等地。

【采集加工】5～7月采集叶片，晒干备用。

【性味功能】味甘，性寒。祛风除湿，清热止痛。

【主治用法】治风湿关节痛。用量10～15 g；外用鲜嫩枝叶适量，捣烂敷患处。

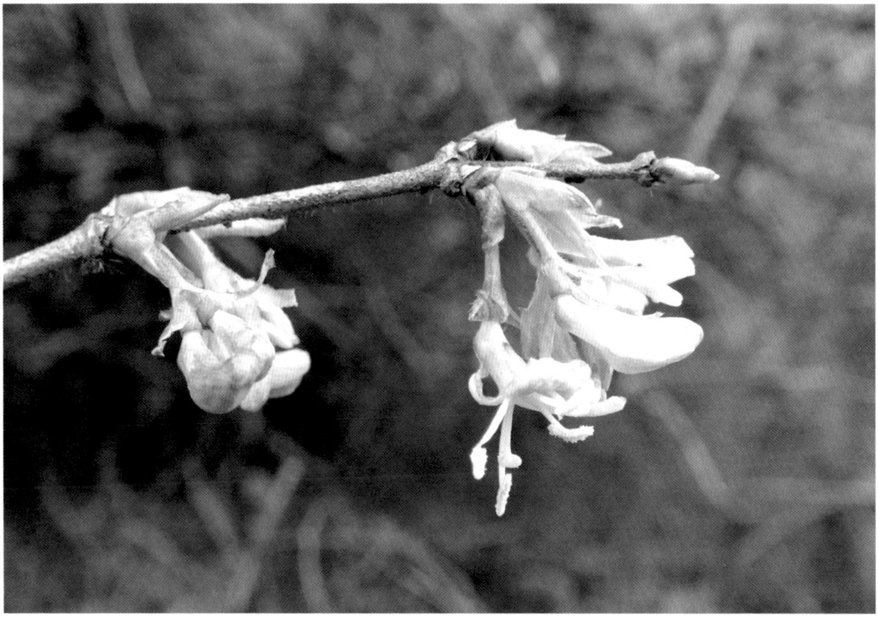

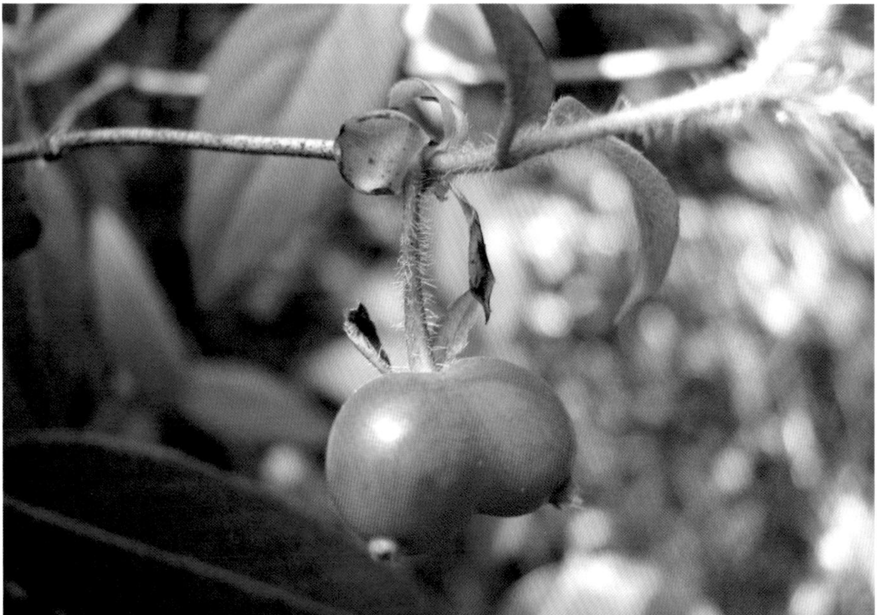

百脉根

Lotus corniculatus Linn.

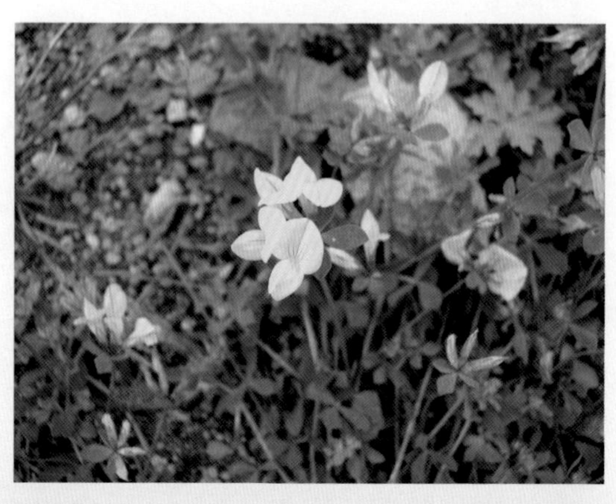

【别　　名】牛角花、五叶草

【基　　原】来源于蝶形花科百脉根属百脉根 **Lotus corniculatus** Linn. 的根入药。

【形态特征】多年生草本，高15～50 cm，全株散生稀疏白色柔毛或秃净。具主根。茎丛生，实心，近四棱形。羽状复叶小叶5枚，顶端3小叶，基部2小叶，纸质，斜卵形至倒披针状卵形，长5～15 mm，宽4～8 mm。伞形花序；总花梗长3～10 cm；花3～7朵集生于总花梗顶端，长9～15 mm；苞片叶状，与萼等长，宿存：萼钟形，长5～7 mm，宽2～3 mm，无毛或稀被柔毛，萼齿近等长，狭三角形，渐尖，与萼筒等长；花冠黄色或金黄色，干后常变蓝色，旗瓣扁圆形，瓣片和瓣柄几等长，长10～15 mm，宽6～8 mm，翼瓣和龙骨瓣等长，略短于旗瓣，龙骨瓣呈直角三角形弯曲；花柱直，等长于子房成直角上指，柱头点状，子房线形，无毛，胚珠35～40粒。荚果直，线状圆柱形，长20～25 mm，径2～4 mm，褐色，二瓣裂，扭曲；有多数种子，种子细小，卵圆形，长约1 mm，灰褐色。花期5～9月；果期7～10月。

【生　　境】生于湿润而呈弱碱性的山坡、草地、田野或河滩地。

【分　　布】西北、西南和长江中上游各省区。亚洲、欧洲、北美洲和大洋洲均有分布。

【采集加工】夏季采收，挖根，洗净，晒干。

【性味功能】味甘、微苦，性微寒。补虚，清热，止渴。

【主治用法】治虚劳，阴虚发热，口渴。用量9～18 g。

多穗石松

Lycopodium annotinum Linn.

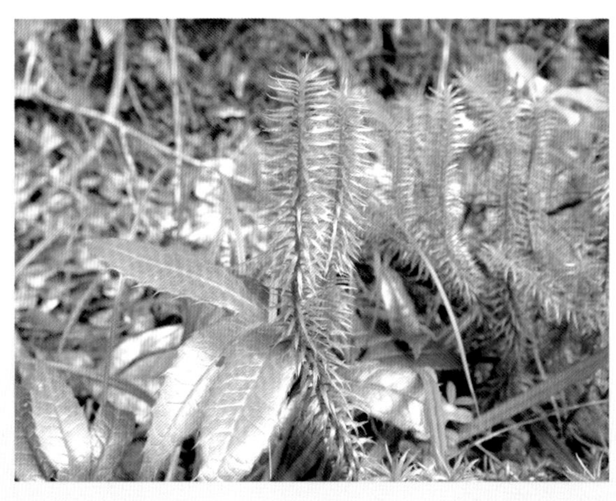

【别　　名】杉叶蔓石松、伸筋草

【基　　原】来源于石松科石松属多穗石松 **Lycopodium annotinum** Linn. 的全草入药。

【形态特征】多年生土生草本。匍匐茎细长横走，长达 2 m，绿色，被稀疏的叶；侧枝斜立，高 8～20 cm，1～3回二叉分枝，稀疏，圆柱状，枝连叶直径10～15 mm。叶螺旋状排列，密集，平伸或近平伸，披针形，长4～8 mm，宽1.0～1.5 mm，基部楔形，下延，无柄，顶端渐尖，不具透明发丝，边缘有锯齿，革质，中脉腹面可见，背面不明显。孢子囊穗单生于小枝顶端，直立，圆柱形，无柄，长2.5～4.0 cm，直径约5 mm；孢子叶阔卵状，长约3 mm，宽约2 mm，顶端急尖，边缘膜质，啮蚀状，纸质；孢子囊生于孢子叶腋，内藏，圆肾形，黄色。

【生　　境】生于海拔700～3700 m的针叶林、混交林或竹林林下、林缘。

【分　　布】我国东北、西北、华中、西南地区各省区及台湾等地。朝鲜半岛、日本、俄罗斯、欧洲、北美也有分布。

【采集加工】全年可采，洗净，晒干。

【性味功能】味苦、微辛，性平。祛风除湿，舒筋活络，解热镇痛。

【主治用法】治关节疼痛，跌打损伤，风湿麻痹等。内服：煎汤，3～9 g。

笔直石松

Lycopodium obscurum L.f. **strictum** (Milde) Nakai ex Hara

【别　　名】石松子

【基　　原】来源于石松科石松属笔直石松**Lycopodium obscurum** L.f. **strictum** (Milde) Nakai ex Hara 的孢子入药。

【形态特征】多年生土生草本。匍匐茎地下生，细长横走，棕黄色，光滑或被少量的叶；侧枝斜立，高15～50 cm，下部不分枝，单干，顶部二叉分枝，分枝密接，枝系圆柱状。叶螺旋状排列，稍疏，斜立或近平伸，线状披针形，长3～4 mm，宽约0.6 mm，基部楔形，下延，无柄，顶端渐尖，具短尖头，边缘全缘，中脉略明显，革质。孢子囊穗单生于小枝顶端，直立，圆柱形，无柄，长2～3 cm，直径4～5 mm；孢子叶阔卵状，长约3 mm，宽约2 mm，顶端急尖，边缘膜质，具啮蚀状齿，纸质；孢子囊生于孢子叶腋，内藏，圆肾形，黄色。

【生　　境】生于海拔1000～3000 m的灌丛下、草丛中，针阔混交林下或岩壁阴湿处。

【分　　布】秦岭、华东、华中、华南、西南及台湾。日本也有分布。

【采集加工】7～9月间当孢子囊尚未完全成熟或未裂开时，剪下孢子囊穗，在防水布上晒干，击振，使孢子脱落，过筛保存。

【性味功能】味苦，性温。祛风除湿，敛疮，止咳。

【主治用法】治皮肤湿烂，小儿夏季汗疹，咳嗽等。外用适量，研末撒布；内服：入丸、散，3～9 g，或浸酒。

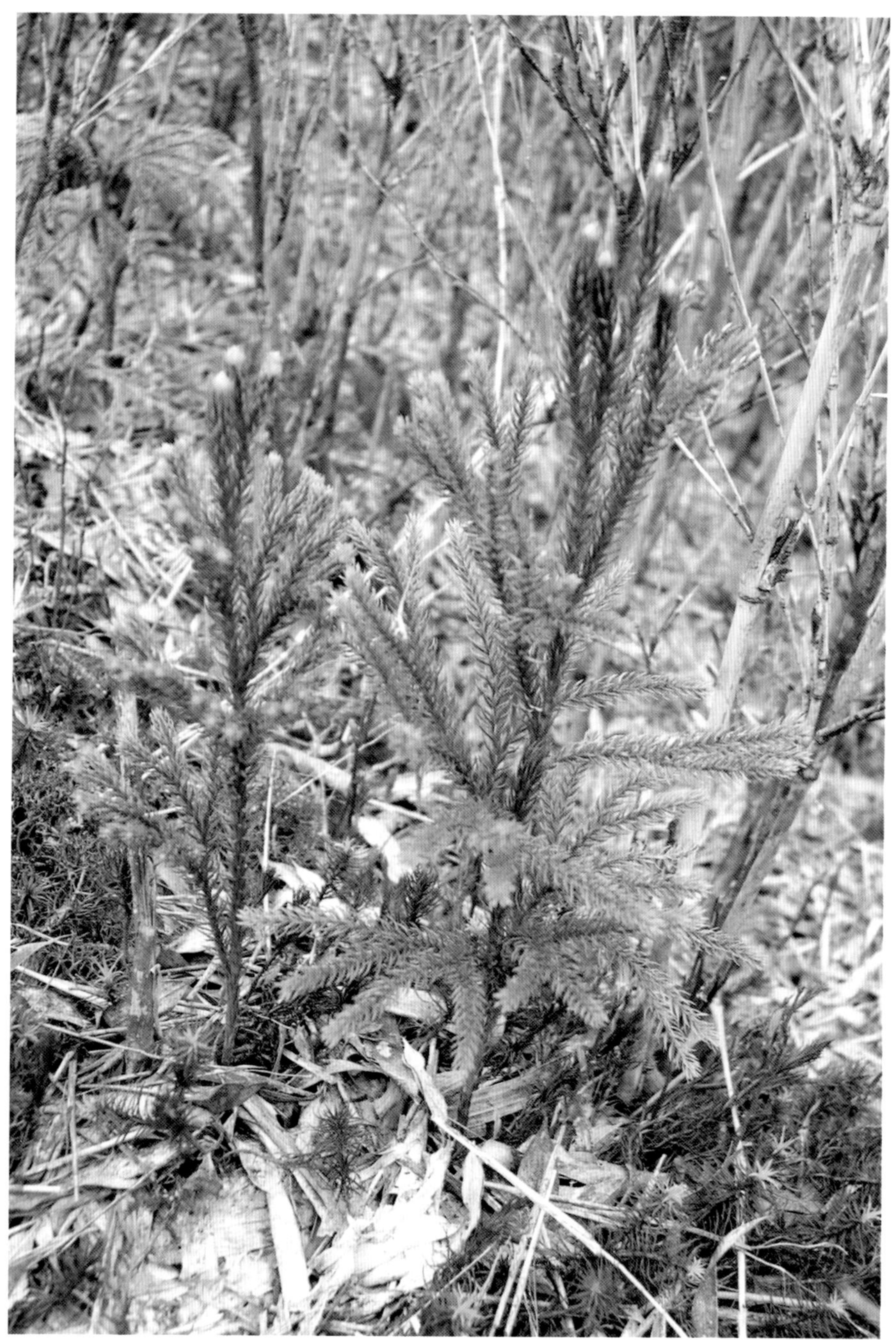

南川过路黄

Lysimachia nanchuanensis C. Y. Wu

【基　　原】来源于报春花科珍珠菜属南川过路黄**Lysimachia nanchuanensis** C. Y. Wu的全草入药。

【形态特征】茎下部倾卧，节上生根，上部直立，高25～40 cm，直径2～3.5 mm，近圆柱形，紫红色，常不分枝。叶对生，近基部的1～2对较小，早凋，上部叶近等大，卵形至卵状披针形，长4～9.5 cm，宽2～4 cm，顶端渐尖，基部近圆形，上面深绿色，下面淡绿色，两面密生红色粒状腺点；叶柄长1.3～2 cm，具极窄的草质边缘，基部耳状。总状花序由2～4花组成，疏松，伞房状；总梗长1～4 cm；苞片钻形，长4～7 mm；花梗长8～20 mm，有稀疏褐色腺点；花萼长7～9 mm，分裂近达基部；花冠黄色，长8～10 mm，基部合生，裂片上半部密生红色腺点；花丝下部合生成筒，分离部分长2.5～4.5 mm；花药长约1.5 mm；子房无毛，花柱长达6 mm。蒴果近球形，直径约4 mm。花期7～8月；果期10月。

【生　　境】生于海拔1600～1850 m林下或林缘路边。

【分　　布】重庆南川金佛山。

【采集加工】全年均可采，洗净，鲜用或晒干。

【性味功能】味苦辛，性凉。清热利湿，排石通淋。

【主治用法】治黄疸型肝炎，痢疾，热淋，石淋，白带。用量30～60 g。

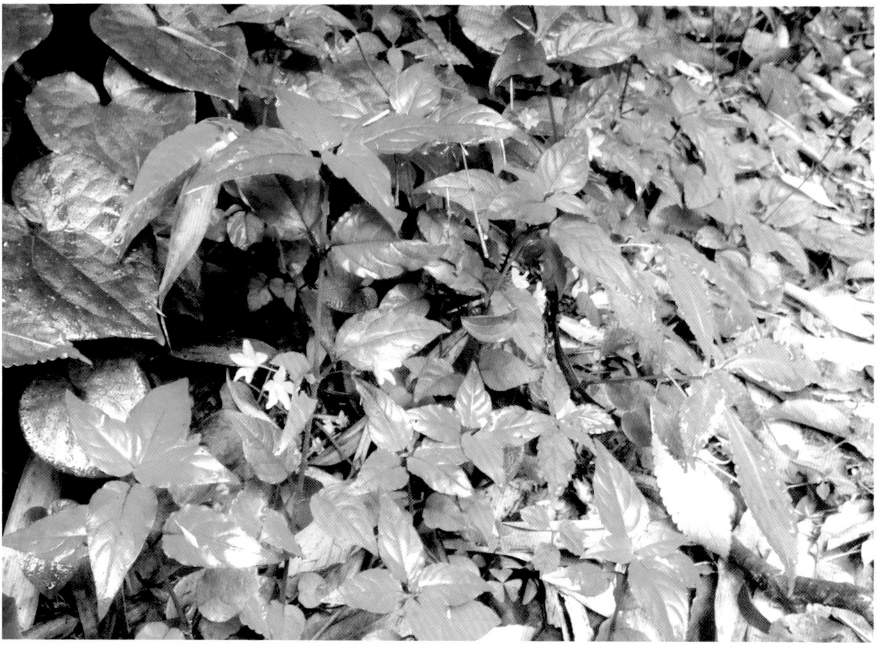

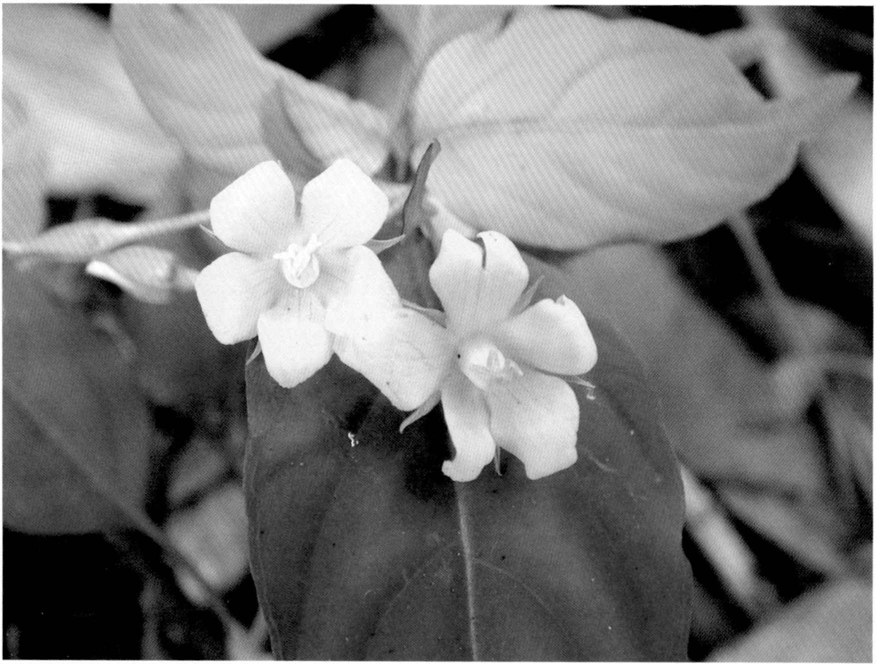

琴叶过路黄

Lysimachia ophelioides Hemsl.

【基　　原】来源于报春花科珍珠菜属琴叶过路黄**Lysimachia ophelioides** Hemsl. 的全草入药。

【形态特征】茎通常簇生，直立，高25～40 cm，圆柱形，被细密短柔毛，中部以上分枝。叶对生，无柄，叶片披针形至狭披针形，长1～6 cm，宽4～13 mm，顶端长渐尖，下部收缩，至基部再扩展成耳状抱茎，上面绿色，无毛，下面淡绿色，沿叶脉被细密短柔毛，两面均有透明腺点，侧脉4～5对，网脉隐蔽。花通常4～6朵生于茎端和枝端叶腋，稍密聚，略呈伞房花序状；花梗被毛，最下方的长约5 mm，上部的极短；花萼长4～5 mm，分裂近达基部，裂片披针形，宽约2 mm，顶端渐尖成钻形，背面中肋明显隆起；花冠黄色，长6～7 mm，基部合生部分长1～2 mm，裂片椭圆形，有透明腺点；花丝基部合生成高约1.2 mm的短筒，离生部分长2～4 mm；花粉粒具3孔沟，圆球形，表面具网状纹饰；子房无毛，花柱长约5 mm。蒴果褐色，直径约2.5 mm。花期6月；果期7～8月。

【生　　境】生于山坡路旁草丛中。

【分　　布】重庆和湖北西部。

【采集加工】全年均可采，洗净，鲜用或晒干。

【性味功能】味酸，性凉。清热拔毒，利湿消肿。

【主治用法】治目赤，泄泻，痞背，乳痈，咽喉肿痛，小儿惊风等。用量15～30 g。

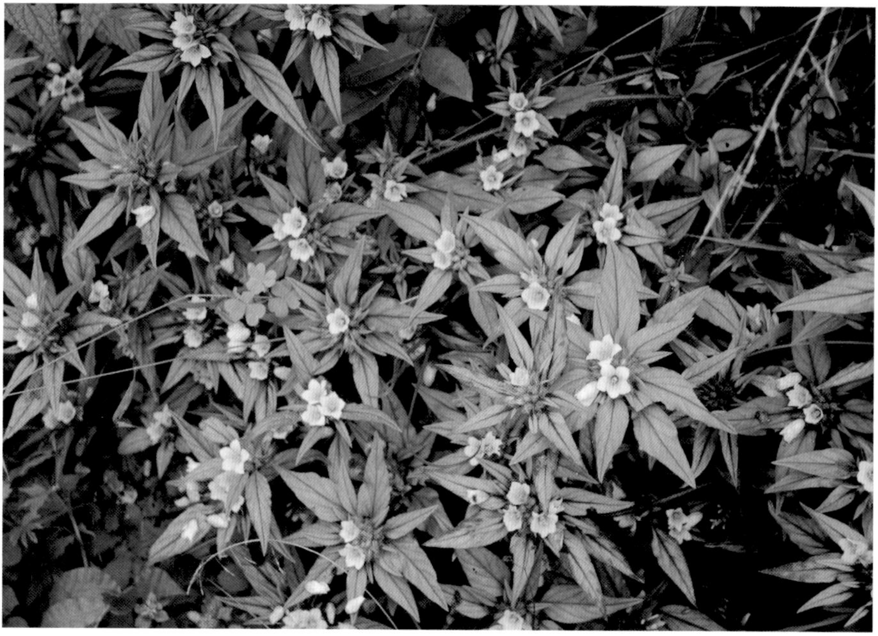

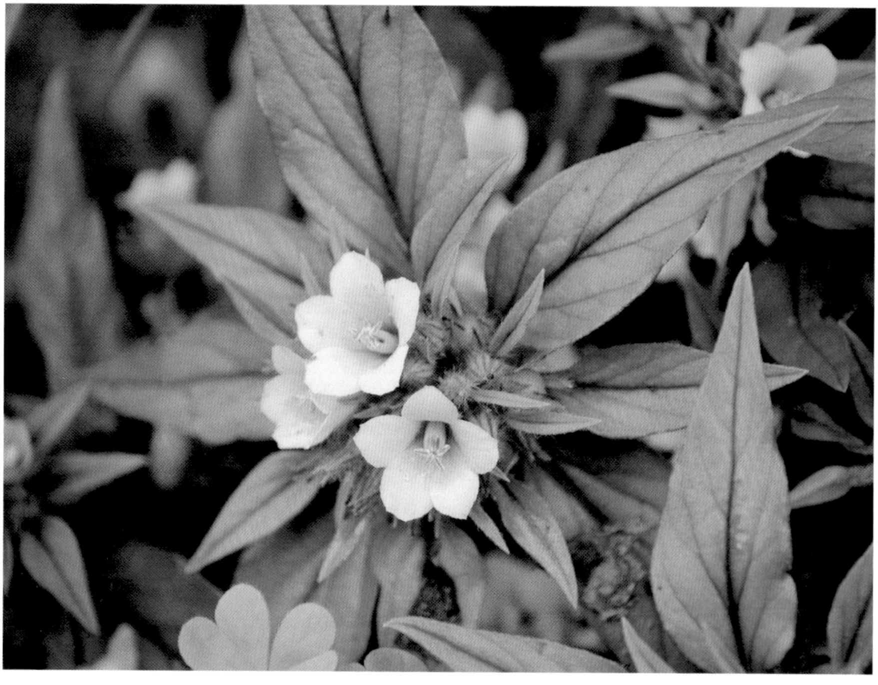

狭叶落地梅

Lysimachia paridiformis Franch. var. **stenophylla** Franch.

【别　　名】追风伞

【基　　原】来源于报春花科珍珠菜属狭叶落地梅**Lysimachia paridiformis** Franch. var. **stenophylla** Franch. 的全草入药。

【形态特征】根茎粗短或成块状；根簇生，纤维状，直径约1 mm，密被黄褐色茸毛。茎通常2至数条簇生，直立，高10～45 cm，无毛，不分枝，节部稍膨大。叶6～18片在茎端轮生，披针形至线状披针形，长5～17 cm，宽1.2～1.8 cm，顶端短渐尖，基部楔形。花集生茎端成伞形花序，花冠黄色，长12～18 mm，基部合生部分长约3 mm，裂片狭长圆形，宽约4.5 mm，顶端钝或圆形；花丝基部合生成高2 mm的筒，分离部分长3～5 mm；花药椭圆形，长约1.5 mm；花粉粒具3孔沟，近球形，表面具网状纹饰；子房无毛，花柱长约8.5 mm。蒴果近球形，直径3.5～4 mm。花期5～6月；果期7～9月。

【生　　境】生于海拔1400 m以下的山谷林下湿润处。

【分　　布】四川、重庆、贵州、湖北、湖南。

【采集加工】全年均可采。洗净，鲜用或晒干。

【性味功能】味辛，性温。祛风通络，活血止痛。

【主治用法】治风湿痹痛，半身不遂，小儿惊风，跌打，骨折。用量15～30 g。

【附　　方】1. 治风湿麻木：追风伞根15 g，红活麻15 g，大风藤30 g。泡酒250 ml，每次服60 ml。

2. 治风湿瘫痪：追风伞根、藤五加、大风藤、阎王刺、姨妈菜各60 g。煎水服，每天一服；煎水服三次后，再煎水洗，连续使用。

3. 治脚抽盘：追风伞根60 g，伸筋草15 g。煨猪肉吃。

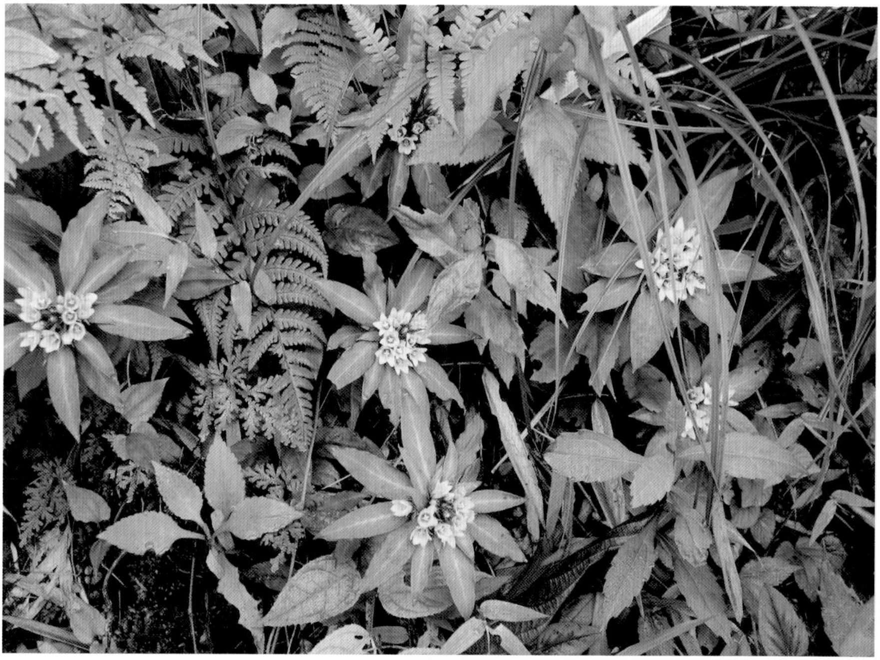

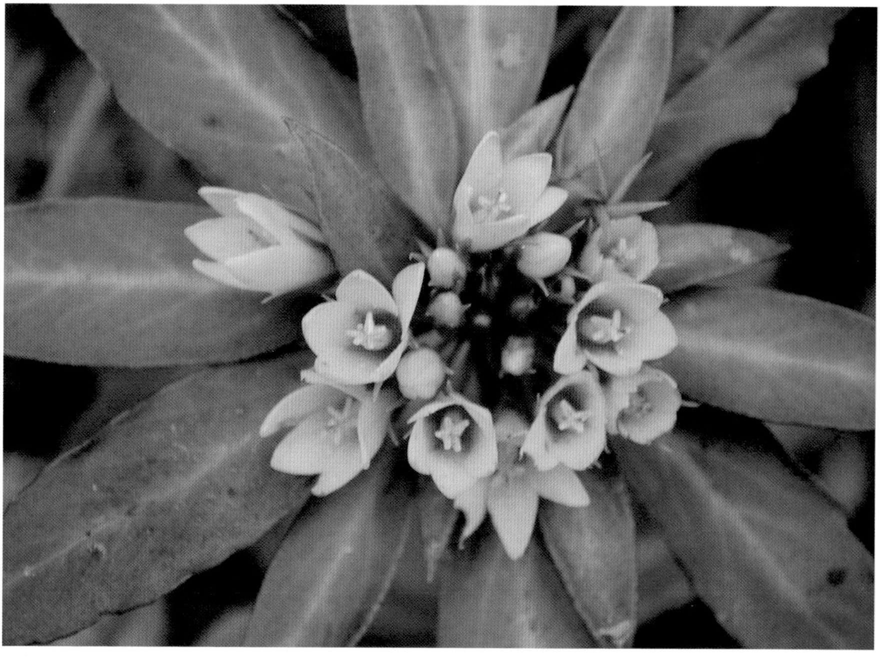

小果博落回

Macleaya microcarpa Maxim.

【别　　名】野麻子、吹火筒、野狐杆

【基　　原】来源于罂粟科博落回属小果博落回**Macleaya microcarpa** Maxim. 的根和叶入药。

【形态特征】直立草本，基部木质化，具乳黄色浆汁。茎高0.8～1 m，淡黄绿色，多白粉，上部多分枝。叶片宽卵形或近圆形，长5～14 cm，宽5～12 cm，顶端急尖，基部心形；叶柄长4～11 cm，上面平坦，通常不具沟槽。大型圆锥花序具多花，长15～30 cm，生于茎和分枝顶端；花梗长2～10 mm；花芽圆柱形，长约5 mm；萼片狭长圆形，长约5 mm，舟状；花瓣无；雄蕊8～12枚，花丝丝状，极短，花药条形，长约3～4 mm；子房倒卵形，长1～3 mm，花柱极短，柱头2裂。蒴果近圆形，直径约5 mm。种子1枚，卵珠形，基生，直立，长约1.5 mm，种皮具孔状雕纹，无种阜。花、果期6～10月。

【生　　境】生于海拔450～1600 m的山坡路边草地或灌丛中。

【分　　布】山西、江苏、江西、河南、湖北、陕西、甘肃、四川、重庆等地。

【采集加工】秋、冬季采收，根茎与茎叶分开，晒干。

【性味功能】味苦，性寒，有大毒。祛风解毒，散瘀消肿，止痛，杀虫。

【主治用法】治跌打损伤，风湿关节痛，痈疖肿毒，下肢溃疡，阴道滴虫，湿疹，烧烫伤，痔疮，龋齿痛，顽癣等。外用适量鲜品捣烂敷患处煎水熏洗或研末调敷。

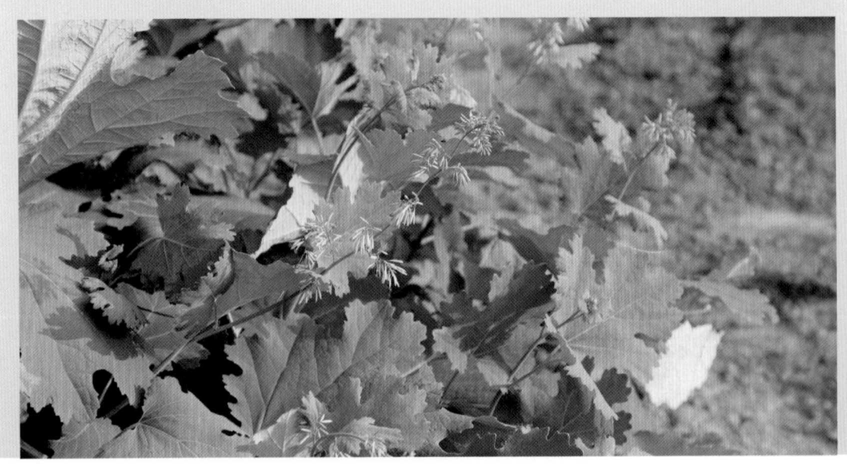

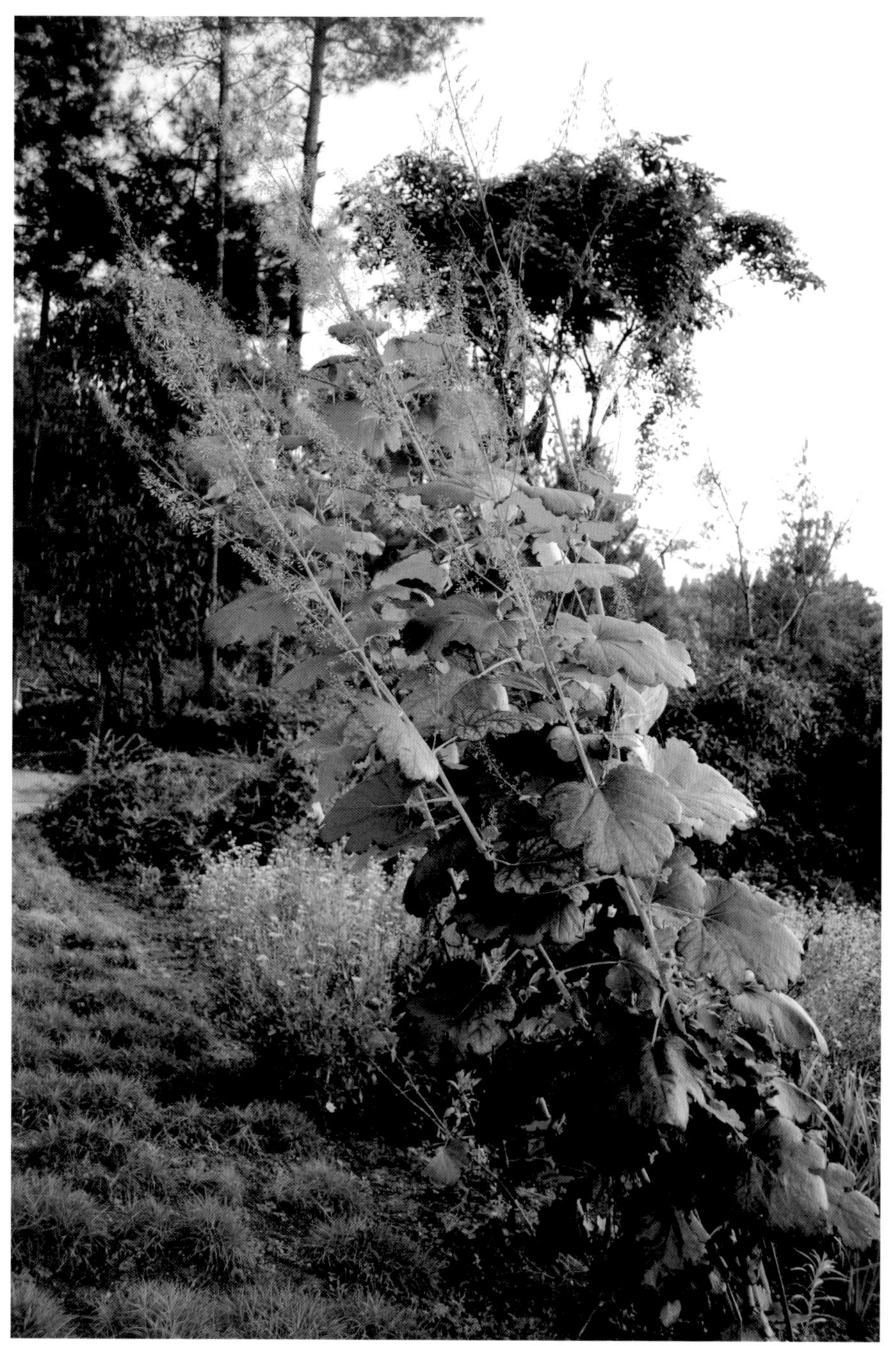

望春玉兰

Magnolia biondii Pamp.

【别　　名】望春花、二月花、紫玉兰、白玉兰

【基　　原】来源于木兰科木兰属望春玉兰**Magnolia biondii** Pamp. 的干燥花蕾入药，代辛荑用。

【形态特征】落叶乔木，高达12 m，胸径达1 m；树皮淡灰色，光滑；小枝细长，灰绿色，直径3～4 mm，无毛。叶椭圆状披针形至狭倒卵或卵形，长10～18 cm，宽3.5～6.5 cm，顶端急尖，基部阔楔形，上面暗绿色，下面浅绿色。花先叶开放，直径6～8 cm，芳香；花被9，外轮3片紫红色，近狭倒卵状条形，长约1 cm，中内两轮近匙形，长4～5 cm，宽1.3～2.5 cm；雄蕊长8～10 mm，花药长4～5 mm，花丝长3～4 mm，紫色；雌蕊群长1.5～2 cm。聚合果圆柱形，长8～14 cm，常扭曲；果梗长约1 cm，径约7 mm，残留长绢毛；蓇葖浅褐色，近圆形，侧扁；种子心形，外种皮鲜红色，内种皮深黑色，顶端凹陷，具V形槽，中部凸起，腹部具深沟，末端短尖不明显。花期3～4月；果期9～10月。

【生　　境】生于海拔600～2100 m的山林间。

【分　　布】陕西、甘肃、河南、湖北、重庆、贵州、四川等省区。

【采集加工】冬末春初花未开放时采收，除去枝梗，阴干。

【性味功能】味辛，性温。散风寒，通鼻窍。

【主治用法】治风寒头痛，鼻塞，鼻渊，鼻流浊涕等。用量3～9 g；外用适量。

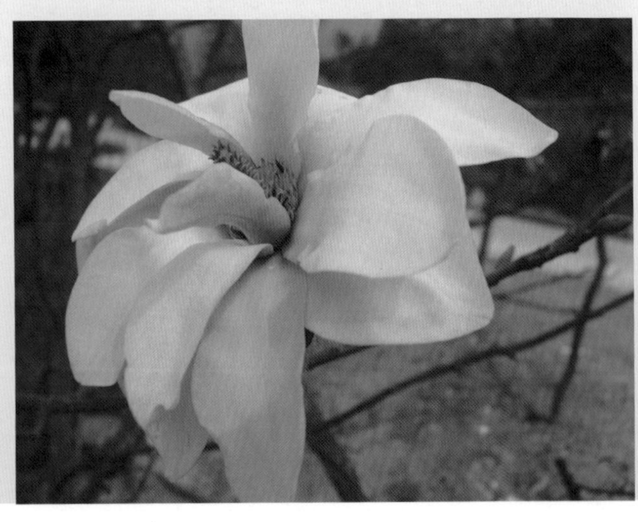

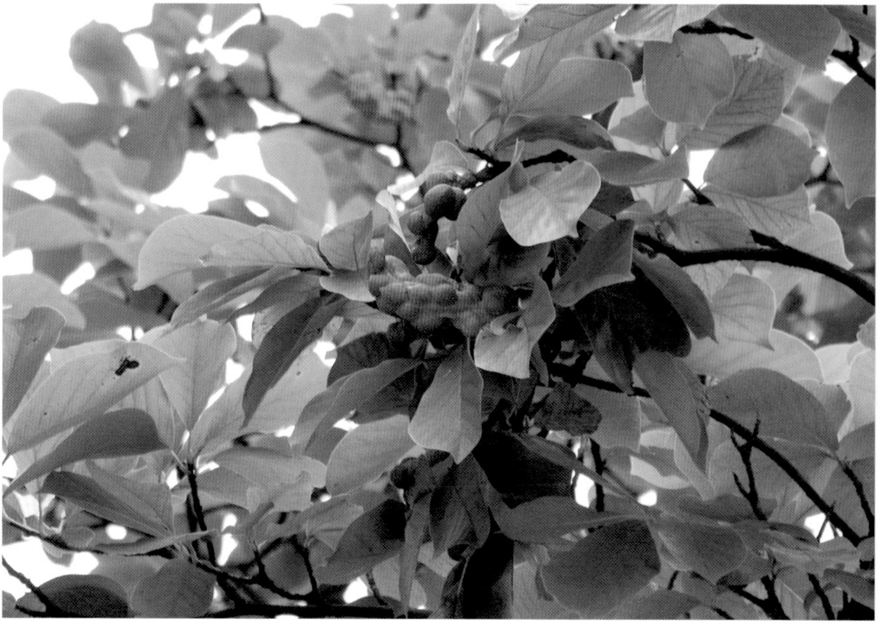

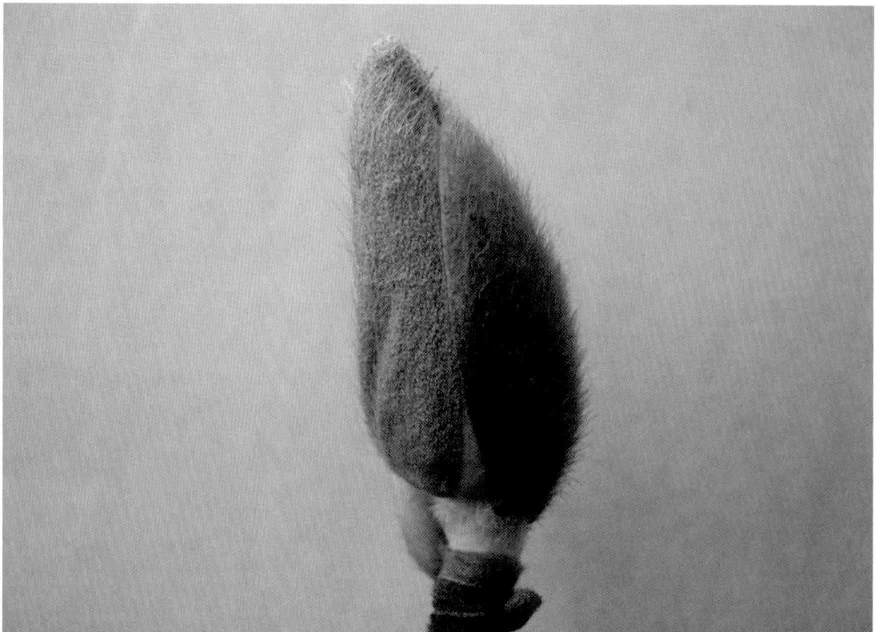

武当玉兰

Magnolia sprengeri Pampan.

【别　　名】武当木兰、湖北木兰

【基　　原】来源于木兰科木兰属武当玉兰**Magnolia sprengeri** Pampan.的干燥花蕾入药，代辛荑用。

【形态特征】落叶乔木，高达20 m，树皮淡灰褐色或黑褐色，老干皮具纵裂沟成小块片状脱落。小枝淡黄褐色，后变灰色，无毛。叶倒卵形，长10～18 cm，宽4.5～10 cm，顶端急尖或急短渐尖，基部楔形，上面仅沿中脉及侧脉疏被平伏柔毛，下面初被平伏细柔毛，叶柄长1～3 cm；托叶痕细小。花蕾直立，被淡灰黄色绢毛，花先叶开放，杯状，有芳香，花被片12，近相似，外面玫瑰红色，有深紫色纵纹，倒卵状匙形或匙形，长5～13 cm，宽2.5～3.5 cm，雄蕊长10～15 mm，花药长约5 mm，稍分离，药隔伸出成尖头，花丝紫红色，宽扁；雌蕊群圆柱形，长2～3 cm，淡绿色，花柱玫瑰红色。聚果圆柱形，长6～18 cm；蓇葖扁圆，成熟时褐色。花期3～4月；果期8～9月。

【生　　境】生于海拔1300～2400 m的山林间或灌丛中。

【分　　布】于陕西、甘肃、河南、湖北、湖南、重庆等地。

【采集加工】冬末春初花未开放时采收，除去枝梗，阴干。

【性味功能】味辛，性温。散风寒，通鼻窍。

【主治用法】治风寒头痛，鼻塞，鼻渊，鼻流浊涕等。用量3～9 g；外用适量。

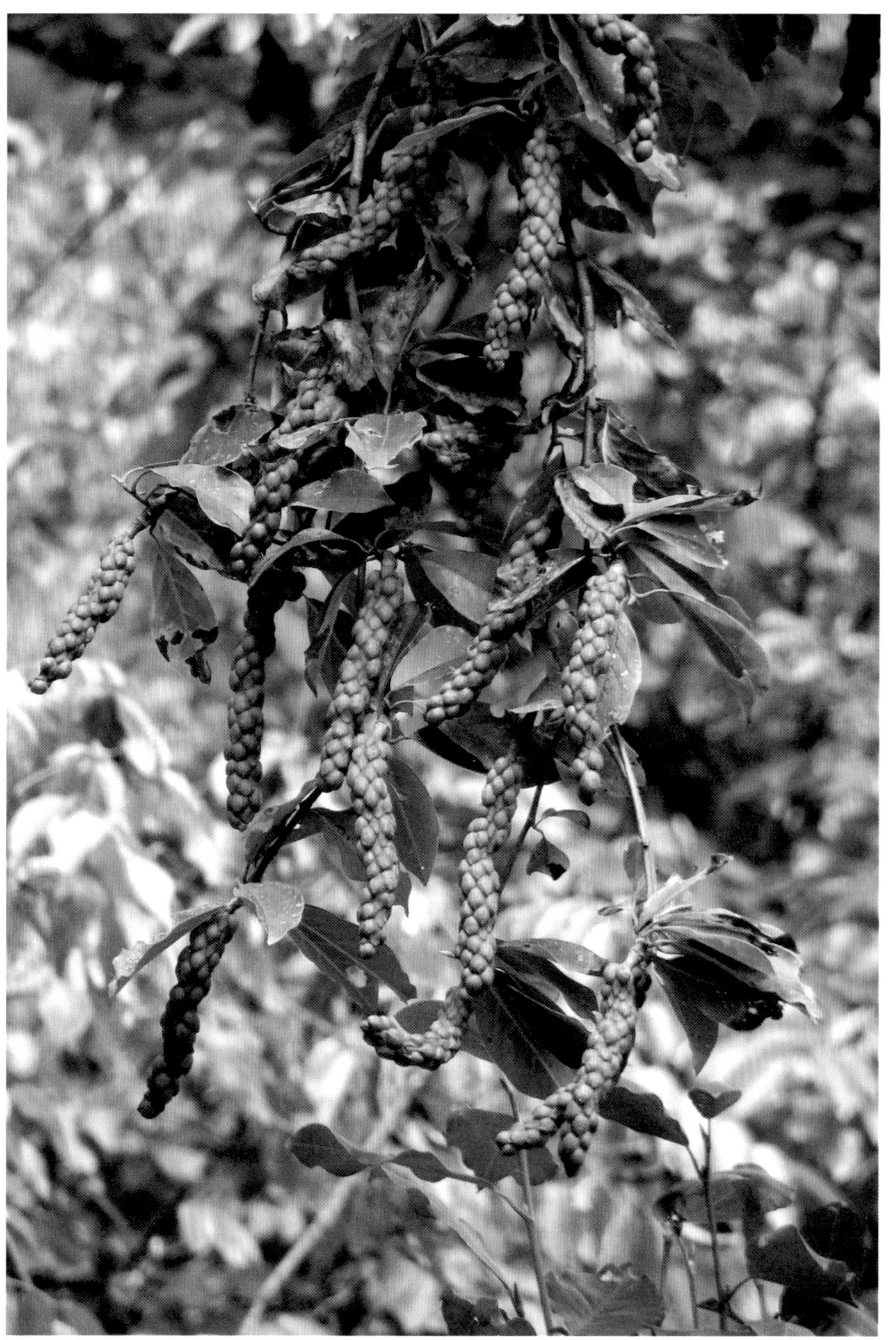

垂丝海棠

Malus halliana Koehne

【基　　原】来源于蔷薇科苹果属垂丝海棠**Malus halliana** Koehne 的花入药。

【形态特征】小乔木，高达5 m。树冠开展；小枝细弱，微弯曲，最初有毛，不久脱落，紫色或紫褐色。单叶互生；叶柄长5～25 mm；托叶膜质，披针形，早落；叶片卵形至长椭圆形，长3.5～8 cm，宽2.5～4.5 cm，边缘有圆钝细锯齿，上面深绿色，有光泽并常带紫晕。花两性；伞房花序，具花4～6朵；花梗细弱，长2～4 cm，下垂，有稀疏柔毛，紫色；花粉红色，直径3～3.5 cm；萼筒外面无毛；萼裂片三角状卵形，内面密被茸毛；花瓣倒卵形，长约1.5 cm，基部有短爪，常在5数以上；雄蕊20～25枚，花丝长短不齐，约等于花瓣之半；花柱4或5枚，较雄蕊为长，基部有长茸毛，顶花有时缺少雌蕊。果实梨形或倒卵形，直径6～8 mm，略带紫色，成熟时萼片脱落，果梗长2～5 cm。花期3～4月；果期9～10月。

【生　　境】生于海拔50～1200 m的山坡丛林中山溪边。

【分　　布】陕西、江苏、安徽、浙江、四川、重庆、云南等地。

【采集加工】3～4月花盛开时采收晒干。

【性味功能】味淡、微苦，性平。调经和血。

【主治用法】治血崩。用量6～15 g。

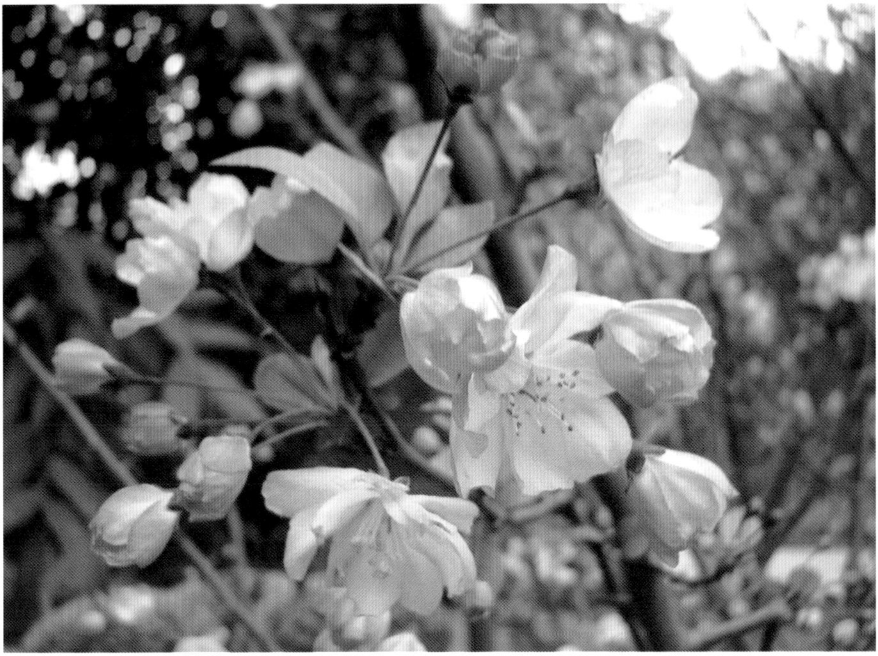

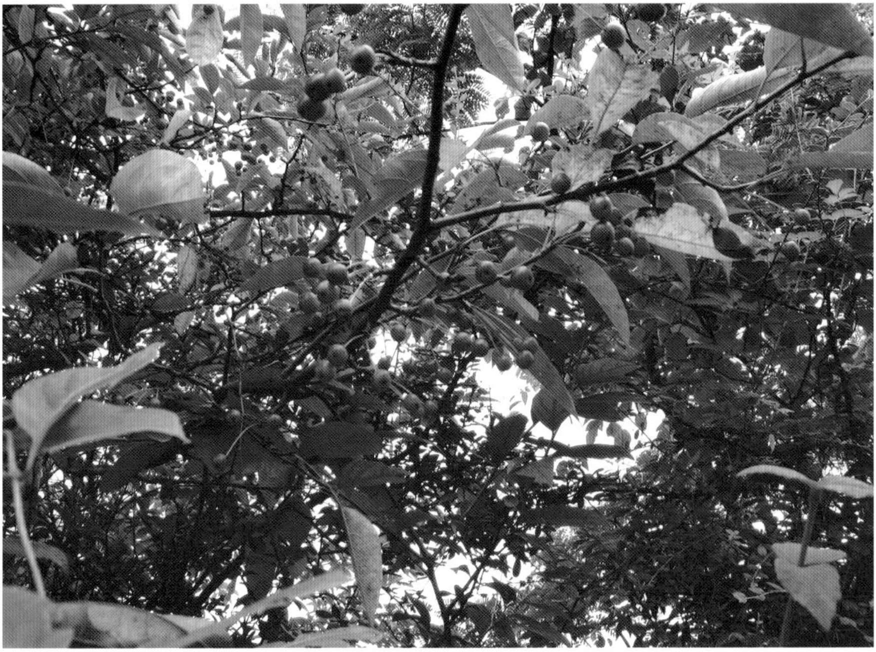

中华荚果蕨

Matteuccia intermedia C. Chr.

【别　　名】野鸡膀子、小叶贯众

【基　　原】来源于球子蕨科荚果蕨属中华荚果蕨**Matteuccia intermedia** C. Chr. 的根状茎入药。

【形态特征】多年生草本，根状茎短而直立，黑褐色，顶端密被阔披针形鳞片。叶簇生，二形：不育叶叶柄长20～30 cm，粗达5 mm，基部黑褐色，向上深禾秆色，疏被披针形鳞片，叶片椭圆形，长40～60 cm，宽15～25 cm，基部变狭，二回羽状深裂，羽片20～25对，下部2～3对略缩短，中部的长达15 cm，宽不及2 cm，披针形，顶端渐尖，基部截形并紧靠叶轴，羽状半裂，裂片多数；能育叶比不育叶小，柄长20～25 cm，粗5～8 mm，叶片椭圆形或椭圆披针形，长30～45 cm，宽8～15 cm，一回羽状，羽片多数，彼此接近，线形，略呈镰刀状，通常长3.5～6 cm，宽2～3 mm，两侧强度反卷成荚果状，深紫色，孢子囊群圆形，着生于囊托上，成熟时汇合成线形，无囊群盖，为变质的叶缘所包被。

【生　　境】生于海拔1500～3200 m的山谷林下。

【分　　布】河北、山西、陕西、甘肃、湖北、四川、重庆及云南。印度也有分布。

【采集加工】春、秋季采挖，削去叶柄、须根，除净泥土，晒干或鲜用。

【性味功能】味苦，性凉。清热解毒，止血杀虫。

【主治用法】治热病发斑，腮腺炎，湿热疮毒，蛔虫腹痛，蛲虫病，赤痢便血，尿血，吐血，衄血，崩漏等症。

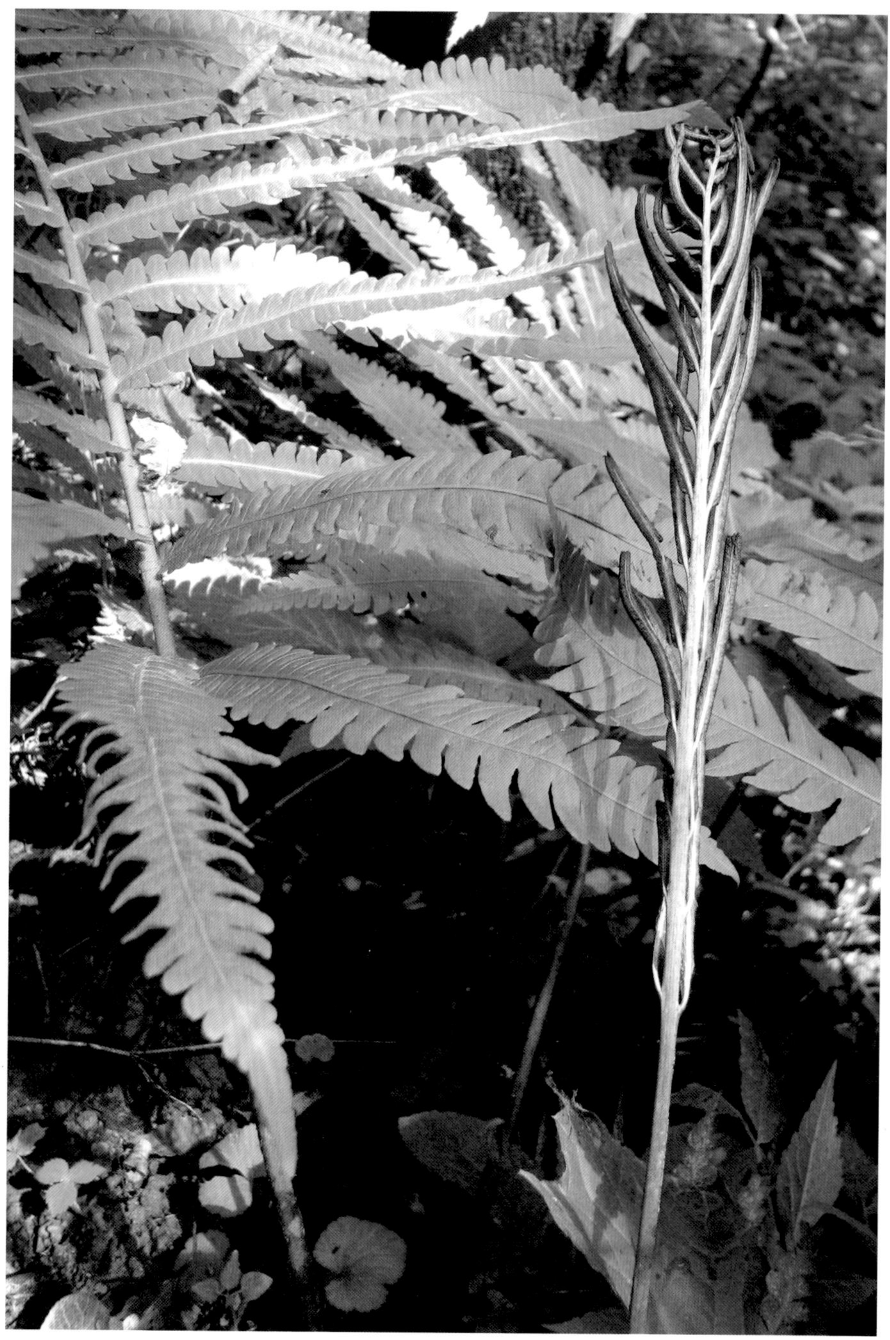

美丽通泉草

Mazus pulchellus Hemsl. ex Forbes et Hemsl.

【别　　名】岩白翠、岩白菜

【基　　原】来源于玄参科通泉草属美丽通泉草**Mazus pulchellus** Hemsl. ex Forbes et Hemsl.的全草入药。

【形态特征】多年生草本，高约20 cm，幼时密被白色或锈色短柔毛，后变无毛。根状茎短缩，须根纤细，簇生。花茎1～5支，草质，直立或上升，简单或有少数分枝，无叶。叶全为基生，莲座状，倒卵状匙形至长圆状匙形，质地较薄，薄纸质至纸质，长达20 cm，顶端圆形，基部渐狭窄成有翅的柄，边缘有缺刻状锯齿、重锯齿至不整齐的羽裂。总状花序，多花，花疏稀；花梗长而纤细，下部的长达4 cm，上部的也长于萼；苞片窄披针形，长2～5 mm；花萼钟状，长5～7 mm，萼齿远较萼筒短，长卵形，顶端锐尖；花冠红色、紫色或深紫堇色，长2～2.5 cm，上唇直立而短，2裂，裂片近圆形，端截形，上有流苏状细齿，下唇3裂，中裂较小稍凸出，裂片顶端均多少有流苏状细齿；子房无毛。蒴果卵圆形。花、果期3～6月。

【生　　境】生海拔1600 m以下阴湿的岩缝及林下。

【分　　布】湖北、四川、重庆及云南。

【采集加工】全年可采集，洗净泥沙，去除杂质，干燥备用。

【性味功能】味苦，性凉。清热解毒。

【主治用法】治劳伤吐血，跌打损伤等。用量15～20 g。

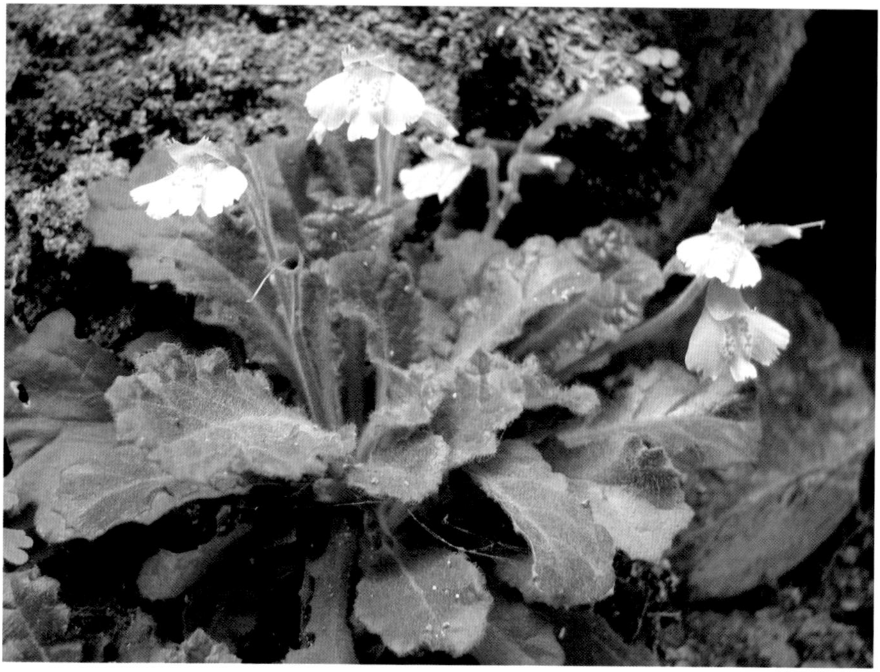

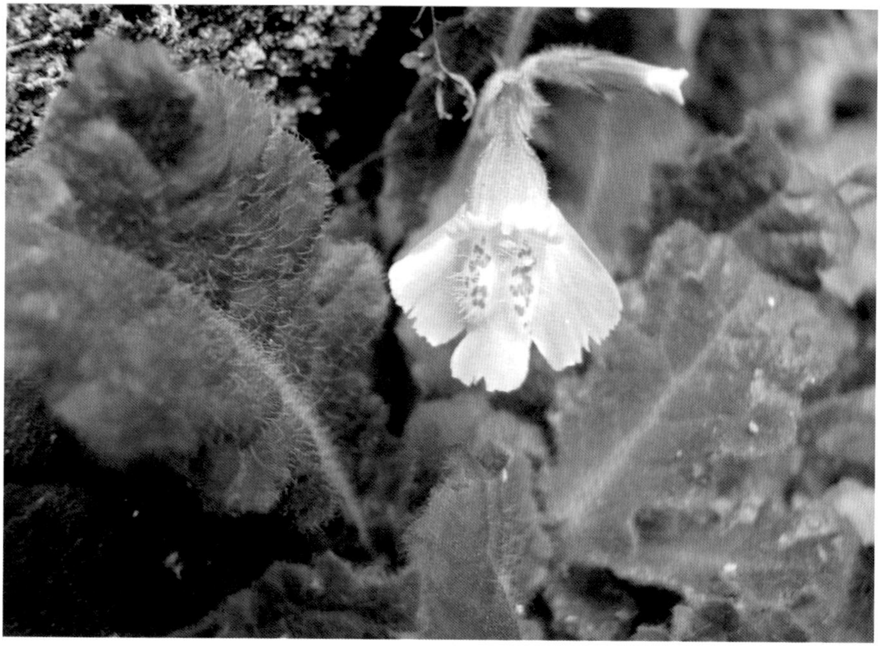

白花草木犀

Melilotus albus Desr.

【别　　名】野苜蓿、品川萩、蓖萩、辟汗草

【基　　原】来源于蝶形花科草木犀属白花草木犀**Melilotus albus** Desr.的全草入药。

【形态特征】一、二年生草本，高70～200 cm。茎直立，圆柱形，中空，多分枝。羽状三出复叶；托叶尖刺状锥形，长6～10 mm，全缘；小叶长圆形或倒披针状长圆形，长15～30 cm，宽6～12 mm，顶端钝圆，基部楔形。总状花序长9～20 cm，腋生，具花40～100朵，排列疏松；苞片线形，长1.5～2 mm；花长4～5 mm；萼钟形，长约2.5 mm，微被柔毛，萼齿三角状披针形，短于萼筒；花冠白色，旗瓣椭圆形，稍长于翼瓣，龙骨瓣与冀瓣近等长；子房卵状披针形，上部渐窄至花柱，无毛，胚珠3～4粒。荚果椭圆形至长圆形，长3～3.5 mm，顶端锐尖，具尖喙表面脉纹细，网状，棕褐色，老熟后变黑褐色；种子1～2粒。种子卵形，棕色，表面具细瘤点。花期5～7月；果期7～9月。

【生　　境】生于田边、路旁荒地及湿润的砂地。

【分　　布】东北、华北、西北及西南各地。欧洲地中海沿岸、中东、西南亚、中亚及西伯利亚均有分布。

【采集加工】花期收割全草，阴干。

【性味功能】味辛、微苦，性凉，有小毒。清暑化湿，健胃和中。

【主治用法】治暑湿胸闷，头胀头痛，痢疾，疟疾，带下，疮疡，湿疮，疥癣，淋巴结核。用量9～15 g；外用适量鲜品捣烂敷患处或煎水洗或烧烟熏。

【附　　方】1. 治疟疾：白花草木犀30 g。煎汤，在疟发前一小时服用。

2. 治痔疮，坐板疮，脓泡疮：白花草木犀（辟汗草）、黄柏、白芷、雄黄、红砒、冰片、艾绒等磨粉，卷成纸条，点燃熏。

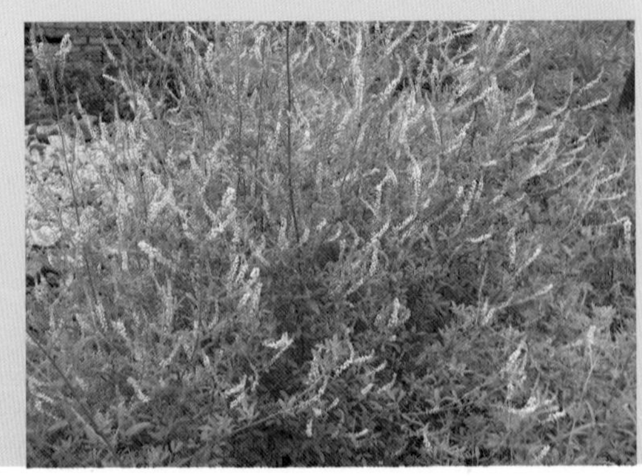

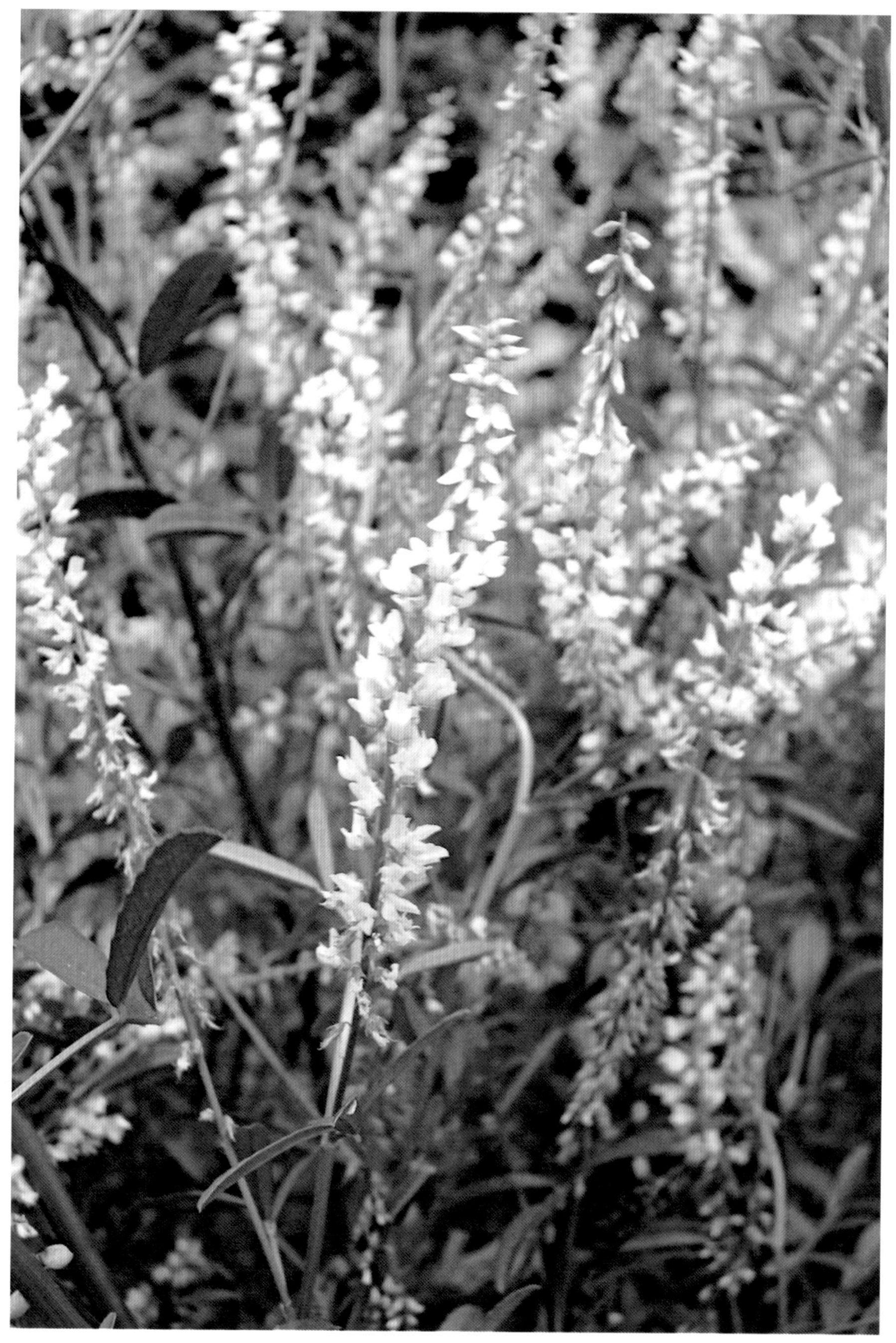

川山橙

Melodinus hemsleyanus Diels

【基　　原】来源于夹竹桃科山橙属川山橙**Melodinus hemsleyanus** Diels的根入药。

【形态特征】粗壮木质藤本，长约6 m，具乳汁；小枝、幼叶、叶柄、花序密被短茸毛；茎皮黄绿色。叶近革质，椭圆形或长圆形，稀椭圆状披针形，长7～15 cm，宽4～5 cm，顶端渐尖，基部楔形或钝；叶面具光泽，被毛脱落，叶背中脉明显，被短柔毛；叶柄长约5 mm。聚伞花序生于侧枝之顶端；花蕾长圆形，顶端钝头；花白色；花萼长达7 mm，宽约4 mm，裂片椭圆状长圆形，具尖头，边缘通常较厚，外被密柔毛；花冠筒长约1 cm，外被微毛，花冠裂片长圆状披针形或长披针形，中部以下扩大，长约8 mm；副花冠小，鳞片状；雄蕊着生于花冠筒下部的膨大处，花丝长1.5 mm，花药与花丝等长，顶端渐尖，子房2室，花柱短，柱头扩大成圆柱状。浆果椭圆形，具尖头，长达7.5 cm，直径约2.9 cm，成熟时橙黄色或橘红色；种子多数，长椭圆形或两侧压扁，长9 mm，宽约5 mm。花期5～8月；果期10～12月。

【生　　境】生于海拔500～1500 m的山地疏林、山坡、路旁、岩石上。

【分　　布】于贵州、重庆、四川和贵州。

【采集加工】夏、秋季采收，洗净，切片，晒干。

【性味功能】味苦，性凉。健脾，补血，清热。

【主治用法】治脾胃虚弱，血虚乳少，口舌生疮。用量15～30 g。

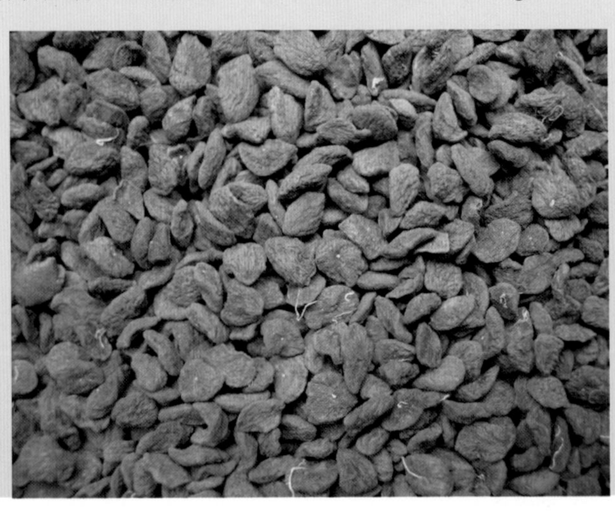

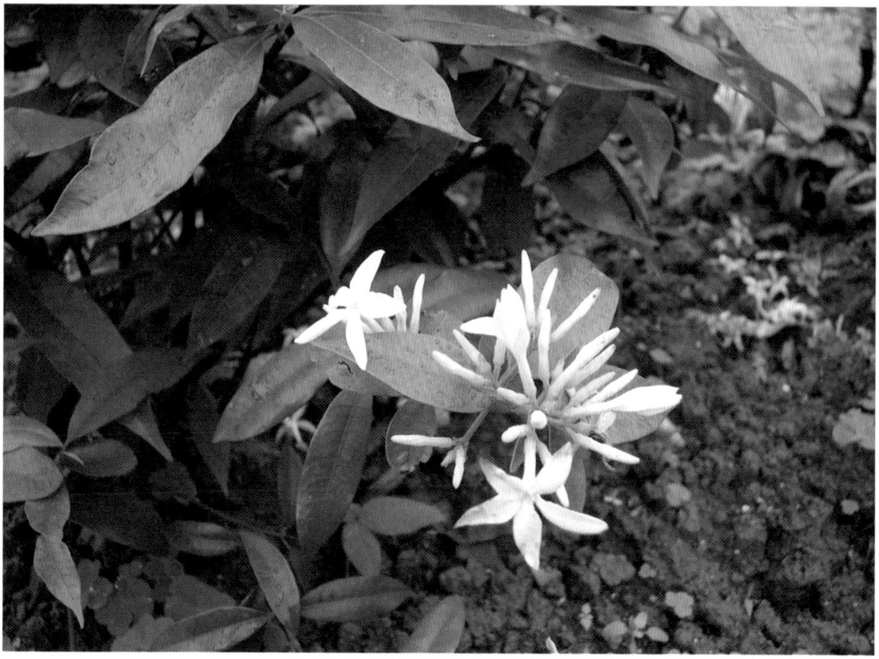

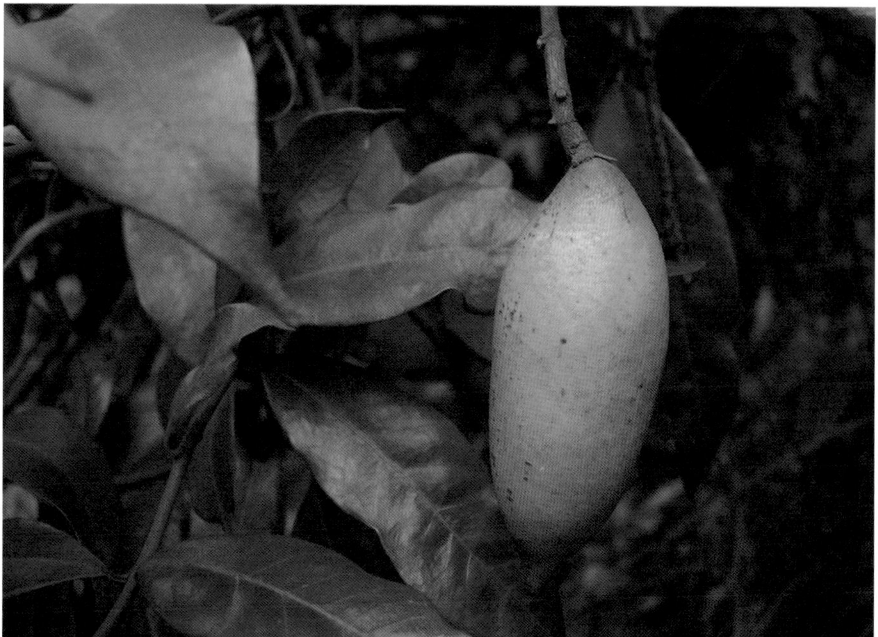

厚果崖豆藤

Millettia pachycarpa Benth.

【别　　名】苦檀子、冲天子

【基　　原】来源于蝶形花科崖豆藤属厚果崖豆藤**Millettia pachycarpa** Benth. 的种子入药。

【形态特征】大藤本，长达15 m。幼时直立如小乔木状。嫩枝褐色，密被黄色茸毛，老枝光滑，散布褐色皮孔。羽状复叶长30～50 cm；小叶6～8对，间隔2～3 cm，长圆状椭圆形至长圆状披针形，长10～18 cm，宽3.5～4.5 cm。总状圆锥花序，2～6枝生于新枝下部，长15～30 cm，密被褐色茸毛，生花节长1～3 mm，花2～5朵着生节上；苞片阔卵形，小苞片线形，离萼生；花长2.1～2.3 cm；花萼杯状，长约6 mm，宽约7 mm，密被茸毛，萼齿几不明显，上方2齿合生；花冠淡紫，旗瓣无毛，卵形，基部淡紫，基部具2短耳，无胼胝体，翼瓣长圆形，下侧具钩，龙骨瓣基部截形，具短钩；雄蕊单体，对旗瓣的1枚基部分离；无花盘；子房线形，密被茸毛，花柱长于子房，向上弯，胚珠5～7粒。荚果深黄褐色，肿胀，长圆形，长5～23 cm，宽约4 cm，厚约3 cm，密布浅黄色疣状斑点，有种子1～5粒；种子黑褐色，肾形。花期4～6月；果期9～11月。

【生　　境】生于海拔2000 m以下山坡常绿阔叶林内。

【分　　布】浙江、江西、福建、台湾、湖南、广东、广西、四川、重庆、贵州、云南、西藏。缅甸、泰国、越南、老挝、孟加拉、印度、尼泊尔、不丹也有分布。

【采集加工】10月果实成熟后采收，除去果皮，将种子晒干。

【性味功能】味苦、辛，性热，有毒。杀虫，攻毒，止痛。

【主治用法】治疥疮，癣，癞，痧气腹痛，小儿疳积。用量1～1.5 g，研末或厚果崖豆藤果（煅存性，苦檀子果）研末或磨汁服。外用研末调敷患处。

【附　　方】1. 治虫疮疥癣：厚果崖豆藤（苦檀子）、花椒、苦参、藜芦、黄连、独脚莲。共研末，调香油搽。

2. 治痧气痛：厚果崖豆藤果（苦檀子果）研末，每次1～1.5 g，开水冲服。

3. 治小儿疳积：厚果崖豆藤果（苦檀子果，煅存性）1.5 g。蒸鸡肝吃或磨水服。

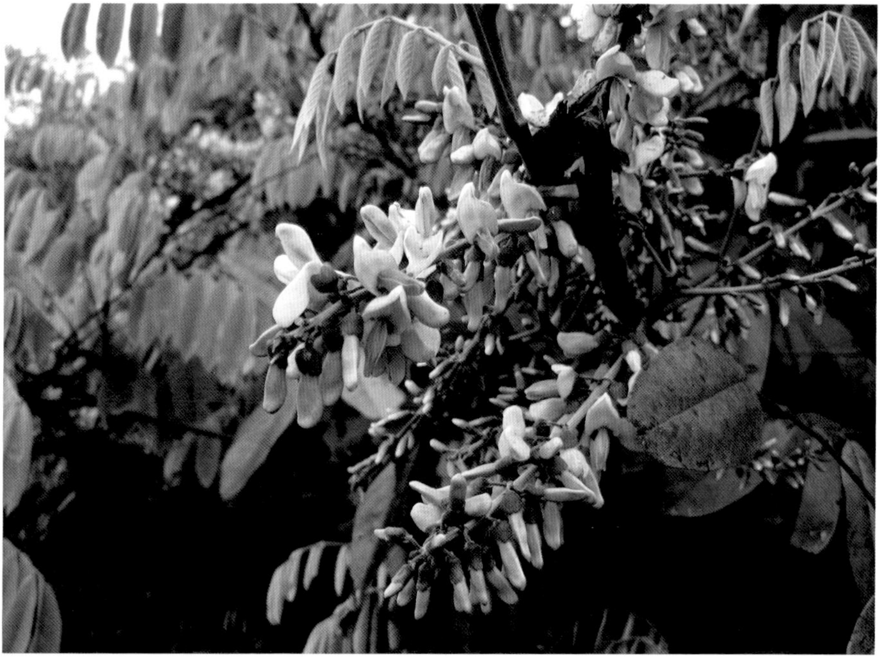

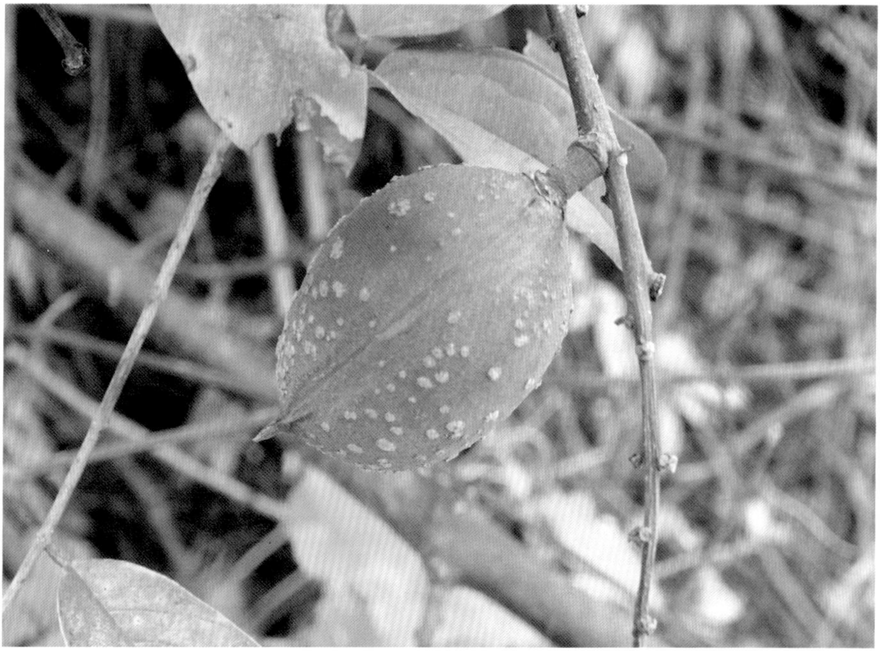

地黄连

Munronia sinica Diels

【别　　名】花叶矮陀陀、土黄连

【基　　原】来源于楝科地黄连属地黄连**Munronia sinica** Diels 的全草入药。

【形态特征】矮小亚灌木，高10～15 cm，茎通常不分枝。叶为奇数羽状复叶，被短柔毛，小叶通常3枚，有时5枚，顶生小叶较大，卵形至椭圆状卵形，长3～6 cm，宽2.5～3.5 cm，顶端锐尖而钝，边缘有稀疏的粗锯齿，基部宽楔形或圆形，侧生小叶近圆形或卵圆形，长2～2.5 cm，宽1～2 cm，有粗锯齿或有时有不规则的浅裂。聚伞花序腋生，通常有花3朵，长约3 cm；萼片5枚，披针形，外被短柔毛；花瓣白色，裂片5枚；雄蕊管顶端10裂，花药10枚。蒴果扁球形，被细柔毛。花期6～8月；果期8～10月。

【生　　境】生于海拔1000 m以下的阴处石缝中或阴湿林下。

【分　　布】贵州、重庆、四川、云南、广西等地。

【采集加工】全年可采，除净泥沙，晒干。

【性味功能】味苦，性凉，有毒。清热解毒，行气活血。

【主治用法】治感冒高热，疟疾，肺炎，咳喘，吐血，胃痛，风湿痹痛，跌打损伤。用量3～8 g；外用捣烂敷患处。

【附　　方】1. 治胃痛：地黄连（花叶矮陀陀）1.5 g。水煎服。

2. 治气胀腹痛，恶性疟疾：地黄连（花叶矮陀陀）根1.5 g，草果为引，水煎服。

3. 治伤风感冒，高热不退，胃痛，风湿关节痛：地黄连（花叶矮陀陀）6～9 g。水煎服。

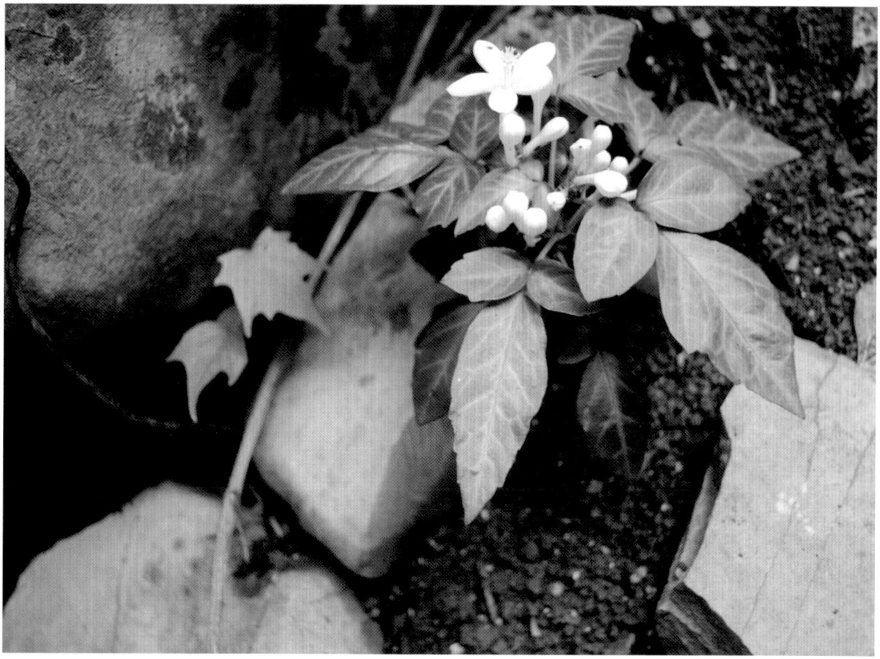

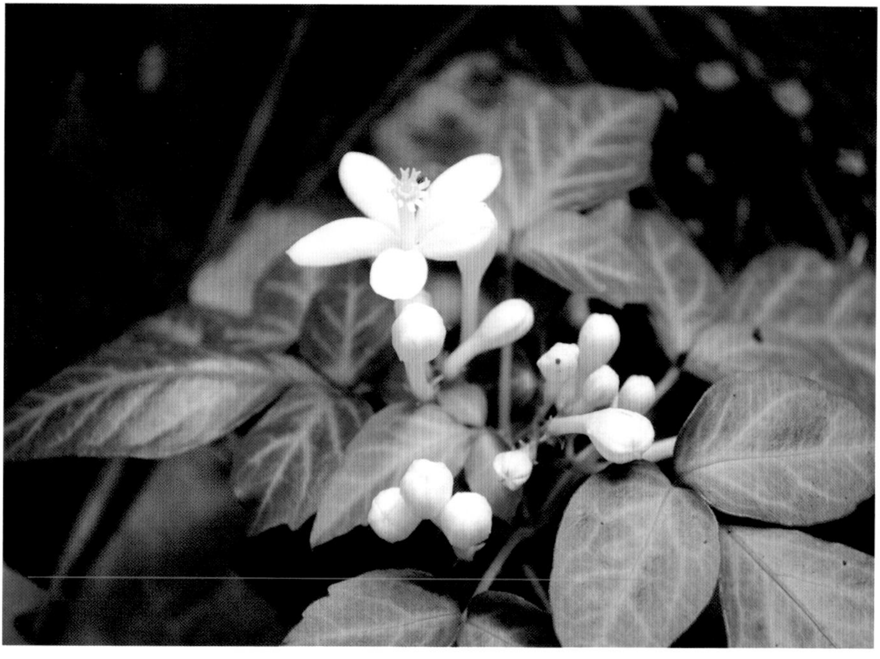

多裂紫菊

Notoseris henryi (Dunn) Shih

【别　　名】川滇盘果菊

【基　　原】来源于菊科紫菊属多裂紫菊**Notoseris henryi** (Dunn) Shih 的根茎入药。

【形态特征】多年生草本，高0.5～2 m。茎直立，单生，基部直径约1 cm，上部圆锥花序状分枝，全部茎枝无毛。中下部茎叶羽状深裂或全裂，卵形，长12～22 cm，宽8～18 cm；茎上部与中下部茎叶同形并等样分裂，但渐小；花序分枝上的叶线形，基部渐狭，无柄。头状花序多数在茎枝顶端排成圆锥状花序。舌状小花5枚，红色或粉红色。瘦果棕红色，压扁，倒披针形，长约5 mm，宽约1 mm，顶端截形，无喙，每面有7条高起的纵肋。冠毛白色,2层，细锯齿状，长约9 mm。花、果期8～12月。

【生　　境】生于海拔1300～2200 m的山坡林缘、林下。

【分　　布】湖北、重庆、四川、云南、湖南、贵州等地。

【采集加工】秋季或春季未萌发之前采集，去除枯枝叶和杂质，晒干。

【性味功能】味苦，性凉。清热解毒，祛风除湿，消肿止痛。

【主治用法】治风热感冒，咳嗽，跌打损伤等。用量10～15 g。

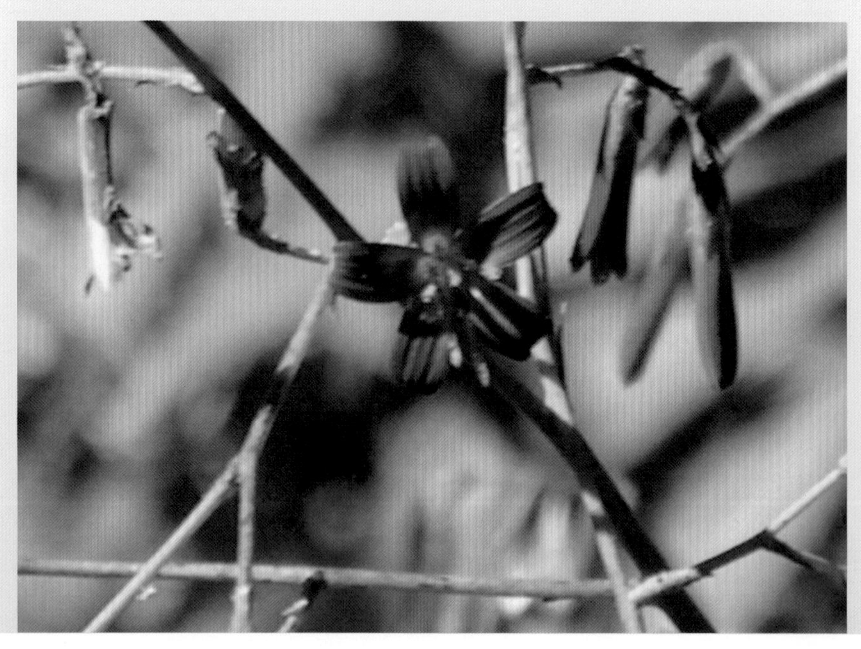

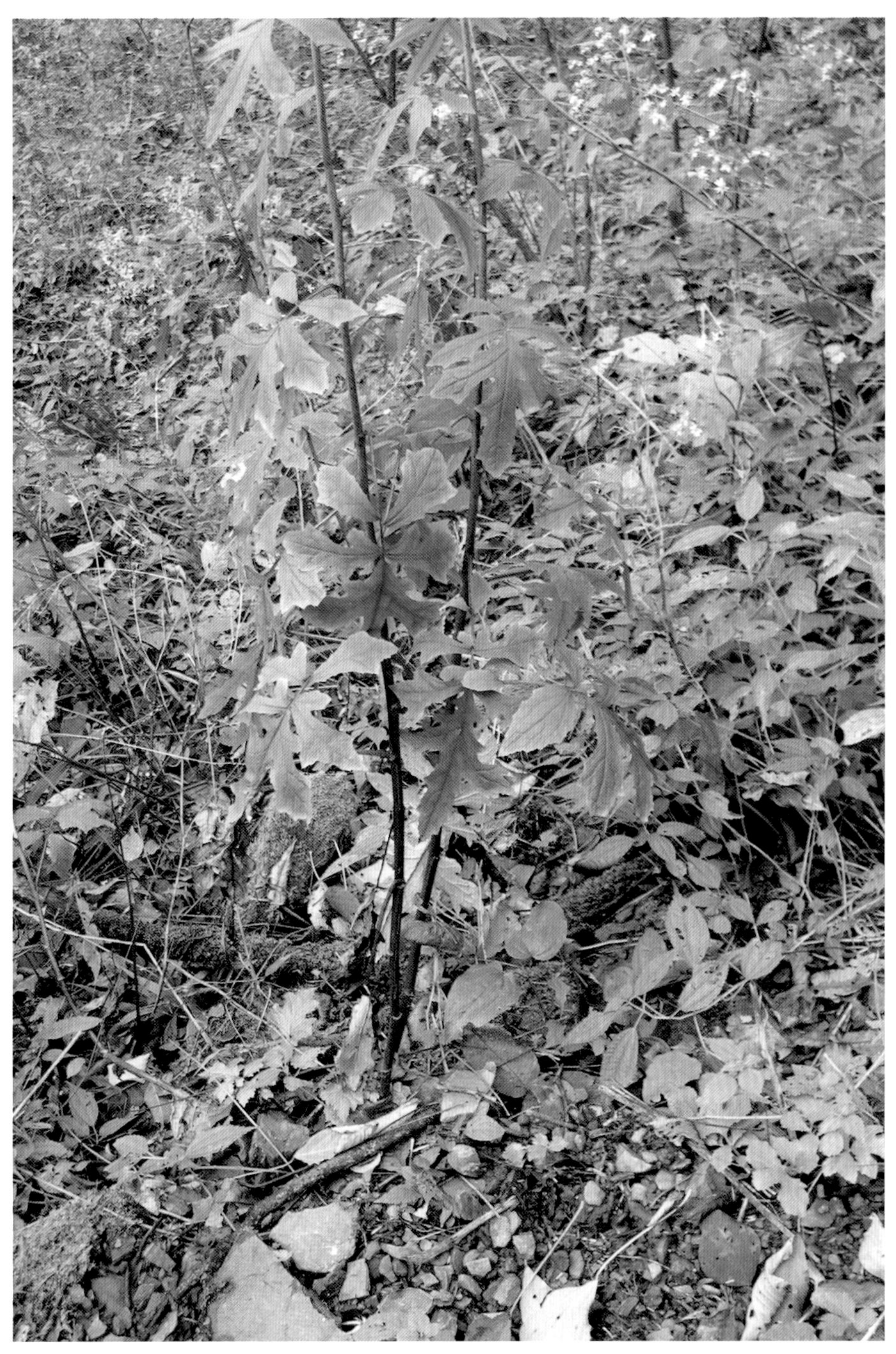

金佛山紫菊

Notoseris nanchuanensis Shih

【基　　原】来源于菊科紫菊属金佛山紫菊**Notoseris nanchuanensis** Shih的根茎入药。

【形态特征】多年生草本。茎单生，直立，高40～80 cm，上部狭圆锥花序状分枝，分枝纤细，光滑无毛。基生叶早枯；中下部茎叶戟状三角形，长7～9.5 cm，宽5.5～6 cm，边缘有稀疏小尖头，基部宽楔形，叶柄有翼，长达5 cm；上部茎叶与中下部茎叶同形但较小；花序分枝上的叶最小，线形，长1.5～2.5 cm，宽1.5～2 mm，边缘有不明显小尖头；叶质地薄，两面无毛。头状花序多数，沿茎排成狭圆锥状花序。总苞狭圆柱状，长约1 cm，宽约2 mm；总苞片3层，中外层短，卵形或披针形，长1～2.5 mm，宽约1 mm，顶端急尖，内层长，长椭圆形，长约1 cm，宽约1.5 mm，顶端钝或圆形，全部苞片紫色，外面无毛。舌状小花紫色，5枚。瘦果长椭圆形，紫色，压扁，长约5 mm，宽约0.8 mm，顶端截形，无喙，每面有7条高起的纵肋。冠毛2层，白色，长约7 mm，微糙。花、果期8～12月。

【生　　境】生于海拔1300～2000 m的山坡林缘、林下。

【分　　布】分布重庆南川金佛山。

【采集加工】秋季或春季未萌发之前采集，去除枯枝叶和杂质，晒干。

【性味功能】味苦，性凉。清热解毒，祛风除湿，消肿止痛。

【主治用法】治风热感冒，咳嗽，跌打损伤等。用量10～15 g。

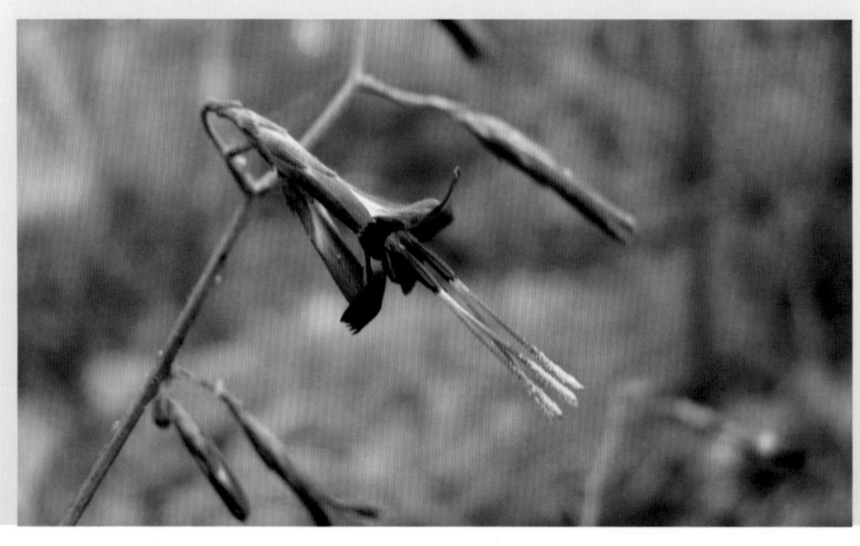

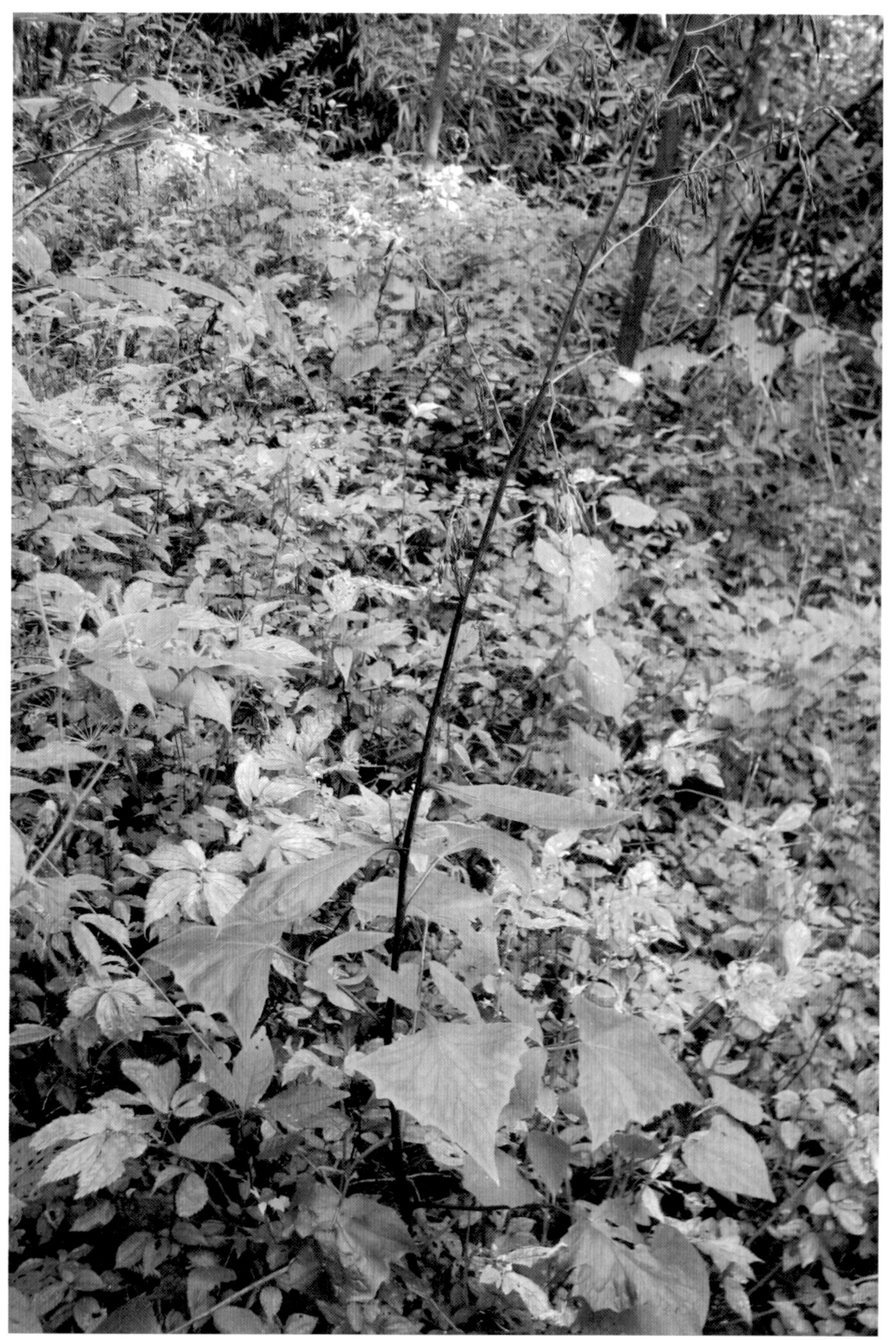

三花紫菊

Notoseris triflora（Hemsl.）Shih

【基　　原】来源于菊科紫菊属三花紫菊**Notoseris triflora**（Hemsl.）Shih的根茎入药。

【形态特征】多年生草本，高约1 m，茎直立。中下部茎叶大头羽状深裂或全裂，有长达17 cm的叶柄，顶裂片三角状戟形、卵状戟形、卵形或心形，长12～19 cm，宽11～17 cm；侧裂片1对，椭圆形，长2～3 cm，宽1～1.5 cm，顶端圆形或钝；中上部茎叶与中下部茎叶等样分裂，有翼柄或羽轴有翼，柄基耳状扩大抱茎，顶裂片三角形或卵状三角形，侧裂片1对，与中下部茎叶的侧裂片同形。头状花序含3枚舌状小花，在茎枝顶端排成圆锥花序。总苞片3层，外层长卵形至披针形，长1.8～5 mm，宽约1 mm，顶端急尖；内层长椭圆形，长约1 cm，宽约2 mm，顶端钝或急尖；全部总苞片外面紫色，无毛。舌状小花紫色。瘦果倒披针形，紫红色，压扁，长约4.2 mm，宽约1 mm，顶端截形，无喙，每面有7条高起的纵肋。冠毛白色，2层，长约7 mm，细锯齿状。花、果期7～10月。

【生　　境】生于海拔1800～1900 m的山坡草地及林缘。

【分　　布】四川和重庆。

【采集加工】秋季或春季未萌发之前采集，去除枯枝叶和杂质，晒干。

【性味功能】味苦，性凉。清热解毒，祛风除湿，消肿止痛。

【主治用法】治风热感冒，咳嗽，跌打损伤等。用量10～15 g。

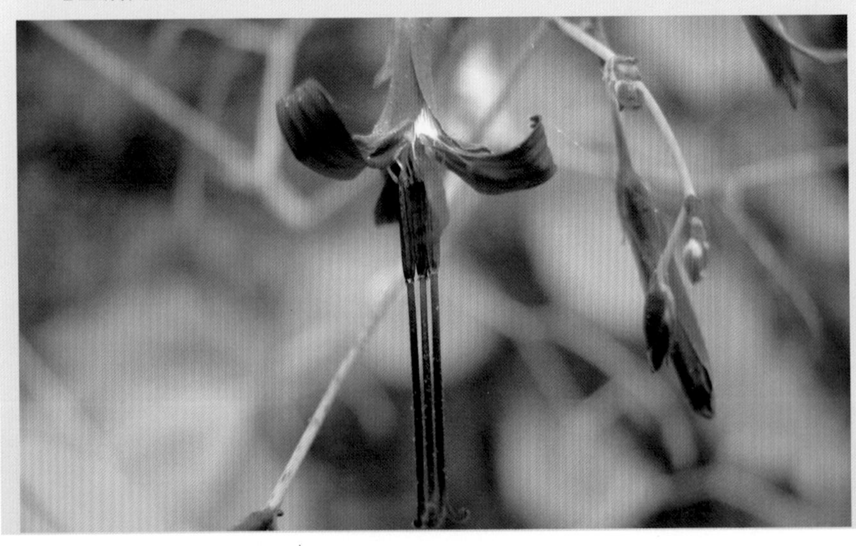

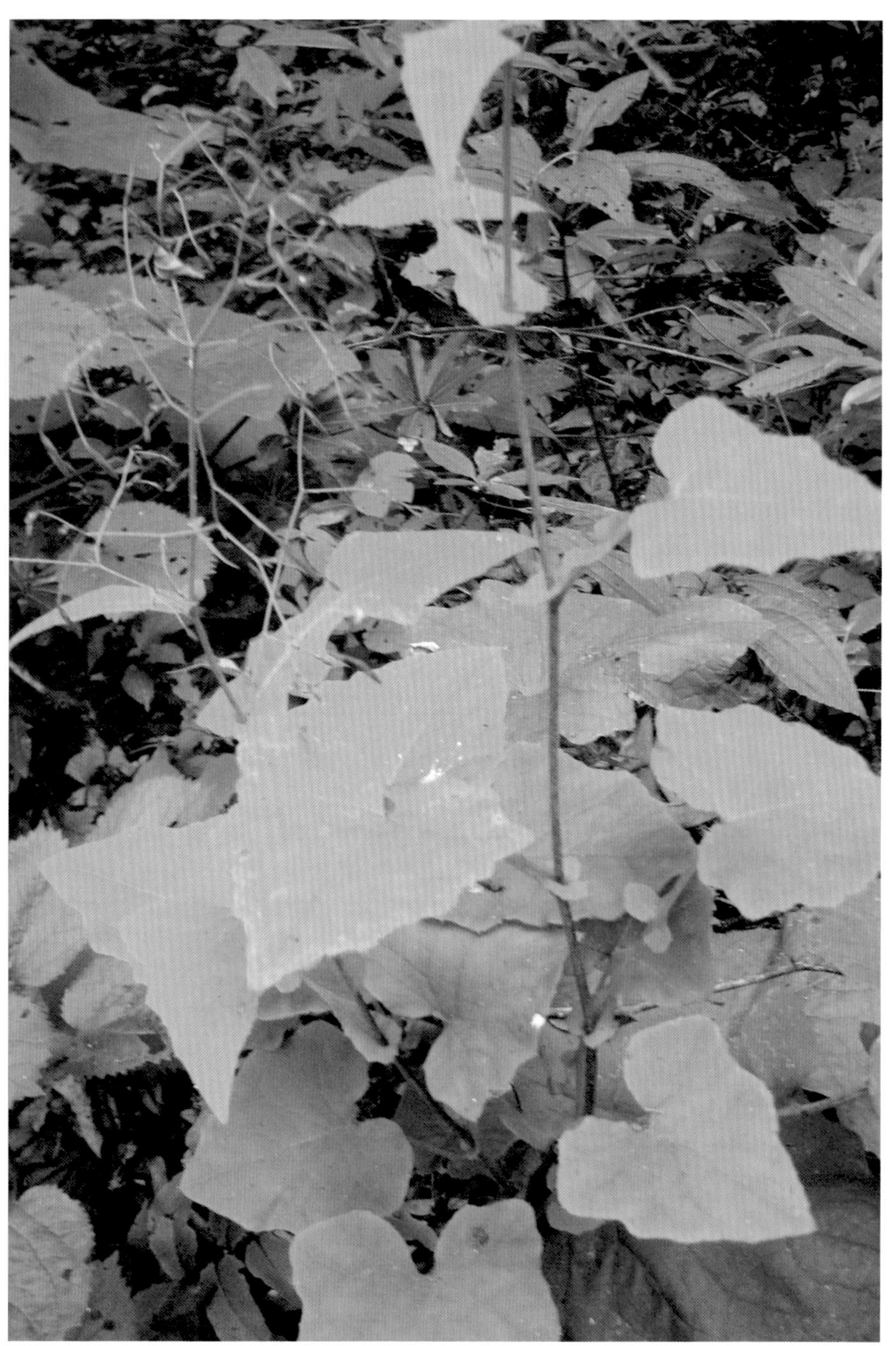

顶花板凳果

Pachysandra terminalis Sieb. & Zucc.

【别　　名】粉蕊黄杨、顶蕊三角咪、黄秧连、雪山林

【基　　原】来源于黄杨科板凳果属顶花板凳果**Pachysandra terminalis** Sieb. & Zucc. 的全草入药。

【形态特征】亚灌木，茎稍粗壮，下部根茎状，长约30 cm，横卧，上部直立，高约30 cm，生叶。叶薄革质，在茎上每间隔2～4 cm，有4～6叶接近着生，似簇生状，叶片菱状倒卵形，长2.5～5 cm，宽1.5～3 cm，边缘有齿牙，基部楔形。花序顶生，长2～4 cm，花白色，雄花数超过15朵，几占花序轴的全部，无花梗，雌花1～2朵，生花序轴基部；雄花：苞片及萼片均阔卵形，苞片较小，萼片长2.5～3.5 mm，花丝长约7 mm，不育雌蕊高约0.6 mm；雌花：连柄长约4 mm，苞片及萼片均卵形，覆瓦状排列，花柱受粉后伸出花外甚长，上端旋曲。果卵形，长5～6 mm，花柱宿存，长5～10 mm。花期4～5月；果期8～9月。

【生　　境】生于海拔1000～2600 m山区林下阴湿地。

【分　　布】甘肃、陕西、四州、重庆、湖北、浙江等省。日本也有分布。

【采集加工】全年均可采，洗净，切段，鲜用或晒干。

【性味功能】味苦、微辛，性凉。除风湿，清热解毒，镇静止血，调经活血，止带。

【主治用法】治风湿筋骨痛，腰腿痛，带下病，月经不调，烦躁不安。用量9～15 g；外用适量鲜品捣烂敷患处。

【附　　方】1. 治脱力黄胖：鲜顶花板凳果（黄秧连）250 g，切细，装入去内脏的鸡腹内，加黄酒炖熟去渣，吃鸡和汁，一次或一日内服完。

2. 治风湿性筋骨痛，发热：顶花板凳果（黄秧连）、羊膻七、苍术各9 g，竹根七、伸筋草、筋骨草各6 g，追风七15 g。

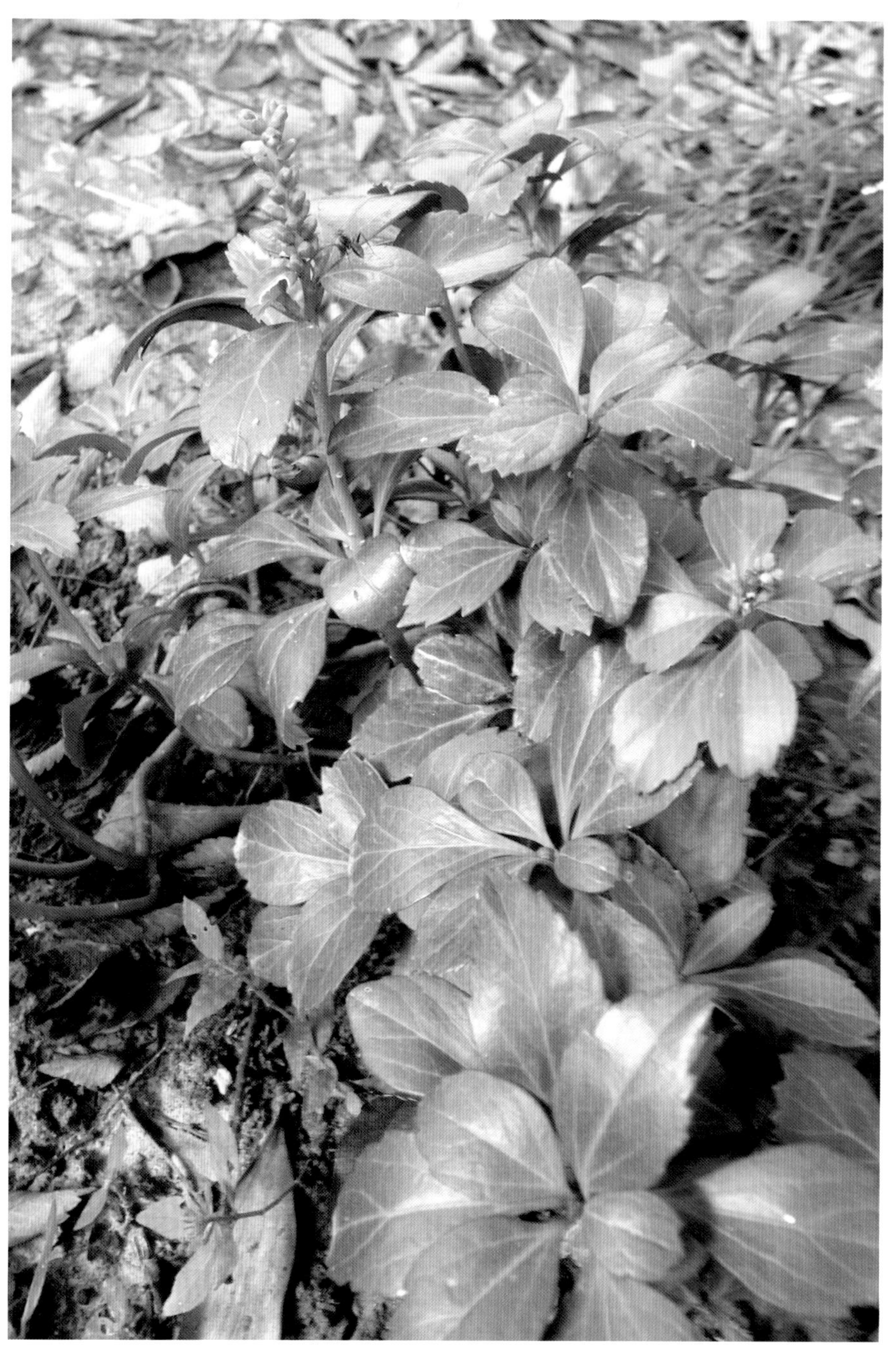

草芍药

Paeonia obovata Maxim.

【别　　名】山芍药、野芍药、赤芍

【基　　原】来源于毛茛科芍药属草芍药**Paeonia obovata** Maxim.的根入药。

【形态特征】多年生草本。根粗壮，长圆柱形。茎高30～70 cm，无毛，基部生数枚鞘状鳞片。茎下部叶为二回三出复叶；叶片长14～28 cm；顶生小叶倒卵形或宽椭圆形，长9.5～14 cm，宽4～10 cm，表面深绿色，背面淡绿色；侧生小叶比顶生小叶小，长5～10 cm，宽4.5～7 cm；茎上部叶为三出复叶或单叶；叶柄长5～12 cm。单花顶生，直径7～10 cm；萼片3～5枚，宽卵形，长1.2～1.5 cm，淡绿色，花瓣6片，白色、红色、紫红色，倒卵形，长3～5.5 cm，宽1.8～2.8 cm；雄蕊长1～1.2 cm，花丝淡红色，花药长圆形；花盘浅杯状，包住心皮基部；心皮2～3枚，无毛。蓇葖卵圆形，长2～3 cm，成熟时果皮反卷呈红色。花期5～6月；果期8～9月。

【生　　境】生于海拔800～2600 m的山坡草地、林下或林缘。

【分　　布】重庆、贵州、湖南、江西、浙江、安徽、湖北、河南、陕西、四川、宁夏、山西、河北、东北等地。朝鲜、日本及俄罗斯也有分布。

【采集加工】春、秋季采挖，除去根茎、须根及泥沙，晒干。

【性味功能】味苦，性微寒。清热凉血，散瘀止痛，活血。

【主治用法】治温毒发斑，吐血衄血，目赤肿痛，肝郁胁痛，经闭痛经，症瘕腹痛，跌扑损伤，痈肿疮疡等。用量6～12 g。

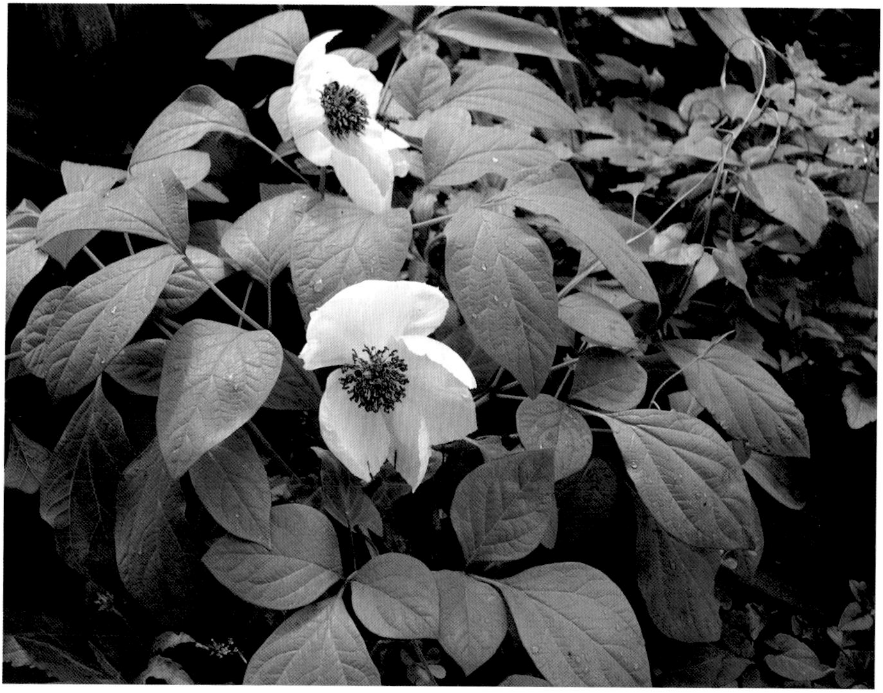

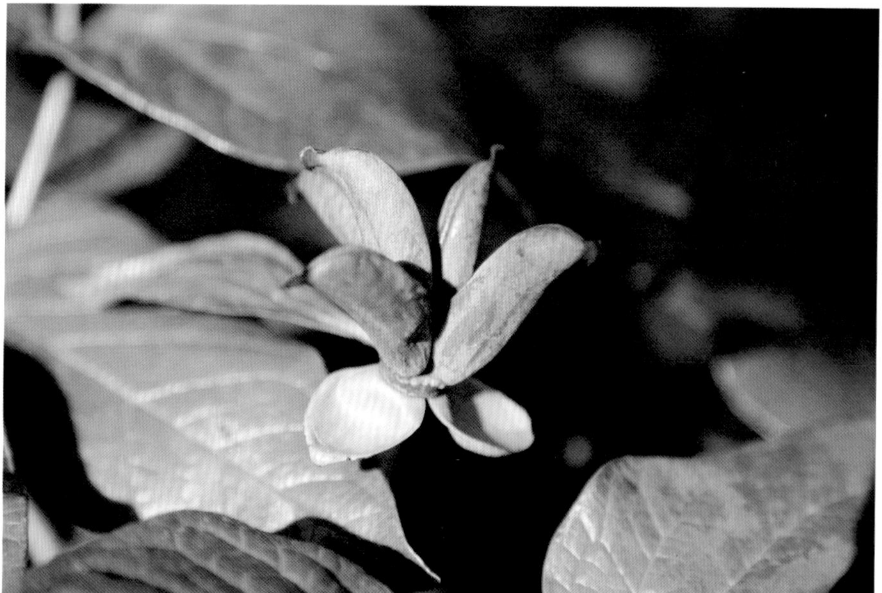

药用牡丹

Paeonia ostii T. Hong et J. X. Zhang

【别　　名】丹皮、凤丹、安徽牡丹

【基　　原】来源于毛茛科芍药属药用牡丹**Paeonia ostii** T. Hong et J. X. Zhang 的根入药。

【形态特征】落叶灌木。茎高达2 m，分枝粗短。叶通常为二回三出复叶；顶生小叶卵状披针形或狭卵形，长8～15 cm，宽3.8～5.6 cm，表面绿色，背面淡绿色；侧生小叶狭卵形或长圆状卵形，长4.5～8.5 cm，宽2～4 cm，近无柄；叶柄长5～11 cm，叶和叶轴均无毛。花单生枝顶，直径10～17 cm；花梗长4～6 cm；苞片5，长椭圆形，大小不等；萼片5枚，绿色，宽卵形，大小不等；花瓣5片或为重瓣，白色或浅粉红色，倒卵形，长5～8 cm，宽4.2～6 cm，顶端呈不规则的波状；雄蕊长1～1.7 cm，花丝紫红色、粉红色，上部白色，长约1.3 cm，花药长圆形，长约4 mm；花盘革质，杯状，紫红色，顶端有数个锐齿或裂片，完全包住心皮，在心皮成熟时开裂；心皮5枚，密生柔毛。蓇葖长圆形，密生黄褐色硬毛。花期4～5月；果期6～7月。

【生　　境】栽培。

【分　　布】安徽、四川、重庆、甘肃、陕西、湖北、湖南、山东、贵州、云南、浙江等地。

【采集加工】秋季采挖根部，除去细根，剥取根皮，晒干。

【性味功能】味苦、辛，性微寒。清热凉血，活血化瘀。

【主治用法】治温毒发斑，吐血衄血，夜热早凉，无汗骨蒸，经闭痛经，痈肿疮毒，跌扑伤痛。用量8～15 g。

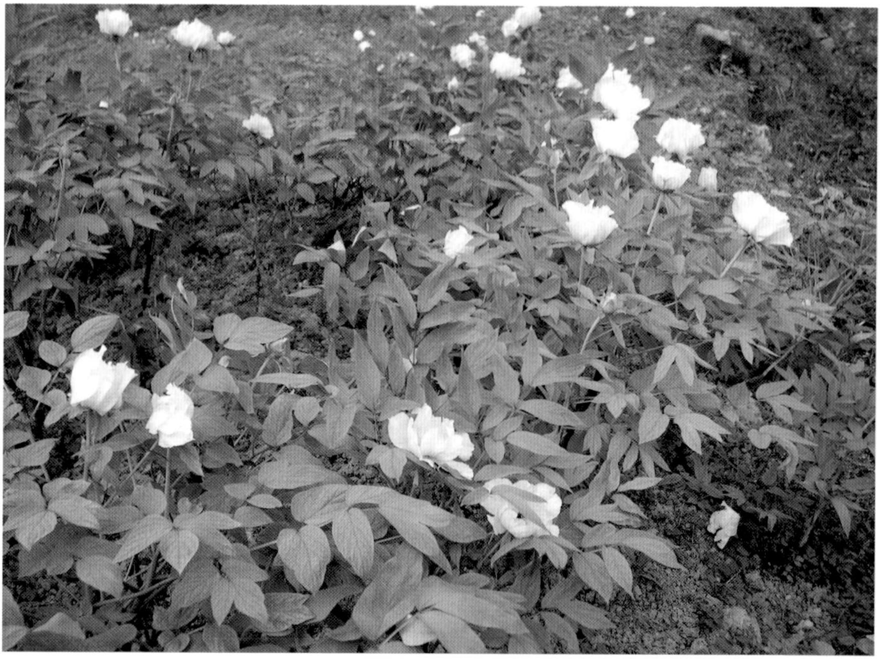

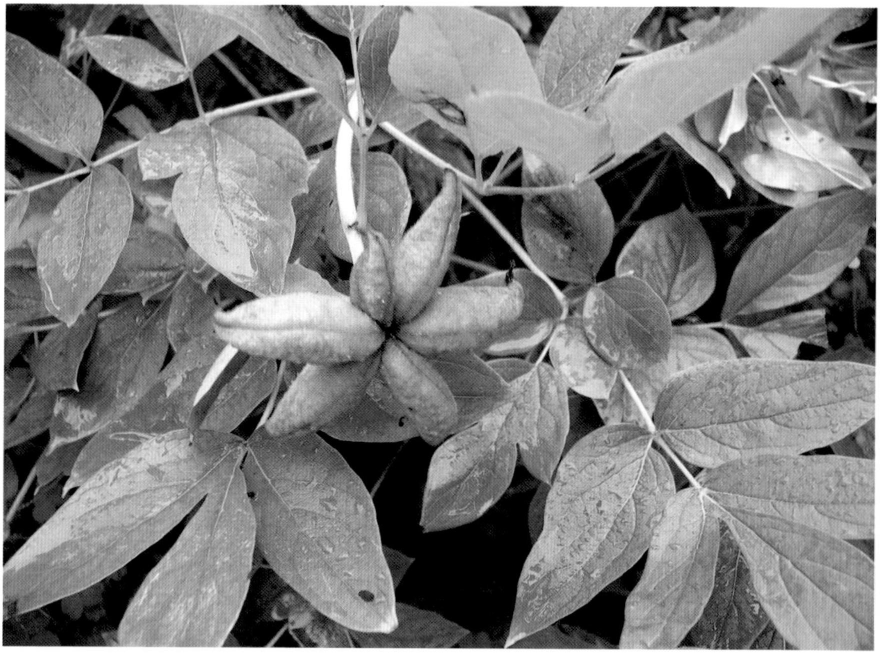

竹节参

Panax pseudoginseng Wall. var. **japonicus** (C.A. Mey.) Hoo et Tseng

【别　　名】大叶三七、竹节三七

【基　　原】来源于五加科人参属竹节参**Panax pseudoginseng** Wall. var. **japonicus** (C.A. Mey.) Hoo et Tseng 的根和根茎入药。

【形态特征】多年生草本；根状茎竹鞭状或串珠状，有少数膨大的肉质根。地上茎单生，高约40 cm，有纵纹，无毛，基部有宿存鳞片。掌状复叶，小叶5～9枚轮生于茎顶；小叶椭圆形至倒卵状椭圆形，长为宽的2～4倍，顶端渐尖，基部楔形，边缘有细锯齿，上面脉上疏生刚毛，下面无毛或生柔毛；小叶柄长2～10 mm，与叶柄顶端连接处簇生刚毛。伞形花序单个顶生，直径约3.5 cm，有花20～50朵；花梗纤细，无毛，长约1 cm；苞片不明显；花黄绿色；萼杯状，边缘有5个三角形的齿；花瓣5片；雄蕊5枚；子房2室；花柱2枚，离生，反曲。花期6～7月；果期10～11月。

【生　　境】生于海拔1200～4000 m的林下或灌丛草坡中。

【分　　布】北自甘肃、陕西、河南，南至云南、广西，西起西藏，经四川、重庆、贵州、湖北、湖南、安徽、江西、浙江至福建。越南、尼泊尔、缅甸、日本和朝鲜也有分布。

【采集加工】秋季采挖，洗净，除去茎叶干燥。

【性味功能】味甘、微苦，性温。滋补强壮，散瘀止痛，止血祛痰，消肿止痛。

【主治用法】治病后体弱，食欲不振，虚劳咳嗽，咯血，吐血，便血，崩漏，创伤出血，产后瘀阴腹痛，跌打损伤，风湿关节痛，痔，毒蛇咬伤。用量3～10 g；外用适量，研末干掺或调敷。

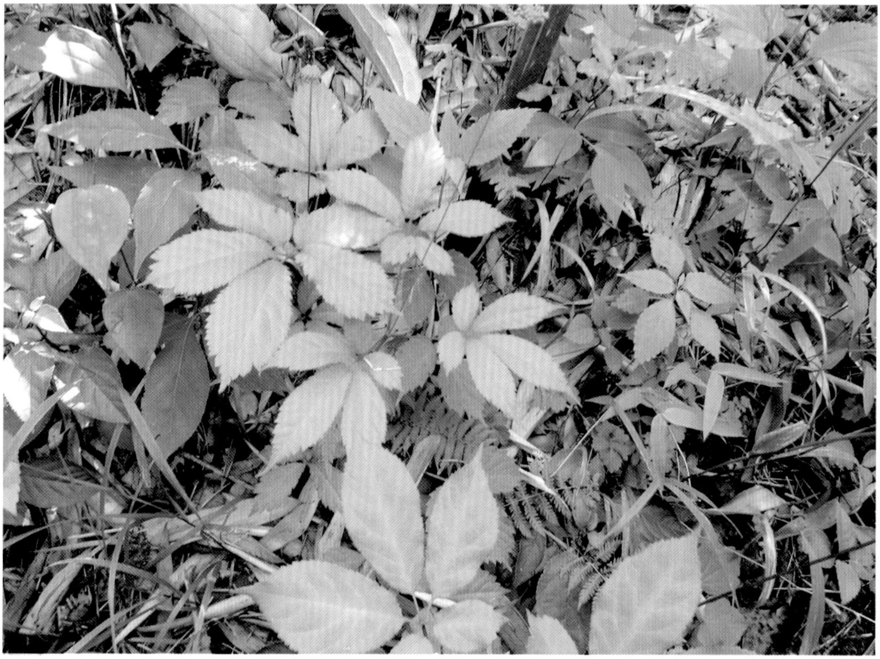

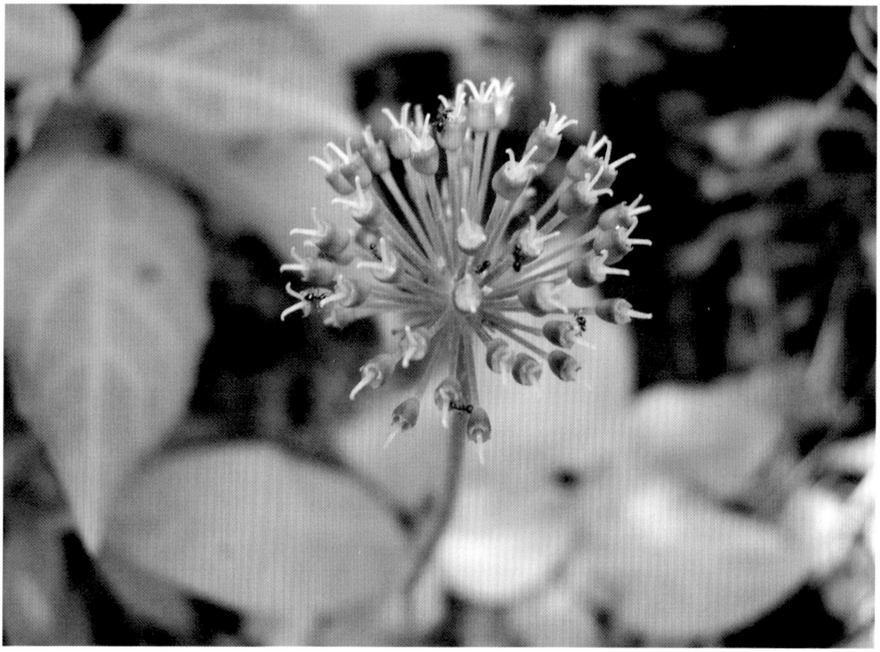

厚叶蛛毛苣苔

Paraboea crassifolia (Hemsl.) Burtt

【别　　名】厚脸皮、石头菜

【基　　原】来源于苦苣苔科蛛毛苣苔属厚叶蛛毛苣苔**Paraboea crassifolia** (Hemsl.) Burtt的全草入药。

【形态特征】多年生草本。根状茎圆柱形，长0.5～1.5 cm，直径5～9 mm，具多数须根。叶基生，近无柄；叶片厚而肉质，狭倒卵形，长3.5～9 cm，宽1.5～3.2 cm，顶端圆形或钝，基部渐狭，上面被灰白色绵毛，下面被淡褐色蛛丝状绵毛。聚伞花序2～4条，每花序具4～12花；花序梗长8～12 cm，被淡褐色蛛丝状绵毛。花萼长约3 mm，5裂至近基部，裂片相等。花冠紫色，无毛，长1～1.4 cm，直径约9 mm；筒短而宽，长6～7 mm，直径约6 mm；檐部二唇形，上唇2裂，裂片相等，长3～4 mm，下唇3裂，裂片近圆形，长3～4 mm。雄蕊2枚，着生于花冠近基部，花丝狭线形，花药狭长圆形，长2.5～3 mm，宽1～1.2 mm；退化雄蕊2枚，长2～2.5 mm，着生于距花冠基部1.5 mm处。雌蕊无毛，长8～10 mm，子房长圆形，比花柱短，长3～4 mm，直径0.8～1 mm，花柱长5.5～6 mm，柱头头状。花期6～7月；果期8～9月。

【生　　境】生于海拔约700 m左右的山地石崖上。

【分　　布】湖北、重庆及贵州等地。

【采集加工】四季可采，洗净，鲜用或晒干。

【性味功能】味苦，性凉。清热利湿，止咳平喘。

【主治用法】治黄疸型肝炎，咳嗽，支气管炎，哮喘，痢疾。用量6～10 g；外用适量，煎汤熏洗或研末敷患处。

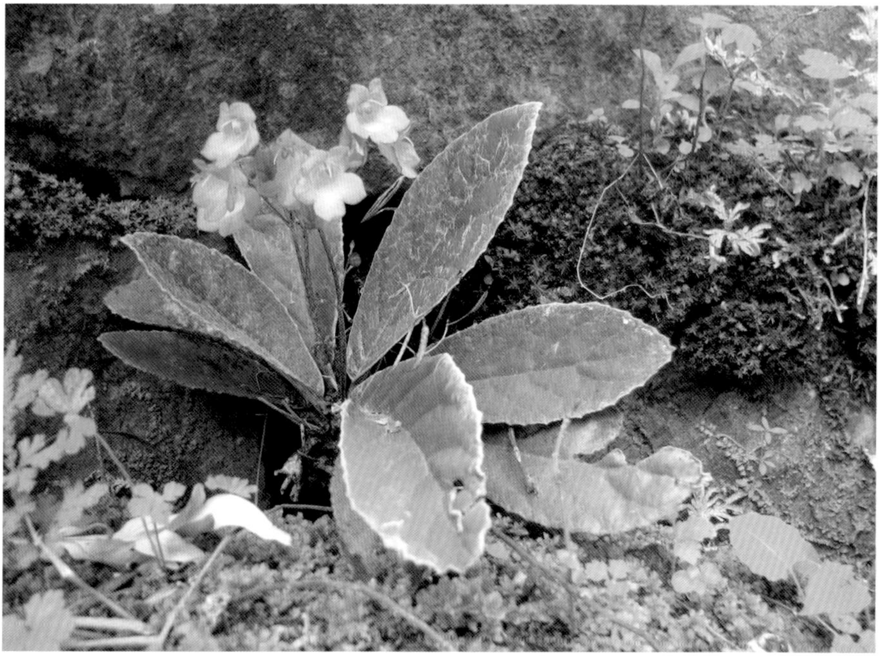

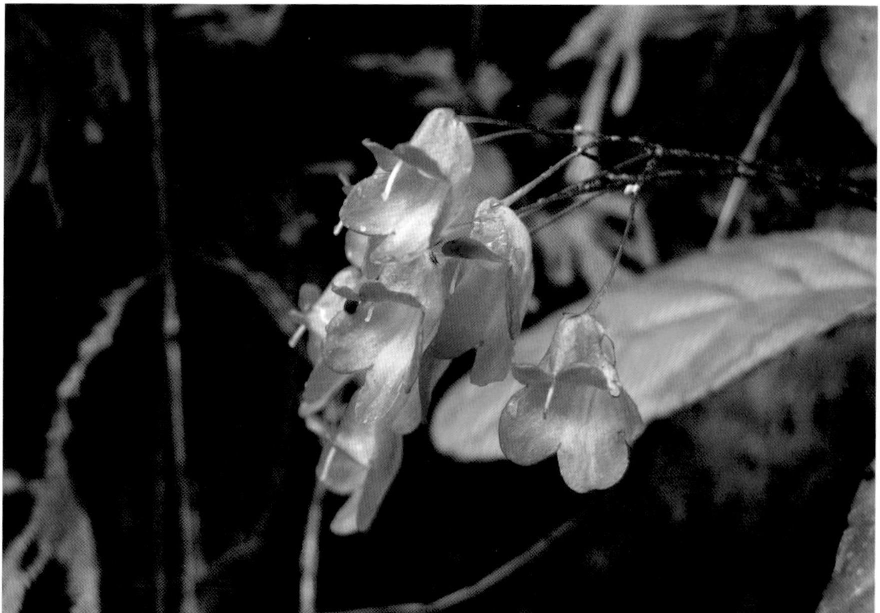

蛛毛苣苔

Paraboea sinensis (Oliv.) B.L. Burtt

【基　　原】来源于苦苣苔科蛛毛苣苔属蛛毛苣苔**Paraboea sinensis** (Oliv.) B.L. Burtt的全草入药。

【形态特征】小灌木。茎常弯曲，高达30 cm，幼枝具褐色毡毛，节间短。叶对生，具叶柄；叶片长圆形，长圆状倒披针形或披针形，长5.5～25 cm，宽2.4～9 cm，顶端短尖，基部楔形或宽楔形，上面被灰白色或淡褐色绵毛，后变无毛，下面密被淡褐色毡毛。聚伞花序成对腋生，具10余花；花序梗长2.5～5.5 cm，花梗长8～10 mm。花萼绿白色，常带紫色。花冠紫蓝色，长1.5～2 cm，直径约1.5 cm；筒长1～1.3 cm；檐部广展，二唇形，上唇短，2裂，裂片长约7 mm，宽约5 mm，下唇3裂，裂片长约5 mm，宽约5.5 mm。花丝上部膨大似囊状，下部扁平；花药狭长圆形，长约4 mm，宽约2 mm，顶端连着；退化雄蕊1或3枚，长2～3 mm，着生于距花冠基部2 mm处；雌蕊无毛，长6.5～10 mm；子房长圆形，长约5 mm，直径约1.2 mm；花柱圆柱形，长约5 mm，柱头头状。蒴果线形，长3.5～4.5 cm，径2～3 mm，螺旋状卷曲。种子狭长圆形，长约0.7 mm。花期6～7月；果期8月。

【生　　境】生于山坡林下石缝中或陡崖上。

【分　　布】广西、云南、贵州、重庆及湖北等地。缅甸、泰国及越南也有分布。

【采集加工】四季可采，洗净，鲜用或晒干。

【性味功能】味苦，性凉。清热利湿，止咳平喘。

【主治用法】治黄疸型肝炎，咳嗽，支气管炎，哮喘，痢疾。用量6～10 g；外用适量煎汤熏洗或研末敷患处。

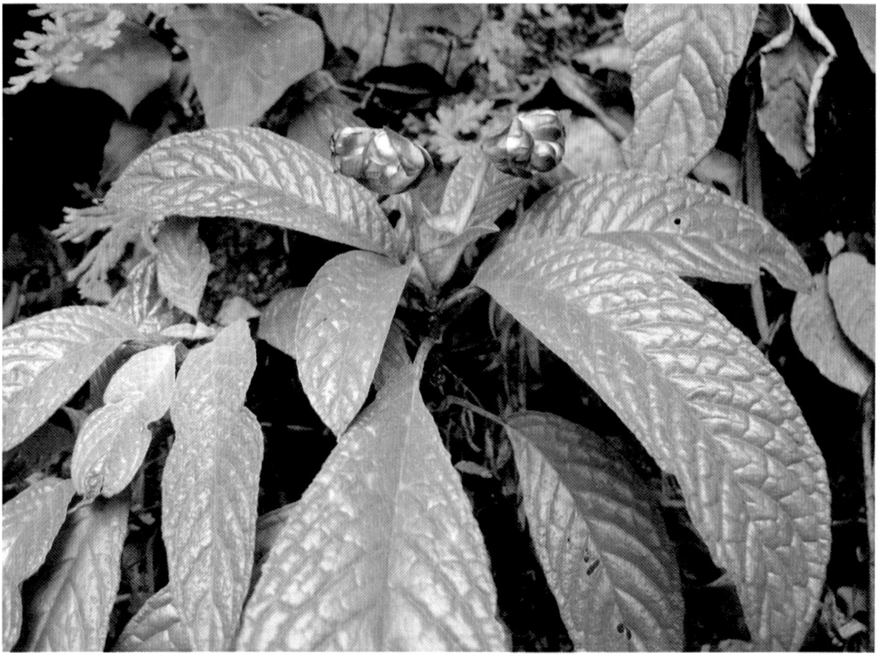

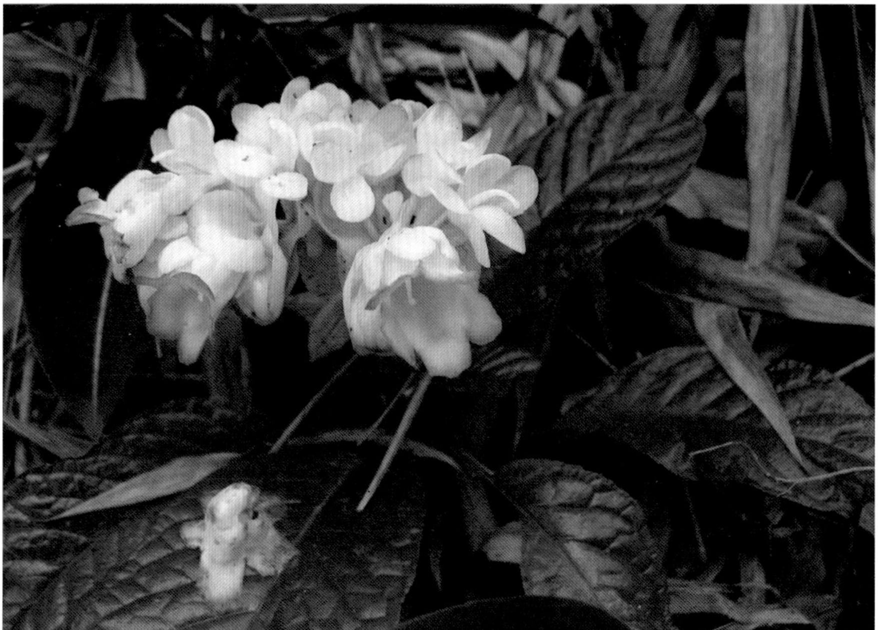

密毛假福王草

Paraprenanthes glandulosissima (Ching) Shih

【基　　原】来源于菊科假福王草属密毛假福王草**Paraprenanthes glandulosissima** (Ching) Shih的全草入药。

【形态特征】一年生草本，高40～80 cm。茎单生，直立。叶羽状全裂，中部茎叶较大，有长3～5 cm的叶柄，顶裂片线形至长披针形，长6～10 cm，宽0.3～1.5 cm，侧裂片2～8对，长1.5～2 cm，宽0.6～1 cm；上部茎叶与中部茎叶等样分裂或全裂，侧裂片与顶裂片与中部茎叶的等形，有短柄或无柄。头状花序沿茎枝顶端排列成伞房状花序，花序梗细，被稠密的多细胞节毛。总苞圆柱状，长约1 cm，宽约3 mm；总苞片4层，外层及最外层短小，长三角状至椭圆状披针形，长1.2～2.4 mm，宽0.3～0.5 mm，顶端急尖，内层及最内层长，线形或线状披针形，长约1 cm，宽约1 mm，顶端钝，有时紫红色，全部苞片外面无毛。舌状小花蓝紫色，约12枚。瘦果黑色，纺锤状，长约4 mm，向顶端渐窄，顶端淡黄白色，有短缩喙状物，每面有5条高起不等粗纵肋。冠毛白色，长约5 mm，2～3层，微糙。花期4～5月；果期6～7月。

【生　　境】生于海拔500～2300 m的山坡林缘或林下。

【分　　布】四川、重庆、贵州、云南等地。

【采集加工】春夏季采集全草，去除杂质，切段晒干。

【性味功能】味甘，性平。清热解毒，止泻，止咳润肺。

【主治用法】治疮疖肿毒，骨痨，肺痨，创伤出血。用量9～12 g。

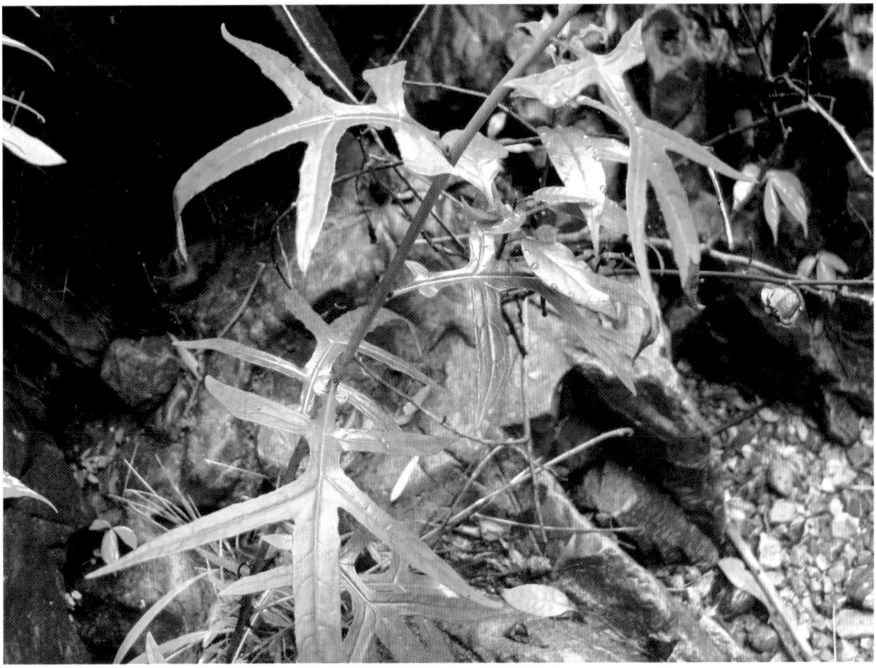

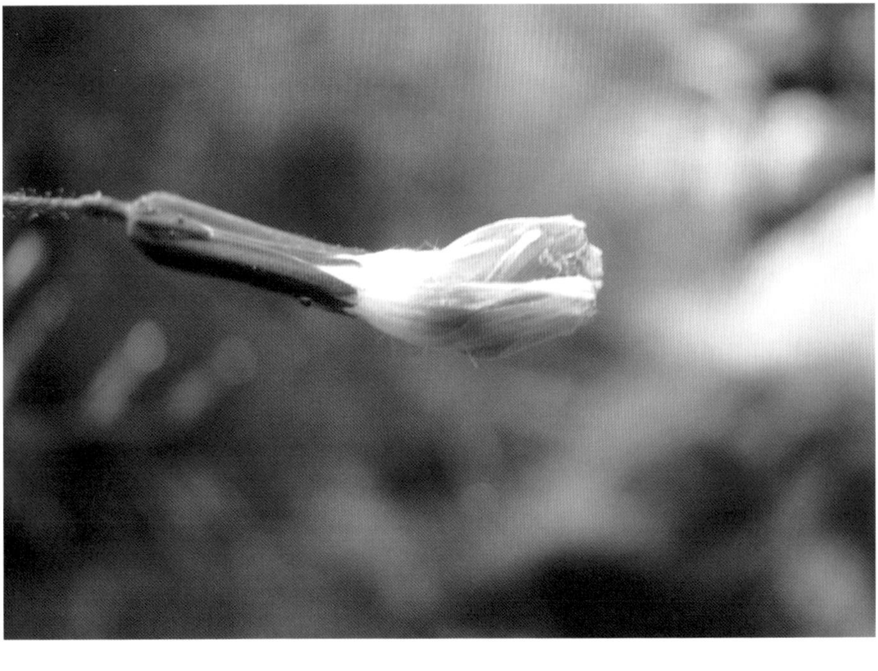

耳翼蟹甲草

Parasenecio otopteryx (Hand.-Mazz.) Y.L. Chen

【基　　原】来源于菊科蟹甲草属耳翼蟹甲草**Parasenecio otopteryx** (Hand.-Mazz.) Y.L. Chen的根茎入药。

【形态特征】多年生草本，根状茎不增粗，有多数须根。茎单生，直立，高70～100 cm，具条纹，下部常紫色，无毛。下部叶在花期枯萎，茎叶4～6片，具长柄；叶纸质，宽卵状心形或宽心形，长10～16 cm，宽11～19 cm，基部心形，上面绿色，下面灰绿色，被疏蛛丝状毛；叶柄具宽翅，基部扩大成抱茎的大叶耳。头状花序多数，在茎端排列成复总状花序。总苞圆柱形或窄钟状，长5～7 mm，宽2～2.5 mm；总苞片5枚，长圆状披针形，长6～7 mm，宽1～1.5 mm，顶端钝，边缘膜质，外面被糠状短毛。小花3～4朵，花冠黄白色，长7～8 mm，管部细，长约3 mm，檐部窄钟状，裂片披针形，长约1.5 mm；花药伸出花冠，基部具长尾；花柱分枝外弯，顶端截形，被乳头状长微毛。瘦果圆柱形，长4～5 mm，褐色，无毛，具肋。冠毛白色，长6～7 mm。花、果期7～9月。

【生　　境】生于海拔1400～2800 m的山坡林下、林缘或灌丛中阴湿处。

【分　　布】河南、陕西、湖北、湖南和重庆等地。

【采集加工】秋季采挖，去净泥沙，鲜用。

【性味功能】味辛，性温。解毒散瘀，杀虫。

【主治用法】治疮疖肿毒，头癣。外用鲜品适量捣烂敷或用酒、醋摩擦患处。

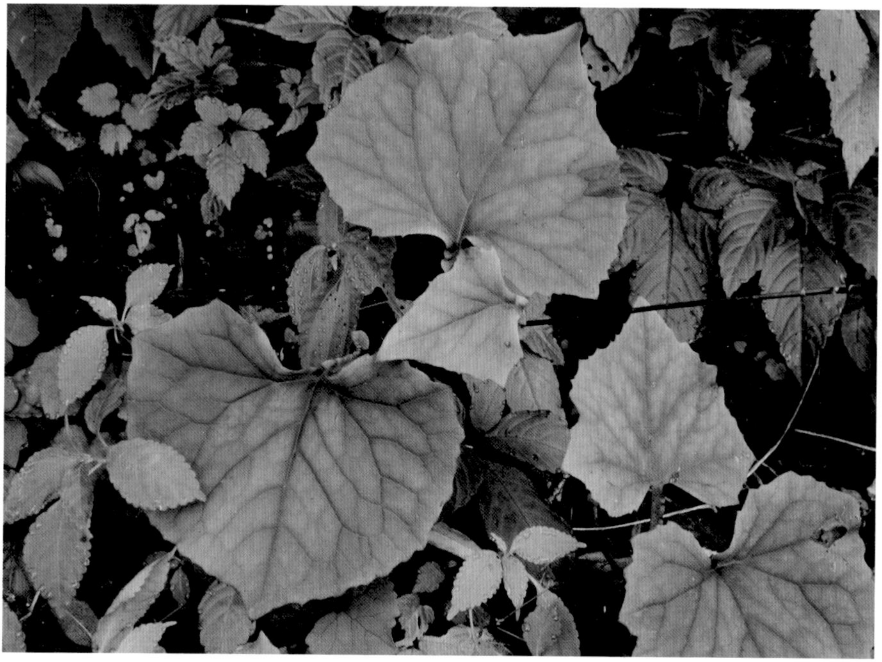

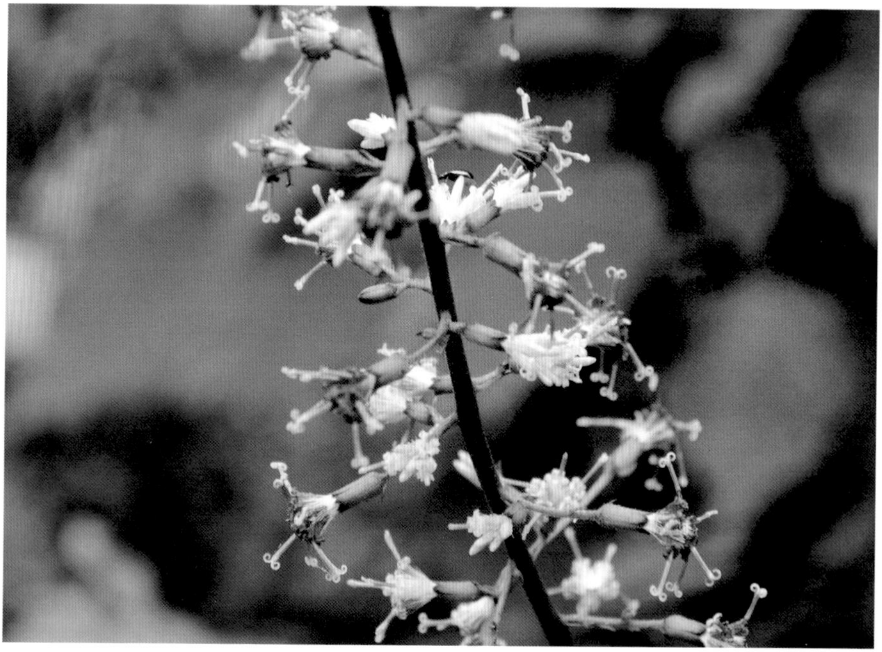

云南重楼

Paris polyphylla Sm. var. **yunnanensis** (Franch.) Hand.-Mazz.

【别　　名】七叶一枝花、滇重楼

【基　　原】来源于延龄草科重楼属云南重楼**Paris polyphylla** Sm. var. **yunnanensis** (Franch.) Hand.-Mazz. 的根茎入药。

【形态特征】多年生草本，高35～100 cm，无毛；根状茎粗厚，直径达1～2.5 cm，外面棕褐色，密生多数环节和许多须根。茎通常带紫红色，直径1～1.5 cm，基部有灰白色干膜质的鞘1～3枚。叶7～10枚轮生，长圆形、椭圆形或倒卵状披针形，长7～15 cm，宽2.5～5 cm，顶端短尖或渐尖，基部圆形或宽楔形；叶柄明显，长2～6 cm，带紫红色。花梗长5～16 cm；外轮花被片绿色，4～6枚，狭卵状披针形，长4.5～7 cm；内轮花被片狭条形，通常比外轮长；雄蕊8～12枚，花药短，长5～8 mm，与花丝近等长或稍长，药隔突出部分长0.5～1 mm；子房近球形，具棱，顶端具一盘状花柱基，花柱粗短，具5分枝。蒴果紫色，直径1.5～2.5 cm，3～6瓣裂开。种子多数，具鲜红色多浆汁的外种皮。花期4～7月；果期8～11月。

【生　　境】生于海拔1800～3200 m的林下。

【分　　布】西藏、云南、四川、重庆和贵州等地。不丹、印度、尼泊尔和越南也有分布。

【采集加工】秋季采挖，除去须根，洗净，晒干。

【性味功能】味苦，性微寒，有小毒。清热解毒，消肿止痛，凉肝定惊。

【主治用法】治疗肿痈肿，咽喉肿痛，毒蛇咬伤，跌扑伤痛，惊风抽搐等。用量3～9 g；外用适量，研末调敷患处。

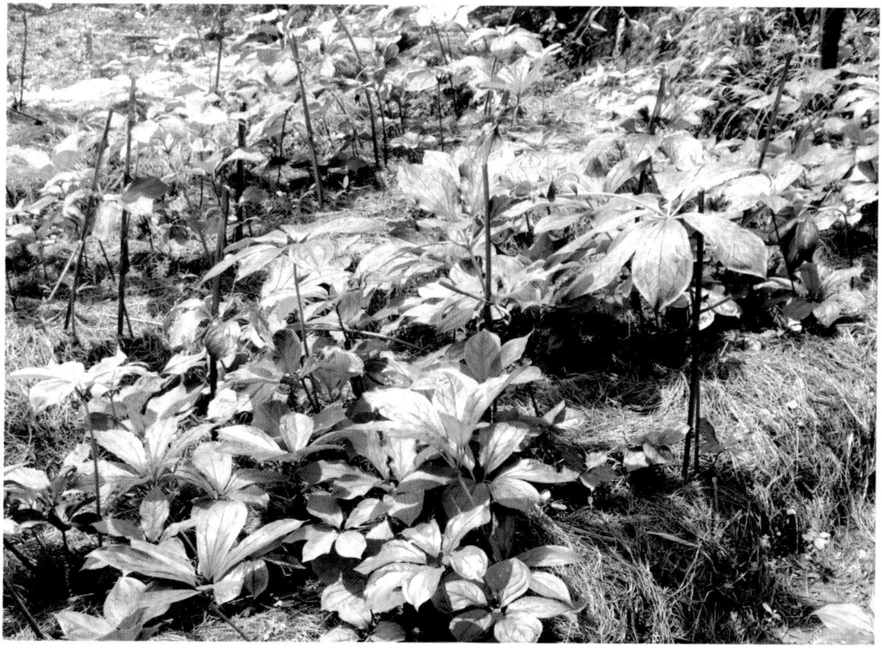

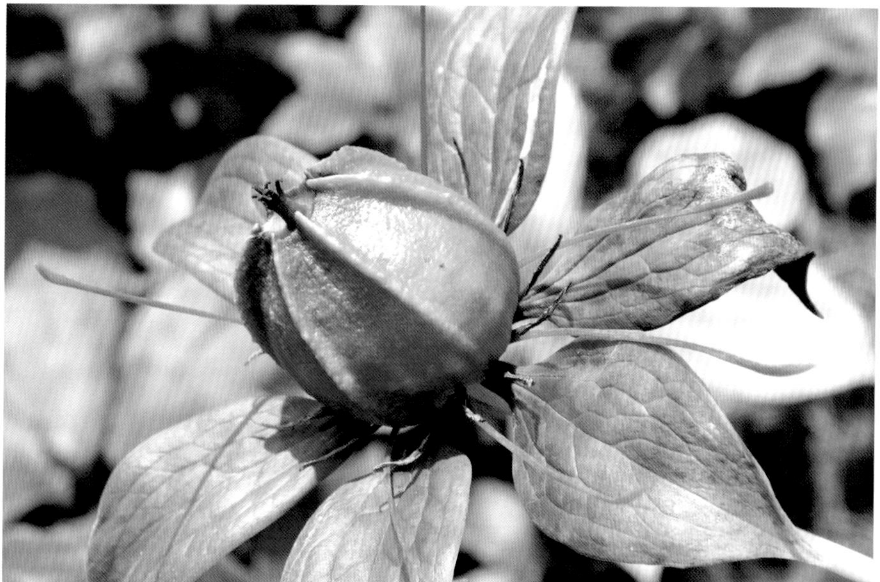

南川梅花草

Parnassia amoena Diels

【基　　原】来源于虎耳草科梅花草属南川梅花草**Parnassia amoena** Diels的全草入药。

【形态特征】矮小柔弱多年生草本，高10～20 cm，根状茎块状。基生叶3～5，丛生，具柄；叶片肾形，长1.1～2.3 cm，宽1.2～2.6 cm，顶端圆，基部弯缺呈深心形；叶柄细弱，扁平，长2.5～4.5 cm，两侧为窄膜质并有棱条。茎1～5条；茎生叶3～6枚，从基部到上部之叶片常近等大，比基生叶小，近肾形或近圆形，长约5 mm，宽8～10 mm，顶端圆，基部深心形。花单生于茎顶，直径1～1.6 cm；萼片长圆形或长椭圆形，长3.5～5 mm，宽2～2.2 mm；花瓣白色，长圆倒披针形，长约7.5 mm，宽约2.5 mm，顶端圆，基部楔形，边缘下部2/3具长流苏状毛；雄蕊5枚，花丝扁平，长约4.5 mm，花药椭圆形，长约1 mm，比花瓣短1/3；退化雄蕊5枚，枝状，长约9 mm；子房近球形，花柱极短，长约0.4 mm，柱头3～4裂，花后反折。蒴果顶端压扁球形；种子多数，褐色，有光泽。花、果期8～9月。

【生　　境】生于海拔1500～1800 m的山坡林下潮湿岩石上。

【分　　布】特产于重庆南川金佛山。

【采集加工】夏季开花时采收，阴干。

【性味功能】味苦，性凉。清热凉血，消肿解毒，止咳化痰。

【主治用法】治黄疸型肝炎，脉管炎，疮痈肿毒，细菌性痢疾，咽喉肿痛，咳嗽多痰等。用量3～9 g。

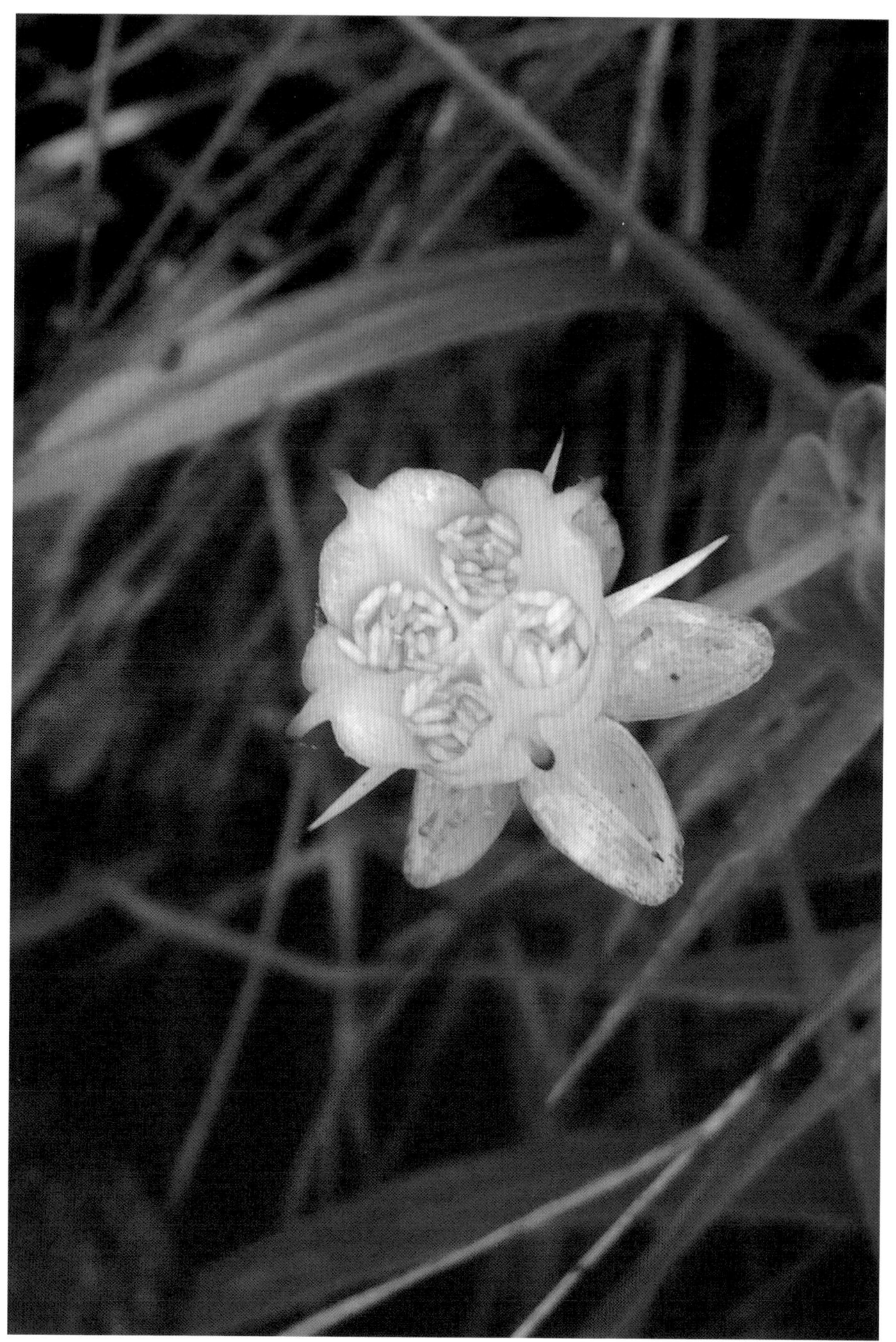

糙叶败酱

Patrinia scabra Bunge

【别　　名】追风箭、脚汗草、摆子草

【基　　原】来源于败酱科败酱属糙叶败酱**Patrinia scabra** Bunge 的全草入药。

【形态特征】多年生草本，高20～60 cm；根状茎稍斜升，长达10 cm以上；茎多数丛生，基生叶常枯萎，叶片长圆形、卵形或倒卵形，长2～6 cm，宽1～2 cm，羽状浅裂至全裂；茎生叶长圆形或椭圆形，长3～7 cm，羽状深裂至全裂。顶生伞房状聚伞花序具3～7级对生分枝，花序宽4～15 cm；萼齿5，截形、波状或卵圆形，长0.1～0.2 mm；花冠黄色，直径5～6.5 mm；果苞较宽大，长达8 mm，宽6～8 mm，网脉常具2条主脉，基部一侧有浅的囊肿；花冠裂片长圆形至卵圆形，长1.2～2 mm，宽约1.5 mm；花药长圆形，长0.7～0.8 mm；花柱长2.2～3.3 mm，柱头盾头状；子房圆柱状，长0.5～1.3 mm。瘦果倒卵圆柱状，长2.4～2.6 mm，宽1.5～1.8 mm。花期7～9月；果期8～10月。

【生　　境】生于海拔500～1700 m的石质丘陵坡地石缝或较干燥的阳坡草丛中。

【分　　布】黑龙江、吉林、辽宁、内蒙古、河北、山西、山东、河南、陕西、宁夏、甘肃和青海等地。

【采集加工】秋季采收，去净泥土，晒干。

【性味功能】味苦、微酸涩，性凉。清热燥湿，止血，止带，截疟。

【主治用法】治子宫糜烂，早期宫颈癌，白带，崩漏，疟疾。用量10～15 g。

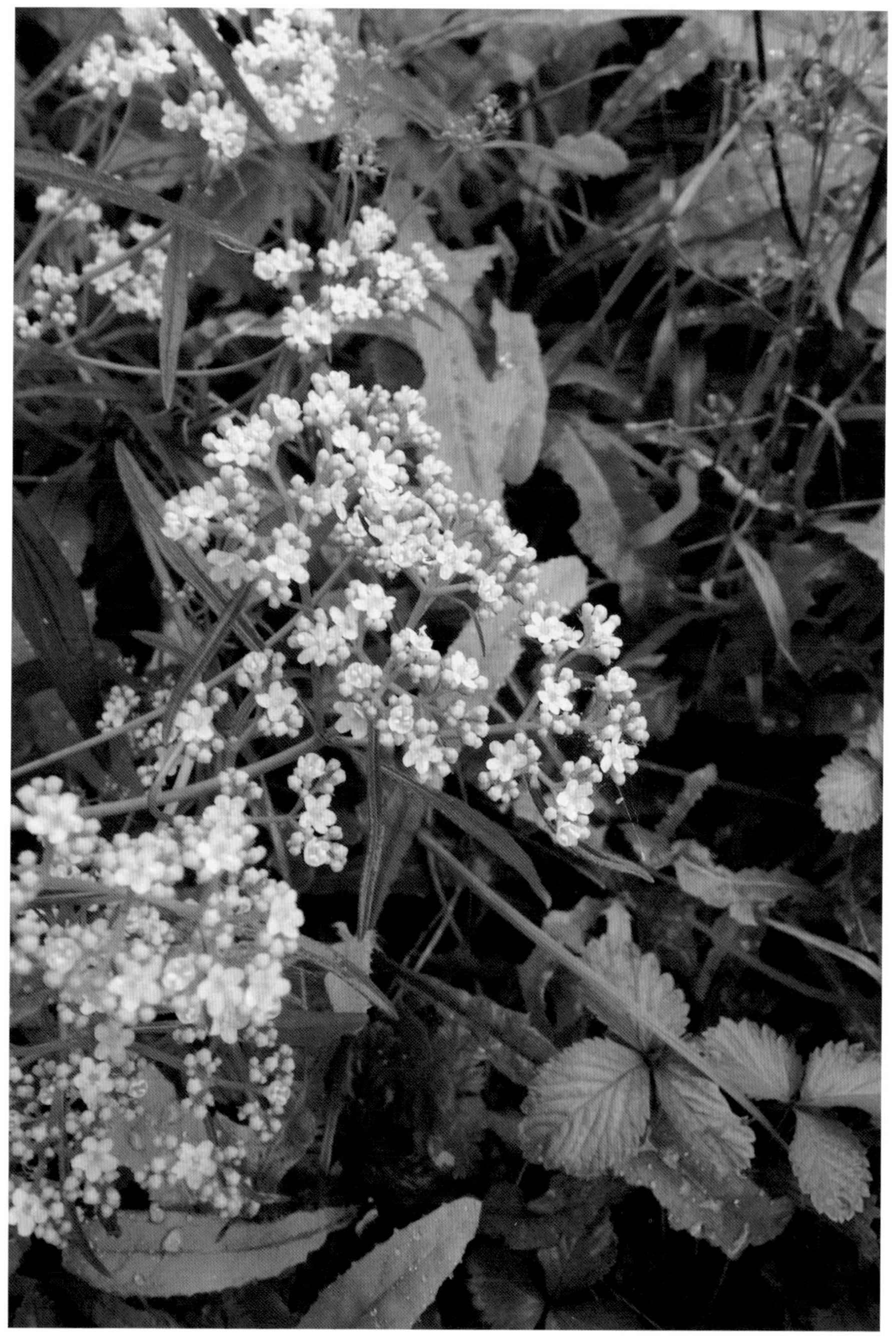

黑龙骨

Periploca forrestii Schltr.

【别　　名】青蛇胆、飞仙藤

【基　　原】来源于萝藦科杠柳属黑龙骨**Periploca forrestii** Schltr. 的根入药。

【形态特征】藤状灌木，长达10 m，具乳汁，多分枝，全株无毛。叶革质，披针形，长3.5～7.5 cm，宽5～10 mm，顶端渐尖，基部楔形。聚伞花序腋生，着花1～3朵；花序梗和花梗柔细；花直径约5 mm，黄绿色；花萼裂片卵圆形或近圆形，长约1.5 mm，无毛；花冠近辐状，花冠筒短，裂片长圆形，长约2.5 mm，两面无毛，中间不加厚，不反折；副花冠丝状，被微毛；花粉器匙形，四合花粉藏在载粉器内；雄蕊着生于花冠基部，花丝背部与副花冠裂片合生，花药彼此粘生，包围并粘在柱头上；子房无毛，心皮离生，柱头圆锥状。蓇葖双生，长圆柱形，长达11 cm，直径约5 mm；种子长圆形，扁平，顶端具白色绢质种毛。花期3～4月；果期6～7月。

【生　　境】生于海拔2000 m以下的山地疏林向阳处或阴湿的杂木林下或灌木丛中。

【分　　布】西藏、青海、四川、重庆、贵州、云南和广西等省区。

【采集加工】秋、冬采集，洗净切片，晒干。

【性味功能】味苦，性凉，有小毒。舒筋通络，祛风除湿，活血，消炎。

【主治用法】治跌打损伤，风湿关节痛，风湿痹痛，月经不调，口腔炎，乳腺炎，闭经，乳痈，骨折。用量3～5 g；外用煎水洗或研末调敷。

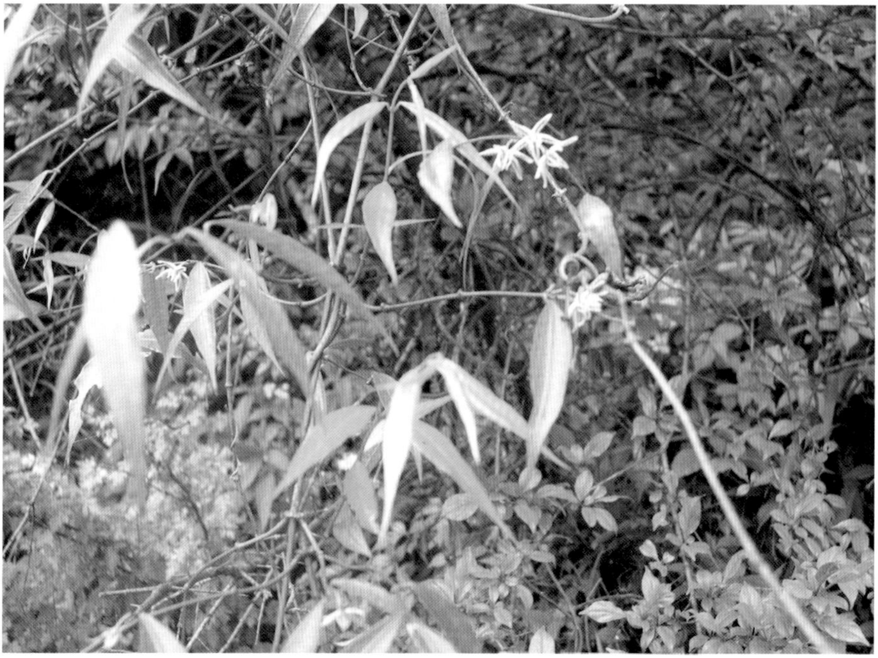

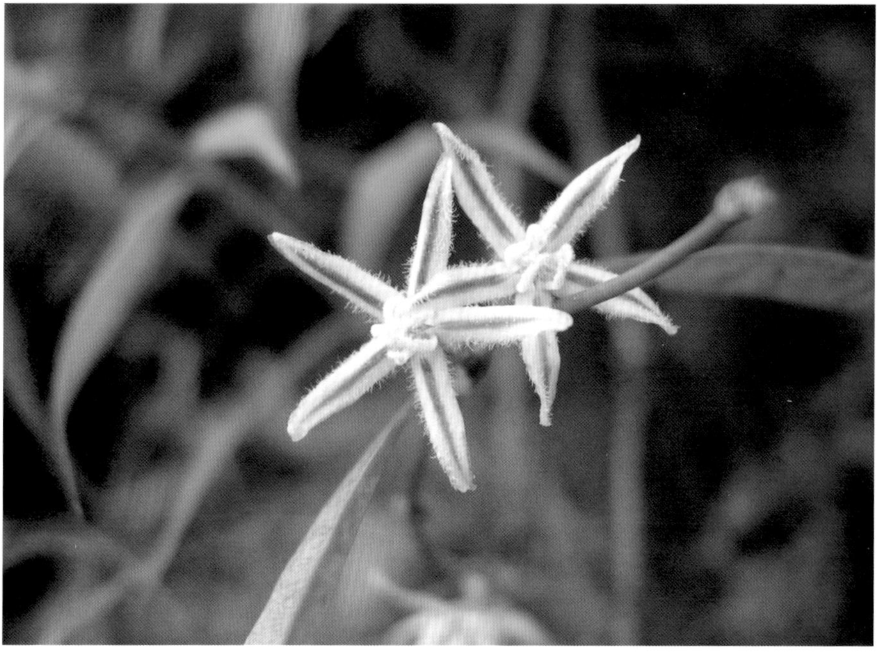

蜂斗菜

Petasites japonicus(Sieb. & Zucc.)Maxim.

【别　　名】葫芦叶、蜂斗叶

【基　　原】来源于菊科蜂斗草属蜂斗菜**Petasites japonicus**(Sieb. & Zucc.)Maxim. 的根茎入药。

【形态特征】多年生草本，根状茎平卧，有地下匍枝，雌雄异株。基生叶具长柄，叶片肾状圆形，长宽15～30 cm，基部深心形，上面被卷柔毛，下面被蛛丝状毛。雄株花茎在花后高10～30 cm，被褐色短柔毛。头状花序多数，在上端密集成密伞房状；总苞筒状，长约6 mm，宽7～8 mm；总苞片2层近等长，狭长圆形，顶端圆钝，无毛；小花管状，两性，不结实；花冠白色，长7～7.5 mm。雌性花葶高15～20 cm，有密苞片，在花后常伸长，高近70 cm；密伞房状花序，花后排成总状；头状花序具异形小花；雌花多数，花冠丝状，长约6.5 mm；花柱明显伸出花冠，顶端头状，二浅裂，被乳头状毛。瘦果圆柱形，长约3.5 mm，无毛；冠毛白色，长约12 mm。花期4～5月；果期6～7月。

【生　　境】生于溪流边、草地或灌丛中，常有栽培。

【分　　布】江西、安徽、江苏、山东、福建、湖北、重庆、四川和陕西等地。朝鲜、日本及俄罗斯也有分布。

【采集加工】夏、秋季采挖，洗净，鲜用或晒干。

【性味功能】味苦、辛，性凉。清热解毒，散瘀消肿。

【主治用法】治咽喉肿痛，痈肿疔毒，毒蛇咬伤，跌打损伤。用量9～15 g；外用适量鲜品捣或水煎含漱。

【附　　方】1.治扁桃体炎：蜂斗菜15 g。水煎，频频含漱。

2.治跌打损伤：鲜蜂斗菜根茎15～25 g。捣烂取汁服或水煎服，渣外敷伤处。

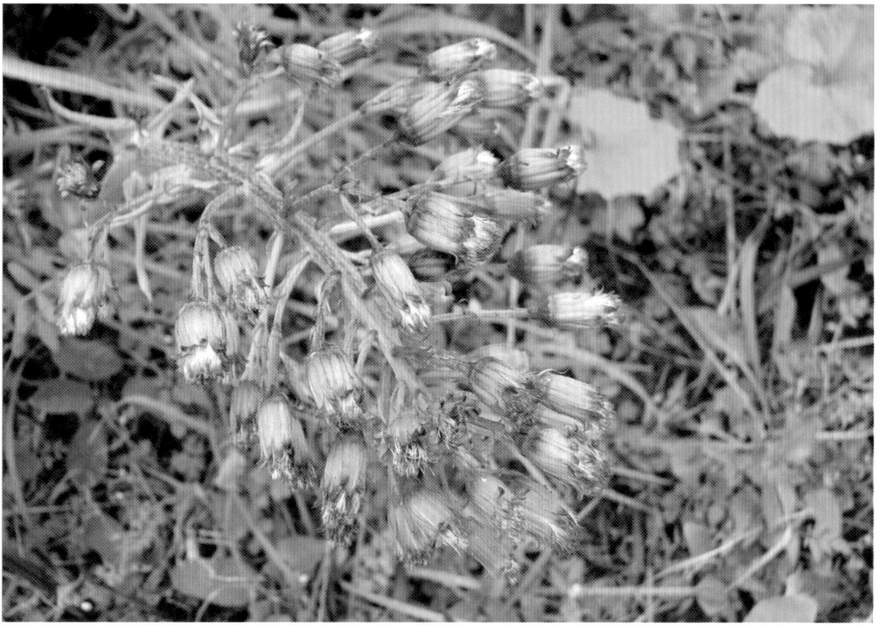

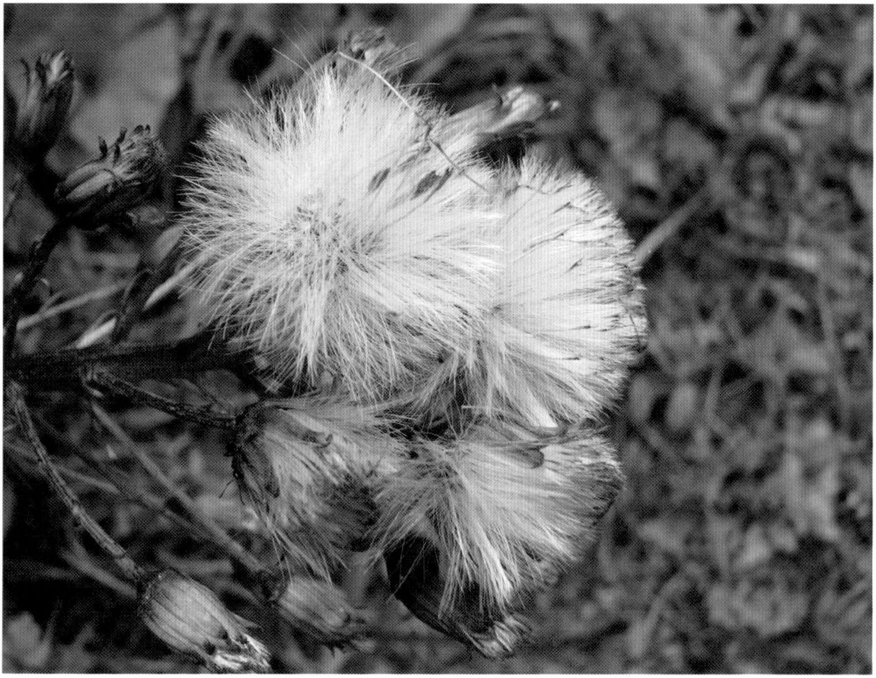

黄 檗

Phellodendron amurense Rupr.

【别　　名】黄檗木、黄波椤树、关黄柏、黄柏

【基　　原】来源于芸香科黄檗属黄檗 **Phellodendron amurense** Rupr. 的树皮入药。

【形态特征】树高10～20 m，胸径达1 m。枝扩展，树皮有厚木栓层，浅灰或灰褐色，不规则网状开裂，内皮薄，鲜黄色，味苦，黏质；小枝暗紫红色，无毛。羽状复叶具5～13小叶，小叶薄纸质或纸质，卵状披针形或卵形，长6～12 cm，宽2.5～4.5 cm，顶部长渐尖，基部阔楔形，叶面无毛或中脉有疏短毛，叶背仅中脉两侧密被长柔毛，秋季叶色转黄时脱落。花序顶生；萼片细小，阔卵形，长约1 mm；花瓣紫绿色，长3～4 mm；雄花的雄蕊比花瓣长，退化雌蕊短小。果圆球形，径约1 cm，蓝黑色，通常有5～8浅纵沟，干后较明显；种子通常5粒。花期5～6月；果期9～10月。

【生　　境】栽培。

【分　　布】东北和华北各省及河南、安徽、宁夏、内蒙古等地，多为栽种。中亚和欧洲东部、朝鲜、日本、俄罗斯也有分布。

【采集加工】3～6月间采收。选十年以上的黄檗，轮流剥取部分树皮，除去粗皮，晒干。

【性味功能】味苦，性寒。清热燥湿，泻火除蒸，解毒疗疮。

【主治用法】治湿热泻痢，黄疸，带下病，热淋，脚气，痿躄，骨蒸劳热，盗汗，遗精，疮疡肿毒，湿疹瘙痒。用量5～15 g；外用研末调敷或煎水浸渍。

【附　　方】1. 治小儿热痢下血：黄檗25 g，赤芍药12 g。上同为细末，饭和丸，麻子大。每服一二十丸，食前饮下，大者加丸数。

2. 治痢疾：黄檗300 g，翻白草450 g，秦皮300 g。将翻白草、秦皮全部及黄檗200 g，共水煎两次，合并煎液，用文火浓缩成膏状，将剩余100 g黄檗研细粉加入膏中，搅匀，低温烘干，研细粉。每服1～2 g，日三次。

3. 治妊娠及产后寒热下痢：黄檗500 g，黄连1000 g，栀子二十枚。上三味，细切，以水5 kg，渍一宿，煮三沸至水500 g，一日一夜令尽。呕者加橘皮一把，生姜100 g。

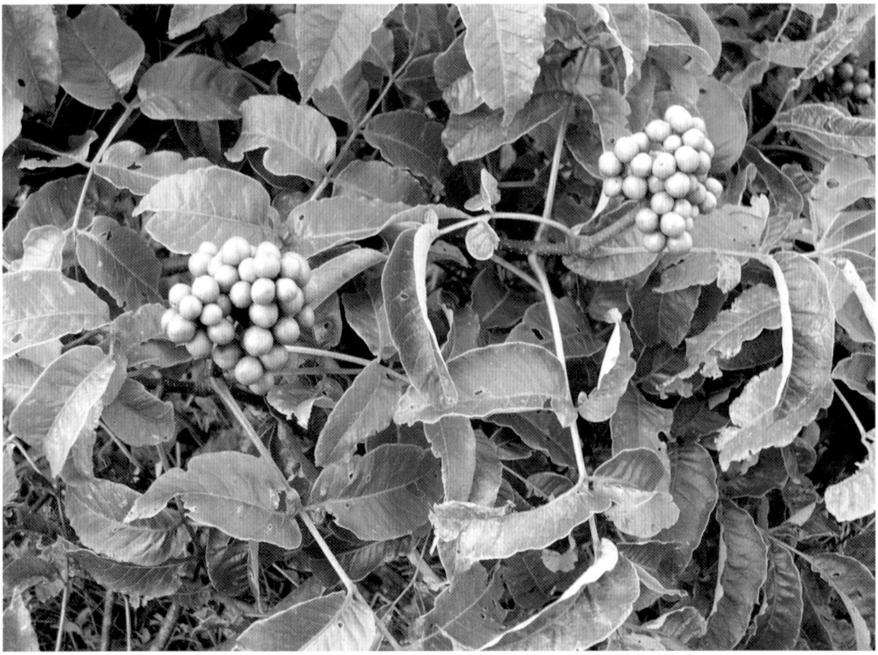

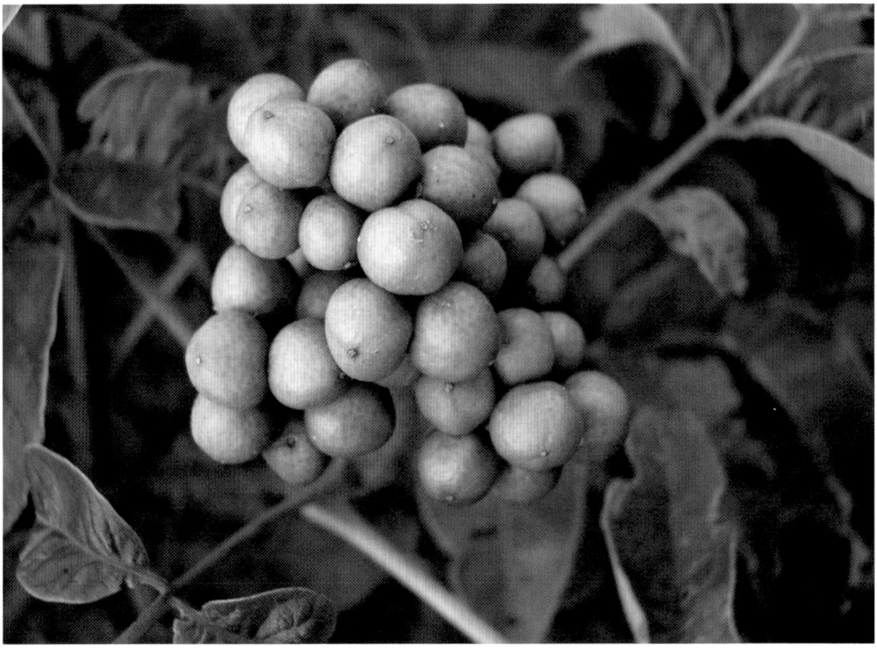

透骨草

Phryma leptostachya Linn. subsp. **asiatica** (Hara) Kitamura

【别　　名】药曲草、接生草、倒刺草

【基　　原】来源于透骨草科透骨草属透骨草**Phryma leptostachya** Linn. subsp. **asiatica** (Hara) Kitamura 的全草入药。

【形态特征】多年生直立草本。茎4棱形。单叶对生。穗状花序生茎顶及上部叶腋，纤细，具苞片及小苞片，有长梗。花两性，左右对称。檐部2唇形，上唇3个萼齿钻形，顶端呈钩状反曲，下唇2个萼齿三角形。花冠蓝紫色、淡紫色至白色，檐部2唇形，上唇直立，2浅裂，下唇3浅裂。雄蕊4枚，着生于冠筒内面，内藏，下方2枚较长；花丝狭线形；花药分生，肾状圆形，背着，2室，药室平行，纵裂，顶端不汇合；花粉粒具3沟；雌蕊由2个背腹向心皮合生而成；子房上位，斜长圆状披针形，1室，基底胎座，有1直生胚珠，单珠被，薄珠心；花柱1，顶生，细长，内藏；柱头2唇形。果为瘦果，狭椭圆形，包藏于宿存萼筒内，含1基生种子。蓼型胚囊；胚长圆形，子叶宽而旋卷；胚乳薄，有2层细胞。

【生　　境】生于山地林缘草地或灌丛中。

【分　　布】东北、华北、陕西、甘肃、重庆、四川及其以南（海南、台湾除外）各省区。

【采集加工】夏秋季采集全草，去除杂质，切断晒干。

【性味功能】味甘、微辛，性温。祛风除湿，舒筋活络，活血止痛，解毒化疹。

【主治用法】治感冒，跌打损伤，外用治毒疮、湿疹、疥疮。用量9～15 g；外用煎水熏洗患处。

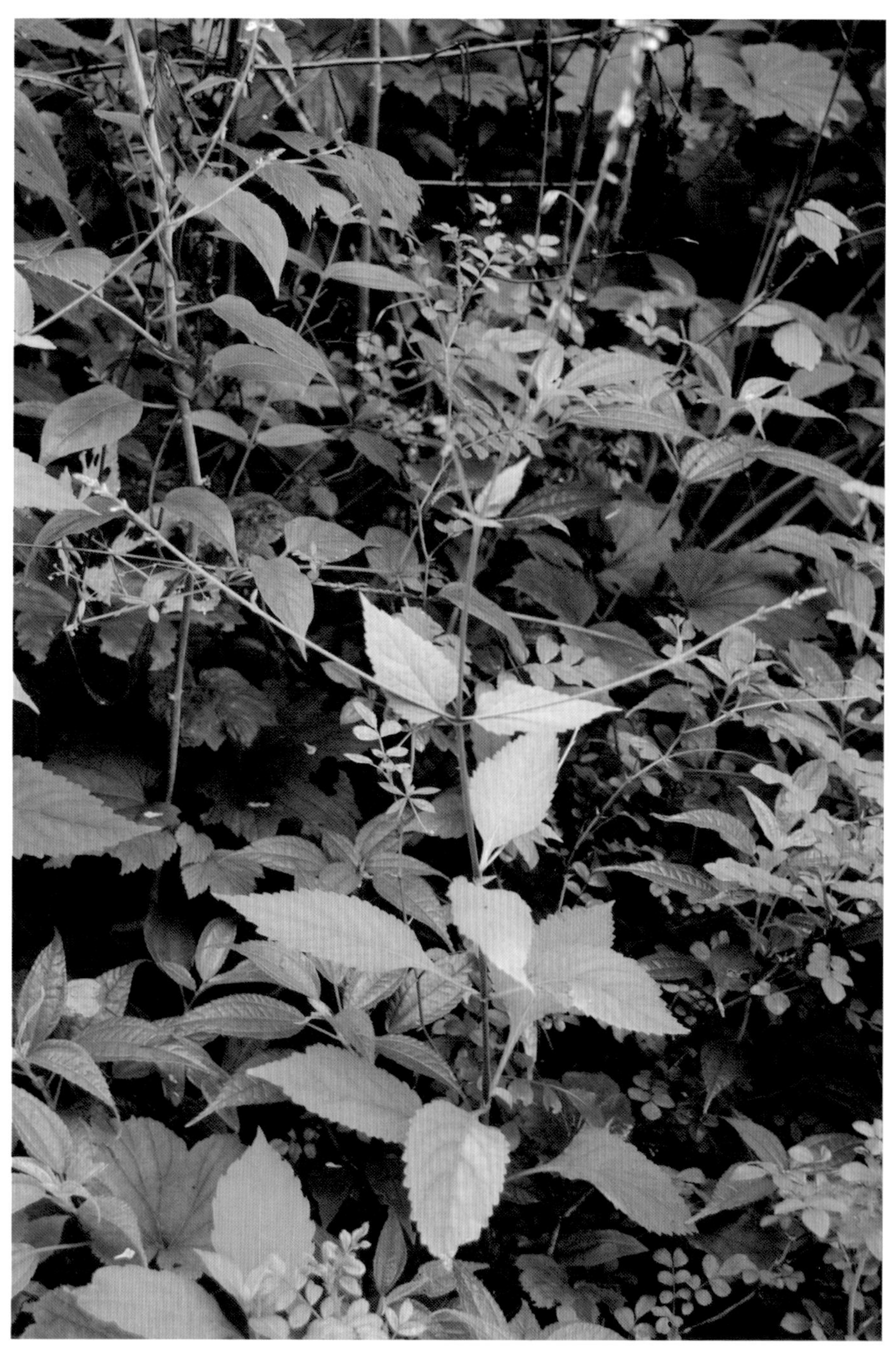

石南藤

Piper wallichii（Miq.）Hand.-Mazz.

【别　　名】爬岩香

【基　　原】来源于胡椒科胡椒属石南藤**Piper wallichii**（Miq.）Hand.-Mazz. 的全株入药。

【形态特征】攀援藤本；枝被疏毛，干时淡黄色，有纵棱。叶硬纸质，椭圆形，长7～14 cm，宽4～6.5 cm，顶端长渐尖，有小尖头，基部短狭或钝圆；叶脉5～7条，最上1对互生或近对生；叶柄长1～2.5 cm，无毛或被疏毛；叶鞘长8～10 mm。花单性，雌雄异株，聚集成与叶对生的穗状花序。雄花序于花期几与叶片等长；总花梗与叶柄近等长；花序轴被毛；苞片圆形，边缘不整齐，近无柄或具被毛的短柄，盾状，直径约1 mm；雄蕊2枚，间有3枚，花药肾形，2裂，比花丝短；雌花序比叶片短；总花梗远长于叶柄，长达2～4 cm；花序轴和苞片与雄花序的相同，但苞片柄于果期延长达2 mm，密被白色长毛；子房离生，柱头3～4枚，披针形。浆果球形，直径3～3.5 mm，无毛，有疣状凸起。花期5～6月；果期7～9月。

【生　　境】生于海拔310～2600 m的林中荫处或湿润地，常见于石壁上或树上。

【分　　布】湖北、湖南、广西、贵州、重庆、云南、四川及甘肃等地。尼泊尔、印度东部、孟加拉和印度尼西亚也有分布。

【采集加工】全株全年可采。茎、叶夏秋采集，分别晒干。

【性味功能】味辛，性温。祛风湿，强腰膝，止痛，止咳。

【主治用法】治风湿痹痛，扭挫伤，腰膝无力，痛经，风寒感冒，咳嗽气喘。用量15～20 g。

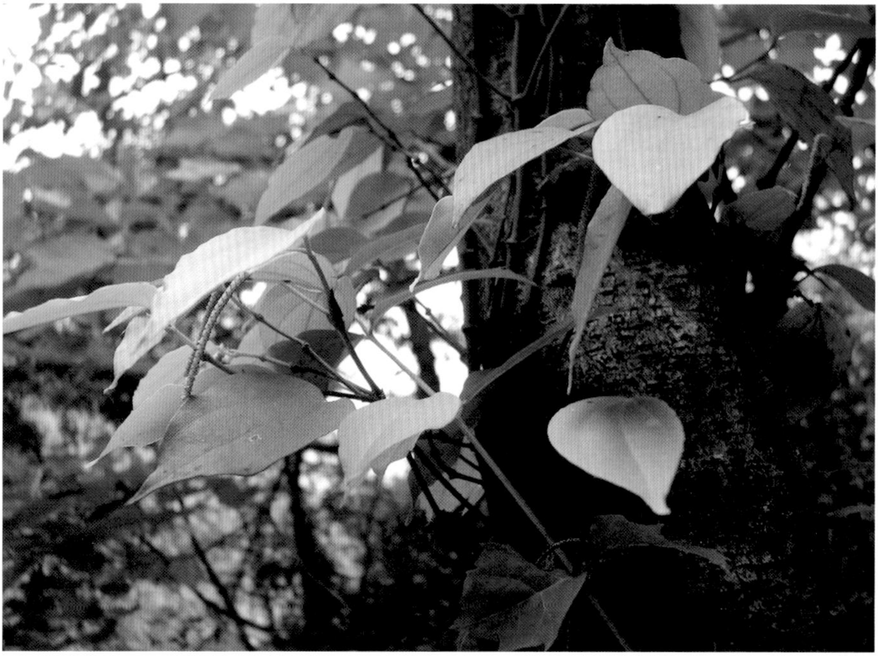

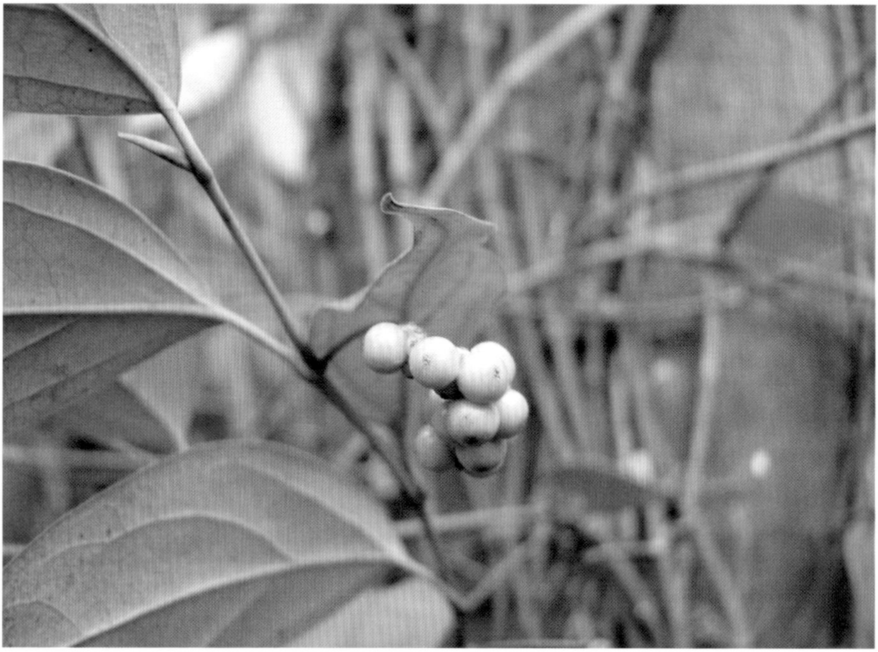

云南独蒜兰

Pleione yunnanensis (Rolfe) Rolfe

【别　　名】冰球子、毛慈姑

【基　　原】来源于兰科独蒜兰属云南独蒜兰**Pleione yunnanensis** (Rolfe) Rolfe的假鳞茎入药。

【形态特征】多年生、地生或附生草本。假鳞茎卵形、狭卵形或圆锥形，上端有明显的长颈，全长1.5～3 cm，直径1～2 cm，顶端具1枚叶。叶在花期极幼嫩或未长出，长成后披针形至狭椭圆形，纸质，长6.5～25 cm，宽1～3.5 cm，顶端渐尖或近急尖，基部渐狭成柄；叶柄长1～6 cm。花葶从无叶的老假鳞茎基部发出，直立，长10～20 cm，基部有数枚膜质筒状鞘，顶端具1～2花；花苞片倒卵形，草质或膜质，长2～3 cm，宽5～8 mm；花梗和子房长3～4.5 cm；花淡紫色、粉红色或有时近白色，唇瓣上具有紫色或深红色斑；中萼片长圆状倒披针形，长3.5～4 cm，宽6～8 mm；侧萼片长圆状披针形；花瓣倒披针形，展开，长3.5～4 cm，宽5～7 mm；唇瓣近宽倒卵形，长3～4 cm，宽2.5～3 cm；侧裂片直立，多少围抱蕊柱；中裂片顶端微缺，边缘具不规则缺刻；褶片近全缘，蕊柱长1.8～2.3 cm，两侧具翅。蒴果纺锤状圆柱形，长2.5～3 cm，宽约1.2 cm。花期4～5月；果期9～10月。

【生　　境】生于海拔1100～3500 m的林下和林缘苔藓覆盖的岩石上。

【分　　布】四川、重庆、贵州、云南和西藏等地。缅甸北部也有分布。

【采集加工】5～6月挖取假球茎；除去茎叶、须根，洗净，晒干。

【性味功能】味苦，性凉，有小毒。清热解毒，消肿散结。

【主治用法】治痈肿疔毒，瘰疬，喉痹疼痛，蛇虫咬伤，狂犬咬伤，肺痨，咳嗽痰喘，创伤出血，跌打损伤等。用量5～10 g；外用磨汁涂或研末调敷患处。

【附　　方】1. 治痈疽恶疮，时行瘟疫，山岚瘴气，喉闭喉风，久病劳瘵：文蛤90 g，云南独蒜兰60 g，麝香1 g，千金子30 g，红牙大戟45 g。用糯米煮浓饮为丸，分为四十粒。每服一粒，用井花水或薄荷汤磨服，利一、二次，用粥止之。

2. 治痈疽疔肿、恶疮及黄疸：云南独蒜兰(连根)、苍耳草等分。捣烂，以好酒一钟(杯)，滤汁温服。或干之为末，每酒服9 g。

3. 治风痰疾：云南独蒜兰一个，滴茶磨成泥。中午时以茶调匀服下，躺着晒一会儿太阳，即有恶物吐出，病自断根。如不吐，可喝一点热茶。

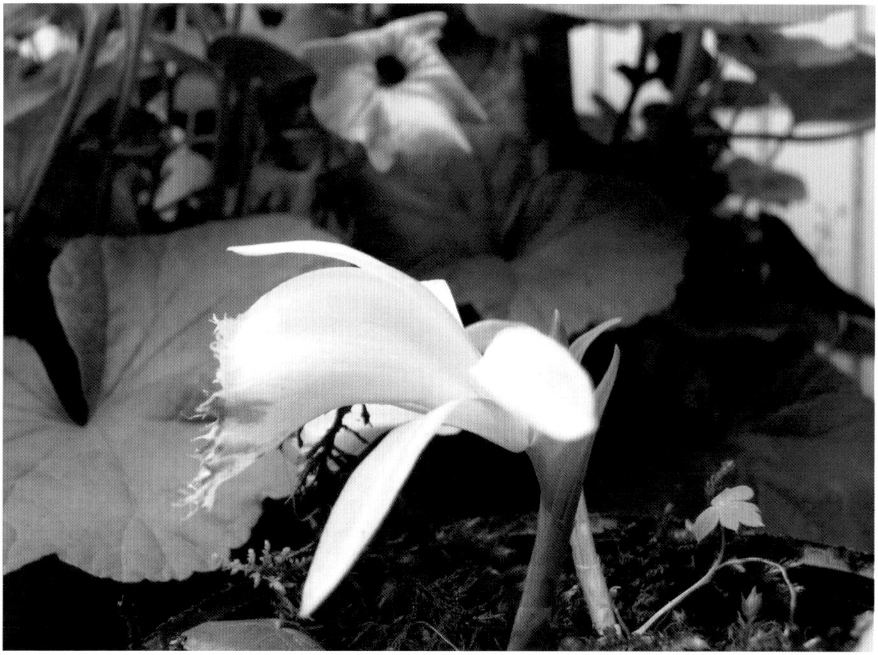

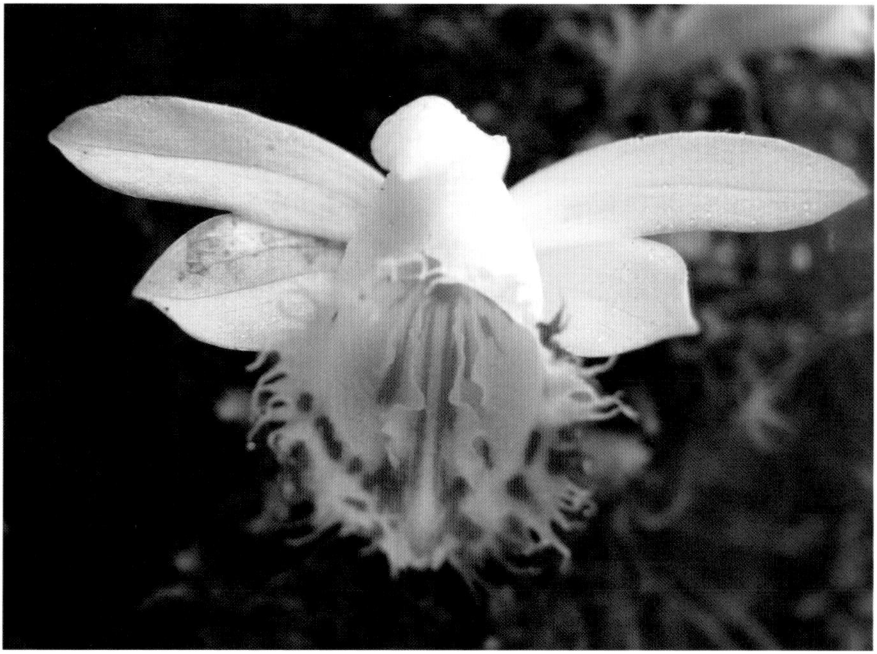

小扁豆

Polygala tatarinowii Regel

【别　　名】小远志、野豌豆草、天星吊红

【基　　原】来源于远志科远志属小扁豆**Polygala tatarinowii** Regel 的根入药。

【形态特征】一年生直立草本，高5～15 cm；茎具纵棱，无毛。单叶互生，叶片纸质，卵形或椭圆形，长0.8～2.5 cm，宽0.6～1.5 cm。总状花序顶生，花后延长；花长1.5～2.5 mm，萼片5枚，外面3枚小，卵形或椭圆形，长约1 mm，内面2枚花瓣状，长倒卵形，长约2 mm；花瓣3片，红色至紫红色，侧生花瓣较龙骨瓣稍长，2/3以下合生，龙骨瓣顶端无鸡冠状附属物；雄蕊8枚，花丝3/4以下合生成鞘，花药卵形；子房圆形，径约0.5 mm，花柱长约2 mm，顶端呈喇叭状。蒴果扁圆形，径约2 mm，具翅，被短柔毛；种子近长圆形，径约1 mm，长约1.5 mm，黑色，被白色短柔毛，种阜小，盔形。花期8～9月；果期9～11月。

【生　　境】生于海拔800～3900 m的山坡草地、杂木林下或路旁草丛中。

【分　　布】东北、华北、西北、华东、华中及西南地区。日本及热带东南亚各地也有分布。

【采集加工】全年可采集，洗净泥土，切段晒干。

【性味功能】味甘、微涩，性微温。消炎解毒，利喉止痛，滋补。

【主治用法】治急性胃肠炎，扁桃体炎，病后体弱，咽喉炎，肾虚，腰痛等。用量30～50 g。

【附　　方】治扁桃体炎：小扁豆、大将军各30 g。水煎服，酒引。

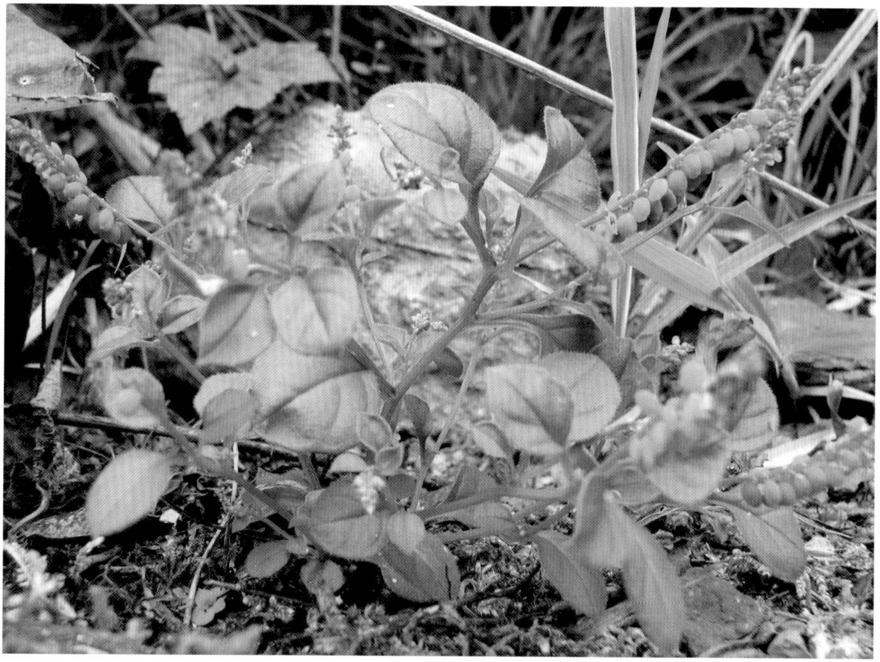

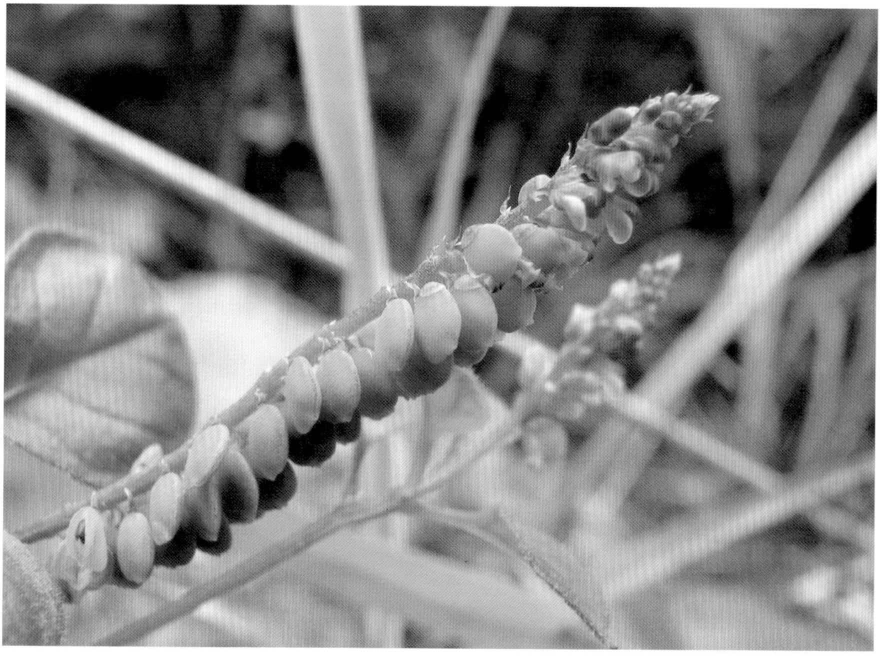

马尿泡

Przewalskia tangutica Maxim.

【别　　名】马尿脬、矮莨菪、羊尿泡

【基　　原】来源于茄科马尿泡属马尿泡**Przewalskia tangutica** Maxim.的根入药。

【形态特征】多年生草本，根粗壮，肉质；根茎短缩，有多数休眠芽，茎高4～30 cm。茎下部叶鳞片状，常埋于地下；茎顶叶密集，长椭圆状卵形至长椭圆状倒卵形，连叶柄长10～15 cm，宽3～4 cm，顶端圆钝，基部渐狭，边缘微波状。总花梗具1～3朵花；花梗长约5 mm，被短腺毛。花萼筒状钟形，长9～14 mm，径约5 mm，外面密生短腺毛；花冠檐部黄色，筒部紫色，筒状漏斗形，长2～2. 5 cm，外面生短腺毛，檐部5浅裂，裂片卵形，长约4 mm；雄蕊生于花冠喉部；花柱伸出花冠，柱头膨大，紫色。蒴果球状，直径1～2 cm，萼椭圆状或卵状，长8～13 cm，近革质。种子黑褐色，长约3 mm，宽约2. 5 mm。花期6～7月；果期8～9月。

【生　　境】生于海拔3200～5000 m的高山砂砾地及干旱草原。

【分　　布】青海、甘肃、四川和西藏等地。

【采集加工】秋末地上部分近枯萎时采挖，除去地上部分，洗净，切片晒干。

【性味功能】味微苦，性平，有毒。镇痛，解痉，杀虫，消炎。

【主治用法】主治胃痛，胃肠痉挛，胆绞痛，急、慢性胃肠炎，无名肿毒，白喉，炭疽，疮疡，皮肤瘙痒等。藏医药中用于治疗炭疽病，白喉，热性传染病，胃肠道疼痛，乳蛾，黄水病等(《中国藏药》《藏标》《青藏药鉴》《部藏标》)。内服：煎汤，0. 2～0. 3 g。外用：适量，煎水洗。

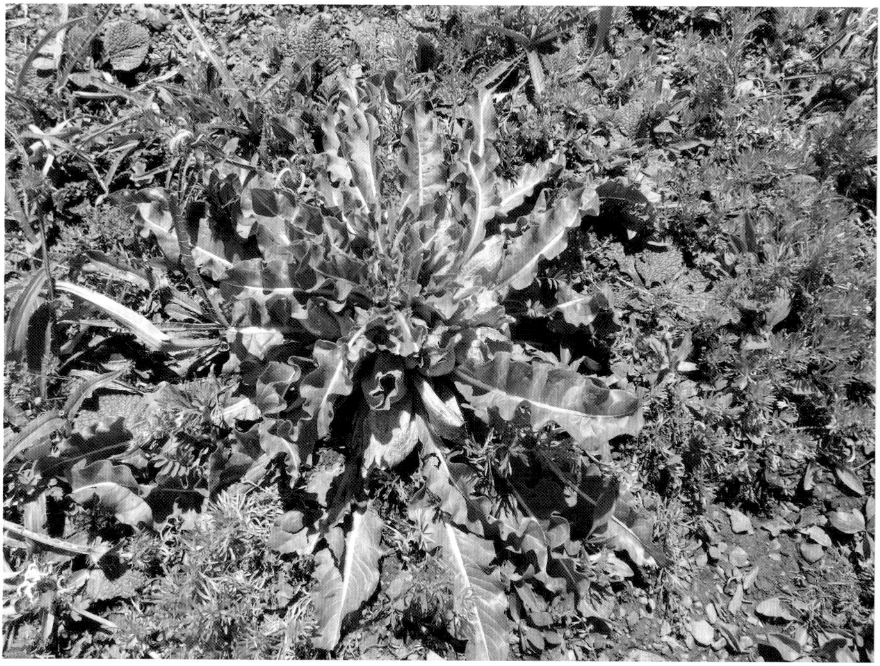

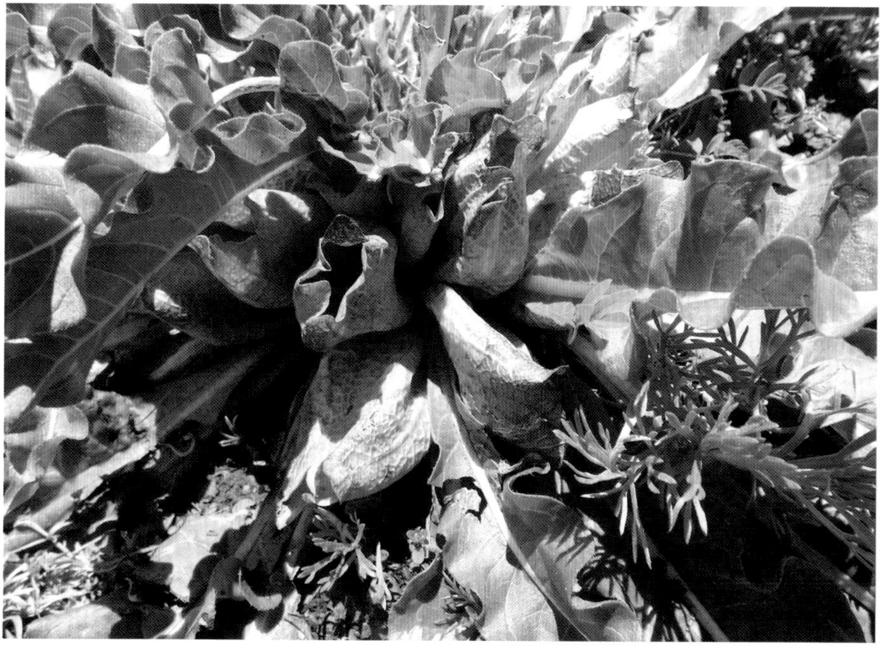

川鄂囊瓣芹

Pternopetalum rosthornii (Diels) Hand.-Mazz.

【基　　原】来源于伞形科囊瓣芹属川鄂囊瓣芹**Pternopetalum rosthornii** (Diels) Hand.-Mazz. 的全草入药。

【形态特征】多年生草本，高30～80 cm。根棕褐色，长10～15 cm。茎1～2，不分枝，有时1～2分枝或二歧式分枝。基生叶柄长10～20 cm，基部有褐色膜质叶鞘，叶2回三出分裂，两侧的裂片卵状披针形或长卵形，长1～4 cm，宽0.5～1.5 cm，中间的裂片狭长，长7～11 cm，宽1.5～2.5 cm，基部楔形，顶端长尾状，裂片有短柄或无柄，边缘有微向内弯的圆齿状锯齿或重锯齿；茎生叶与基生叶同形，最上部的茎生叶1～2回三出分裂，无柄或有短柄。复伞形花序无总苞；伞辐7～40，长2～4 cm；小伞形花序有花2～3支，小总苞片披针形，2～3枚；萼齿钻形；花瓣倒卵形，基部狭窄，顶端凹缺，有内折小舌片；花柱基圆锥形，花柱伸长，直立。果实卵形至广卵形，长约3 mm，宽约2 mm，果棱线形，每棱槽中油管1～3条，合生面油管2～4条。花、果期4～8月。

【生　　境】生于海拔1300～2170 m的山坡沟谷、潮湿岩石上、河岸和竹林下。

【分　　布】四川、重庆、湖北等地。

【采集加工】夏季采收，洗净，鲜用或晒干。

【性味功能】味辛、微苦，性温。清热解毒，祛风除湿，散寒解表，收敛止血，消炎。

【主治用法】治咳嗽，头痛，胃痛，风湿痹痛，跌打损伤，创伤出血，蛇咬伤。用量3～9 g。

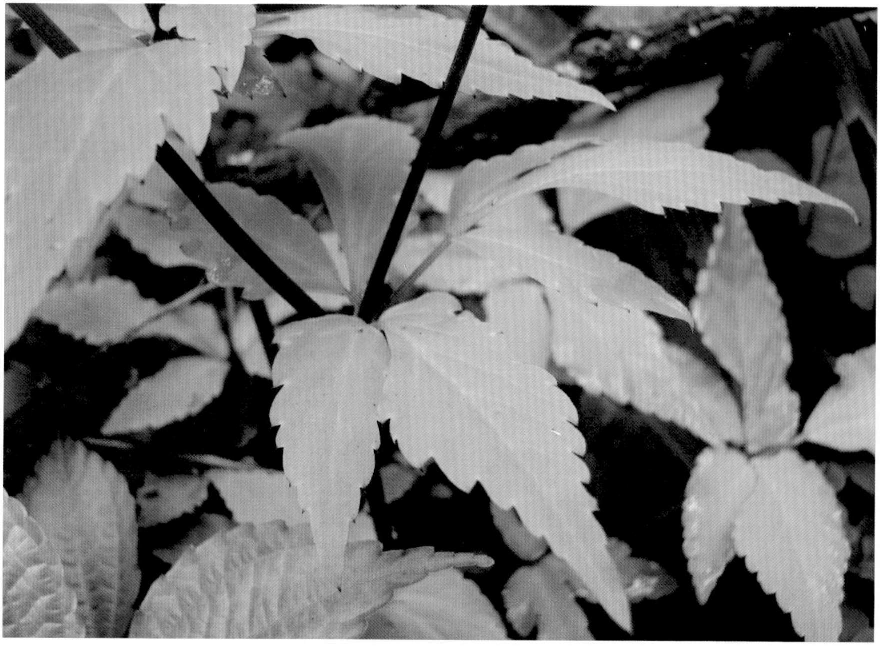

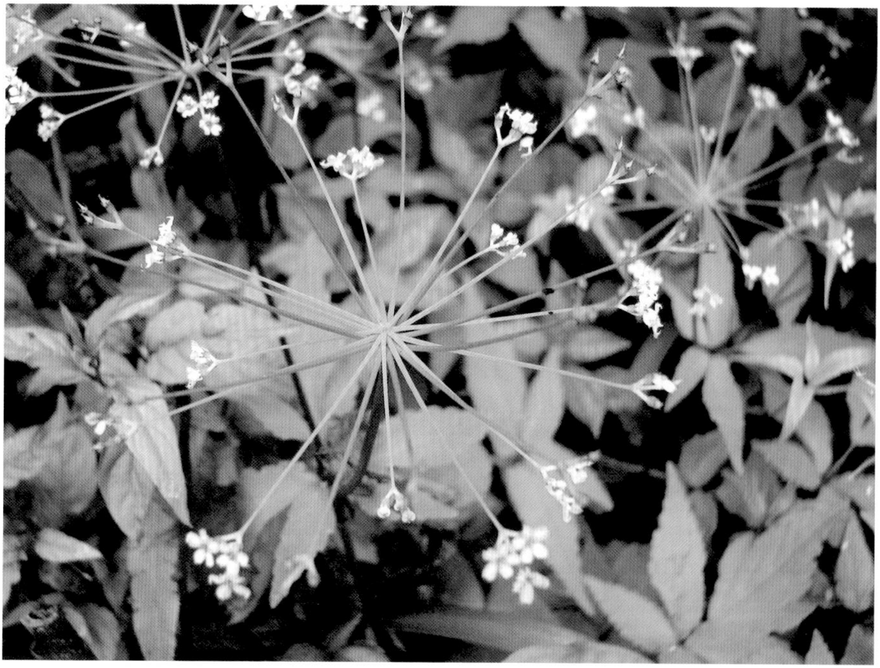

台湾翅果菊

Pterocypsela formosana (Maxim.) Shih

【别　　名】山莴苣、苦莴苣

【基　　原】来源于菊科翅果菊属台湾翅果菊 **Pterocypsela formosana** (Maxim.) Shih 的全草入药。

【形态特征】一年生草本，高0.5～1.5 m。根常萝卜状。茎直立，单生。下部及中部茎叶椭圆形至倒披针形，羽状深裂或全裂，有翼柄，柄基抱茎；上部茎叶与中部茎叶同形，基部圆耳状扩大半抱茎。头状花序多数，在茎枝顶端排成伞房状花序。总苞果期卵球形，长约1.5 cm，宽约8 mm；总苞4～5层，最外层宽卵形，长约2 mm，宽约1 mm，顶端长渐尖，外层椭圆形，长约7 mm，宽约1.8 mm，顶端渐尖，中内层披针形，长达1.5 cm，宽1～2 mm，顶端渐尖。舌状小花约21枚，黄色。瘦果椭圆形，长约4 mm，宽约2 mm，压扁，棕黑色，边缘有宽翅，顶端急尖成长约2.8 mm的细丝状喙，每面有1条高起的细脉纹。冠毛白色，长约8 mm。花、果期4～11月。

【生　　境】生于海拔2000 m以下的山坡草地及田间、路旁。

【分　　布】陕西、江苏、安徽、浙江、江西、福建、台湾、河南、湖北、湖南、广东、广西、云南、贵州、重庆等地。

【采集加工】夏秋季采收，洗净，鲜用或晒干。

【性味功能】味苦，性寒。清热解毒，消肿排脓，凉血止血。

【主治用法】治肺脓疡，肺热咳嗽，肠炎，痢疾，胆囊炎，盆腔炎，疮疖肿毒，阴囊湿疹，跌打劳伤等。用量10～15 g。

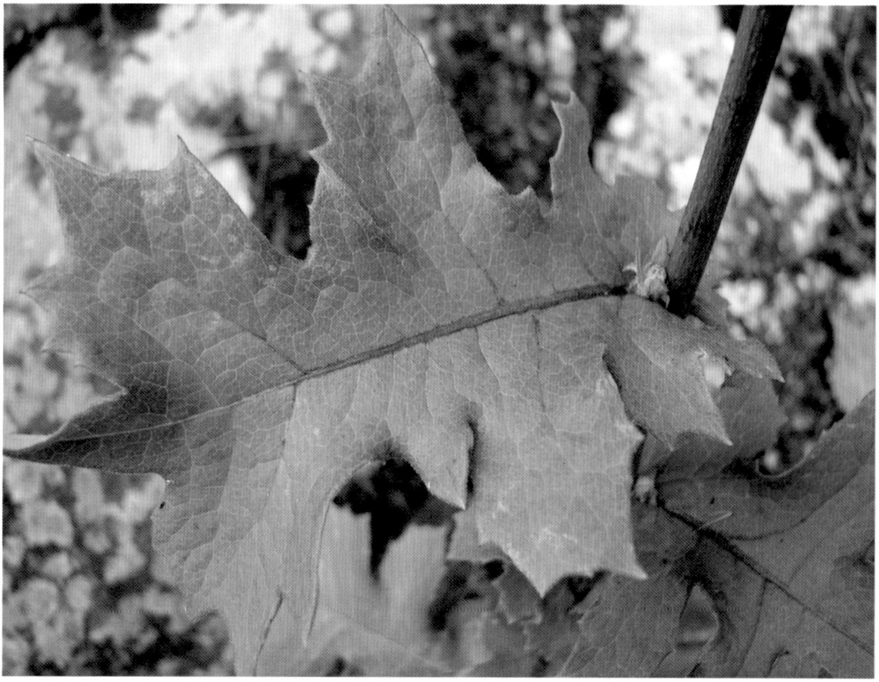

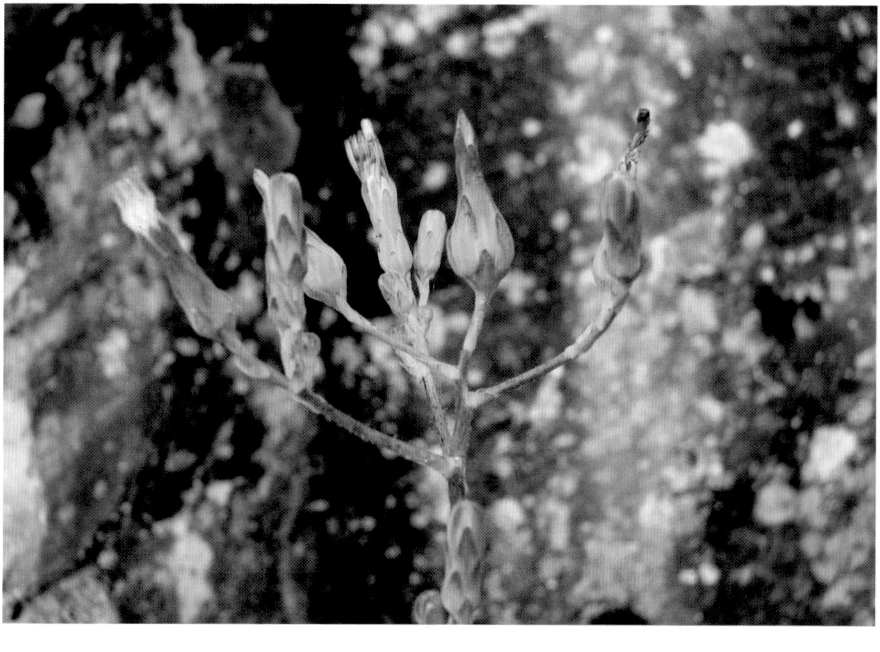

鹿蹄草

Pyrola calliantha H. Andr.

【别　　名】鹿衔草、罗汉茶

【基　　原】来源于鹿蹄草科鹿蹄草属鹿蹄草**Pyrola calliantha** H. Andr.的全草入药。

【形态特征】常绿亚灌木，高15～30 cm；根茎细长，横生，斜升，有分枝。叶4～7，基生，革质；椭圆形或圆卵形，长3～5.2 cm，宽2.2～3.5 cm，顶端钝头，基部阔楔形，上面绿色，下面常有白霜，有时带紫色；叶柄长2～5.5 cm，带紫色。花葶有1～2枚鳞片状叶，卵状披针形或披针形，长7.5～8 mm，宽4～4.5 mm，顶端渐尖或短渐尖，基部稍抱花葶。总状花序长12～16 cm，有9～13花，密生，花倾斜，稍下垂，花冠广开，较大，直径1.5～2 cm，白色，有时稍带淡红色；花梗长5～8 mm，腋间有长舌形苞片，长6～7.5 mm，宽1.6～2 mm，顶端急尖；萼片舌形，长5～7.5 mm，宽2～3 mm，顶端急尖或钝尖，边缘近全缘；花瓣倒卵状椭圆形或倒卵形，长6～10 mm，宽5～8 mm；雄蕊10枚，花丝无毛，花药长圆柱形，长2.5～4 mm，宽1～1.4 mm，有小角，黄色；花柱长6～8 mm，常带淡红色，伸出花冠。蒴果扁球形，高5～5.5 mm，直径7.5～9 mm。花期6～8月；果期8～9月。

【生　　境】生于海拔700～4100 m山地针叶林、针阔叶混交林或阔叶林下。

【分　　布】陕西、青海、甘肃、山西、山东、河北、河南、安徽、江苏、浙江、福建、湖北、湖南、江西、四川、重庆、贵州、云南、西藏等地。

【采集加工】全年均可采挖，除去杂质，晒至叶片较软时，堆置至叶片变紫褐色，晒干。

【性味功能】味甘、微苦，性温。补肾强骨，祛风除湿，止咳，止血。

【主治用法】治肾虚腰痛，风湿痹痛，筋骨痿软，新久咳嗽，吐血，衄血，崩漏，创伤出血，腰膝无力，月经过多。用量3～5 g。

【附　　方】

1. 治虚劳：鹿蹄草30 g，猪蹄一对。炖食。

2. 治肺结核咯血：鹿蹄草、白及各12 g。水煎服。

3. 治慢性风湿性关节炎，类风湿性关节炎：鹿蹄草、白术各12 g，泽泻9 g。水煎服。

4. 治慢性肠炎，痢疾：鹿蹄草15 g。水煎服。

5. 治崩漏：鹿蹄草120 g，猪肉250 g，炖熟，两天吃完。

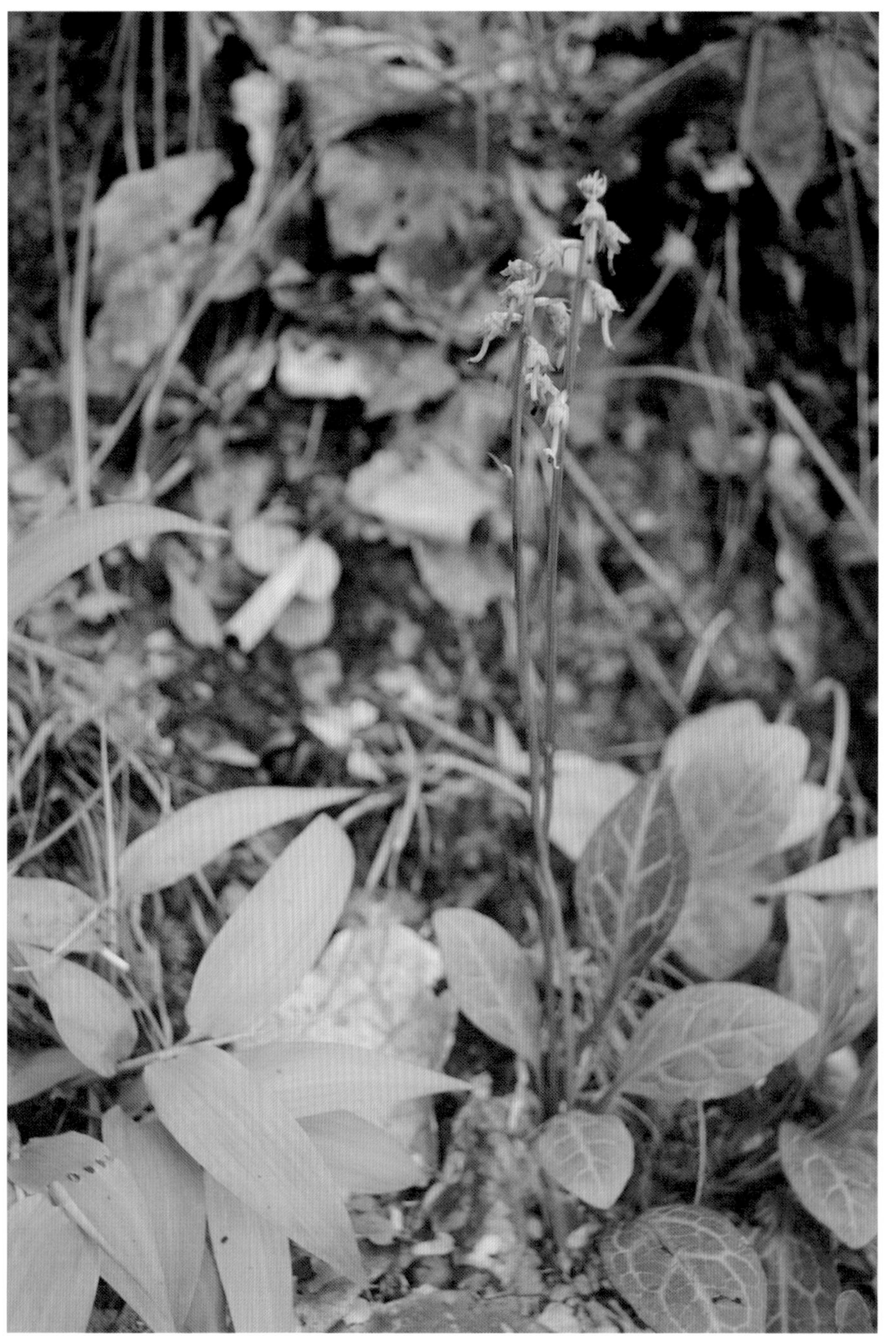

槲树

Quercus dentata Thunb.

【别　　名】柞栎、波罗栎

【基　　原】来源于壳斗科栎属槲树**Quercus dentata** Thunb. 的树皮入药。

【形态特征】落叶乔木，高达25 m，树皮暗灰褐色，深纵裂。小枝粗壮，有沟槽，密被灰黄色星状茸毛。芽宽卵形，密被黄褐色茸毛。叶片倒卵形或长倒卵形，长10～30 cm，宽6～20 cm，顶端短钝尖，叶面深绿色，基部耳形，叶缘波状或具粗锯齿，幼时被毛，后渐脱落。雄花序生于新枝叶腋，长4～10 cm，花序轴密被淡褐色茸毛，花数朵簇生于花序轴上；花被7～8裂，雄蕊8～10枚；雌花序生于新枝上部叶腋，长1～3 cm。壳斗杯形，包着坚果1/2～1/3，连小苞片直径2～5 cm，高0.2～2 cm；小苞片革质，窄披针形，长约1 cm，反曲或直立，红棕色，外面被褐色丝状毛，内面无毛。坚果卵形至宽卵形，直径1.2～1.5 cm，高1.5～2.3 cm，无毛，有宿存花柱。花期4～5月；果期9～10月。

【生　　境】生于海拔2700 m以下的杂木林或松林中。

【分　　布】黑龙江、吉林、辽宁、河北、山西、陕西、甘肃、山东、江苏、安徽、浙江、台湾、河南、湖北、湖南、重庆、四川、贵州、云南等省。朝鲜、日本也有分布。

【采集加工】全年均可采，剥取树皮，洗净，切片，晒干。

【性味功能】味苦、涩，性平。解毒消肿，涩肠，止血。

【主治用法】治疮痈肿痛，溃破不敛，瘰疬，痔，痢疾，肠风下血。用量5～10 g。

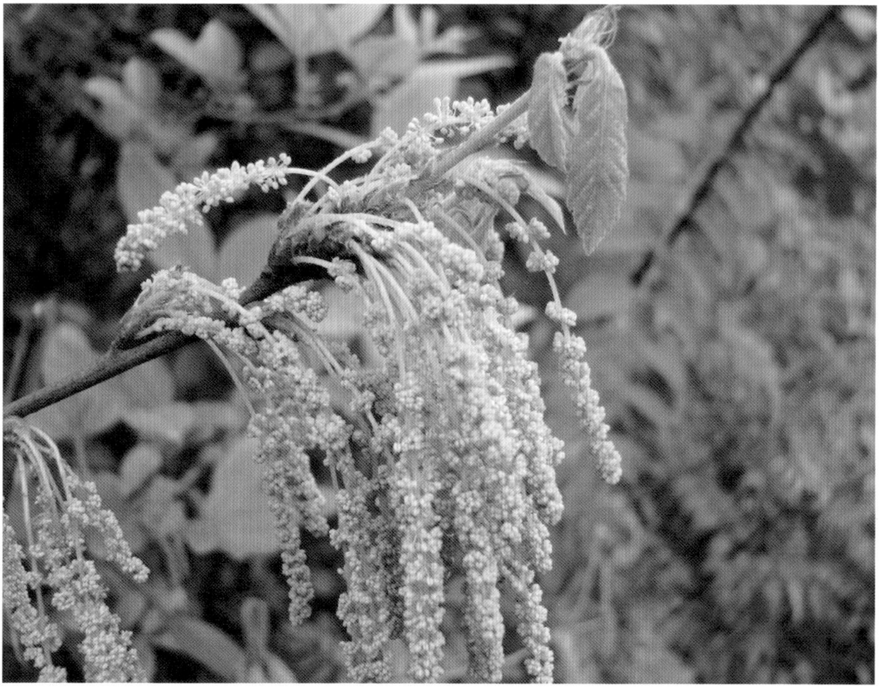

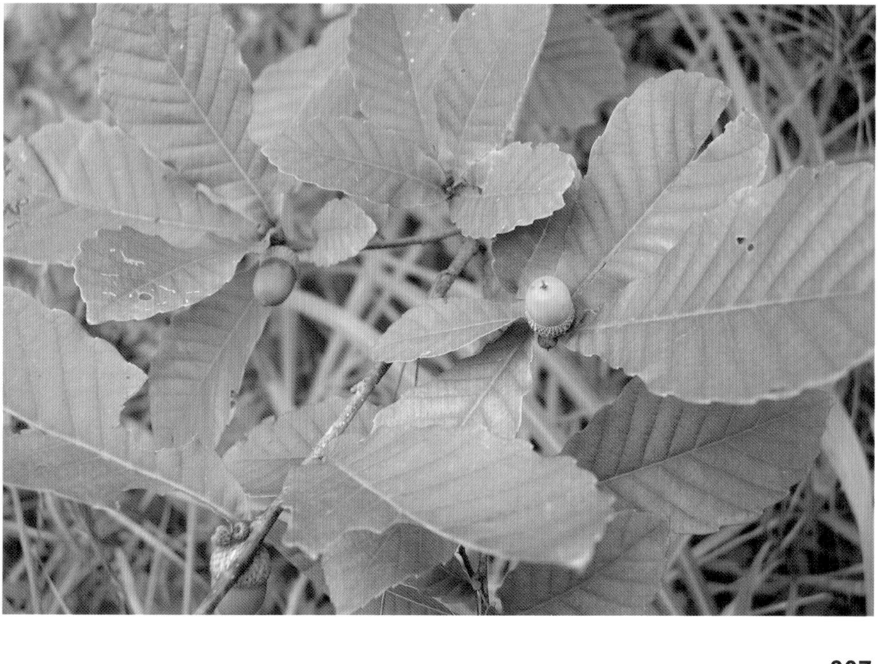

石海椒

Reinwardtia indica Dum.

【别　　名】迎春柳、黄花香草

【基　　原】来源于亚麻科石海椒属石海椒**Reinwardtia indica** Dum. 的枝叶入药。

【形态特征】小灌木，高达1 m；树皮灰色，无毛，枝干后有纵沟纹。叶纸质，椭圆形或倒卵状椭圆形，长2～8.8 cm，宽0.7～3.5 cm，顶端急尖或近圆形，基部楔形，表面深绿色，背面浅绿色。花序顶生或单花腋生；花直径1.4～3 cm；萼片披针形，宿存；花瓣4～5片，黄色，旋转排列，长1.7～3 cm，宽1.3 cm；雄蕊5枚，长约13 mm，花丝下部两侧扩大成翅状或瓣状，基部合生成环，花药长约2 mm，退化雄蕊5枚，锥尖状，与雄蕊互生；腺体5枚，与雄蕊环合生；子房3室，每室有2小室，每小室有胚珠1枚；花柱3枚，长7～18 mm，下部合生，柱头头状。蒴果球形，3裂，每裂瓣有种子2粒；种子具膜质翅，翅长稍短于蒴果。花、果期4～12月。

【生　　境】生于海拔550～2300 m的林下、山坡灌丛、路旁和沟坡潮湿处，常喜生于石灰岩土壤上。

【分　　布】湖北、福建、广东、广西、四川、重庆、贵州和云南等地。印度、巴基斯坦、尼泊尔、不丹、缅甸、泰国、越南和印度尼西亚也有分布。

【采集加工】春夏采收，鲜用或分别晒干。

【性味功能】味甘，性寒。清热利尿。

【主治用法】治黄疸型肝炎，肾炎，小便不利，鼻衄。用量9～12 g。

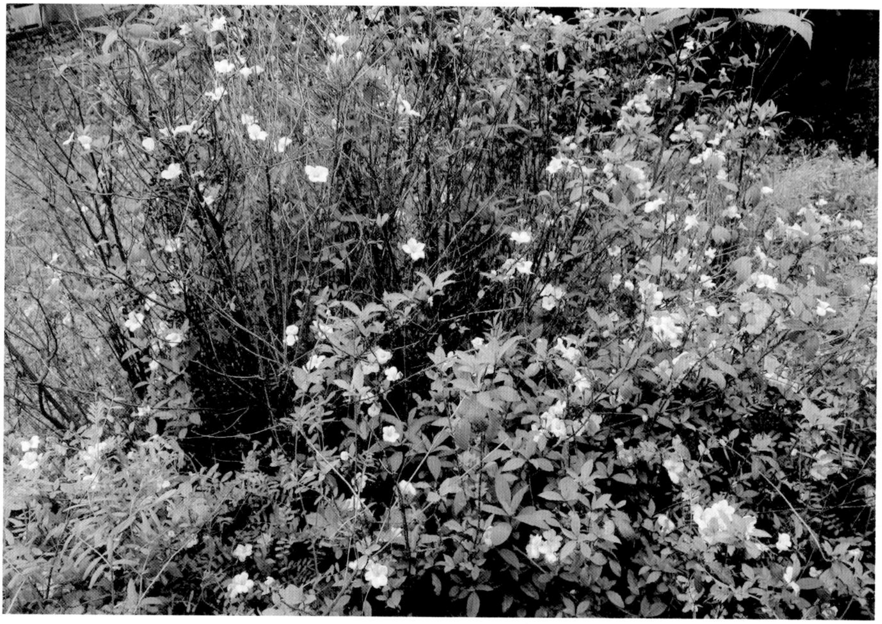

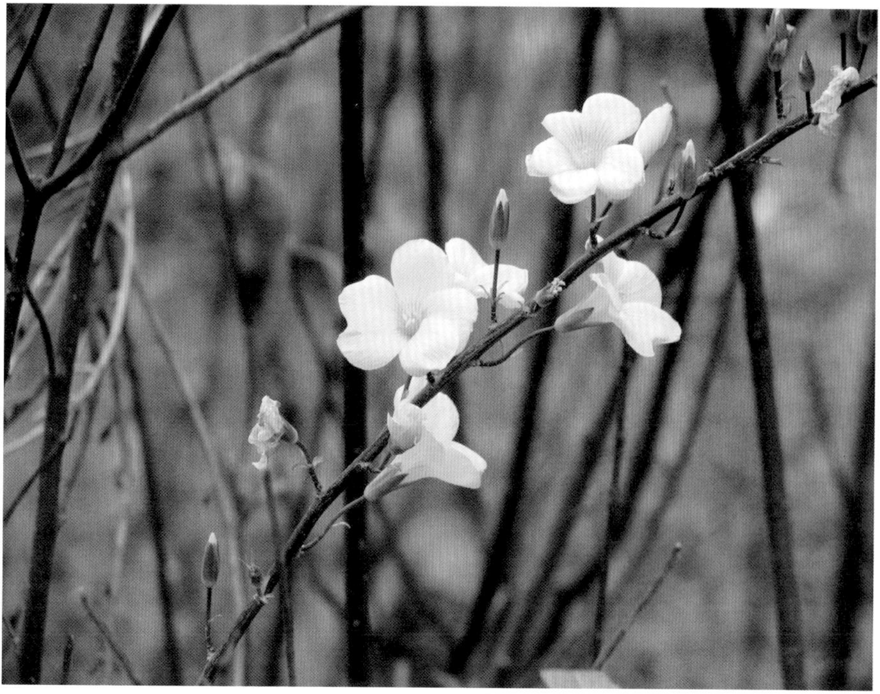

药用大黄

Rheum officinale Baill.

【别　　名】香大黄、马蹄黄、将军、生军

【基　　原】来源于蓼科大黄属药用大黄**Rheum officinale** Baill. 的根和根茎入药。

【形态特征】高大草本，高1.5～2 m，根及根状茎粗壮，内部黄色。茎粗壮，基部直径2～4 cm，中空，具细沟棱，被白色短毛。基生叶大型，叶片近圆形，直径50～80 cm，基部近心形，掌状浅裂，裂片三角形，叶上面光滑无毛，下面具淡棕色短毛；茎生叶向上逐渐变小，上部叶腋具花序。大型圆锥花序，分枝开展，花4～10朵成簇互生，绿色或黄白色；花被片6片，内外轮近等大，椭圆形或稍窄椭圆形，长2～2.5 mm，宽1.2～1.5 mm，边缘稍不整齐；雄蕊9枚，不外露；花盘薄，瓣状；子房卵形或卵圆形，花柱反曲，柱头头状。果实长圆状椭圆形，长8～10 mm，宽7～9 mm，顶端圆，中央微下凹，基部浅心形，翅宽约3 mm。种子宽卵形。花期5～6月；果期8～9月。

【生　　境】生于海拔1200～4000 m山沟或林下。

【分　　布】陕西、四川、湖北、贵州、重庆、云南、河南等省区。

【采集加工】秋末茎叶枯萎或次春发芽前采挖，除去细根，刮去外皮，切片晒干。

【性味功能】味苦，性微寒。泻热通肠，凉血解毒，逐瘀通经。

【主治用法】治实热便秘，积滞腹痛，泻痢不爽，湿热黄疸，血热吐衄，目赤，咽肿，肠痈腹痛，痈肿疔疮，瘀血经闭，跌打损伤等。用量10～30 g，用于泻下不宜久煎。

【附　　方】1. 治伤寒阳明腑证，阳邪入里，肠中有燥屎，腹满痛，谵语，潮热，手足濈然汗出，不恶寒，痞满燥实全见者，以此汤下之：药用大黄120 g，厚朴250 g，枳实五枚，芒硝三合。以水5 kg，先煮后二物，至水2 kg，去滓，加药用大黄，煮至1 kg，去滓，加入芒硝，微火煮沸，温服，得下，余勿服。

2. 治久患腹内积聚，大小便不通，气上抢心，腹中胀满，逆害饮食：药用大黄、芍药各60 g。上二味末之，蜜丸如梧桐子大，日三丸，不知，可加至六七丸，以知为度。

3. 治时行头痛壮热一二日：桂心、甘草、药用大黄各60 g，麻黄120 g。上四味，治下筛。

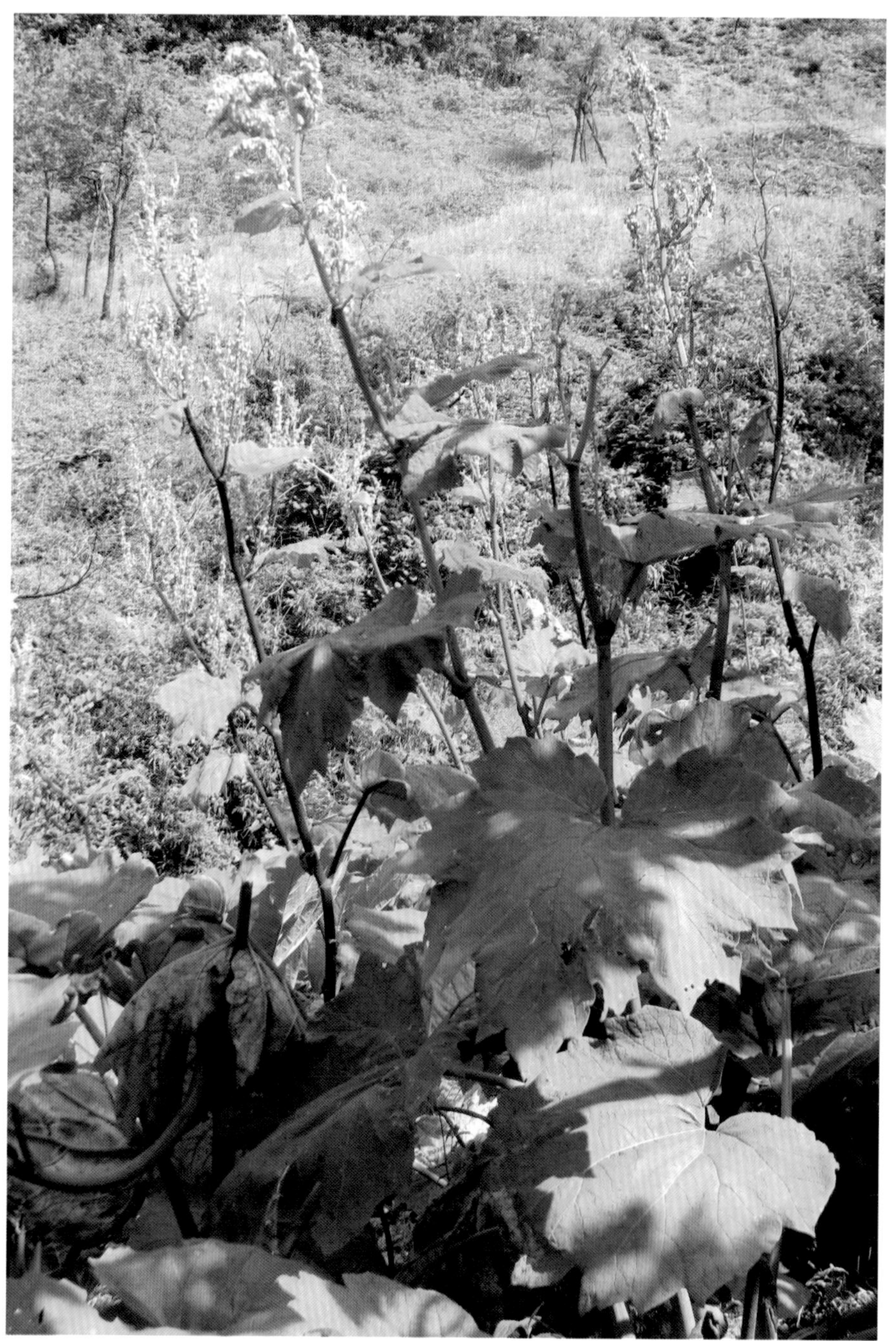

云南红景天

Rhodiola yunnanensis (Franch.) S. H. Fu

【别　　名】豆叶七、绿豆莲、金剪刀、胡豆七

【基　　原】来源于景天科红景天属云南红景天**Rhodiola yunnanensis** (Franch.) S. H. Fu 的根入药。

【形态特征】多年生草本。茎高达100 cm，直立。3叶轮生，稀对生，卵状披针形、椭圆形、卵状长圆形至宽卵形，长4～7 cm，宽2～4 cm，顶端钝，基部圆楔形，边缘多少有疏锯齿，下面苍绿色。聚伞圆锥花序，长5～15 cm，宽2.5～8 cm，三叉分枝；雌雄异株；雄花小，萼片4枚，披针形，长约0.5 mm；花瓣4，黄绿色，匙形，长约1.5 mm；雄蕊8，较花瓣短；鳞片4，楔状四方形，长约0.3 mm；心皮4；雌花萼片、花瓣各4片，绿色或紫色，线形，长约1.2 mm，鳞片4枚，近半圆形，长约0.5 mm；心皮4颗，卵形，长约1.5 mm，基部合生。蓇葖星芒状排列，长3～3.2 mm，基部合生，喙长约1 mm。花期5～7月；果期7～8月。

【生　　境】生于海拔2000～4000 m的山坡林下或林缘岩石缝中。

【分　　布】西藏、云南、贵州、湖北、重庆、四川等地。

【采集加工】夏秋采集，洗净切碎，鲜用或晒干。

【性味功能】味苦涩，性凉。解毒消肿，补肺益肾，清热止咳，散瘀止血。

【主治用法】治虚劳咳嗽，肾虚腰痛，咽喉疼痛，跌打肿痛，创伤出血；外治骨折，风湿关节痛，乳腺炎，疔疮等。用量6～12 g；外用鲜品捣烂敷患处。

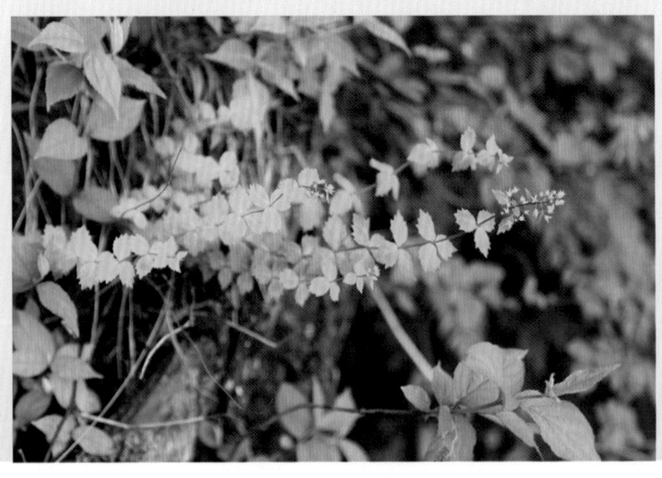

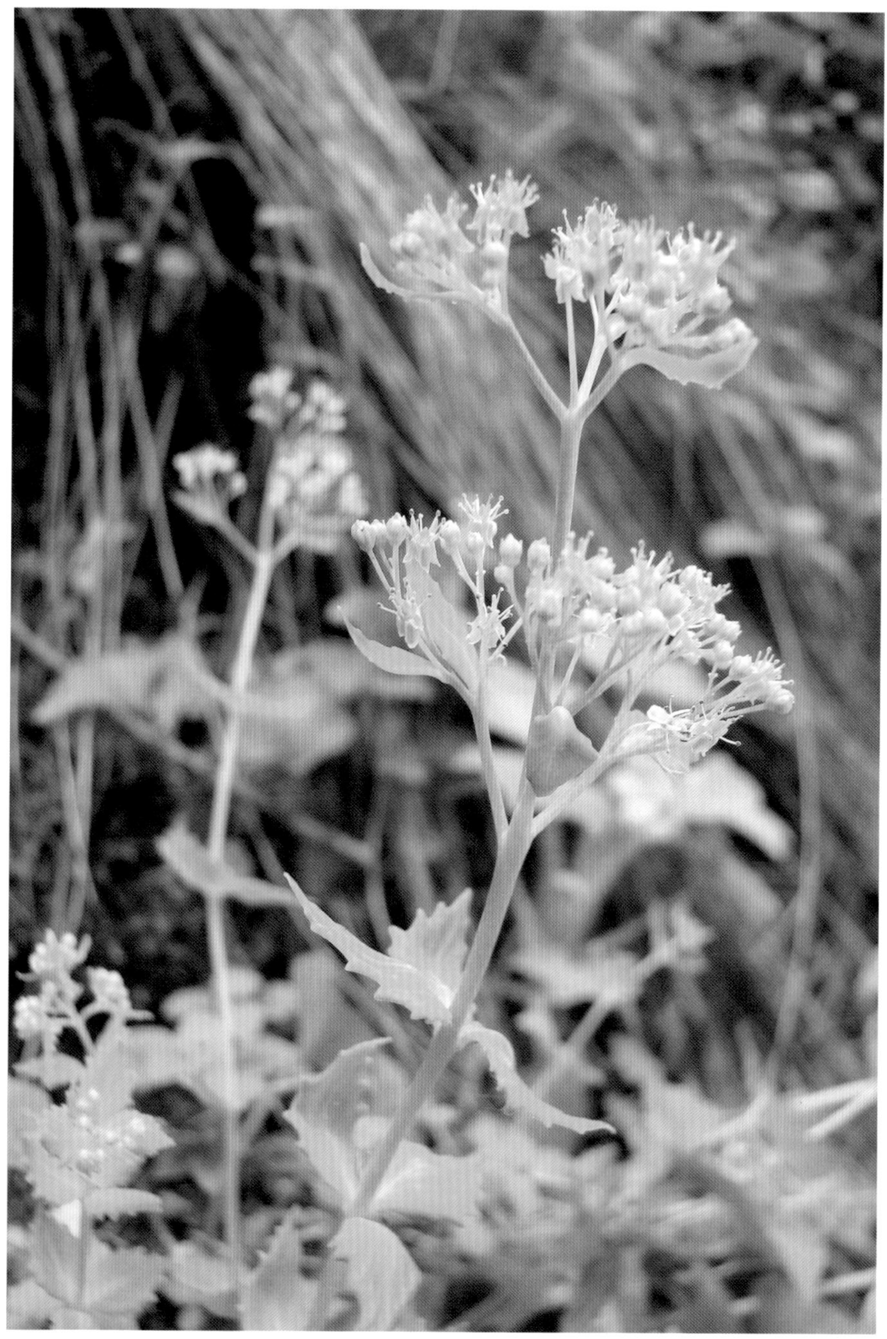

青麸杨

Rhus potaninii Maxim.

【别　　名】五倍子、倍子树

【基　　原】来源于漆树科盐肤木属青麸杨**Rhus potaninii** Maxim. 叶轴上五倍子蚜的虫瘿入药，青麸杨所结常为肚倍。

【形态特征】落叶乔木，高5～8 m；树皮灰褐色，小枝无毛。奇数羽状复叶有小叶3～5对；小叶卵状长圆形或长圆状披针形，长5～10 cm，宽2～4 cm，顶端渐尖，基部多少偏斜。圆锥花序长10～20 cm，被微柔毛；花白色，径2.5～3 mm；花梗长约1 mm，被微柔毛；花萼外面被微柔毛，裂片卵形，长约1 mm，边缘具细睫毛；花瓣卵形或卵状长圆形，长1.5～2 mm，宽约1 mm，两面被微柔毛；花丝线形，长约2 mm，在雌花中较短，花药卵形；花盘厚，无毛；子房球形，径约0.7 mm，密被白色茸毛。核果近球形，略压扁，径3～4 mm，密被具节柔毛和腺毛，成熟时红色。花期5～6月；果期10～11月。

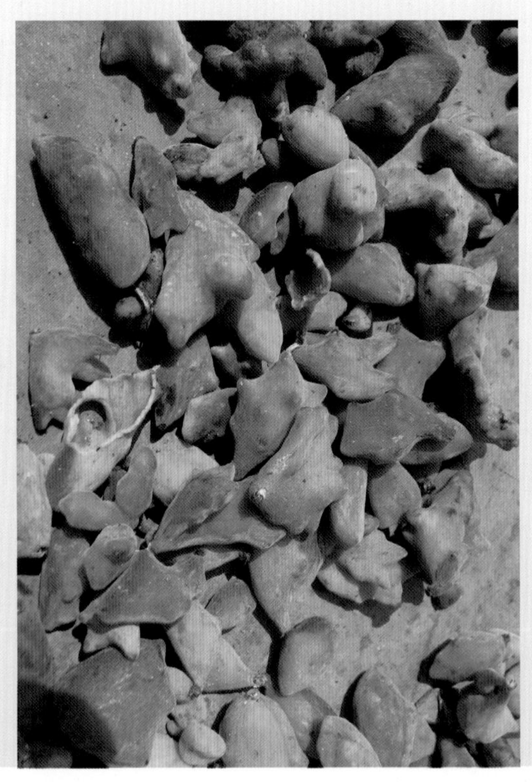

【生　　境】生于海拔900～2500 m的山坡疏林或灌丛中。

【分　　布】云南、四川、重庆、甘肃、陕西、山西、河南等地。

【采集加工】秋季采摘，置沸水中略煮或蒸至表面呈灰色，杀死蚜虫，取出，干燥。

【性味功能】味酸涩，性寒。敛肺降火，涩肠止泻，敛汗止血，收湿敛疮。

【主治用法】治肺虚久咳，肺热痰嗽，久泻久痢，盗汗，消渴，便血痔血，创伤出血，痈肿疮毒，皮肤湿烂。用量3～8 g研末冲服；外用煎汤熏洗、研末撒或调敷。

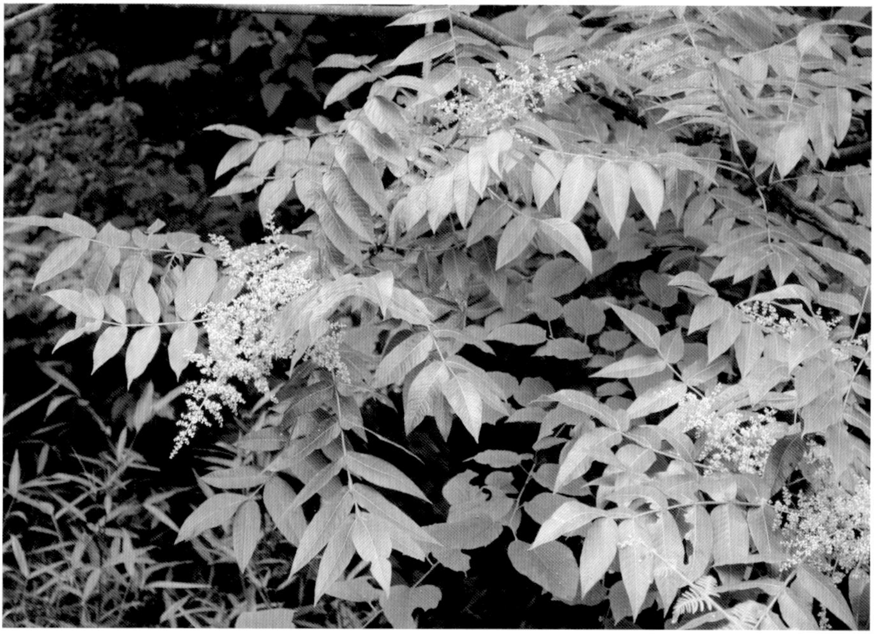

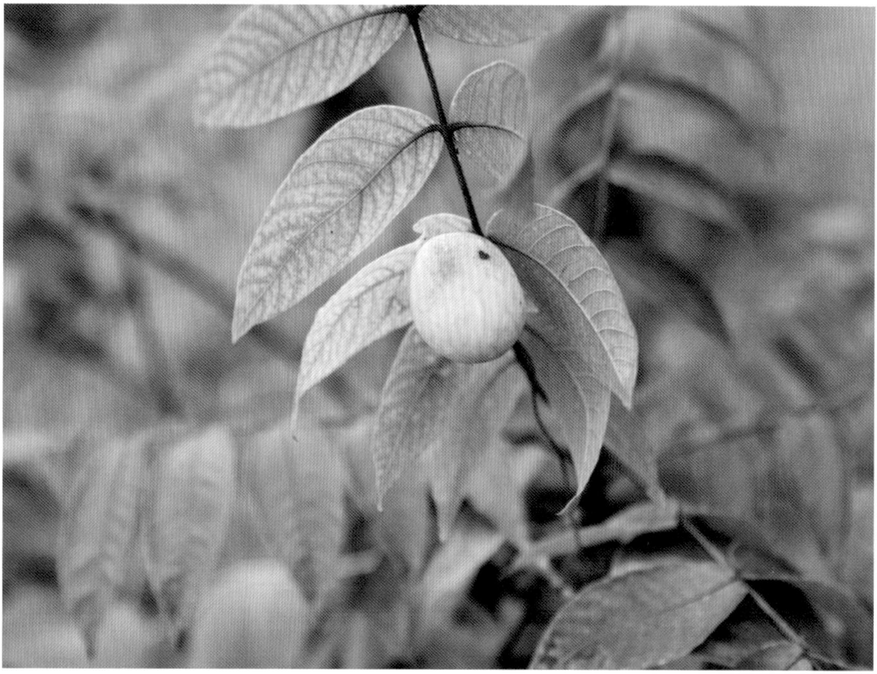

血满草

Sambucus adnata Wall.

【别　　名】血莽草、大血草

【基　　原】来源于忍冬科接骨木属血满草**Sambucus adnata** Wall. 的根入药。

【形态特征】多年生高大草本，高1～2 m；根和根茎红色，折断后有红色汁液。茎草质，具明显的棱条。羽状复叶具叶片状或条形的托叶；小叶3～5对，长椭圆形、长卵形或披针形，长4～15 cm，宽1.5～2.5 cm，顶端渐尖，基部钝圆，边缘有锯齿，上面疏被短柔毛，脉上毛较密，顶端一对小叶基部常沿柄相连，其他小叶在叶轴上互生；小叶的托叶退化成瓶状凸起的腺体。聚伞花序顶生，长约15 cm，具总花梗，3～5出的分枝成锐角，初时密被黄色短柔毛；花小，有恶臭；萼被短柔毛；花冠白色；花丝基部膨大，花药黄色；子房3室，花柱极短，柱头3裂。果实红色，圆形。花期5～7月；果期9～10月。

【生　　境】生于海拔1600～3600 m林下、沟边、灌丛中、山谷斜坡湿地以及高山草地等处。

【分　　布】陕西、宁夏、甘肃、青海、四川、重庆、贵州、云南和西藏等地。

【采集加工】夏、秋采收，切碎晒干或鲜用。

【性味功能】味辛、微甘，性温。祛风利水，散瘀通络。

【主治用法】治急、慢性肾炎，风湿疼痛，风疹瘙痒，小儿麻痹后遗症，扭伤，骨折。用量9～15 g。

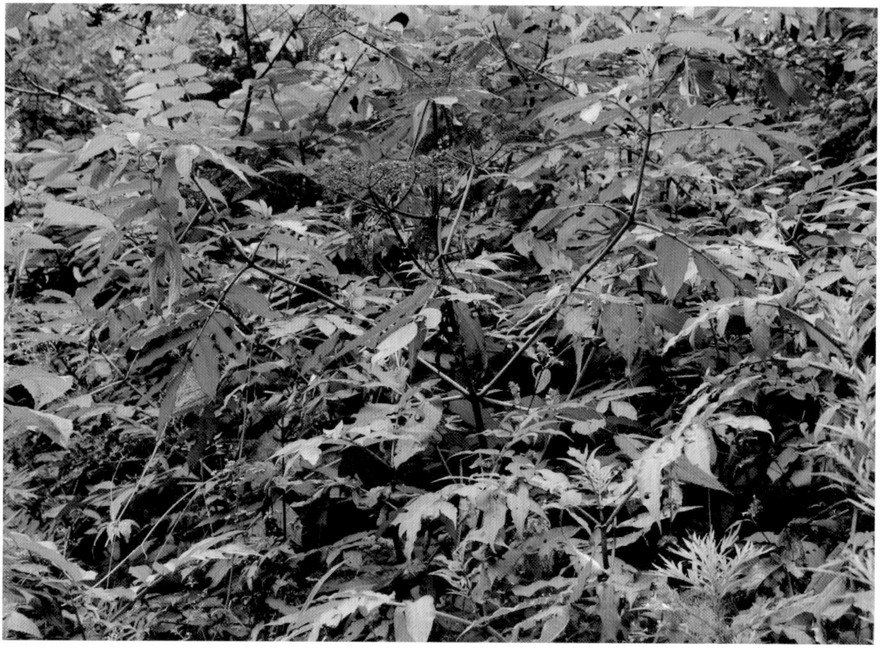

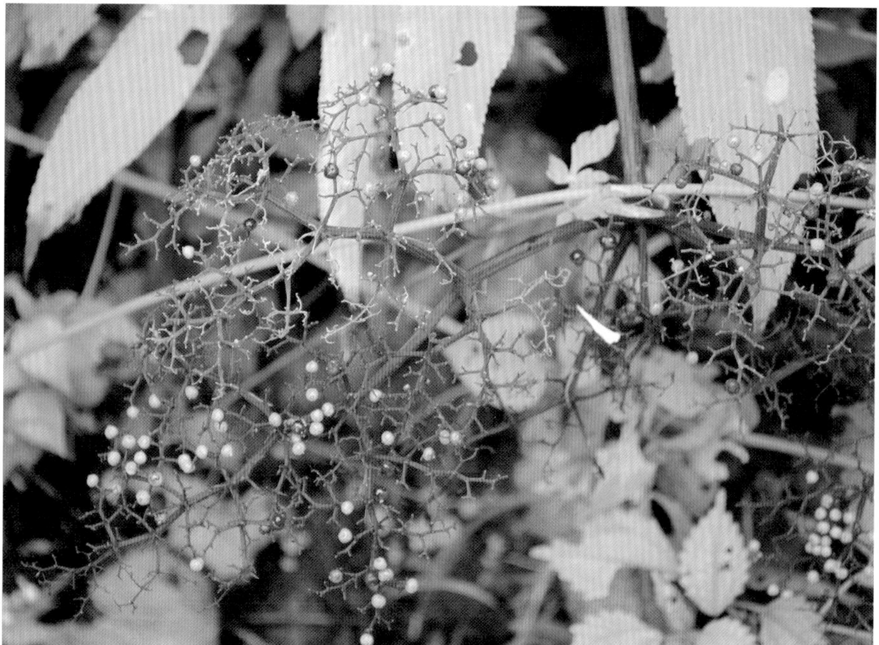

尼泊尔水东哥

Saurauia napaulensis DC.

【别　　名】大叶杜仲、铜皮

【基　　原】来源于水东哥科水东哥属尼泊尔水东哥**Saurauia napaulensis** DC. 的树皮入药。

【形态特征】乔木，高4～20 m。小枝粗壮，被细小爪甲状鳞片并疏生褐色短柔毛。单叶互生；叶柄粗壮，长1.5～4.5 cm，具棕褐色钻形鳞片和短柔毛；叶片薄革质，狭长圆形，长18～35 cm，宽7～13 cm，顶端渐尖至凸尖，基部圆或钝，边缘具细小锐锯齿，上面无毛，下面被薄层淡褐色或锈色糠秕状茸毛，中、侧脉上疏生爪甲状鳞片，侧脉平行，35～46对。圆锥花序生新枝上部叶腋，长12～38 cm，具鳞片和短柔毛；总花梗长5～16 cm，花梗长1～2 cm，密被褐色短柔毛，果期则大部分脱落；萼片5枚，卵圆形，长4～6 mm；花瓣5片，淡紫红色，近圆形，长7～8 mm，顶端反卷，基部合生；雄蕊多数，花药孔裂；子房圆球形，被褐色短细茸毛，花柱4～5枚，中部以下合生。浆果扁球形或近球形，直径1～1.2 cm，绿色或淡黄色，具5棱，花柱和萼片宿存。花、果期7～12月。

【生　　境】生于海拔450～1000 m的山地林中或林边路旁。

【分　　布】广西、四川、重庆、贵州、云南等地。

【采集加工】全年均可采收，晒干或鲜用。

【性味功能】味甘、微辛，性凉。散瘀消肿，止血，解毒。

【主治用法】治跌打损伤，骨折，创伤出血，痈肿，慢性骨髓炎，尿淋等。用量9～15 g；外用适量鲜品捣烂敷患处或研末调敷。

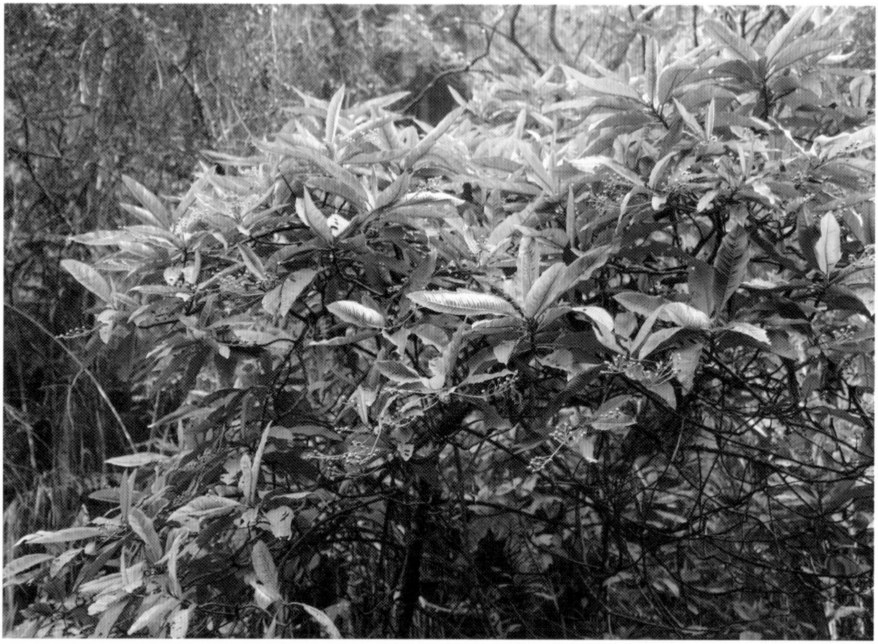

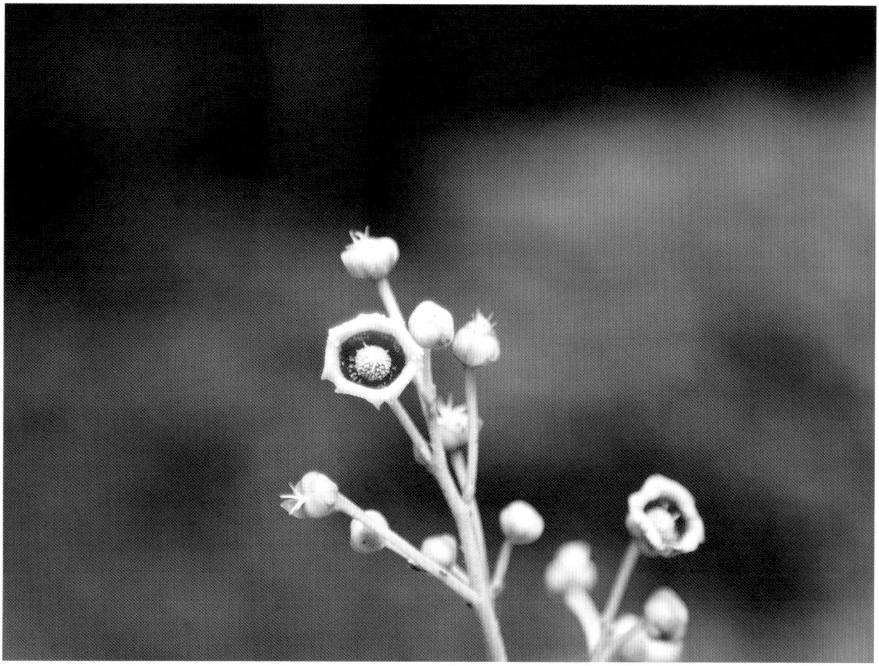

翅茎风毛菊

Saussurea cauloptera Hand.-Mazz.

【基　　原】来源于菊科风毛菊属翅茎风毛菊**Saussurea cauloptera** Hand.-Mazz. 的全草入药。

【形态特征】多年生草本，高50～60 cm。茎直立，单生，不分枝，有细条纹，无毛，具狭翼。基生叶花期凋落；中部茎叶有翼柄，柄翼全缘，叶片薄纸质，卵形至长圆形，长7～11 cm，宽3.5～6 cm，顶端急尖，基部楔形渐狭或截形，边缘有尖头状小锯齿，上面绿色，干后棕色，稍粗糙，下面灰白色，被稠密的灰白色茸毛。头状花序4～10个，在茎端密集排列成伞房状，小花梗短或几无小花梗。总苞卵球状，花后狭钟状，直径约6 mm，干后棕色或淡棕色；总苞片4～5层，革质，被棕色柔毛和蛛丝状毛，外层卵形，顶端有黑色小尖头，向内层渐长，长圆形至披针形。小花红色，长9～10 mm。瘦果长3 mm，无毛，顶端无小冠。冠毛2层，浅褐色，外层短，糙毛状，内层长，羽毛状。花、果期9～10月。

【生　　境】生于海拔1700～2950 m的山坡疏林下。

【分　　布】陕西和重庆等地。

【采集加工】夏、秋季采集全草，洗净，切段晒干。

【性味功能】味甘、微苦，性温。祛风湿，通经络，健脾消疳。

【主治用法】治风湿痹痛，白带过多，腹泻，痢疾，小儿疳积，胃寒疼痛。用量9～15 g；外用适量鲜品捣烂敷患处。

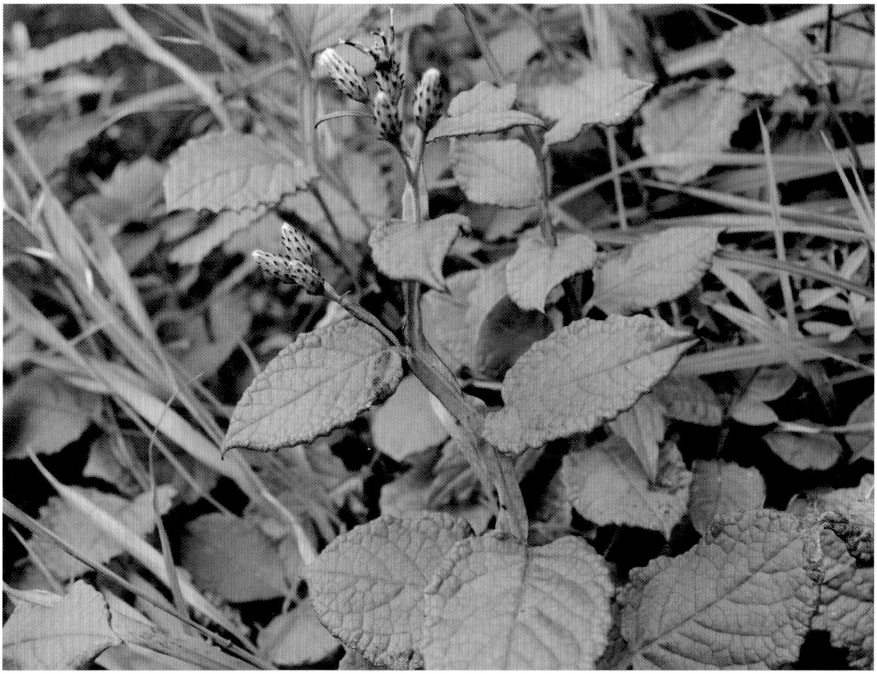

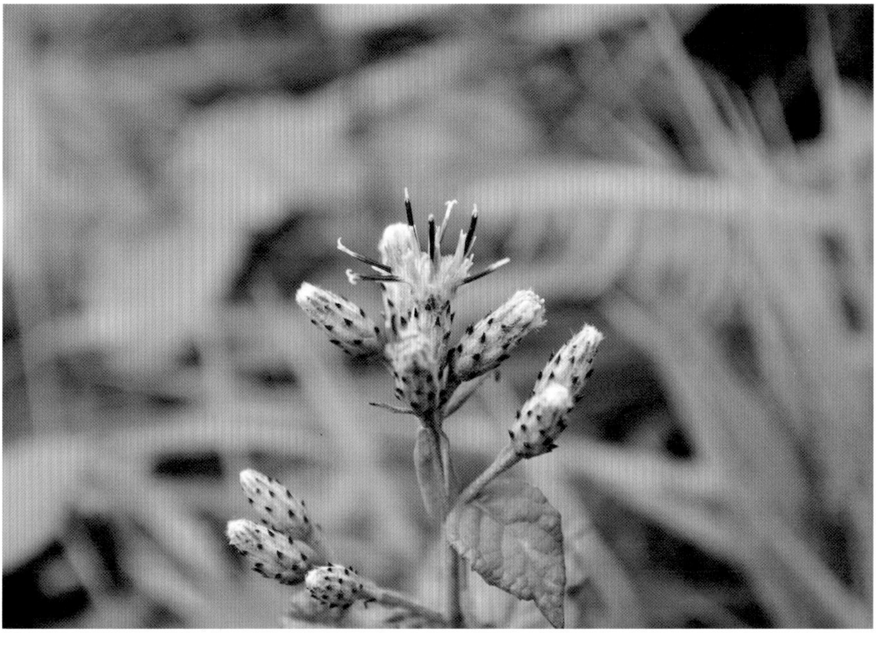

心叶风毛菊

Saussurea cordifolia Hemsl.

【别　　名】马蹄细辛、水葫芦

【基　　原】来源于菊科风毛菊属心叶风毛菊**Saussurea cordifolia** Hemsl.的根入药。

【形态特征】多年生草本，高40～150 cm。根状茎粗厚。茎直立，无毛，上部伞房状或伞房圆锥花序状分枝。基生叶花期脱落；下部与中部茎叶有长柄，叶片心形，长宽各10～18 cm，顶端渐尖，基部深心形，上部茎叶同形渐小，有短柄至无柄。头状花序数个或多数在茎枝顶端成疏松伞房花序。总苞钟状，直径0.8～1.5 cm；总苞片5层，中部以上有短附属物。小花紫红色，长达1.2 cm，细管部与檐部各长约6 mm。瘦果圆柱状，褐色，长约6 mm，无毛。冠毛浅褐色，2层，外层短，单毛状，长约3 mm，内层长，羽毛状，长约1.1 cm。花、果期8～10月。

【生　　境】生于海拔1300～2700 m的林缘、山谷、山坡、灌木林中及石崖下。

【分　　布】陕西、浙江、河南、安徽、湖北、湖南、重庆和贵州等地。

【采集加工】夏、秋季采收，洗净，晾干。

【性味功能】味辛，性温。祛风散寒，止痛。

【主治用法】治风湿痹痛，跌打损伤。用量6～15 g。

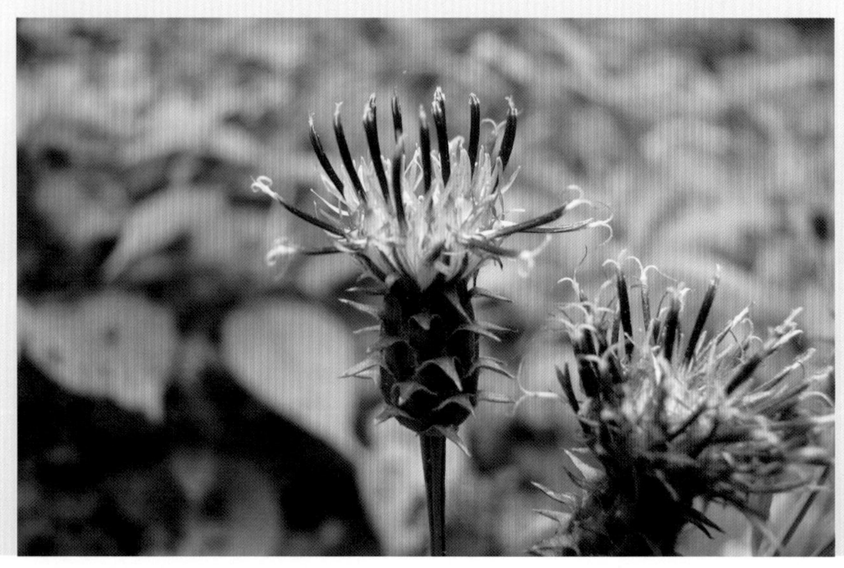

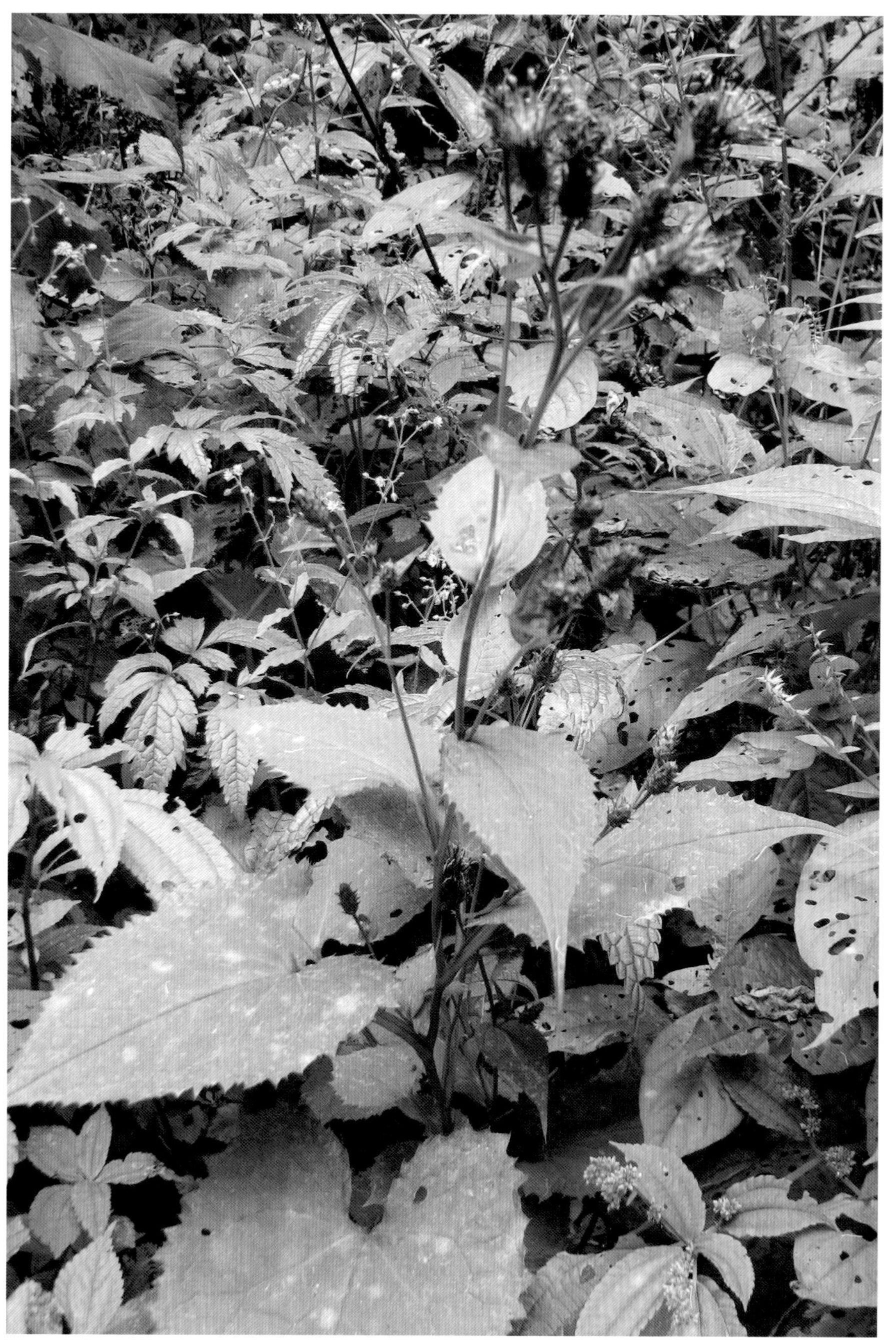

云木香

Saussurea costus (Falc.) Lipech.

【别　　名】广木香、木香

【基　　原】来源于菊科风毛菊属云木香**Saussurea costus** (Falc.) Lipech. 的根入药。

【形态特征】多年生高大草本，高1.5～2 m。主根粗壮，直径5～8 cm。茎直立，有棱，基部直径达2 cm，上部有稀疏的短柔毛。基生叶有长翼柄，叶片心形或戟状三角形，长15～24 cm，宽18～26 cm。下部与中部茎叶卵形或三角状卵形，长30～50 cm，宽10～30 cm；上部叶渐小，三角形或卵形。头状花序单生茎端或枝端。总苞直径3～4 cm，半球形，黑色，初时被蛛丝状毛，后变无毛；总苞片7层，外层长三角形，长8 mm，宽1.5～2 mm，中层披针形或椭圆形，长1.4～1.6 cm，宽约3 mm，内层线状长椭圆形，长约2 cm，宽约3 mm。小花暗紫色，长约1.5 cm，细管部长约7 mm，檐部长约8 mm。瘦果浅褐色，三棱状，长约8 mm，有黑色色斑，顶端截形，具有锯齿的小冠。冠毛1层，浅褐色，羽毛状，长约1.3 cm。花期7～9月；果期9～10月。

【生　　境】生于海拔1500 m以上的林缘坡地。

【分　　布】四川、云南、重庆、广西、贵州等地有栽培。原产克什米尔。

【采集加工】秋季至第二年春初采挖，除去茎叶泥土，切成短段，粗大者纵剖2～4块，晒干。

【性味功能】味辛，性温。行气止痛，健脾消食。

【主治用法】治胸脘胀痛，泻痢后重，食积不消，不思饮食。用量4～8 g。

【附　　方】

1. 治内钓腹痛：云木香、乳香、没药各1.5 g。水煎服之。

2. 治一切气，攻刺腹胁胀满，大便不利：云木香90 g，枳壳60 g，川大黄120 g，牵牛子120，诃黎勒皮90 g。上药，捣罗为末，炼蜜和捣，丸如梧桐子大。每服，食前以生姜汤下三十丸。

3. 治一切沉积水气，两胁刺痛，中满不能食，头目眩者，可用茶调散，次服本方：云木香、槟榔、青皮、陈皮、广茂、黄连各30 g，黄柏、大黄各90 g，香附子、牵牛各120 g。上为细末，水丸如小豆大。每服三十丸，食后，生姜汤送下。

4. 治肠胃虚弱，冷热不调，泄泻烦渴，米谷不化，腹胀肠鸣，胸膈痞闷，胁肋胀满；或下痢脓血，里急后重，夜起频并，不思饮食；或小便不利，肢体怠惰，渐即瘦弱：黄连600 g，云木香122 g。上为细末，醋糊为丸，如梧桐子大，每服二十丸，浓煎米饮下，空心日三服。

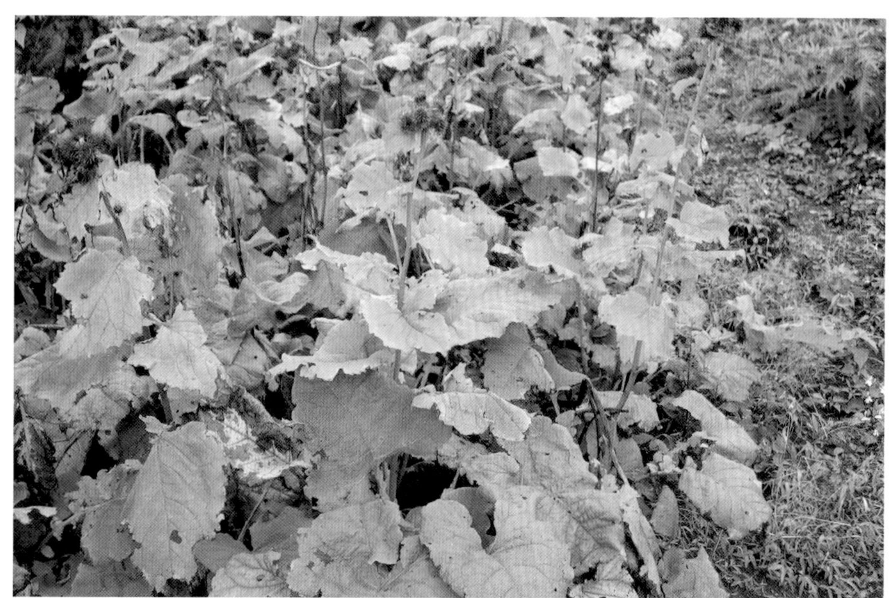

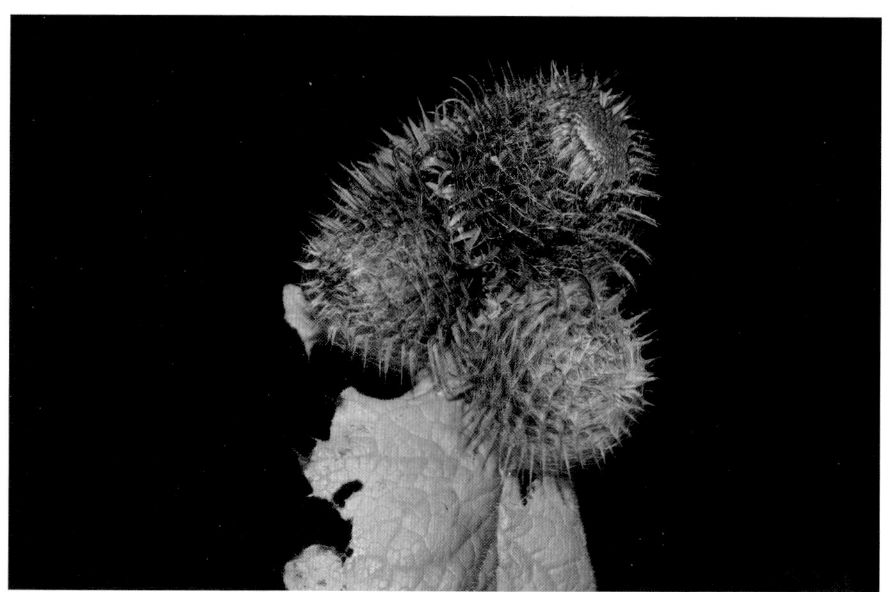

阴地蕨

Sceptridium ternatum (Thunb.) Sw.

【别　　名】一朵云、独脚蒿、破天云、独脚金鸡

【基　　原】来源于阴地蕨科阴地蕨属阴地蕨**Sceptridium ternatum** (Thunb.) Sw. 的全草入药。

【形态特征】多年生草本，根状茎短；叶片阔三角形，长8～10 cm，宽10～12 cm，三回羽状分裂；侧生羽片3～4对，下部两对相距不及2 cm，基部一对最大，羽片长宽各约5 cm，阔三角形，二回羽状；一回小羽片3～4对，一回羽状分裂；末回小羽片为长卵形至卵形，长1～1.2 cm，浅裂。孢子叶有长达12～25 cm的柄，孢子囊穗圆锥状，长4～10 cm，宽2～3 cm，2～3回羽状，小穗疏松，略张开，无毛。

【生　　境】生于海拔400～1000 m的丘陵地灌丛阴处。

【分　　布】浙江、江苏、安徽、江西、福建、湖南、湖北、贵州、重庆、四川、台湾等地。日本、朝鲜、越南及喜马拉雅也有分布。

【采集加工】冬季或春季采收，连根挖取，洗净晒干。

【性味功能】味甘、微苦，性凉。清热解毒，平肝熄风，止咳，止血，明目去翳。

【主治用法】治小儿高热惊搐，肺热咳嗽，咯血，百日咳，癫狂，痫疾，疮疡肿毒，瘰疬，毒蛇咬伤，目赤火眼，目生翳障等。用量10～15 g；外用鲜品捣烂敷患处。

【附　　方】1. 治热咳：阴地蕨（一朵云）6.5～16 g，加白萝卜、冰糖。煎水服。

2. 治虚咳：阴地蕨（一朵云）6.5～16 g。蒸瘦肉吃。

3. 治百日咳：阴地蕨（一朵云）、生扯拢、兔耳风各15 g。煎水兑蜂糖服。

4. 治肺热咯血：鲜阴地蕨、鲜凤尾草各30 g。水煎调冰糖服。

5. 治吐血后膈上虚热：阴地蕨、紫河车、贯众、甘草各25 g，每服10 g，水一盏，煎至七分，去滓，饭后温服。

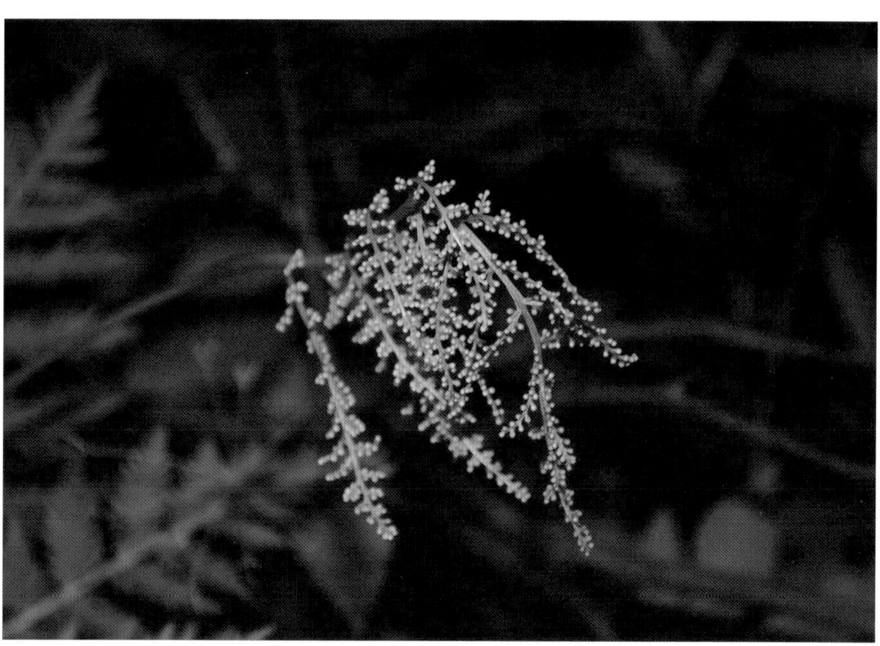

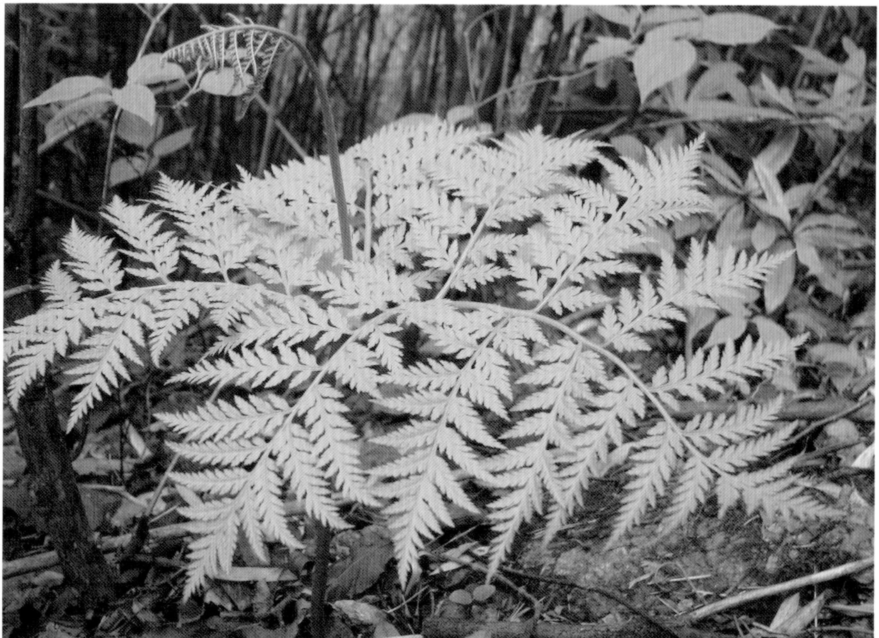

短序鹅掌柴

Schefflera bodinieri (Lévl.) Rehder

【别　　名】鸭脚木

【基　　原】来源于五加科鹅掌柴属短序鹅掌柴**Schefflera bodinieri** (Lévl.) Rehder 的根及茎皮入药。

【形态特征】灌木或小乔木，高1～5 m；小枝棕紫色或红紫色。掌状复叶有6～9小叶，叶柄长9～18 cm；小叶片膜质、薄纸质或坚纸质，长圆状椭圆形至线状披针形，长11～15 cm，宽1～5 cm；小叶柄长0.2～6 cm，中央的较长，两侧的较短，无毛。圆锥花序顶生，长不超过15 cm；伞形花序单个顶生或数个排成总状，有花约20朵；苞片早落；总花梗长1～2 cm，花梗长4～5 mm，均疏生灰白色星状短柔毛；小苞片线状长圆形，长约3 mm，外面有毛，宿存；花白色；萼长2～2.5 mm，有灰白色星状短柔毛，边缘有5齿；花瓣5片，长约3 mm，外面有灰白色星状短柔毛；雄蕊5枚，略露出于花瓣之外；子房5室；花柱合生成柱状，长约1 mm，结实时长至2 mm以上；花盘略隆起。果实球形或近球形，几无毛，红色，直径4～5 mm。花期11～12月；果期翌年4～6月。

【生　　境】生于海拔400～1000 m的山地密林中或林缘草地。

【分　　布】四川、重庆、湖北、贵州、云南和广西。

【采集加工】全年可采，根、根皮洗净，切片晒干备用。

【性味功能】味苦，性凉。清热解毒，止痒，消肿散瘀。

【主治用法】治感冒发热，咽喉肿痛，风湿骨痛，跌打损伤。用量15～30 g。

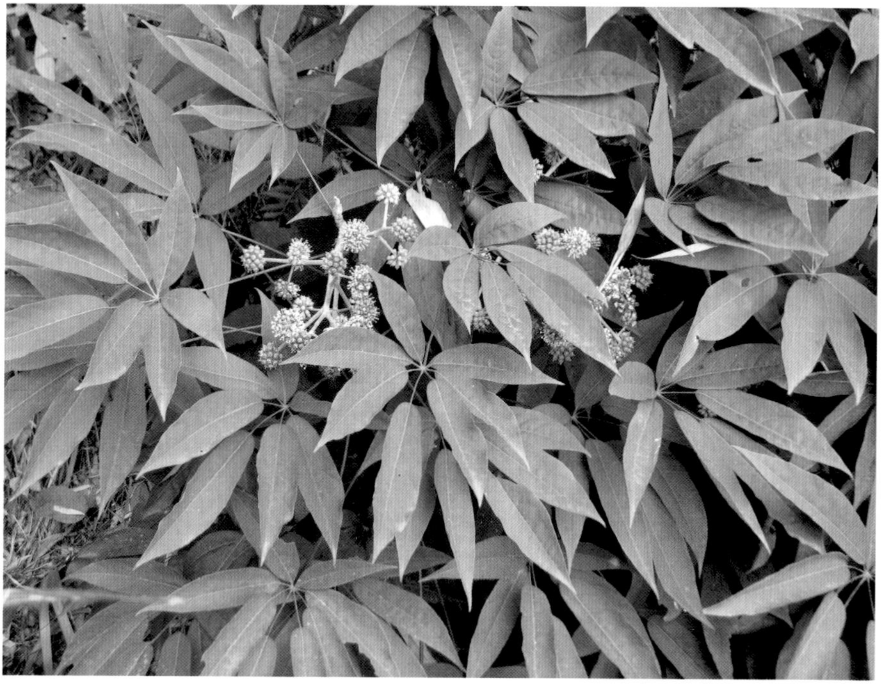

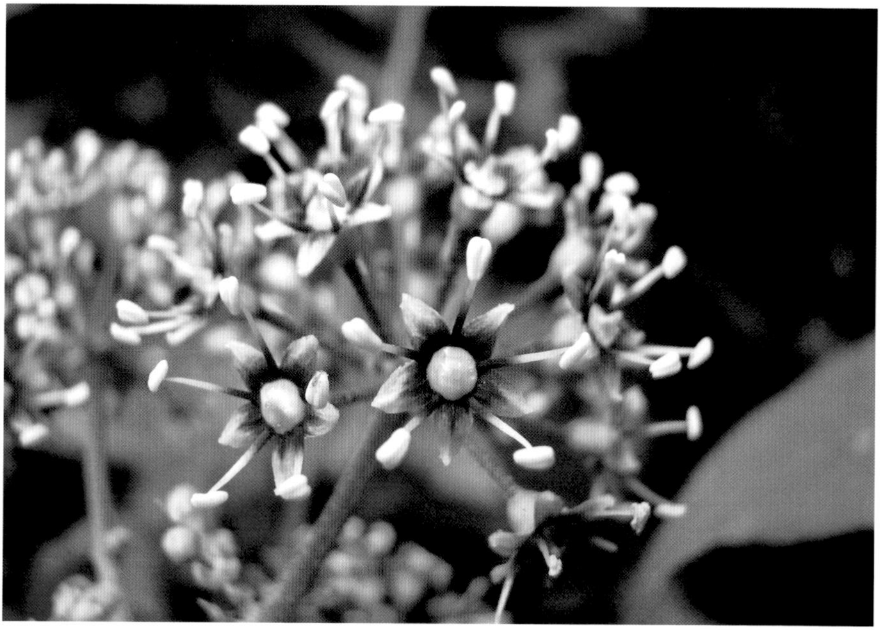

岩藿香

Scutellaria franchetiana Lévl.

【别　　名】犁头草

【基　　原】来源于唇形科黄芩属岩藿香**Scutellaria franchetiana** Lévl.在的全草入药。

【形态特征】多年生草本；根茎横行，密生须根，在节上生匍枝。茎上升，高30～70 cm，锐四棱形，略具四槽，被上曲微柔毛。茎叶具柄，柄长3～10 mm，腹凹背凸，被微柔毛；叶片卵圆形至卵圆状披针形，长1.5～3 cm，宽1～2 cm，顶端渐尖，基部宽楔形至心形，上面绿色，下面淡绿带紫色。总状花序于茎中部以上叶腋内腋生，长2～9 cm，下部的最长，向上渐短，花序下部具不育叶；花梗长2～3 mm，与序轴被上曲微柔毛；小苞片成对生于花梗下部1/3处，线形，长约0.5 mm。花萼被微柔毛，盾片高约1.5 mm，果时花萼长约4 mm，盾片高约3 mm；花冠紫色，长达2.5 cm，外被具腺短柔毛；冠筒基部膝曲，微囊状增大，宽约1.5 mm，向上渐宽，至喉部宽达4 mm；冠檐2唇形，上唇盔状，内凹，下唇中裂片三角状卵圆形；雄蕊4枚，花丝扁平，花柱细长，顶端锐尖；子房4裂，后对裂片较发达。小坚果黑色，卵球形，径约0.5 mm，具瘤突，腹面基部具果脐。花期6～7月；果期8～9月。

【生　　境】生于海拔830～2300 m的山坡湿地上。

【分　　布】湖北、四川、重庆、贵州、陕西等地。

【采集加工】夏季采收，鲜用或晒干。

【性味功能】味辛苦，性凉。祛暑清热，活血解毒。

【主治用法】治感冒暑湿，风热咳嗽，风湿痹痛，痱子，跌打损伤，蜂螯伤等。用量5～15 g。

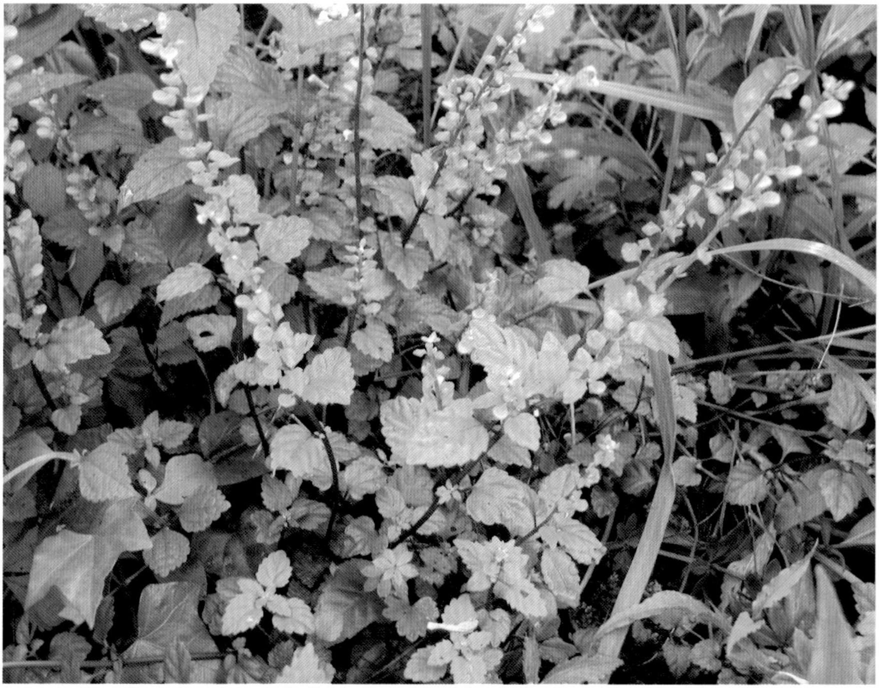

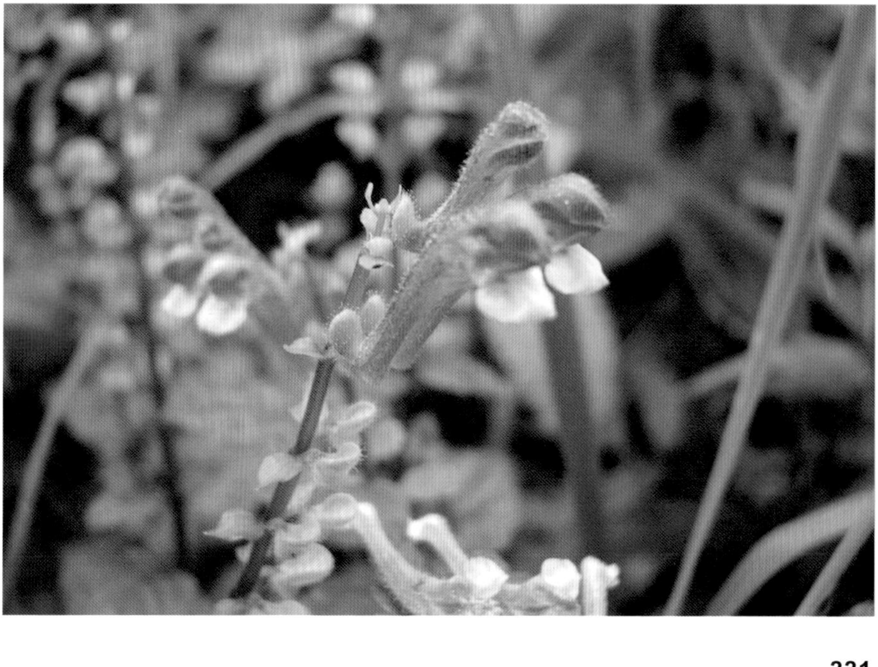

齿叶景天

Sedum odontophyllum Frod.

【别　　名】天黄七、狗牙瓣

【基　　原】来源于景天科景天属齿叶景天**Sedum odontophyllum** Frod.的全草入药。

【形态特征】多年生草本，无毛，须根长，或幼时匍匐。不育枝斜伸，长5～10 cm，叶对生或3叶轮生，常聚生枝顶。花茎在基部生根，弧状直立，高10～30 cm。叶互生或对生，卵形或椭圆形，长2～5 cm，宽12～28 mm，顶端稍急尖或钝，边缘有疏而不规则的牙齿，基部急狭，入于假叶柄，假叶柄长11～18 mm。聚伞状花序蝎尾状分枝，花无梗，萼片5～6枚，三角状线形，长2～2.5 mm，顶端钝，基部扩大，无距；花瓣5～6片，黄色，披针状长圆形，长5～7 mm，宽1.7～2 mm，顶端有长的短尖头，基部稍狭；鳞片5～6枚，近四方形，长约0.5 mm，宽0.4～0.6 mm，顶端稍扩大，有微缺，心皮5～6颗，近直立，卵状长圆形，长3～4 mm，基部0.5～0.7 mm合生，腹面稍呈浅囊状。蓇葖横展，长约5 mm，基部约1 mm合生，腹面囊状隆起；种子多数。花期4～6月；果期6～7月。

【生　　境】生于海拔300～1500 m的山坡阴湿石上。

【分　　布】四川、重庆及湖北。尼泊尔也有分布。

【采集加工】夏秋季节采收，主要鲜用。

【性味功能】味甘，性寒。活血散瘀。

【主治用法】治跌打损伤，骨折扭伤，青肿疼痛。外用鲜品捣烂敷患处。

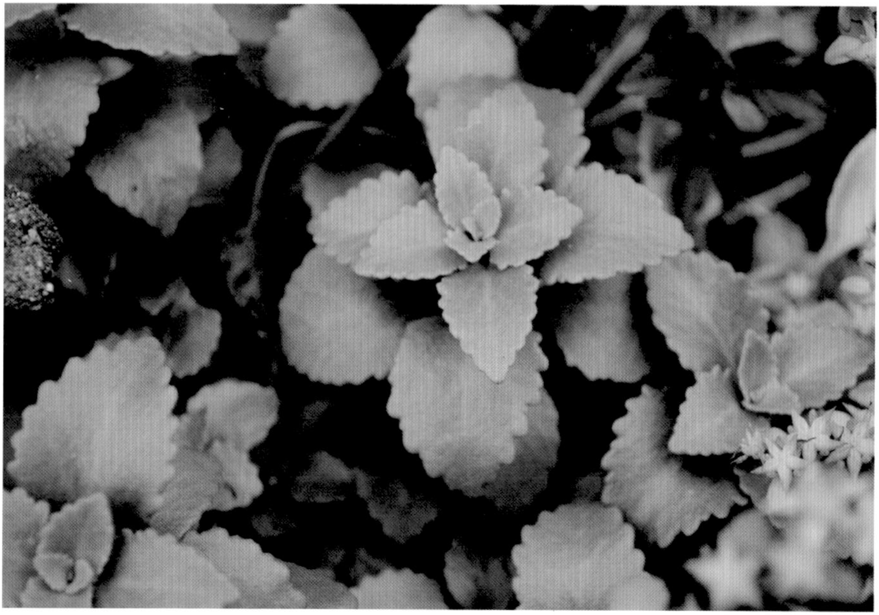

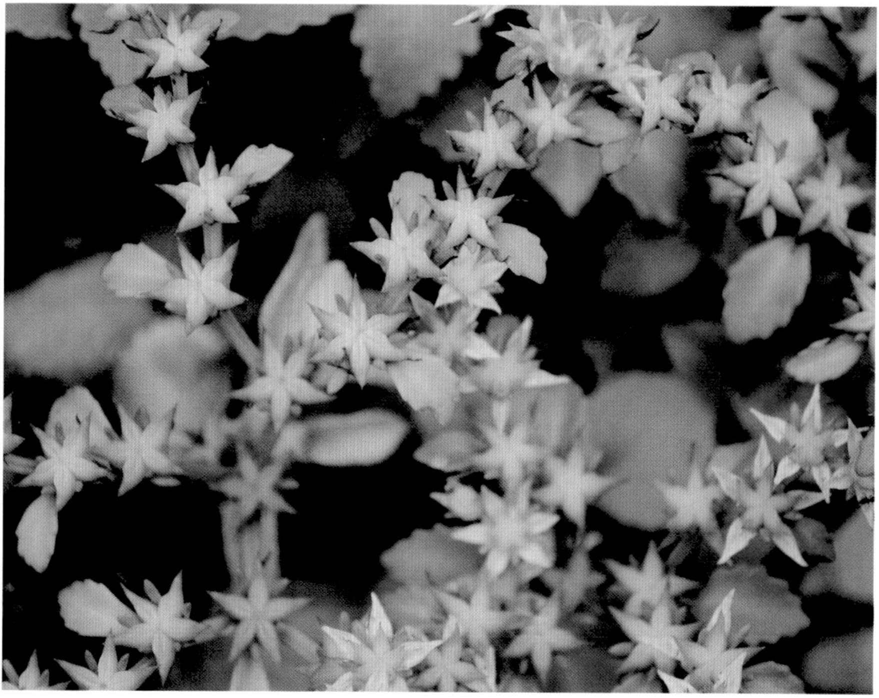

菊状千里光

Senecio analogus DC.

【别　　名】山青菜、野青菜

【基　　原】来源于菊科千里光属菊状千里光 **Senecio analogus** DC. 的全草入药。

【形态特征】多年生草本，茎单生，直立，高40～80 cm，不分枝。基生叶和下部茎叶具柄，卵状椭圆形，长8～10 cm，宽3～7 cm，大头羽状分裂，侧裂片1～4对；中部茎叶长圆形，长5～22 cm，宽2～7 cm，大头羽状浅裂。头状花序排列成顶生伞房花序；花序梗被蛛丝状茸毛。总苞钟状，长3～4 mm，宽3～4 mm；苞片8～10枚，线状钻形，长2～3 mm；总苞片10～13枚，长圆状披针形。舌状花10～13朵，管部长约2.5 mm；舌片黄色，长圆形，长约6.5 mm，宽约2 mm，上端具3细齿，有4脉；管状花多数，花冠黄色，长5～5.5 mm，管部长约2.5 mm，檐部漏斗状；裂片卵状三角形，长约0.8 mm；花药长约2 mm。花柱分枝长约1 mm，顶端截形，有乳头状毛。瘦果圆柱形，冠毛长约4 mm，污白色。花期4～8月；果期9～11月。

【生　　境】生于海拔1100～3750 m的林下、林缘、开旷草坡、田边和路边。

【分　　布】西藏、重庆、贵州、湖北、湖南、云南等地。巴基斯坦、印度、尼泊尔和不丹也有分布。

【采集加工】6～9月采收，洗净，切段，晒干或鲜用。

【性味功能】味辛、微苦，性凉。祛风除湿，清热解毒，散瘀消肿，活血。

【主治用法】治肋下疼痛，跌打损伤，血瘀肿痛，痈疮肿疡，乳痈。用量10～15 g。

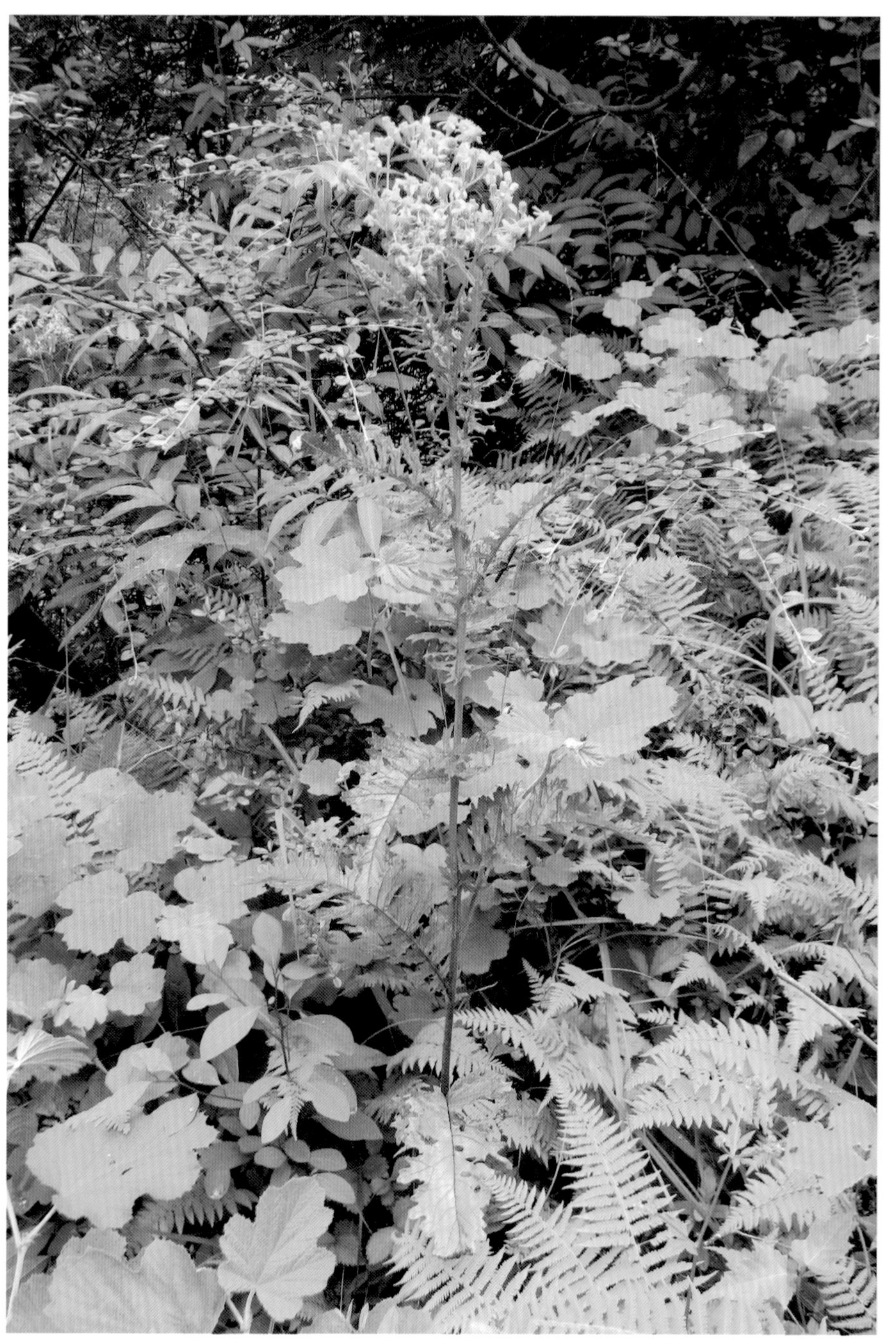

林荫千里光

Senecio nemorensis Lorey & Duret

【别　　名】黄菀

【基　　原】来源于菊科千里光属林荫千里光**Senecio nemorensis** Lorey & Duret的全草入药。

【形态特征】多年生草本，根状茎短粗，具多数被茸毛的纤维状根。茎直立，高达1.5 m，花序下不分枝。基生叶和下部茎叶在花期凋落；中部茎叶多数，近无柄，披针形或长圆状披针形，长10～18 cm，宽2.5～4 cm，基部半抱茎，边缘具密锯齿。头状花序多数在茎端排成复伞房花序。总苞近圆柱形，长6～7 mm，宽4～5 mm，具外层苞片；苞片4～5枚，线形，短于总苞。总苞片12～18枚，长圆形，长6～7 mm，宽1～2 mm。舌状花8～10朵，管部长5 mm；舌片黄色，线状长圆形，长11～13 mm，宽2.5～3 mm，顶端具3细齿和4脉；管状花15～16朵，黄色，长8～9 mm，管部长3.5～4 mm，檐部漏斗状，裂片卵状三角形，长1 mm，上端具乳头状毛。花药长约3 mm，基部具耳；花柱分枝长约1.3 mm，截形，被乳头状毛。瘦果圆柱形，长4～5 mm，无毛；冠毛白色，长7～8 mm。花、果期6～12月。

【生　　境】生于海拔770～3000 m的林中开旷处、草地或溪边。

【分　　布】新疆、吉林、河北、山西、山东、陕西、甘肃、湖北、重庆、四川、贵州、浙江、安徽、河南、福建、台湾等省区。日本、朝鲜、俄罗斯、蒙古也有分布。

【采集加工】6～9月采收，洗净，切段，晒干或鲜用。

【性味功能】味苦，性寒。清热，解毒，除湿。

【主治用法】治热痢，眼肿，痈疽疔毒等。用量10～20 g。

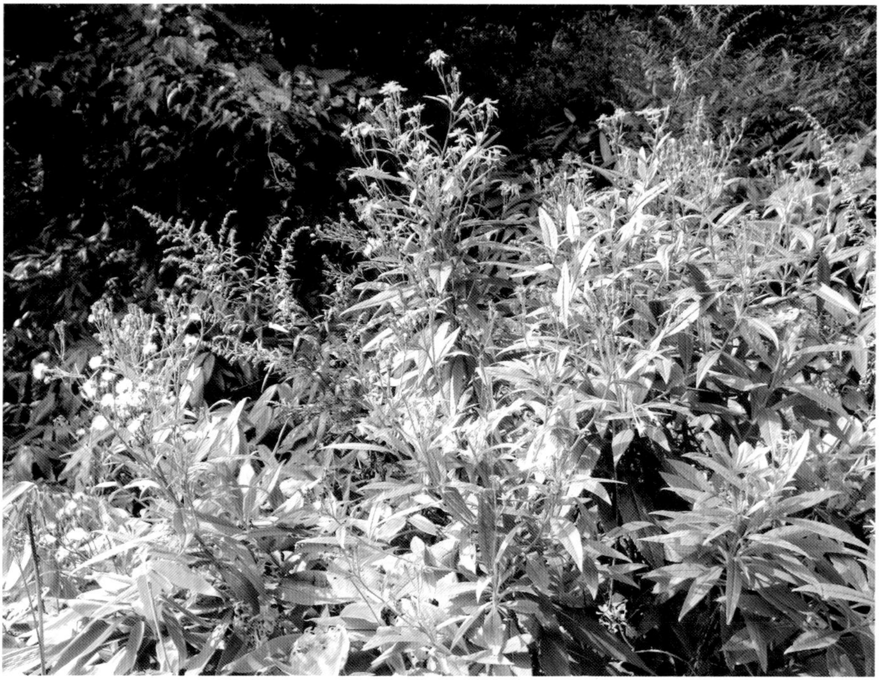

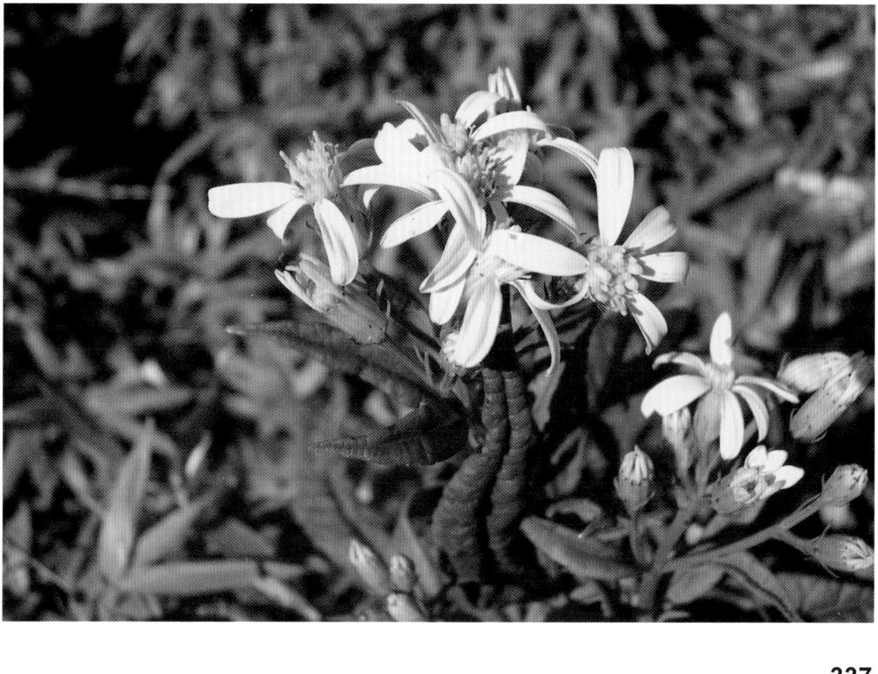

双花华蟹甲

Sinacalia davidii (Franch.) Koyama

【别　　名】羊角天麻

【基　　原】来源于菊科华蟹甲属双花华蟹甲**Sinacalia davidii** (Franch.) Koyama 的根状茎入药。

【形态特征】茎粗壮，具粗厚块状根状茎。基部径8～10 mm，中空，高达150 cm。基部及下部茎叶花期凋落，具柄，中部茎叶叶片三角形或五角形，长8～15 cm，宽9～20 cm，基部截形或浅心形，厚纸质，上面深绿色，下面浅绿色，沿脉被疏蛛丝状毛；叶柄基部半抱茎，被疏短柔毛；上部茎叶渐小，具短柄。头状花序多数排成顶生复圆锥状花序，花序梗短，长2～5 mm，通常具2～3线形小苞片；总苞圆柱形，长8～10 mm，宽1.5～2 mm；总苞线状长圆形，被微柔毛。舌状花2朵，黄色，管部长约5.5 mm；舌片长圆状线形，长10～12 mm，宽0.5～1.5 mm，顶端具2小齿和4条脉；管状小花2朵，黄色，长约8 mm，管部长约2 mm，檐部漏斗状，裂片披针形，长约1.5 mm，顶端尖；花药线状长圆形，长约3.5 mm，基部具短尾；花柱分枝外弯，长约1.5 mm，顶端钝，具乳头状微毛。瘦果圆柱形，长约3 mm，具4肋，无毛；冠毛白色，稀变红色，长5～6 mm。花期7～8月；果期9～10月。

【生　　境】生于海拔900～3200 m的草坡、悬崖、路边及林缘。

【分　　布】陕西、四川、重庆、云南、西藏等地。

【采集加工】秋季采挖，洗净，鲜用或切片晒干。

【性味功能】味辛，性温，有毒。祛风除湿，散寒通络。

【主治用法】治风湿腰痛，风湿竣瘓，半身不遂，头痛，头疮白秃，跌打损伤。用量10～15 g；外用适量鲜品捣烂敷患处。

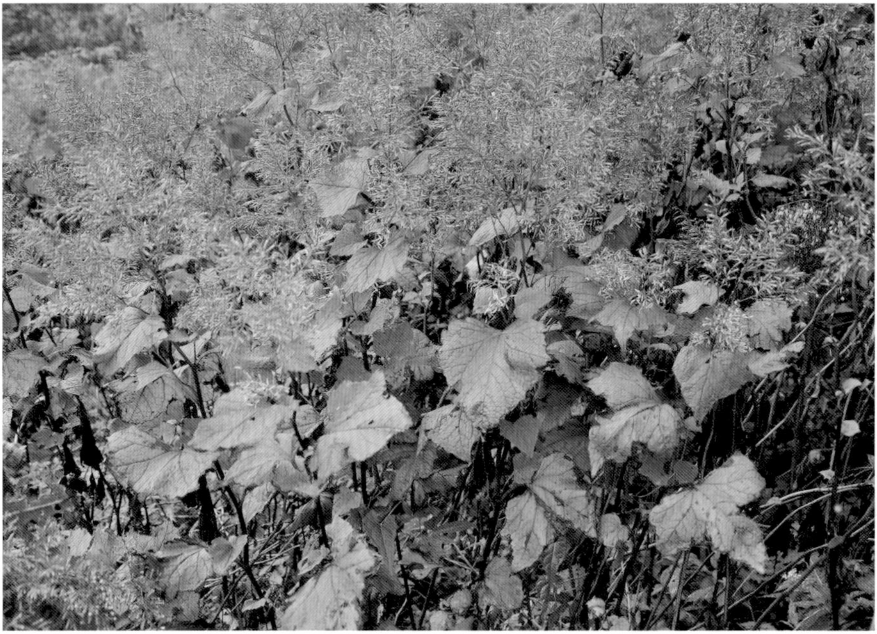

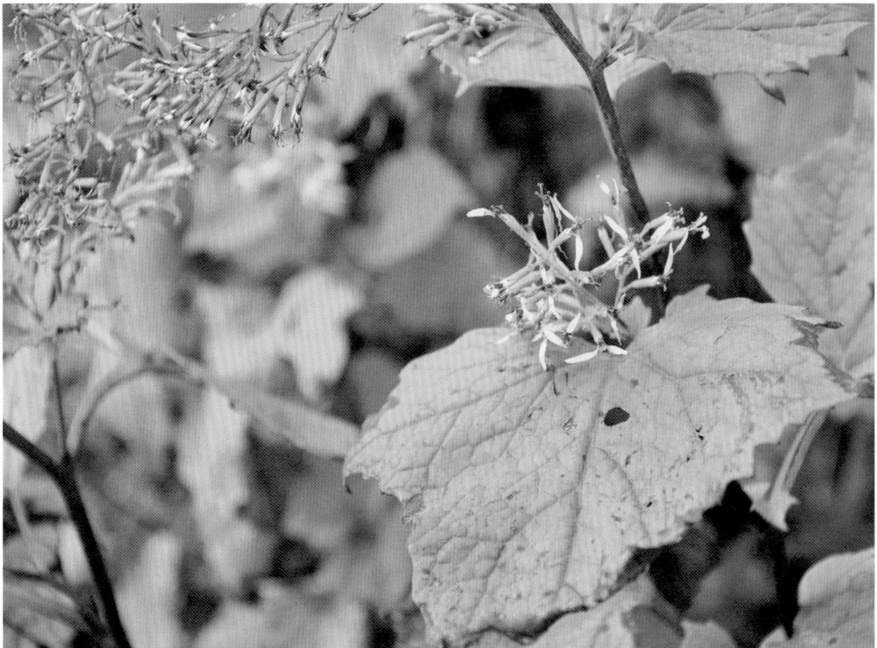

华蟹甲

Sinacalia tangutica (Maxim.) B. Nord.

【别　　名】猪肚子、水萝卜

【基　　原】来源于菊科华蟹甲属华蟹甲**Sinacalia tangutica** (Maxim.) B. Nord. 的根状茎入药。

【形态特征】根状茎块状，径1～1.5 cm。茎粗壮，高50～100 cm，径5～6 mm，不分枝。下部茎叶花期常脱落，中部叶片厚纸质，卵形或卵状心形，长10～16 cm，宽10～15 cm，羽状深裂，上面深绿色，下面浅绿色；叶柄基部半抱茎；上部茎叶渐小，具短柄。头状花序多数排成宽塔状复圆锥花序。总苞圆柱状，长8～10 mm，宽1～1.5 mm，总苞片5，线状长圆形，长约8 mm，宽1～1.5 mm。舌状花2～3朵，黄色，管部长约4.5 mm，舌片长圆状披针形，长13～14 mm，宽约2 mm，顶端具2小齿和4条脉；管状花4朵，黄色，长8～9 mm，管部长2～2.5 mm，檐部漏斗状，裂片长圆状卵形，长约1.5 mm，顶端渐尖。花药长圆形，长3.5～3.7 mm；花柱分枝弯曲，长约1.5 mm，被乳头状微毛。瘦果圆柱形，长约3 mm，冠毛白色，长7～8 mm。花期7～9月；果期9～10月。

【生　　境】生于海拔1250～3450 m山坡草地、悬崖、沟边、草甸或林缘和路边。

【分　　布】宁夏、青海、河北、山西、陕西、甘肃、湖北、湖南、重庆、四川等省区。

【采集加工】秋季采挖，洗净，鲜用或切片晒干。

【性味功能】味辛，性温，有毒。祛风除湿，散寒通络。

【主治用法】治风湿腰痛，风湿竣痪，半身不遂，头痛，头疮白秃，跌打损伤。用量10～15 g；外用适量鲜品捣烂敷患处。

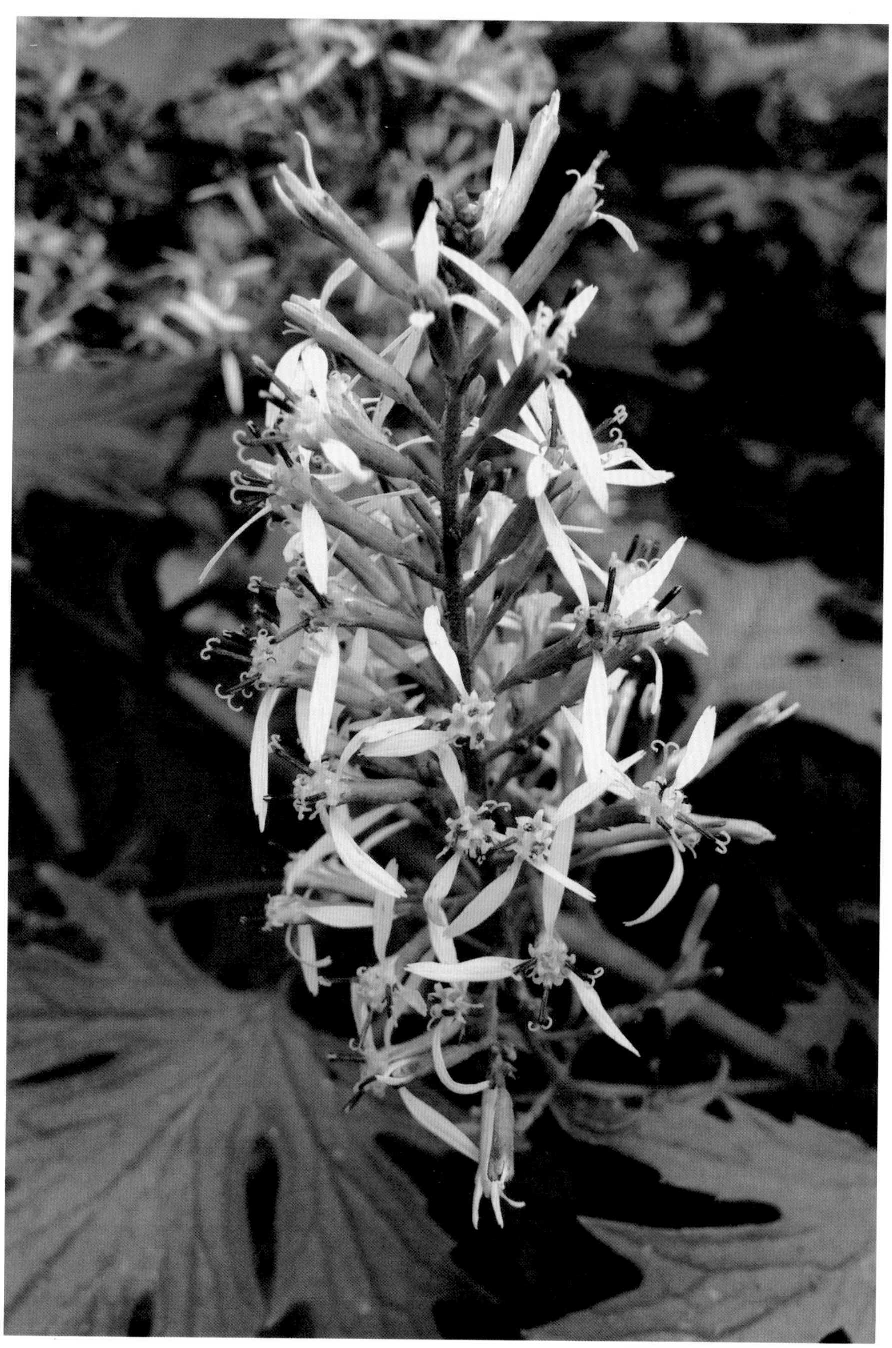

滇黔蒲儿根

Sinosenecio bodinieri (Vant.) B. Nord.

【别　　名】丝带千里光

【基　　原】来源于菊科蒲儿根属滇黔蒲儿根**Sinosenecio bodinieri** (Vant.) B. Nord. 的全草入药。

【形态特征】多年生具葶草本。根状茎直立或斜升，径5～10 mm，覆盖以褐色宿存残叶基。茎单生，葶状，直立，高10～30 cm，被红褐色具节长柔毛，下部毛较密；叶基生，莲座状，具长柄，圆形或近圆形，长2～6 cm，宽3～6 cm，基部心形，边缘波状，上面被贴生疏短毛，下面被疏长柔毛；叶柄被密红褐色长柔毛。头状花序径约1.5 cm，通常3～7个排列成顶生伞房状。总苞钟状，长5～7 mm，宽5～7 mm；总苞片披针形或宽披针形，长6～7 mm，宽1～1.5 mm，顶端渐尖，外面被短柔毛。舌状花约13朵，长9～12 mm，管部长2.5～3 mm，无毛，舌片黄色，长圆形，长8～9 mm，宽1.5～2 mm，顶端具3小齿和4条脉；管状花多数，黄色，长约4.5 mm，管部长约2 mm，檐部钟状；花药长圆形，长约1.5 mm，基部钝至圆形；花柱分枝内弯，长约0.8 mm。瘦果圆柱形，长约1.8 mm，冠毛白色，长4～4.5 mm。花期4～6月；果期6～8月。

【生　　境】生于海拔650～2700 m的山麓、溪流边及林下阴湿处。

【分　　布】贵州、四川、重庆及云南。

【采集加工】春夏秋采收，鲜用。

【性味功能】味苦辛，性凉，有小毒。清热利湿，消肿，止血，止咳化痰，通经活血。

【主治用法】治痈疖肿毒等。外用适量鲜草捣烂敷患处。

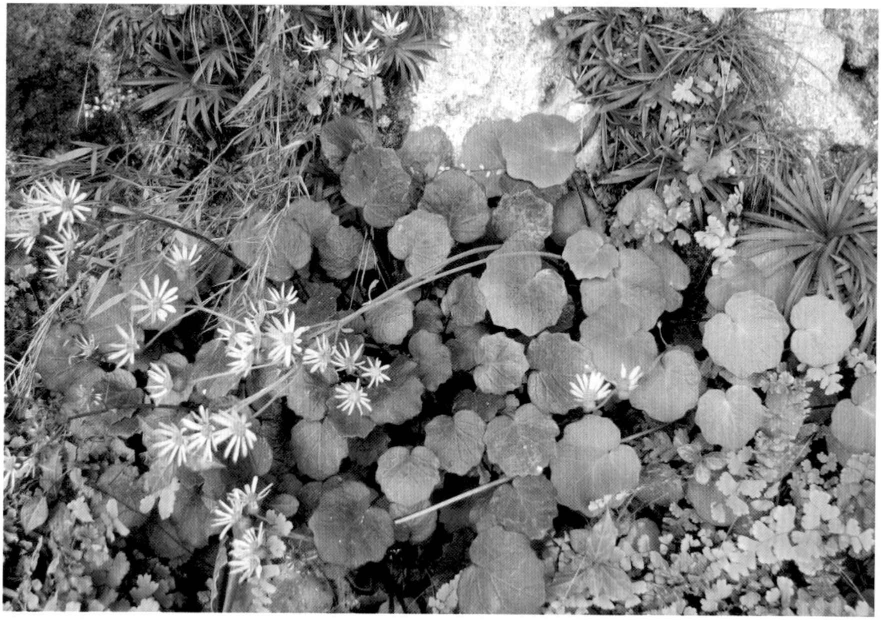

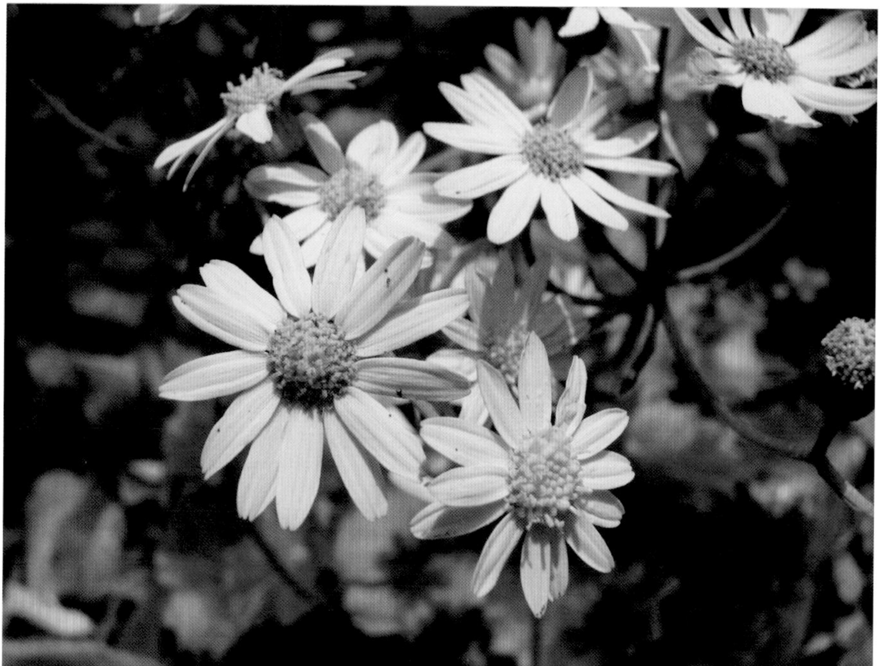

匍枝蒲儿根

Sinosenecio globigerus Maxim.

【别　　名】猫耳朵、肥猪苗

【基　　原】来源于菊科蒲儿根属匍枝蒲儿根**Sinosenecio globigerus** Maxim. 的全草入药。

【形态特征】具匍匐枝多年生草本。根状茎径6～10 mm，覆盖以宿存残叶基，直立或斜升，具多数纤维状根。茎高30～70 cm，花序下不分枝，被蛛丝状毛或黄褐色长柔毛。基生叶莲座状，具长柄；叶片宽卵形，长3～6 cm，宽3.5～10 cm，3～5掌状裂，裂片宽三角形，上面被疏黄褐色短柔毛，下面被疏柔毛；茎叶4～5片，与基生叶同形渐小，具短柄。头状花序直径2.5～3 cm，5～15个排列成顶生伞形状伞房花序。舌状花13朵，1层，管部长2～2.5 mm，无毛；舌片黄色，长圆形或长圆状椭圆形，长10～11 mm，宽3～4 mm，顶端钝，具3细齿，具4条脉；管状花多数，黄色，长4 mm，管部长1.5～1.3 mm，檐部钟状；花药长圆形，长约2 mm，基部钝，附片卵状披针形；花柱分枝外弯，长约0.8 mm，顶端截形，被乳头状微毛。瘦果圆柱形，长约2 mm，无毛，具肋。花期4～6月；果期6～8月。

【生　　境】生于海拔1500～2100 m的溪流边、林中及阴湿处。

【分　　布】湖北、湖南、重庆、云南等地。

【采集加工】春夏秋采收，鲜用或晒干。

【性味功能】味苦，性凉，有小毒。清热除湿，解毒生肌。

【主治用法】治痈疖肿毒等。外用适量，鲜草捣烂敷患处。

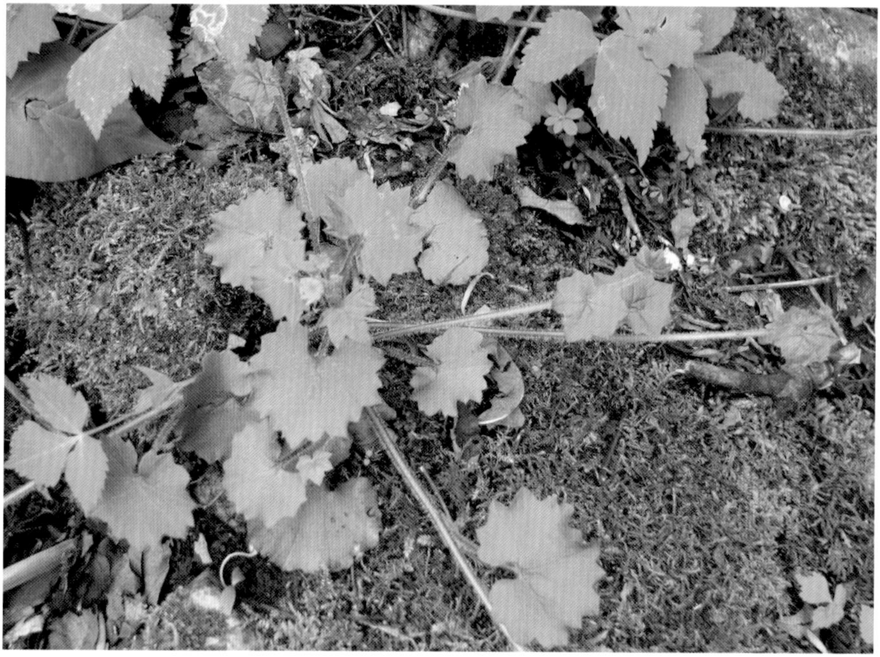

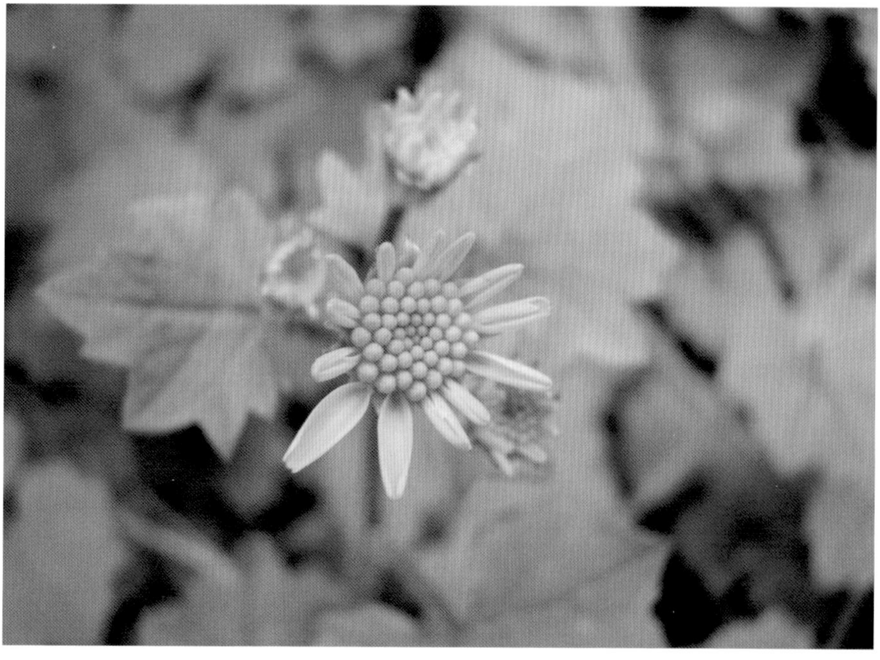

革叶蒲儿根

Sinosenecio subcoriaceus C. Jeffrey et Y.L. Chen

【基　　原】来源于菊科蒲儿根属革叶蒲儿根**Sinosenecio subcoriaceus** C. Jeffrey et Y.L. Chen的全草入药。

【形态特征】多年生草本，根状茎覆盖黑褐色宿存残叶柄；茎直立，高20～30 cm，不分枝，下部及叶柄基部被密或疏黄褐色长柔毛。叶基生，莲座状，具长柄；叶片圆形，长3～6.5 cm，宽4～8 cm，基部深心形，近革质。头状花序直径2.5～3 cm，2～3个排成顶端伞房状；总苞半球形或宽钟状，长8～10 mm，宽6～10 mm，外面通常具4～5枚线形小苞片；舌状花约10朵，管部长5～5.5 mm，无毛，舌片黄色，卵状长圆形，长16～17 mm，宽约2.2 mm，顶端具3细齿，具7条脉；管状花多数，黄色，长约6.5 mm，管部长约3.5 mm，无毛，檐部漏斗状钟状；花药长圆形，长约2.5 mm，基部钝至圆形；花柱分枝内弯，长约1 mm。瘦果圆柱形，长约4.5 mm，冠毛白色，长约6 mm。花期5～6月；果期6～8月。

【生　　境】生于海拔1450～1800 m的溪边或林缘阴湿处。

【分　　布】重庆南川金佛山。

【采集加工】春夏秋采收，鲜用。

【性味功能】味苦辛，性凉，有小毒。清热利湿，消肿，止血，止咳化痰，通经活血。

【主治用法】治痈疖肿毒等。外用适量，鲜草捣烂敷患处。

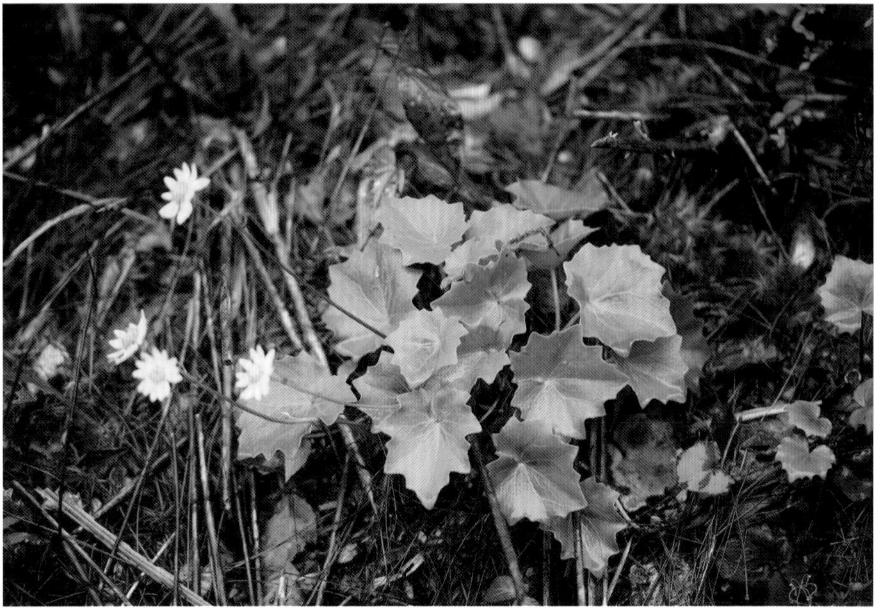

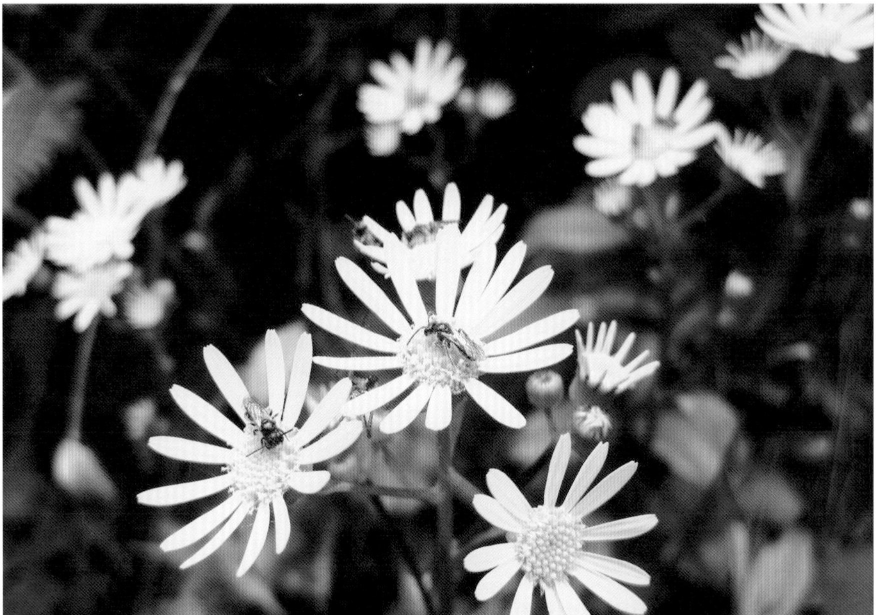

七裂蒲儿根

Sinosenecio septilobus (Chang) B. Nord.

【基　　原】来源于菊科蒲儿根属七裂蒲儿根**Sinosenecio septilobus** (Chang) B. Nord. 的全草入药。

【形态特征】根状茎覆盖以宿存残叶基，具多数纤维状根。茎直立，高30～55 cm，不分枝，被疏白色蛛丝状毛。基生叶莲座状，具长柄；叶片近圆形，长3.5～5 cm，宽4～8 cm，常7～9掌状深裂，裂片三角形，下面密被白色茸毛；茎叶1～2片，掌状分裂，具短柄。头状花序径1.5～2 cm，7～13个排列成顶生伞房花序；总苞近半球形，长5～6 mm，宽4.5～5.5 mm，无外层小苞片；总苞片约13枚，卵状长圆形或披针状长圆形。舌状花约13朵，管部长2～2.5 mm，舌片黄色，长圆形，长6～7 mm，宽1.5～2 mm，顶端具3细齿，具4条脉；管状花多数，黄色，长约4 mm，管部长约2 mm，无毛，檐部钟状；裂片披针形，长1～1.5 mm，顶端尖；花药长圆形，花柱分枝外弯，长约0.7 mm。瘦果圆柱形，长约1.5 mm，冠毛白色，长约3 mm。花期5～6月；果期6～8月。

【生　　境】生于海拔1100～2100 m的灌丛、岩上或路边。

【分　　布】特产于重庆南川金佛山。

【采集加工】春夏秋采收，鲜用或晒干。

【性味功能】味苦，性凉，有小毒。清热除湿，解毒生肌。

【主治用法】治痈疖肿毒等。外用适量，鲜草捣烂敷患处。

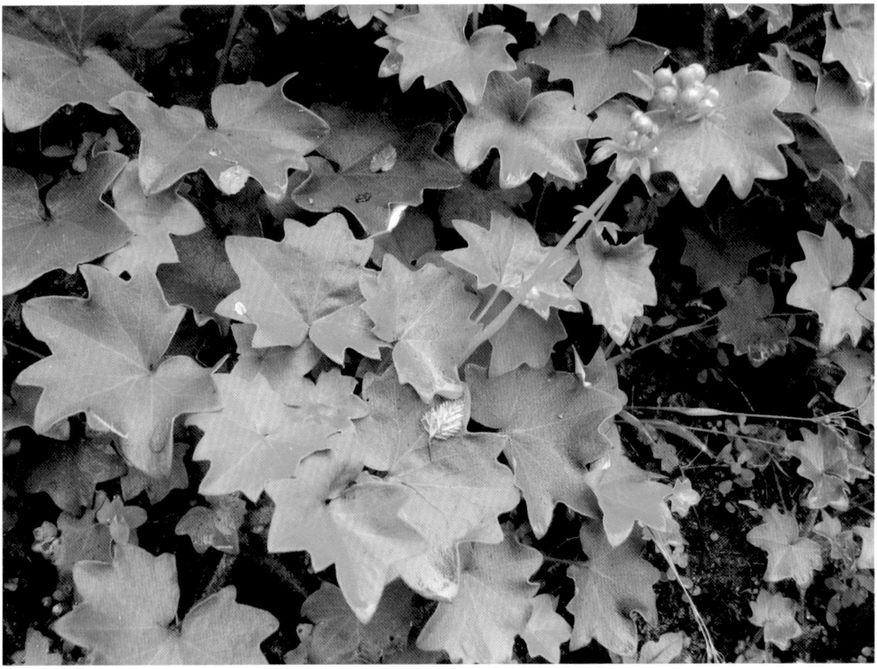

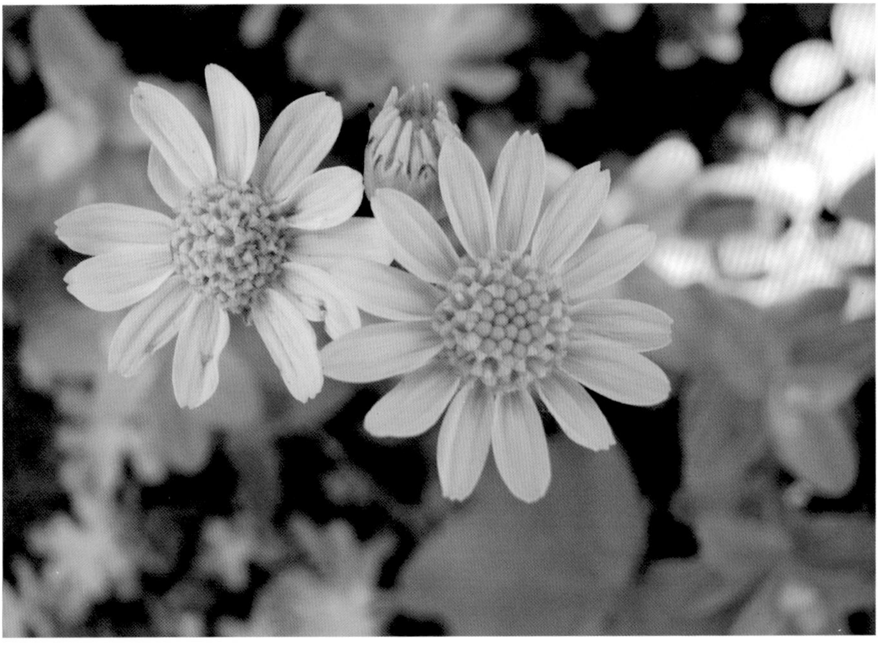

海桐叶白英

Solanum pittosporifolium Hemsl.

【别　　名】野海椒、毛风藤、排风藤

【基　　原】来源于茄科茄属海桐叶白英**Solanum pittosporifolium** Hemsl.的全草入药。

【形态特征】蔓生灌木，长达1 m，植株光滑无毛，小枝纤细，具棱角。叶互生，披针形至卵圆状披针形，长3.5～10.5 cm，宽1.6～3.5 cm，顶端渐尖，光滑无毛；叶柄长0.7～2 cm。聚伞花序腋外生，疏散，总花梗长1～5.5 cm，花梗长约1.1 cm；萼浅杯状，直径约3 mm，顶端5浅裂，萼齿钝圆；花冠白色，少数为紫色，直径7～9 mm，花冠筒隐于萼内，长约1 mm，冠檐长5～6 mm，基部具斑点，顶端深5裂，裂片长圆状披针形，长4～5 mm，宽约1.5 mm，中具1脉，边缘被缘毛，开放时向外反折；花丝长约1 mm，光滑，花药长约3 mm，顶孔向内，子房卵形，直径约0.8 mm，花柱丝状，长约7 mm，柱头头状。浆果球状，成熟后红色，直径0.8～1.2 cm；种子多数，扁平，直径2～2.5 mm。花期6～8月；果期9～12月。

【生　　境】生于海拔500～2500 m的密林或疏林下。

【分　　布】河北、安徽、浙江、江西、湖南、四川、重庆、贵州、云南、广西、广东。

【采集加工】夏秋采收。洗净，晒干或鲜用。

【性味功能】味苦，性微寒，有小毒。清热解毒，利湿消肿，抗癌。

【主治用法】治感冒发热，乳痈，恶疮，湿热黄疸，腹水，白带，肾炎水肿。用量3～5 g。

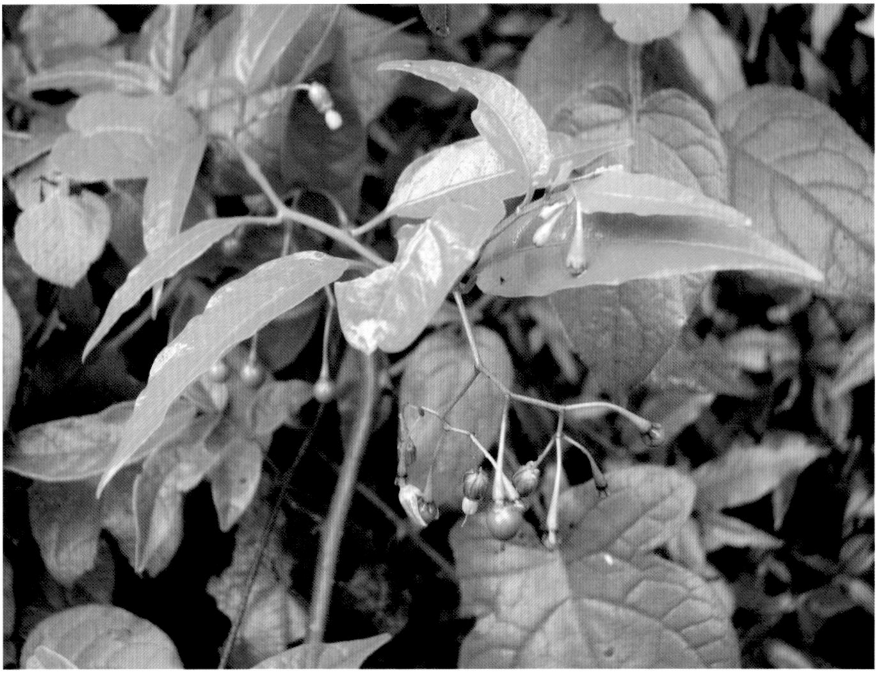

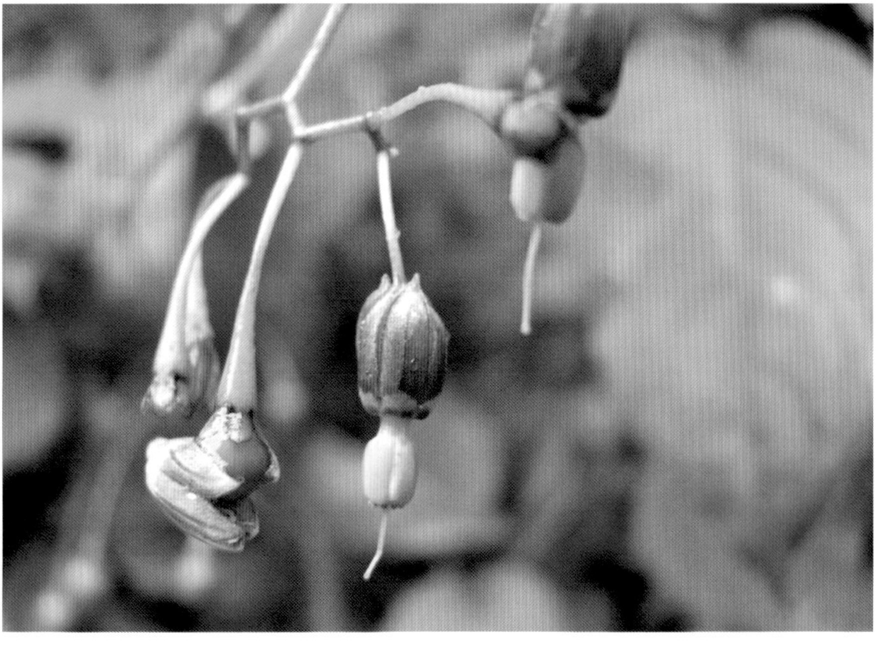

西南槐

Sophora prazeri Prain var. **mairei** (Pamp.) P.C. Tsoong

【别　　名】乌豆根、山豆根、红花苦刺

【基　　原】来源于蝶形花科槐属西南槐**Sophora prazeri** Prain var. **mairei** (Pamp.) P.C. Tsoong 的根入药。

【形态特征】灌木，高1～3 m；皮灰褐色。幼枝、花序及叶轴被锈色茸毛。羽状复叶；叶柄上面具凹槽；托叶刚毛状，被毛；小叶3～7对，坚纸质或近革质，小叶披针状长椭圆形，长3～5 cm，宽1～1.5 cm，上面疏被灰褐色或锈色柔毛，下面毛较密。总状花序侧生或与叶互生，长5～20 cm；花梗长3～6 mm；花萼斜钟状，被锈色毛；花冠白色或淡黄色，旗瓣倒卵形或长圆状倒卵形，长15～17 mm，宽约5 mm，顶端微缺或呈倒心形，中部以下渐狭成柄，翼瓣单侧生，长圆形，与旗瓣近等长，宽2～3 mm，龙骨瓣较翼瓣短小，倒卵状长圆形或半月形，具1尖耳，下垂，在耳部常呈囊状膨大；雄蕊10枚，基部稍连合；子房密被锈色茸毛。果梗长不超过10 mm；荚果串珠状，长4～10 cm，具纤细的果颈和喙，被紧贴的锈毛，在果颈、喙与种子间的缢缩部分更密，有种子2～4粒；种子卵球形或椭圆形，两端急尖，深红色或鲜红色，长约8 mm，厚约4 mm。花、果期4～9月。

【生　　境】生于海拔2000 m以下的山地林中、山谷河溪边潮湿的山坡上。

【分　　布】云南、贵州、重庆和广西。缅甸也有分布。

【采集加工】全年可采，洗净，切段晒干。

【性味功能】味苦涩，性凉。清热除湿，活血化瘀。

【主治用法】治痨伤，水泻。用量3～6 g。

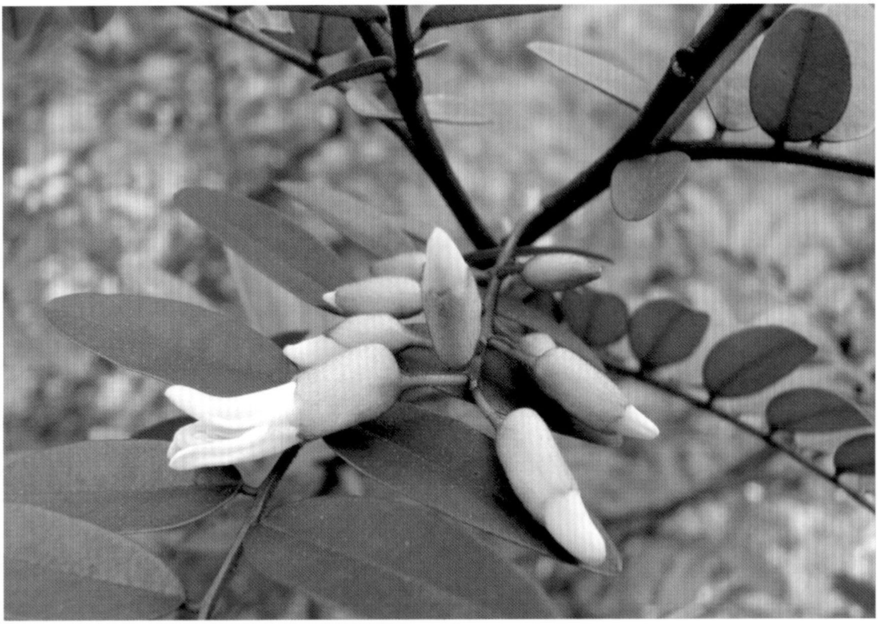

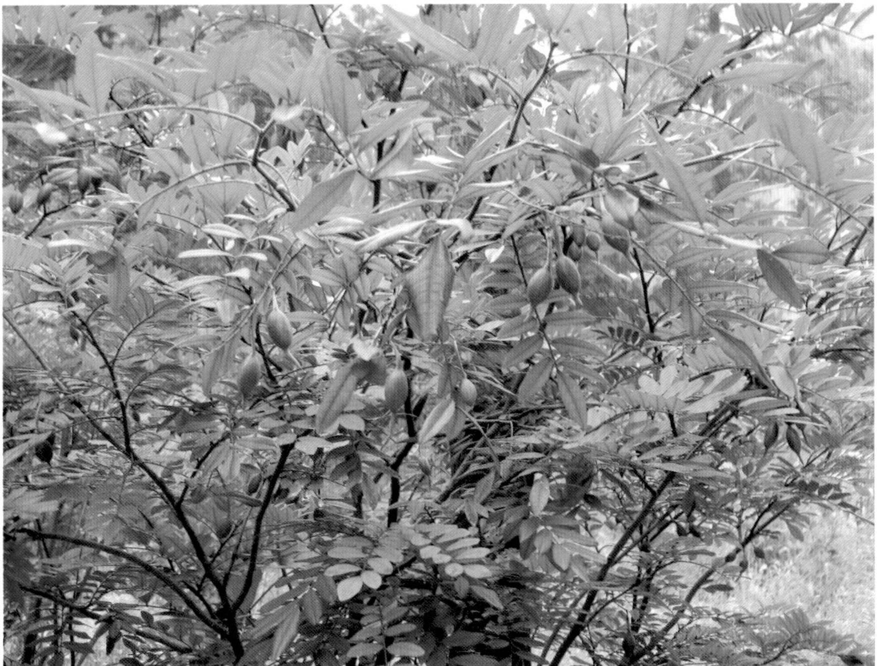

矩圆叶旌节花

Stachyurus oblongifolius F.T. Wang & T. Tang

【别　　名】小通草

【基　　原】来源于旌节花科旌节花属矩圆叶旌节花**Stachyurus oblongifolius** F. T. Wang & T. Tang 的茎髓入药。

【形态特征】灌木，高2～3 m，直立，稀匍匐，棕褐色，光滑无毛。叶互生，革质，长圆状椭圆形，长4～8 cm，宽1.5～4 cm，顶端急尖，基部圆形，叶缘略反卷；叶柄长5～15 mm。总状花序腋生，长2.5～4.5 cm；苞片无毛，卵状短披针形，长约2.5 mm；小苞片无毛，卵状三角形；萼片4枚，无毛，形状不一，下面一对卵形中凹，略具短缘毛，长约2 mm，上面一对矩形，缘毛不明显，长约2 mm；花瓣4枚，无毛，倒卵形，末端圆形，微分爪和片两部，长约5 mm，宽约3 mm；雄蕊8枚，长短不等，长2.5～3 mm，比雌蕊短；雌蕊不伸出瓣外，子房上位，卵状椭圆形，花柱不明显，柱头头状，四浅裂。果实圆形浆果状，直径5 mm，顶端具短喙，果梗短。花期3～4月；果期6～7月。

【生　　境】生于600～1000 m的溪沟、路边或山坡灌丛中。

【分　　布】湖南、湖北、四川、重庆、贵州及云南。

【采集加工】夏秋季割下枝条，截断，趁鲜用木棍顶出茎髓，理直晒干。

【性味功能】味淡，性平。清热利尿，通乳。

【主治用法】治热淋涩痛，小便不利，乳汁不下，尿路感染，热病口渴，小便黄赤。用量3～6 g。

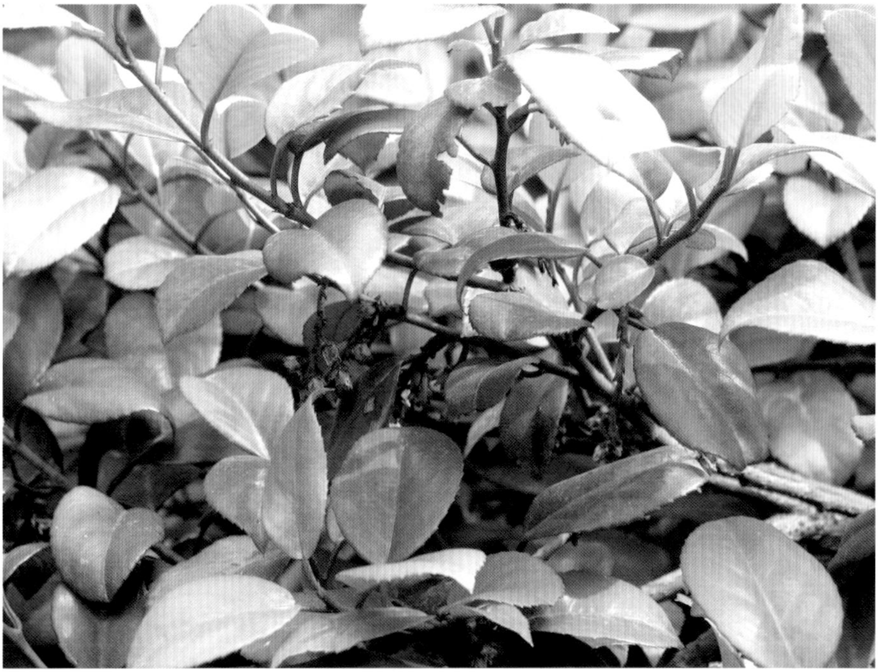

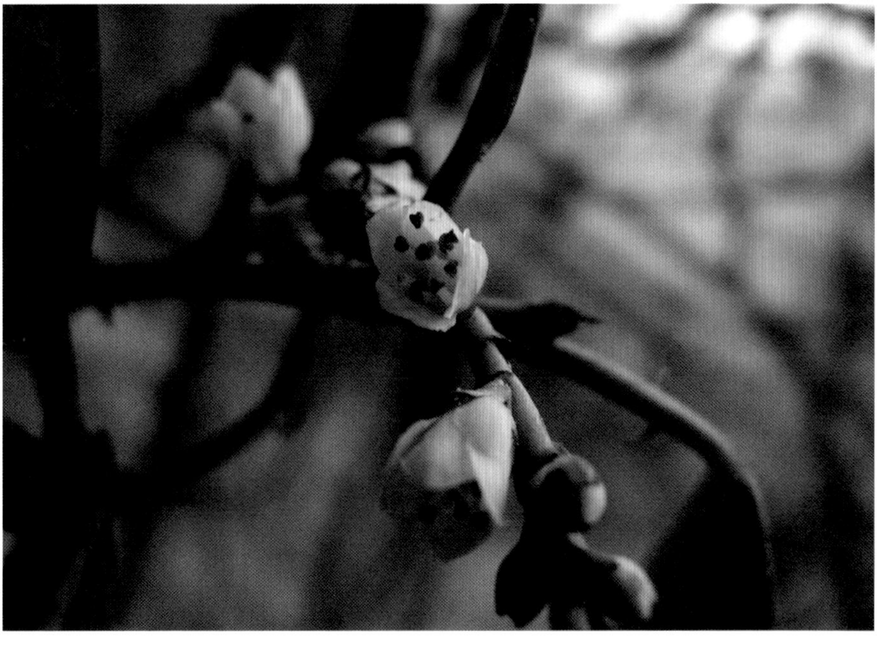

柳叶旌节花

Stachyurus salicifolius Franch.

【别　　名】小通花、通花、铁泡桐

【基　　原】来源于旌节花科旌节花属柳叶旌节花**Stachyurus salicifolius** Franch. 的茎髓入药。

【形态特征】常绿灌木，高2～3 m。树皮褐色或紫褐色；小枝光滑无毛，当年生枝绿色或黄绿色，老枝圆柱形，绿褐色或紫红色。叶革质或厚纸质，线状披针形，长7～16 cm，宽1～2 cm，顶端渐尖，基部钝至圆形；叶柄长约4 mm。穗状花序腋生，长5～7 cm，直立或下垂，具短梗，梗长约6 mm，基部无叶；花黄绿色，长5～6 mm，无梗；苞片1枚，三角状卵形，急尖，长约2 mm，小苞片2枚，卵形，长约2 mm，急尖，具缘毛；萼片4枚，卵形，长约4 mm，宽约3 mm，顶端钝，具缘毛；花瓣4枚，倒卵形，长约5 mm，宽约4 mm，顶端钝或近圆形；雄蕊8枚，与花瓣等长；子房瓶状，被短柔毛，柱头头状，不露出花瓣。果实球形，直径5～6 mm，具宿存花柱；果梗长约2.5 mm。花期4～5月；果期6～7月。

【生　　境】生于海拔1300～2000 m的山坡阔叶混交林下或灌木丛中。

【分　　布】四川、重庆、云南、贵州和广东等地。

【采集加工】夏秋季割下枝条，截断，趁鲜用木棍顶出茎髓，理直晒干。

【性味功能】味淡，性平。清热利尿，通乳。

【主治用法】治热淋涩痛，小便不利，乳汁不下，尿路感染，热病口渴，小便黄赤。用量3～6 g。

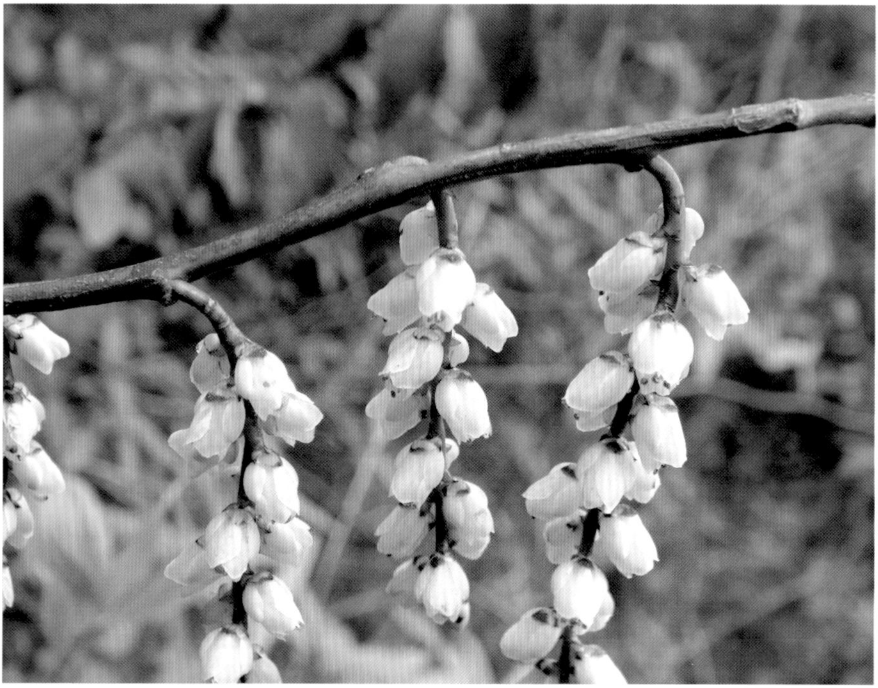

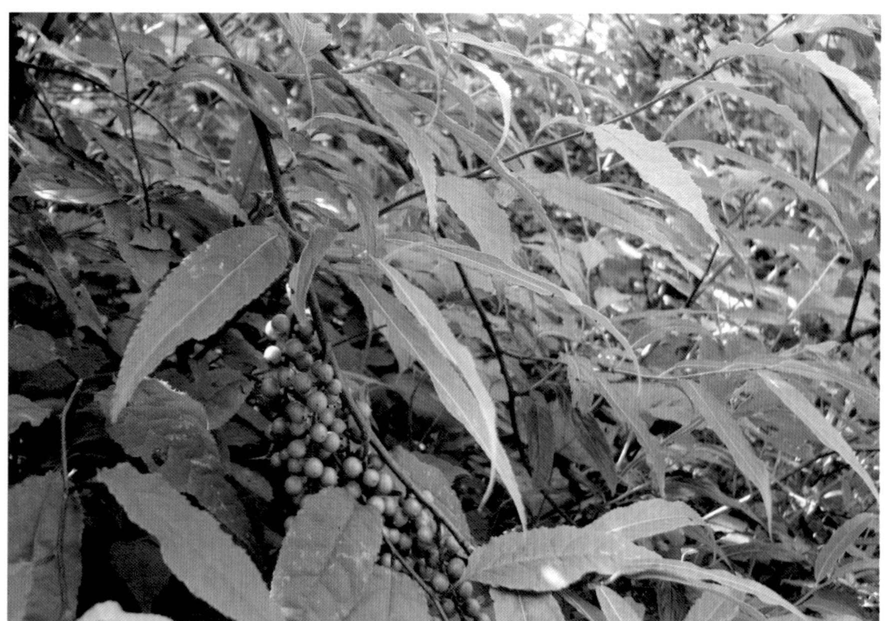

江南地不容

Stephania excentrica H. S. Lo

【别　　名】山乌龟、地乌龟、吊金龟、金线吊乌龟

【基　　原】来源于防己科千金藤属江南地不容**Stephania excentrica** H. S. Lo 的块根入药。

【形态特征】草质，缠绕藤本，全株无毛。块根短棒状、纺锤状或团块状。枝褐色，有直纹。叶纸质，三角形或三角状近圆形，长宽5～10 cm，基部微凹至浅心形；叶柄长7～10 cm，盾状着生于距叶片基部1～2 cm处。雄花序腋生或生于短枝上，常为复伞形聚伞花序，总梗长2～5 cm，伞梗纤细，长1～3 cm。雄花：萼片6枚，淡绿色，排成2轮，阔卵形或阔卵圆形，长约1.2 mm；花瓣3片，长约0.5 mm，宽0.7～0.9 mm；雌花序腋生，与雄花序近同形，长不及1 cm；雌花：萼片通常1枚，阔卵形，长约1 mm；花瓣通常2片，近圆形，直径约0.5 mm。果梗肉质，核果成熟时红色；果核近圆球形，直径约6 mm，背部有4列刺状凸起。花期6～7月；果期8～10月。

【生　　境】生于中高山林缘或林区路旁灌丛中。

【分　　布】湖北、重庆、四川、贵州、湖南、江西、福建、广西等地。

【采集加工】全年均可采挖，洗净，切片，晒干。

【性味功能】味苦，性寒，有小毒。散瘀止痛，清热解毒，利湿止痛。

【主治用法】治胃痛，痢疾，咽痛，跌打损伤，疮疖痈肿，毒蛇咬伤等。用量6～15 g。

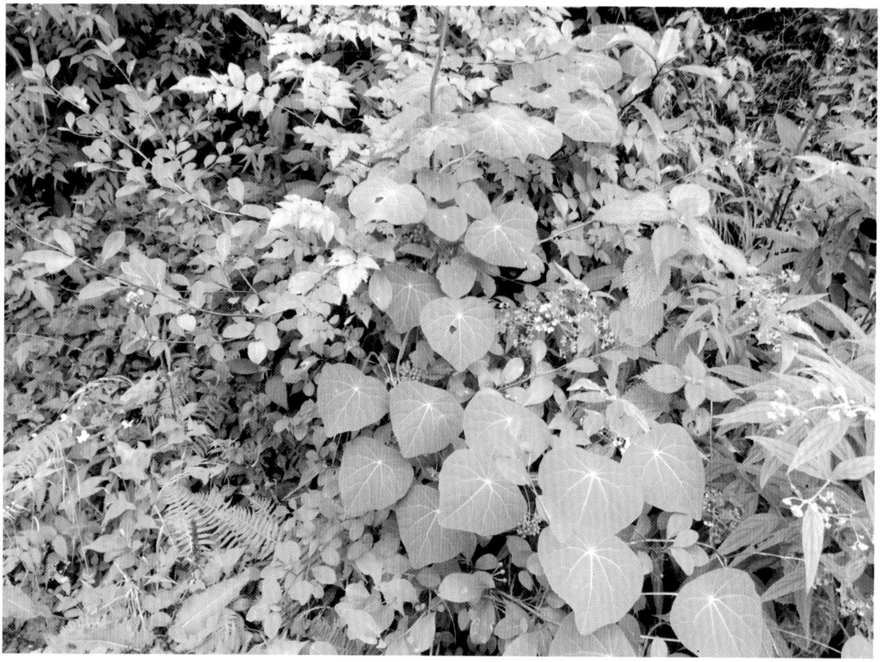

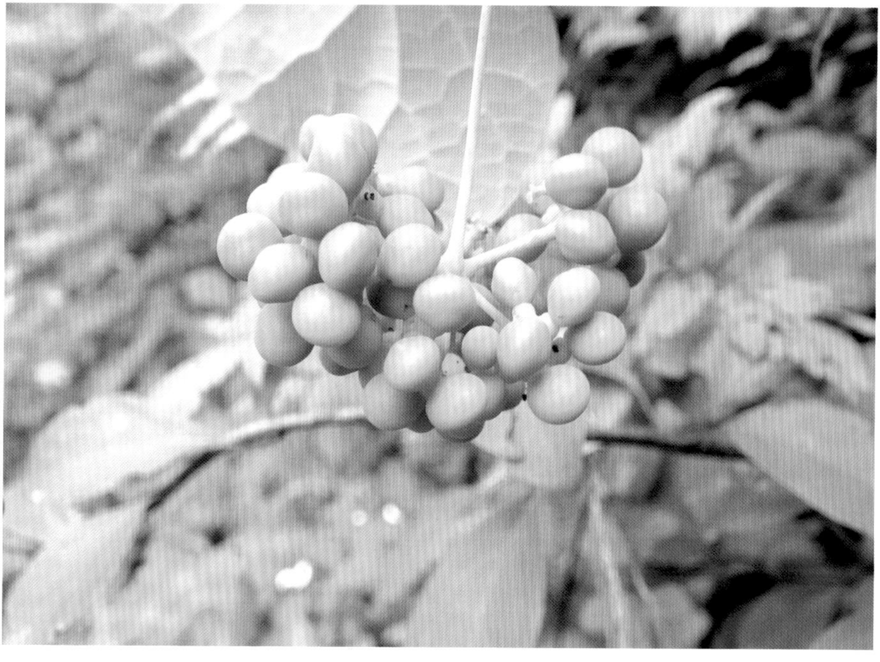

贵州獐牙菜

Swertia kouitchensis Franch.

【别　　名】四棱草

【基　　原】来源于龙胆科獐牙菜属贵州獐牙菜**Swertia kouitchensis** Franch. 的全草入药。

【形态特征】一年生草本，高30～60 cm。主根明显。茎直立，四棱形，棱上具窄翅，多分枝。叶片披针形，长达5 cm，宽达1.5 cm，茎上部及枝上叶较小。圆锥状聚伞花序多花，花梗四棱形；花4数，少5数，直径达1 cm；花萼绿色，在花时与花冠等长，果时增长，裂片狭椭圆形，长7～20 mm；花冠黄白色、黄绿色，裂片椭圆形或卵状椭圆形，长6～12 mm，果时略增长，顶端渐尖，具长尖头，基部具2个腺窝，腺窝狭椭圆形，沟状，边缘具柔毛状流苏；花丝线形，长约8 mm，花药椭圆形，长约0.8 mm；子房无柄，卵状披针形，花柱短，不明显，柱头2裂，裂片半圆形。蒴果无柄，卵形，长1～1.3 cm；种子黄褐色，圆球形，长0.7～0.9 mm，表面近平滑。花、果期8～10月。

【生　　境】生于海拔750～2000 m的河边、草坡、林下。

【分　　布】云南、四川、重庆、贵州、湖北、甘肃和陕西。

【采集加工】夏、秋季采收，洗净，晒干。

【性味功能】味苦，性凉。清热解毒，利湿。

【主治用法】治小儿发热，口苦潮热，湿热黄疸，咽喉肿痛，消化不良，胃炎，口疮，牙痛，火眼，毒蛇咬伤。用量5～10 g；外用适量鲜品捣烂外敷患处。

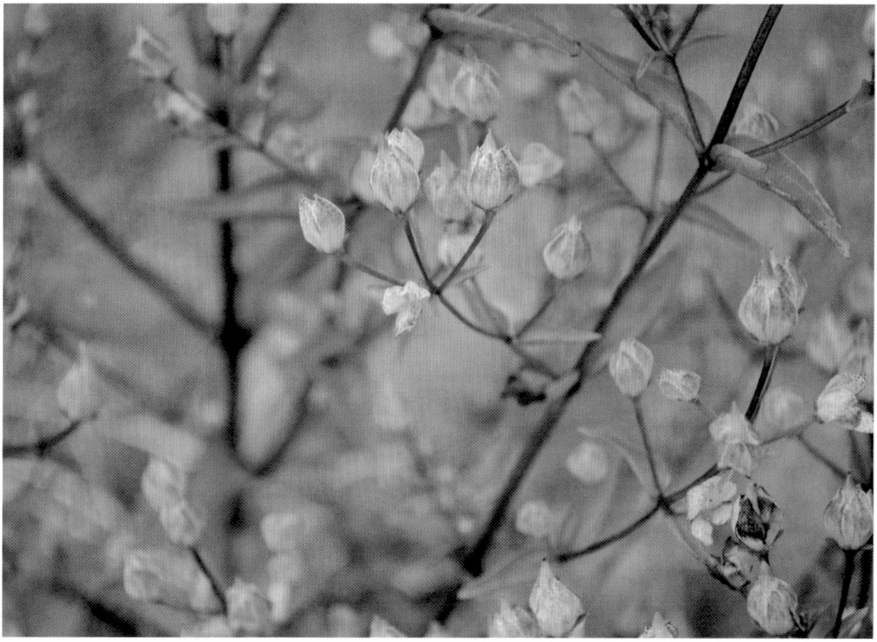

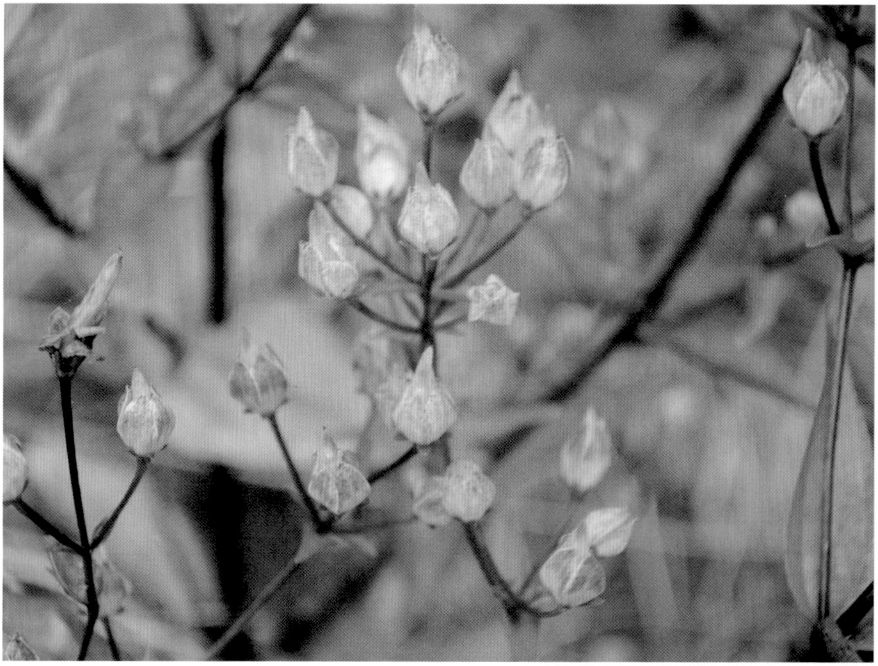

红豆杉

Taxus wallichiana Zucc. var. **chinensis** (Pilger) Florin

【别　　名】扁柏、红豆树、观音杉、杉公子

【基　　原】来源于红豆杉科红豆杉属红豆杉 **Taxus wallichiana** Zucc. var. **chinensis** (Pilger) Florin[*T. chinensis* (Pilger) Rehd.] 的树皮、根皮和枝叶入药。

【形态特征】乔木，高达30 m，胸径达60～100 cm；树皮灰褐色、红褐色或暗褐色；大枝开展，一年生枝绿色或淡黄绿色，二、三年生枝黄褐色、淡红褐色或灰褐色。叶排列成两列，条形，微弯或较直，长1～3 cm，宽2～4 mm，上部微渐窄，顶端常微急尖，稀急尖或渐尖，上面深绿色，有光泽，下面淡黄绿色，有两条气孔带，中脉带上有密生均匀而微小的圆形角质乳头状凸起点，常与气孔带同色，稀色较浅。雄球花淡黄色，雄蕊8～14枚，花药4～8。种子生于杯状红色肉质的假种皮中，间或生于近膜质盘状的种托之上，常呈卵圆形，上部渐窄，稀倒卵状，长5～7 mm，径3.5～5 mm，微扁或圆，上部常具二钝棱脊，稀上部三角状具三条钝脊，顶端有凸起的短钝尖头，种脐近圆形或宽椭圆形，稀三角状圆形。

【生　　境】生于海拔1200 m以上的山地林中。

【分　　布】我国特有树种，分布于甘肃、陕西、重庆、四川、云南、贵州、湖北、湖南、广西和安徽。

【采集加工】夏、秋季采收，晒干。

【性味功能】味淡，性平。利尿消肿，消食驱虫，清热解毒；枝叶和树皮提取物抗癌。

【主治用法】治肾炎浮肿，小便不利，糖尿病等。用量叶5～18 g，小枝9～15 g。

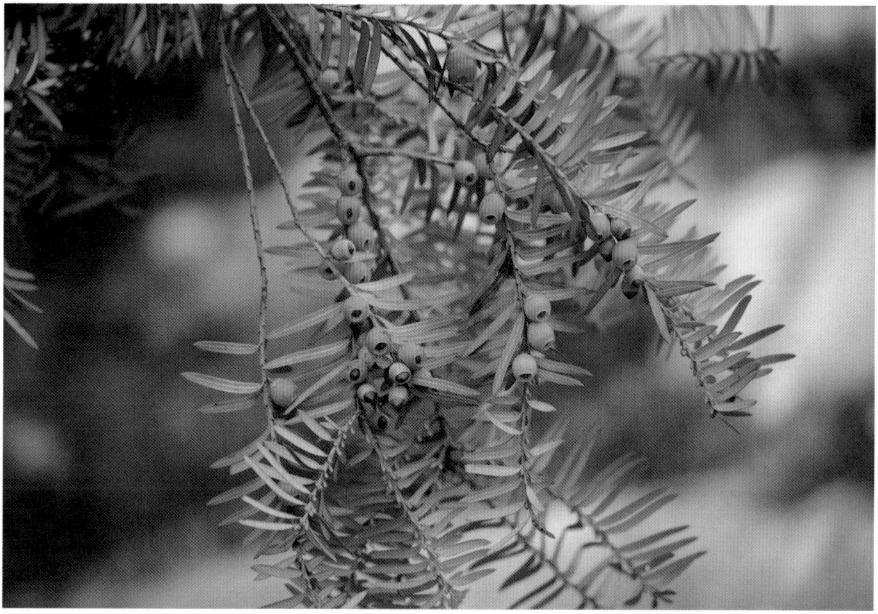

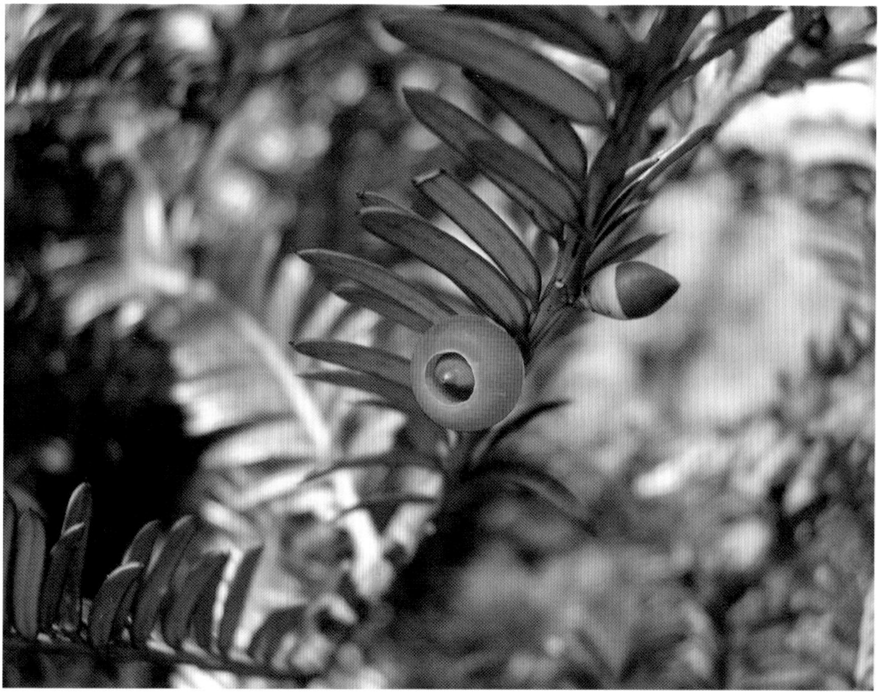

黄水枝

Tiarella polyphylla D. Don.

【别　　名】博落、水前胡、防风七

【基　　原】来源于虎耳草科黄水枝属黄水枝**Tiarella polyphylla** D. Don.的全草入药。

【形态特征】多年生草本，高20～45 cm；根状茎横走，深褐色，直径3～6 mm。茎不分枝，密被腺毛。基生叶具长柄，叶片心形，长2～8 cm，宽2.5～10 cm，顶端急尖，基部心形，两面密被腺毛；叶柄长2～12 cm，密被腺毛；茎生叶2～3枚，与基生叶同型，叶柄较短。总状花序长8～25 cm，密被腺毛；花梗长达1 cm，被腺毛；萼片在花期直立，卵形，长约1.5 mm，宽约0.8 mm，顶端稍渐尖，腹面无毛，背面和边缘具短腺毛，3至多脉；无花瓣；雄蕊长约2.5 mm，花丝钻形；心皮2枚，下部合生，子房近上位，花柱2枚。蒴果长7～12 mm；种子黑褐色，椭圆球形，长约1 mm。花、果期4～11月。

【生　　境】生于海拔980～3800 m的林下、灌丛和阴湿地。

【分　　布】陕西、甘肃、江西、台湾、湖北、湖南、广东、广西、四川、重庆、贵州、云南和西藏。日本、中南半岛北部、缅甸北部、不丹、印度、尼泊尔也有分布。

【采集加工】夏秋采集，晒干。

【性味功能】味苦，性寒，无毒。清热解毒，活血祛瘀，消肿止痛，散寒表汗。

【主治用法】治疮疖，无名肿痛，耳聋，咳嗽气喘，肝炎，跌打损伤。用量9～15 g；外用鲜品捣烂外敷患处。

【附　　方】治咳嗽气喘：鲜黄水枝30 g，芫荽15 g，水煎冲红糖。早晚饭前各服一次，忌食酸辣、萝卜菜。

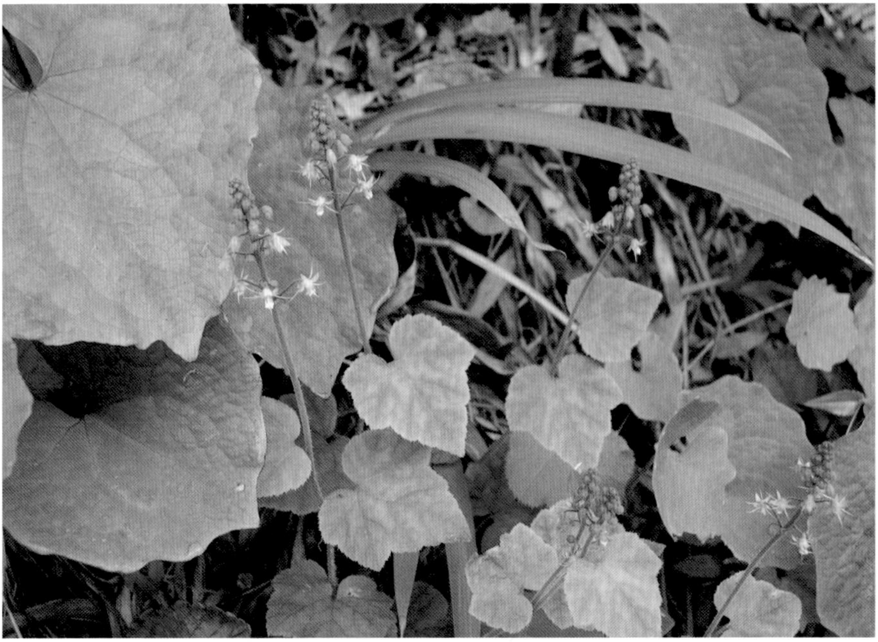

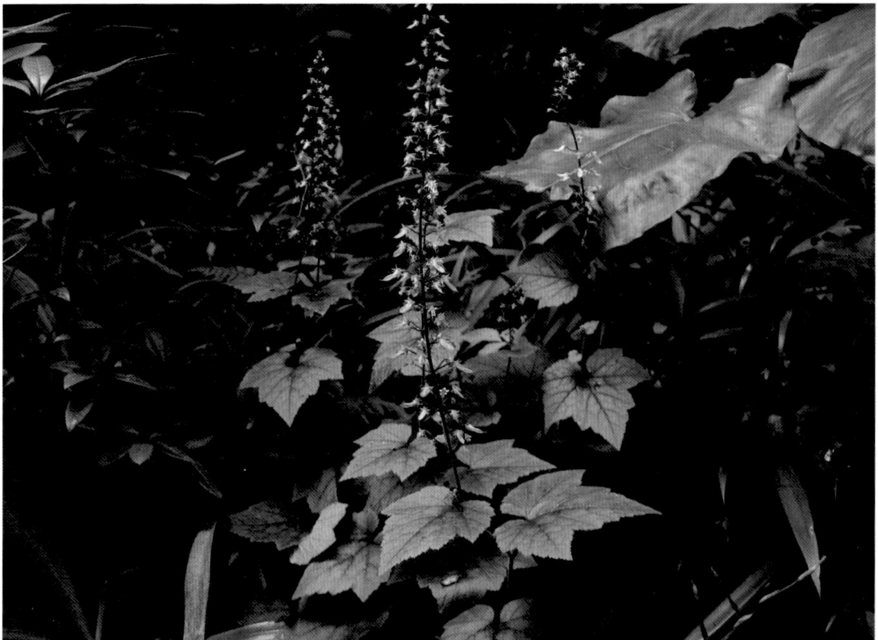

巴山榧树

Torreya fargesii Franch.

【别　　名】铁头枞、紫柏、篦子杉、球果榧

【基　　原】来源于红豆杉科榧树属巴山榧树**Torreya fargesii** Franch. 的树皮和果实入药。

【形态特征】乔木，高达12 m；树皮深灰色，不规则纵裂；一年生枝绿色，二、三年生枝呈黄绿色或黄色。叶条形，通常直，长1.3～3 cm，宽2～3 mm，顶端微凸尖或微渐尖，具刺状短尖头，基部微偏斜，宽楔形，上面亮绿色，无明显隆起的中脉，通常有两条较明显的凹槽，延伸不达中部，下面淡绿色，中脉不隆起，气孔带较中脉带为窄，干后呈淡褐色，绿色边带较宽，约为气孔带的一倍。雄球花卵圆形，基部的苞片背部具纵脊，雄蕊常具4个花药，花丝短，药隔三角状，边具细缺齿。种子卵圆形、圆球形或宽椭圆形，肉质假种皮微被白粉，径约1.5 cm，顶端具小凸尖，基部有宿存的苞片；骨质种皮的内壁平滑；胚乳周围显著地向内深皱。花期4～5月；种子9～10月成熟。

【生　　境】散生于海拔1000～1800 m的山地针阔混交林中。

【分　　布】陕西、湖北、重庆及四川等地。

【采集加工】夏秋季采收，洗净晒干。

【性味功能】味甘，性温。树皮祛风除湿；果实消积杀虫、行气利水。

【主治用法】治蛔虫病，钩虫病，食积，咳嗽等。用量15～20 g。

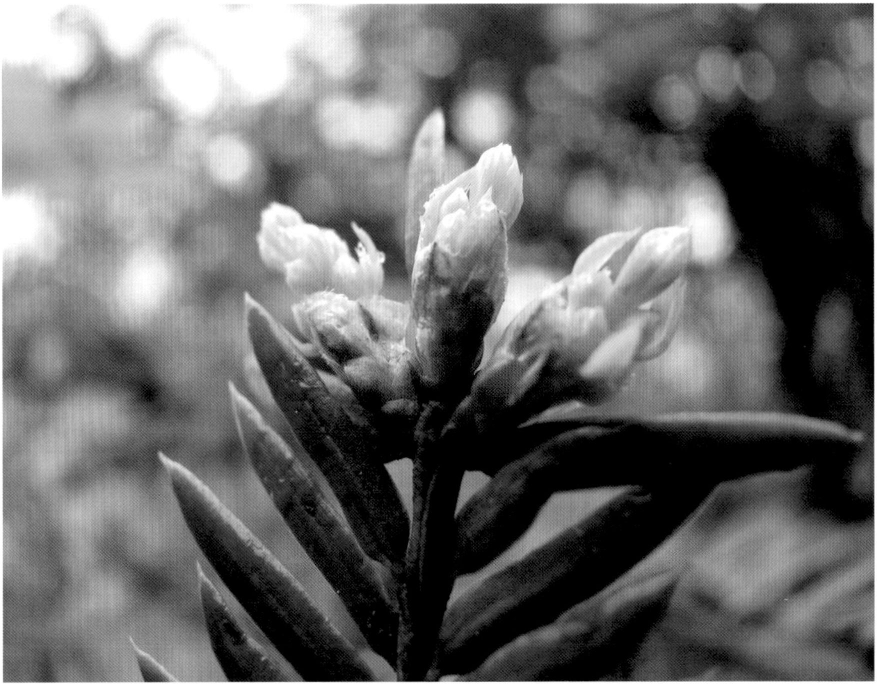

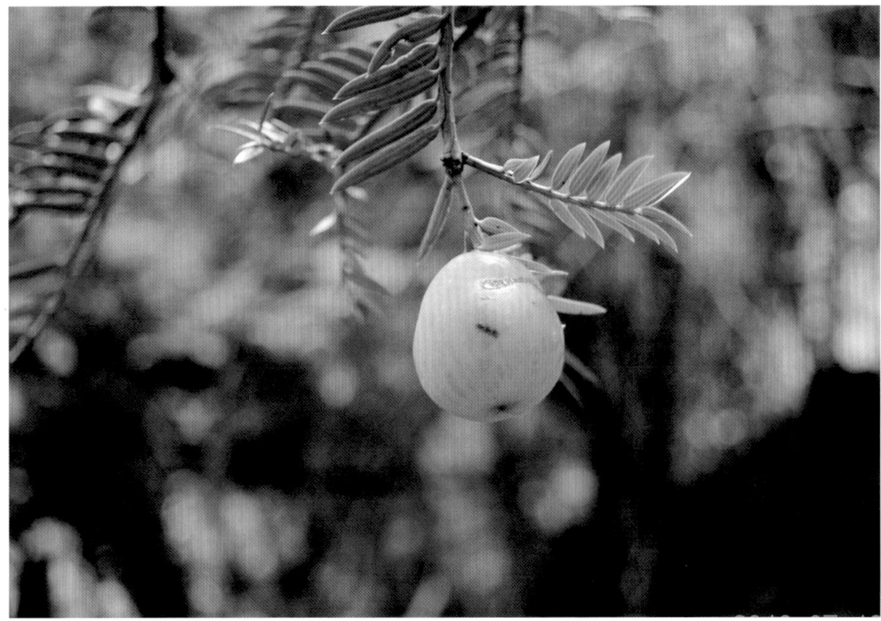

漆树

Toxicodendron vernicifluum (Stokes) F.A. Barkl.

【别　　名】干漆、大木漆

【基　　原】来源于漆树科漆树属漆树 **Toxicodendron vernicifluum** (Stokes) F.A. Barkl. 的树脂经加工后的干燥品。

【形态特征】落叶乔木，高达20 m。树皮灰白色，粗糙，呈不规则纵裂，小枝粗壮，被棕黄色柔毛。奇数羽状复叶互生，常螺旋状排列，有小叶4～6对，叶轴被微柔毛；叶柄长7～14 cm，被微柔毛；小叶膜质，卵形或卵状椭圆形，长6～13 cm，宽3～6 cm，顶端急尖或渐尖，基部偏斜。圆锥花序长15～30 cm，被灰黄色微柔毛，序轴及分枝纤细，疏花；花黄绿色，雄花花梗纤细，长1～3 mm，雌花花梗短粗；花萼无毛，裂片卵形，长约0.8 mm，顶端钝；花瓣长圆形，长约2.5 mm，宽约1.2 mm，具细密的褐色羽状脉纹，顶端钝，开花时外卷；雄蕊长约2.5 mm，花丝线形，与花药等长或近等长，在雌花中较短，花药长圆形，花盘5浅裂，无毛；子房球形，径约1.5 mm，花柱3枚。果序下垂，核果肾形或椭圆形，略压扁，长5～6 mm，宽7～8 mm，外果皮黄色，果核棕色，长约3 mm，宽约5 mm，坚硬；花期5～6月；果期7～10月。

【生　　境】生于海拔800～2800 m的向阳山坡林内，也有栽培。

【分　　布】除黑龙江、吉林、内蒙古和新疆外，其余省区均产。印度、朝鲜和日本也有分布。

【采集加工】收集盛漆器具底部留下的漆渣，干燥。

【性味功能】味辛，性温，有毒。破淤血，消积，杀虫。

【主治用法】治妇女闭经，淤血症瘕，虫积腹痛。用量4～8 g入丸、散；外用烧烟熏患处。

【附　　方】1. 治妇人血气疼痛不可忍，小肠气撮痛：干漆30 g，湿漆30 g。先将湿漆入铫子内熬15 min左右住火，与干漆末一处拌和，丸如半皂子大；每服一丸，温酒吞下，无时。

2. 治妇人脐下结物，大如杯升，月经不通，发作往来，下痢羸瘦，此为气瘕，按之若牢强肉症者不可治，未者可治：末干漆500 g，生地黄15 kg捣绞取汁，火煎干漆，令可丸，如梧子大，食后服，日三服。

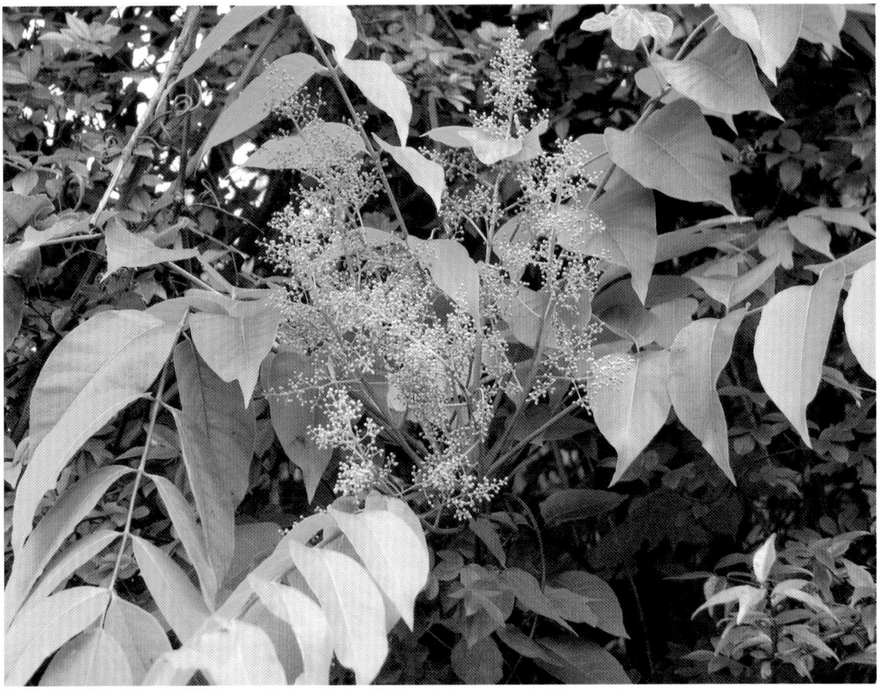

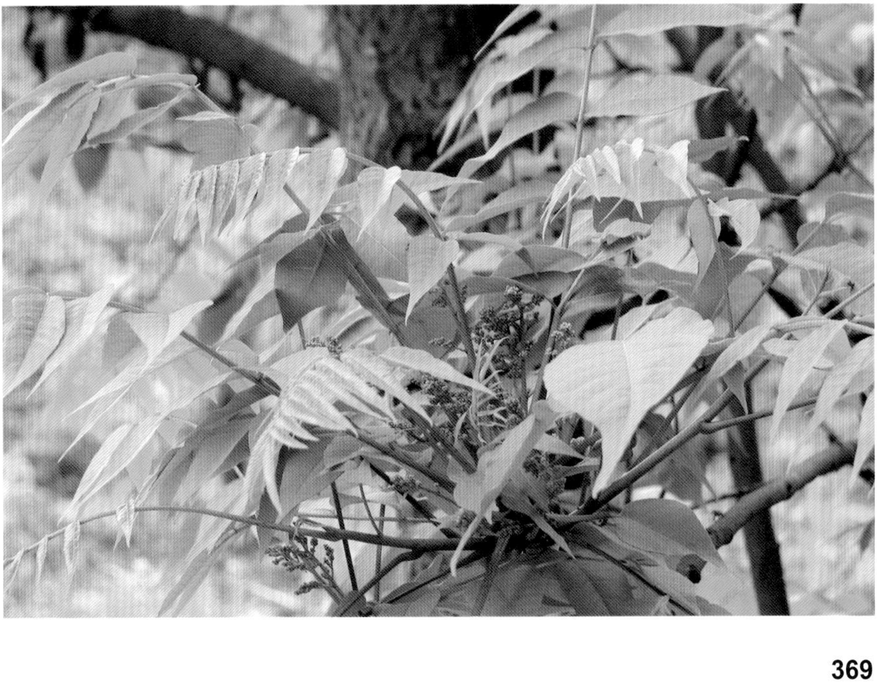

穿心莛子藨

Triosteum himalayanum Wall.

【别　　名】五转七、白暴七、鸡爪七

【基　　原】来源于忍冬科莛子藨属穿心莛子藨**Triosteum himalayanum** Wall. 的根入药。

【形态特征】多年生草木；茎高40～60 cm，稀开花时顶端有一对分枝，密生刺刚毛和腺毛。叶通常全株9～10对，基部连合，倒卵状椭圆形至倒卵状长圆形，长8～16 cm，宽5～10 cm，顶端急尖或锐尖，上面被长刚毛，下面脉上毛较密，并夹杂腺毛。聚伞花序2～5轮在茎顶或有时在分枝上作穗状花序状；萼裂片三角状圆形，被刚毛和腺毛，萼筒与萼裂片间缢缩；花冠黄绿色，筒内紫褐色，长约1.6 cm，约为萼长的3倍，外有腺毛，筒基部弯曲，一侧膨大成囊；雄蕊着生于花冠筒中部，花丝细长，淡黄色，花药黄色，长圆形。果实红色，近圆形，直径10～12 cm，被刚毛和腺毛。花期5～6月；果期8～9月。

【生　　境】生于海拔1800～4100 m的山坡、暗针叶林边、林下、沟边或草地。

【分　　布】陕西、湖北、重庆、四川、云南和西藏。尼泊尔和印度也有分布。

【采集加工】秋末采挖，洗净，晒干。

【性味功能】味苦、涩，性平。祛风除湿，理气活血，健脾胃，消炎镇痛，生肌。

【主治用法】治劳伤，风湿腰腿痛，跌打损伤，消化不良，月经不调，白带。用量10～15 g。

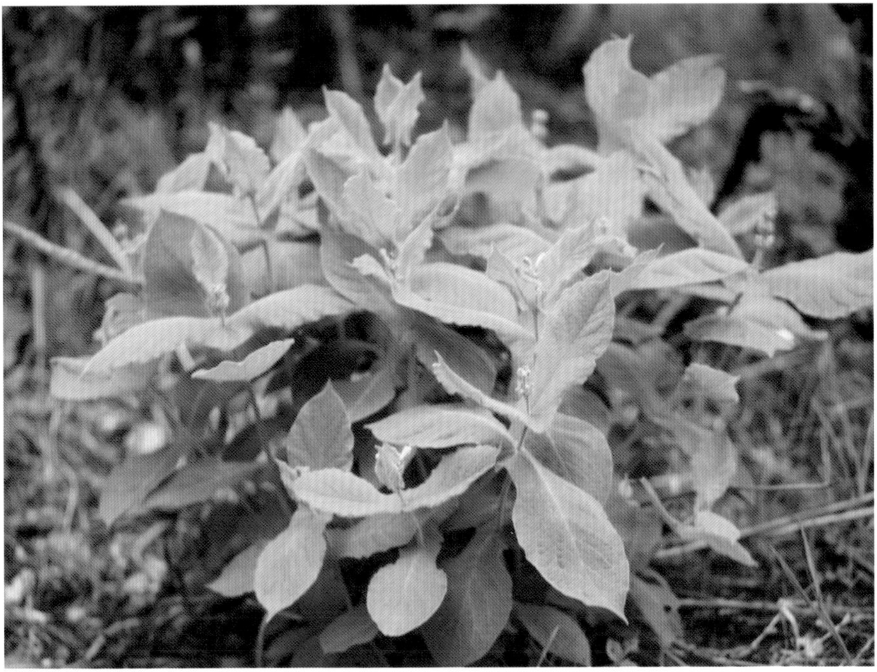

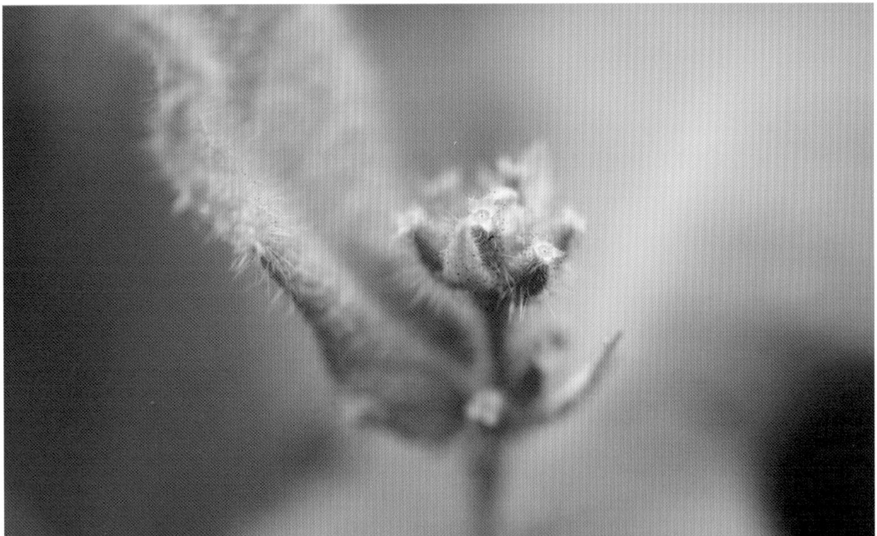

昆明山海棠

Tripterygium hypoglaucum (Lévl.) Hutch.

【别　　名】火把花、紫金皮、紫金藤、雷公藤

【基　　原】来源于卫矛科雷公藤属昆明山海棠**Tripterygium hypoglaucum** (Lévl.) Hutch. 的根入药。

【形态特征】攀援灌木，高1～4 m，小枝常具4～5棱，密被棕红色毡毛状毛，老枝无毛。叶薄革质，长方卵形、阔椭圆形或窄卵形，长6～11 cm，宽3～7 cm，叶面绿色，叶背灰白色；叶柄被棕红色短毛。圆锥聚伞花序生于小枝上部，呈蝎尾状多次分枝，顶生者最大，有花50朵以上，侧生者较小，花序梗、分枝及小花梗均密被锈色毛；花绿色，直径4～5 mm，花瓣长圆形或窄卵形；花盘微4裂，雄蕊着生边缘处，花丝长2～3 mm，花药侧裂；子房具三棱，花柱圆柱状，柱头膨大，椭圆状。翅果长方形或近圆形，长1.2～1.8 cm，宽1～1.5 cm，顶端平截，基部心形，果体长仅为总长的1/2，宽近占翅的1/4或1/6，窄椭圆线状，直径3～4 mm，中脉明显，侧脉稍短，与中脉密接。花期4～6月；果期9～11月。

【生　　境】生长于山地林中。

【分　　布】安徽、浙江、湖南、广西、贵州、云南、四川、重庆。

【采集加工】秋后采挖，洗净，切片晒干。

【性味功能】味苦、涩，性温，有大毒。祛风除湿，活血止血，舒筋接骨，解毒杀虫。

【主治用法】治风湿痹痛，半身不遂，疝气痛，月经过多，产后腹痛，急性传染性肝炎，慢性肾炎，红斑狼疮，癌肿，跌打骨折，骨髓炎，骨结核，附睾结核，疮毒，银屑病，神经性皮炎。用量6～10 g，先煎；外用适量，研末敷或煎水涂或鲜品捣烂敷患处。

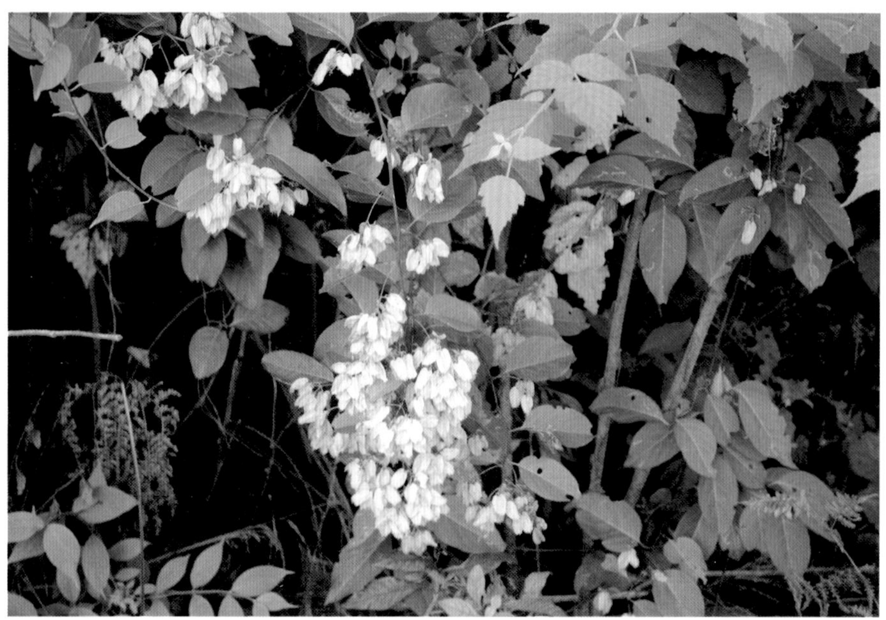

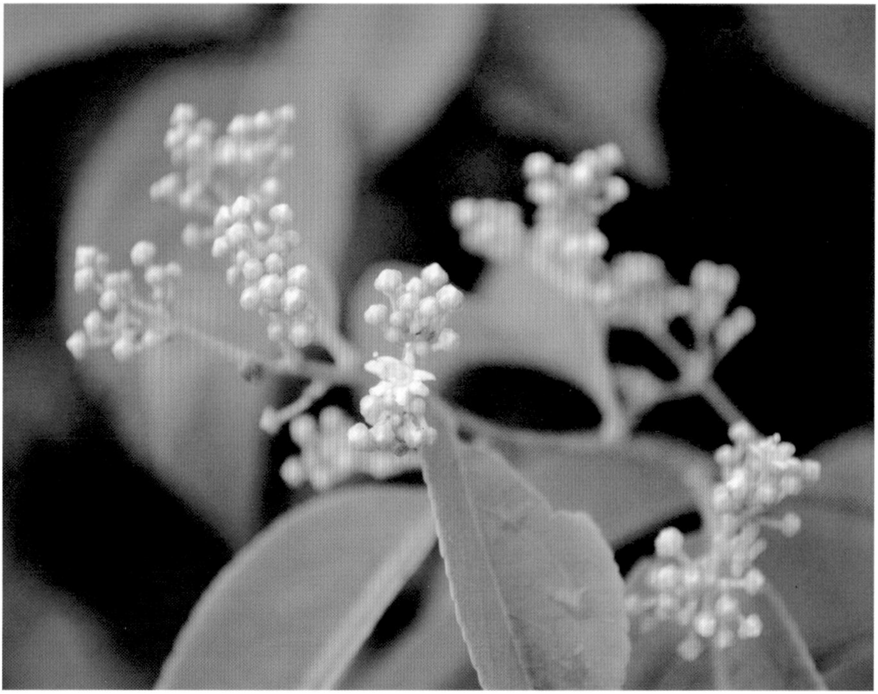

小香蒲

Typha minima Linn.

【别　　名】水蜡烛、水烛

【基　　原】来源于香蒲科香蒲属小香蒲 **Typha minima** Linn. 的花粉入药。

【形态特征】多年生沼生草本。根状茎姜黄色或黄褐色，顶端乳白色。地上茎直立，高30～80 cm。叶基生，鞘状，叶片长15～40 cm，宽约1～2 mm，短于花葶，叶鞘边缘膜质，叶耳长0.5～1 cm。雌雄花序远离，雄花序长3～8 cm，花序轴无毛，基部具1枚叶状苞片，长4～6 cm，宽4～6 mm；雌花序长1.6～4.5 cm，叶状苞片明显宽于叶片；雄花无被，雄蕊通常1枚单生，花药长约1.5 mm，花粉粒成四合体，纹饰颗粒状；雌花具小苞片；孕性雌花柱头条形，长约0.5 mm，花柱长约0.5 mm，子房长0.8～1 mm，纺锤形，子房柄长约4 mm；不孕雌花子房长1～1.3 mm，倒圆锥形；白色丝状毛顶端膨大呈圆形，着生于子房柄基部。小坚果椭圆形，纵裂，果皮膜质。种子黄褐色，椭圆形。花、果期5～8月。

【生　　境】生于池塘、水沟边浅水处，常见于一些水体干枯后的湿地及低洼处。

【分　　布】黑龙江、吉林、辽宁、内蒙古、河北、河南、山东、山西、陕西、甘肃、新疆、湖北、四川、重庆、贵州等省区。巴基斯坦、俄罗斯、亚洲北部、欧洲等均有分布。

【采集加工】夏季采收蒲棒上部的黄色雄花序，晒干后碾轧，筛取花粉。

【性味功能】味甘，性平。止血，化瘀，通淋。

【主治用法】治吐血，衄血，咯血，崩漏，外伤出血，经闭痛经，脘腹刺痛，跌扑肿痛，血淋涩痛等。用量10～20 g；外用研末撒或调敷。

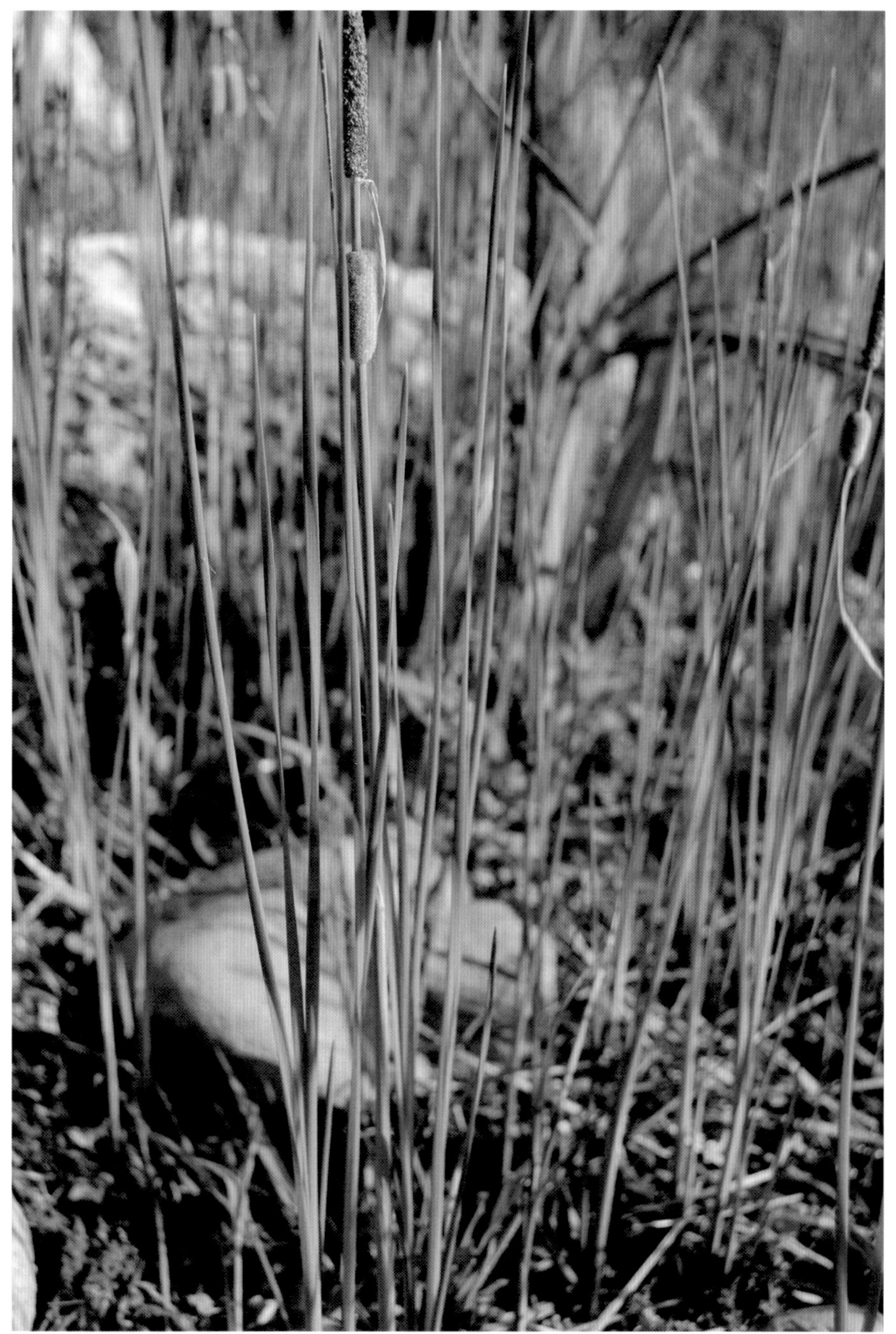

华钩藤

Uncaria sinensis (Oliv.) Havil.

【别　　名】双钩藤、倒挂刺、钩藤

【基　　原】来源于茜草科钩藤属华钩藤**Uncaria sinensis** (Oliv.) Havil.的带钩茎枝入药。

【形态特征】藤本，嫩枝较纤细，方柱形或有4棱角，无毛。叶薄纸质，椭圆形，长9～14 cm，宽5～8 cm，顶端渐尖，基部圆或钝，两面均无毛。头状花序单生叶腋，总花梗具一节，节上苞片微小，或成单聚伞状排列，总花梗腋生，长3～6 cm；头状花序不计花冠直径10～15 mm，花序轴有稠密短柔毛；小苞片线形或近匙形；花近无梗，花萼管长约2 mm，外面有苍白色毛，萼裂片线状长圆形，长约1.5 mm，有短柔毛；花冠管长7～8 mm，无毛或有稀少微柔毛，花冠裂片外面有短柔毛；花柱伸出冠喉外，柱头棒状。果序直径20～30 mm；小蒴果长8～10 mm，有短柔毛。花、果期6～10月。

【生　　境】生于中等海拔的山地疏林中或湿润次生林下。

【分　　布】四川、广西、云南、湖北、重庆、贵州、湖南、陕西、甘肃。

【采集加工】秋、冬二季采收，去叶，切段，晒干。

【性味功能】味甘，性凉。清热平肝，息风定惊。

【主治用法】治头痛眩晕，感冒夹惊，惊痫抽搐，妊娠子痫，高血压，小儿惊痫，头晕目眩，妇人子痫。用量8～15 g。

【附　　方】1. 治小儿惊热：华钩藤30 g，硝石15 g，甘草1.5 g。上药捣细，为散。每服2～3 g，以温水调，日三、四服。量儿大小，加减服之。

2. 治小儿惊痫，仰目嚼舌，精神昏闷：华钩藤15 g，龙齿30 g，石膏1 g，栀子仁0.3 g，子芩0.2 g，川大黄15 g，麦门冬1 g。上药捣细为散。每服3 g，水50 g，煎至25 g，去滓，量儿大小分减，不计时候温服。

3. 治诸痫啼叫：华钩藤、蝉壳各15 g，黄连、甘草、川大黄、天竺黄各30 g。上药捣为末。每服1.5 g～3 g，水80 g，入生姜、薄荷各少许，煎至40 g，去滓，温服。

4. 治小儿盘肠内钓，啼哭而手足上撒，或弯身如虾者：华钩藤、枳壳、延胡各1.5 g，甘草1 g。水100 g，煎至20 g，去渣温服。

5. 治伤寒头痛壮热，鼻衄不止：华钩藤、桑根白皮、马牙硝各30 g，栀子仁、甘草各1 g，大黄、黄芩各45 g。上七味，捣细过筛。每服15 g，水50 g，竹叶三片，煎至30 g，去滓，下生地黄汁5 g搅匀，食后温服。

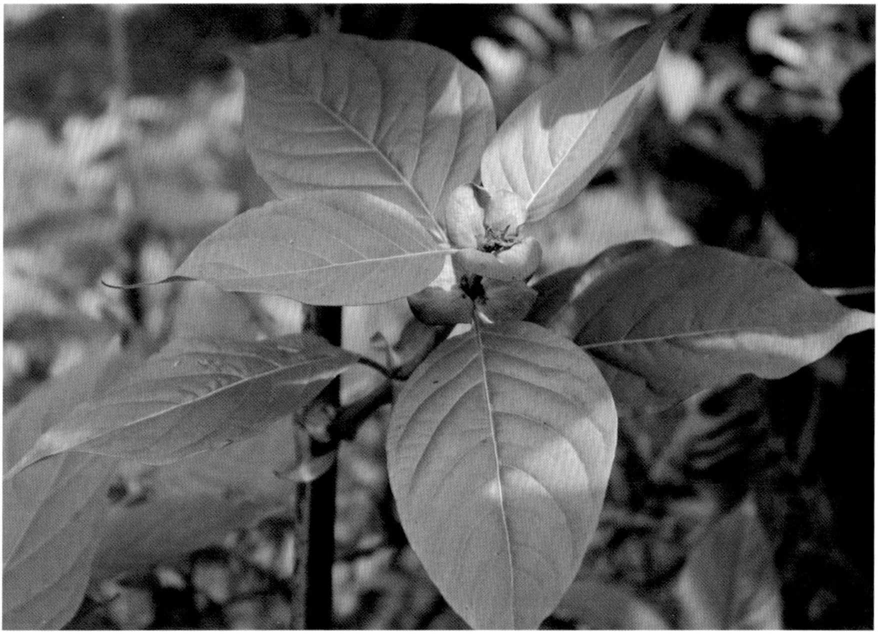

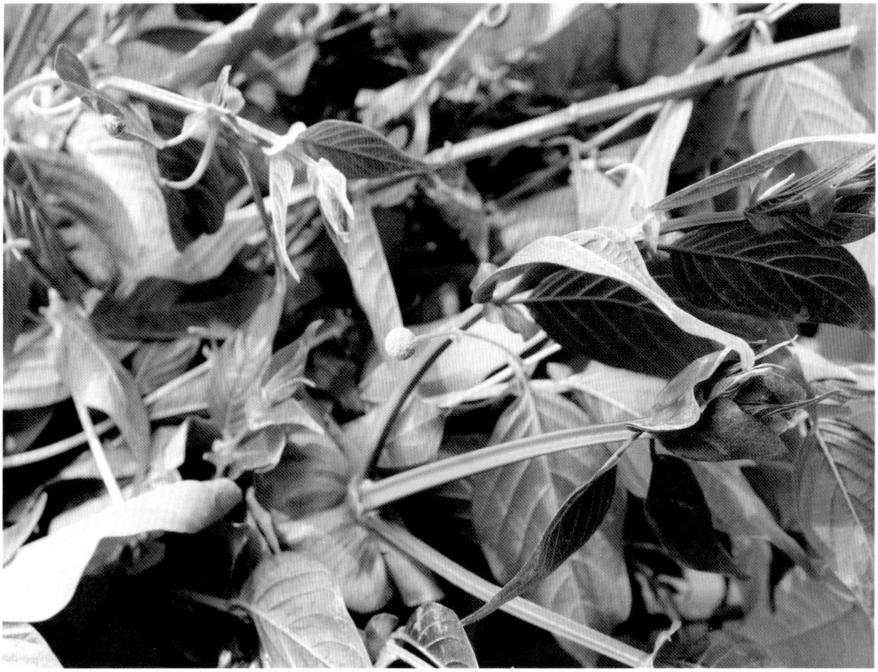

蜘蛛香

Valeriana jatamansi Jones

【别　　名】九传香、马蹄香

【基　　原】来源于败酱科缬草属蜘蛛香**Valeriana jatamansi** Jones的根入药。

【形态特征】植株高20～70 cm；根茎粗厚，块柱状，节密，有浓烈香味；茎1至数株丛生。基生叶发达，叶片心状圆形至卵状心形，长2～9 cm，宽3～8 cm，边缘具疏浅波齿，被短毛或有时无毛，叶柄长为叶片的2～3倍；茎生叶2～3对，下部的心状圆形，近无柄，上部的常羽裂，无柄。顶生聚伞花序，苞片和小苞片长钻形，中肋明显，最上部的小苞片常与果实等长。花白色或微红色，杂性；雌花小，长约1.5 mm，不育花药着生在极短的花丝上，位于花冠喉部；雌蕊伸长于花冠之外，柱头深3裂；两性花较大，长3～4 mm，雌雄蕊与花冠等长。瘦果长卵形，两面被毛。花期5～7月；果期7～9月。

【生　　境】生于海拔2500 m以下山坡草地、林中或溪边。

【分　　布】河南、陕西、湖南、湖北、四川、重庆、贵州、云南、西藏。印度也有分布。

【采集加工】秋冬采挖，去残叶，洗净晒干。

【性味功能】味辛，性温。消食健胃，理气止痛，祛风解毒，散寒除湿，活血消肿。

【主治用法】治脘腹胀痛，呕吐泄泻，小儿疳积，风寒湿痹，肺气水肿，月经不调，跌打损伤，疮疖等。用量5～8 g。

【附　　方】1. 治发痧气痛，跌打损伤，行血活血，筋骨痛，痨伤咳嗽，走表散寒及冷气：蜘蛛香，泡酒服。

2. 治劳伤咳嗽：蜘蛛香，养血莲，猪獠参，猪鬃草，岩白菜，炖猪心肺服。

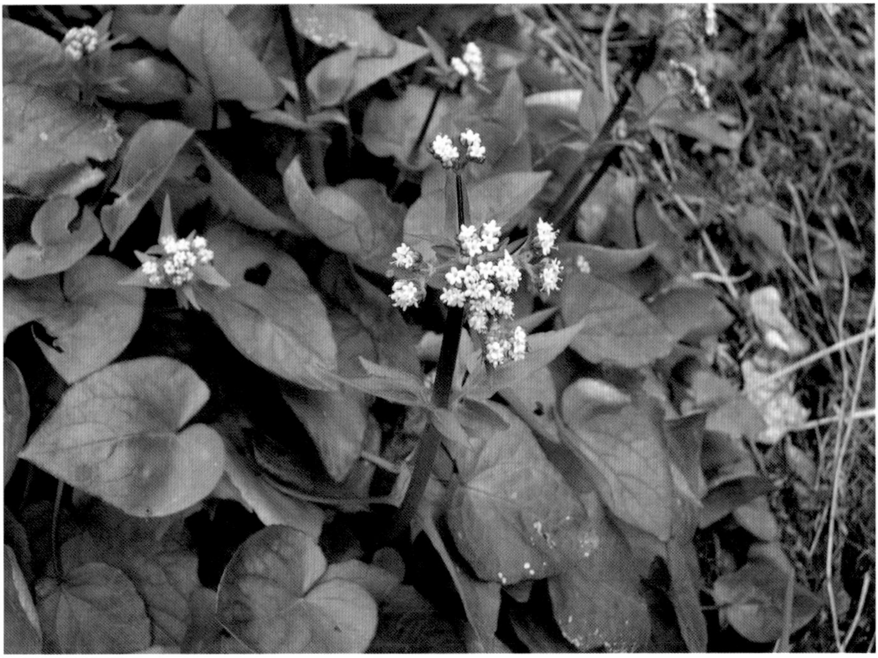

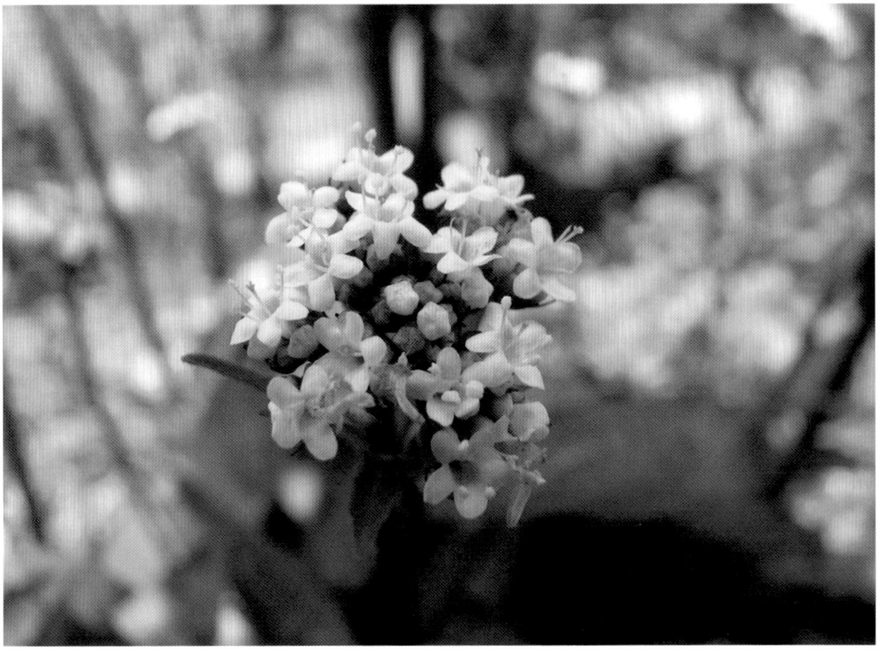

毛叶藜芦

Veratrum grandiflorum Loes.

【别　　名】人头发

【基　　原】来源于百合科藜芦属毛叶藜芦**Veratrum grandiflorum** Loes.的根入药。

【形态特征】多年生草本，高达1.5 m，基部具无网眼的纤维束。叶宽椭圆形至长圆状披针形，下部的叶较大，长达26 cm，宽6～9 cm，顶端钝圆至渐尖，无柄，基部抱茎，背面密生褐色或淡灰色短柔毛。圆锥花序塔状，长20～50 cm，侧生总状花序直立或斜升，长5～10 cm，顶生总状花序较侧生的长约一倍；花大，密集，绿白色；花被片宽长圆形或椭圆形，长11～17 mm，宽约6 mm，顶端钝，基部略具柄，边缘具啮蚀状牙齿，外花被片背面尤其中下部密生短柔毛；花梗长2～3 mm，较小苞片短，密生短柔毛或几无毛；雄蕊长约为花被片的3/5；子房长圆锥状，密生短柔毛。蒴果长1.5～2.5 cm，宽1～1.5 cm。花、果期7～8月。

【生　　境】生于海拔1600～4000 m的山坡林下或湿生草丛中。

【分　　布】江西、浙江、台湾、湖南、湖北、重庆、四川和云南。

【采集加工】5～6月末抽花茎前采挖根部，除去地上部分，洗净晒干。

【性味功能】味苦辛，性寒，有毒。祛痰，催吐，杀虫。

【主治用法】治中风痰壅，癫痫，疟疾，骨折。用量3～5 g；外用研末搐鼻或调敷。

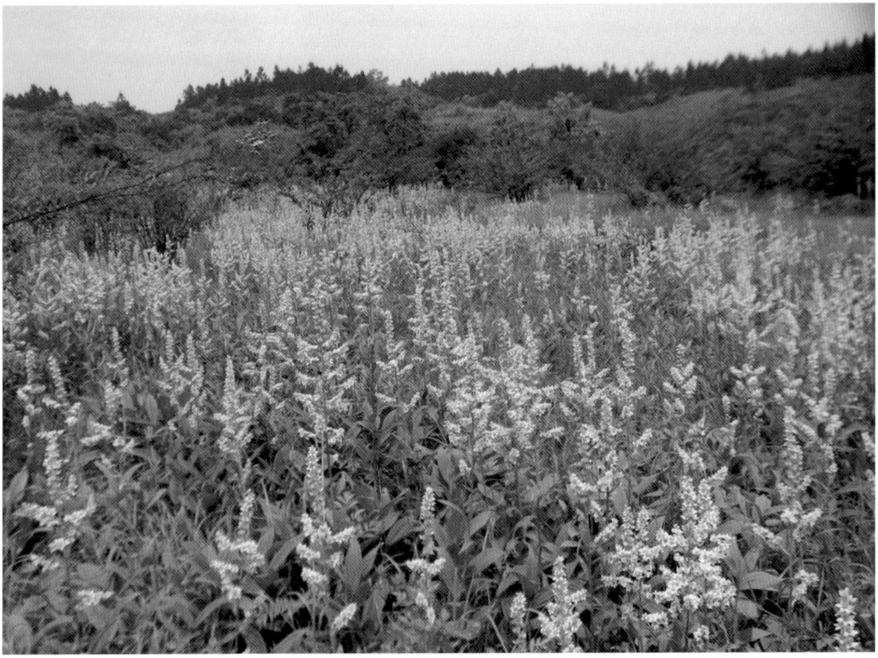

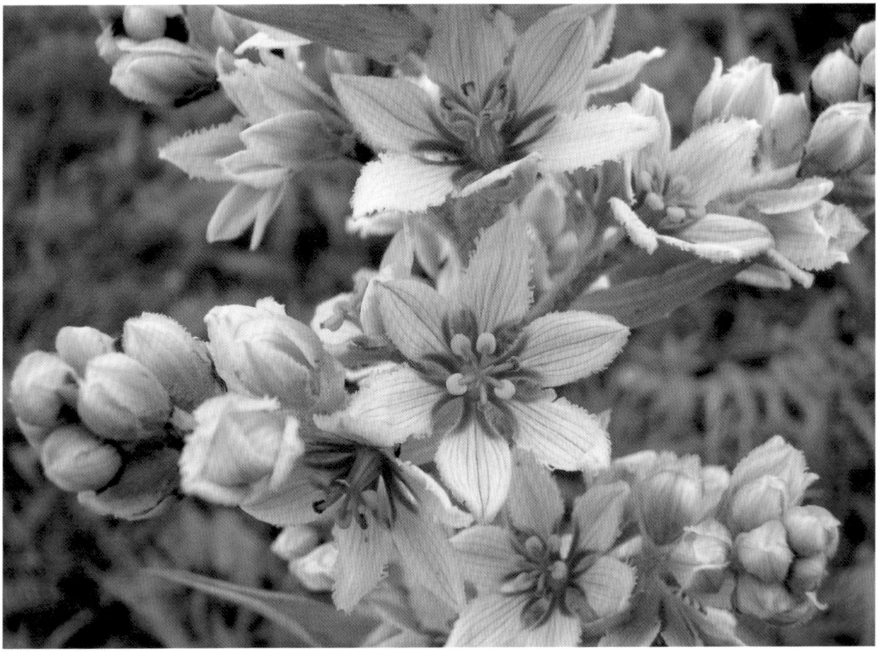

藜 芦

Veratrum nigrum Linn.

【别　　名】黑藜芦、山葱

【基　　原】来源于百合科藜芦属藜芦 **Veratrum nigrum** Linn. 的根入药。

【形态特征】多年生草本，高达1 m，通常粗壮，基部的鞘枯死后残留为有网眼的黑色纤维网。叶椭圆形、宽卵状椭圆形或卵状披针形，长22～25 cm，宽8～12 cm，薄革质，顶端锐尖或渐尖，基部无柄或生于茎上部的具短柄，两面无毛。圆锥花序密生黑紫色花；侧生总状花序近直立伸展，长4～12 cm，通常具雄花；顶生总状花序常较侧生花序长2倍以上，几乎全部着生两性花；总轴和枝轴密生白色绵状毛；小苞片披针形，边缘和背面有毛；生于侧生花序上的花梗长约5 mm，约等长于小苞片，密生绵状毛；花被片开展或在两性花中略反折，长圆形，长5～8 mm，宽约3 mm，顶端钝或浑圆，基部略收狭，全缘；雄蕊长为花被片的一半；子房无毛。蒴果长1.5～2 cm，宽1～1.3 cm。花、果期7～9月。

【生　　境】生于海拔1200～3300 m的山坡林下或草丛中。

【分　　布】东北、河北、山东、河南、山西、陕西、内蒙古、甘肃、湖北、重庆、四川和贵州。也分布于亚洲北部和欧洲中部。

【采集加工】5～6月末抽花茎前采挖根部，除去地上部分，洗净晒干。

【性味功能】味苦辛，性寒，有毒。祛痰，催吐，杀虫。

【主治用法】治中风痰壅，癫痫，疟疾，骨折。用量3～5 g；外用研末搐鼻或调敷。

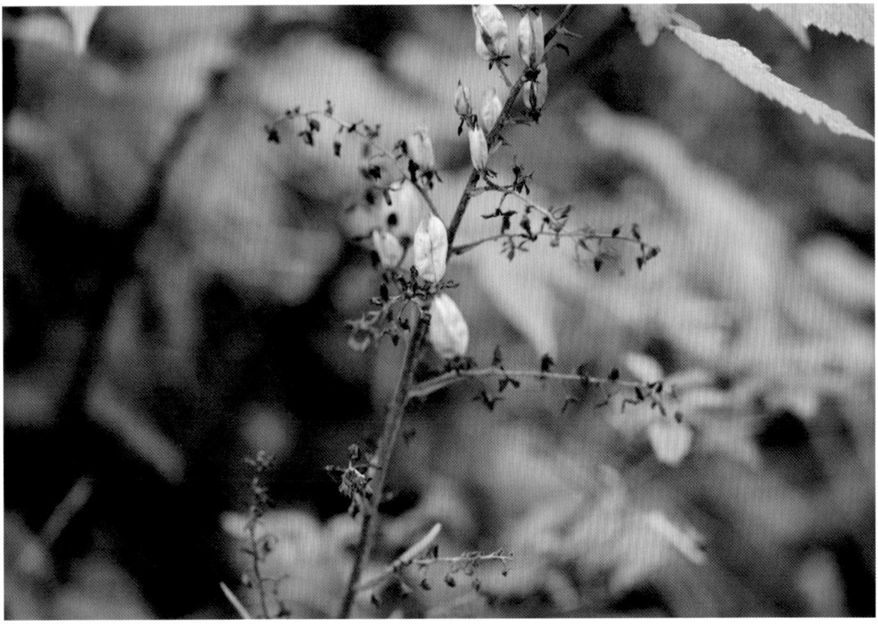

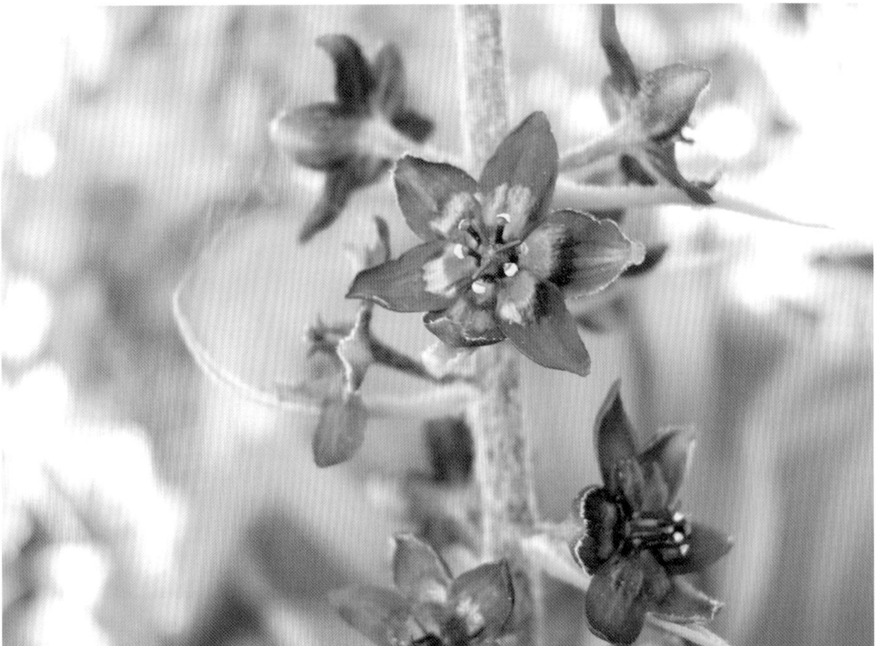

毛蕊花

Verbascum thapsus Linn.

【别　　名】一柱香、大毛叶、海绵蒲

【基　　原】来源于玄参科毛蕊花属毛蕊花**Verbascum thapsus** Linn. 的全草入药。

【形态特征】二至三年生草本，高达1.5 m，全株被密而厚的浅灰黄色星状毛。基生叶和下部的茎生叶倒披针状长圆形，基部渐狭成短柄状，长达15 cm，宽达6 cm，边缘具浅圆齿，上部茎生叶逐渐缩小而渐变为长圆形至卵状长圆形，基部下延成狭翅。穗状花序圆柱状，长达30 cm，直径达2 cm，结果时还可伸长和变粗，花密集，数朵簇生在一起，花梗很短；花萼长约7 mm，裂片披针形；花冠黄色，直径1～2 cm；雄蕊5枚，后方3枚的花丝有毛，前方二枚的花丝无毛，花药基部多少下延而成个字形。蒴果卵形，约与宿存的花萼等长。花期6～8月；果期7～10月。

【生　　境】生于海拔1400～3200 m的山坡草地、河岸草地或栽培。

【分　　布】我国新疆、西藏、云南、重庆、四川有分布；浙江、江苏栽培逸生。广布于北半球。

【采集加工】夏秋采收，洗净，鲜用或晒干。

【性味功能】味苦，性凉，有小毒。清热解毒，止血消炎。

【主治用法】治肺炎，阑尾炎；外治创伤出血，关节扭伤，疮毒等。用量15～25 g；外用研末或捣烂外敷。

【附　　方】1. 治慢性阑尾炎：毛蕊花（一柱香）30 g。水煎服，红糖为引。

2. 治疮毒：毛蕊花（一柱香）9 g。水煎服，红糖、白酒为引。

3. 治刀枪伤，跌打损伤：毛蕊花（一柱香）研末，酒调成糊状，敷患处。

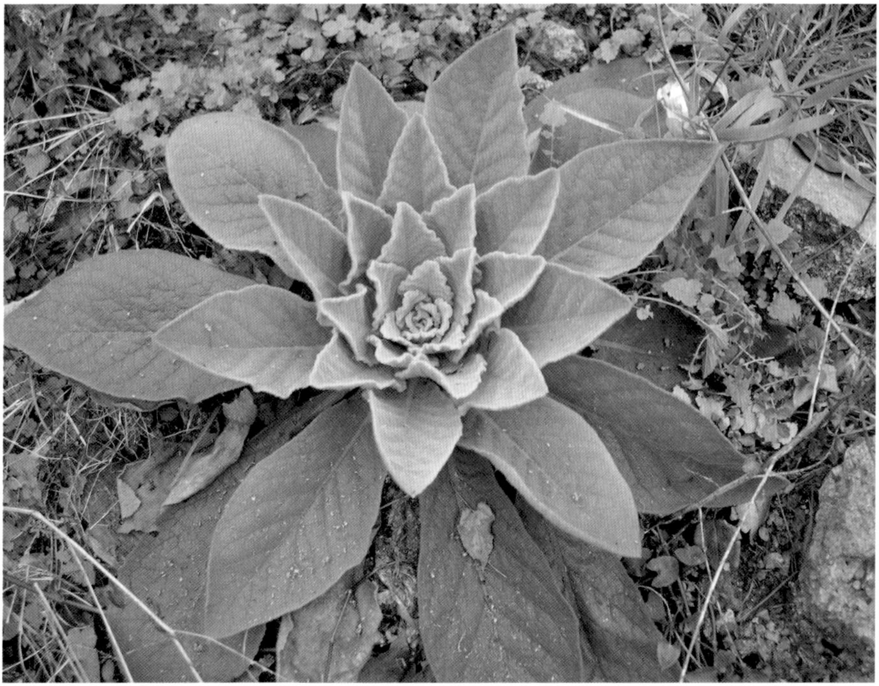

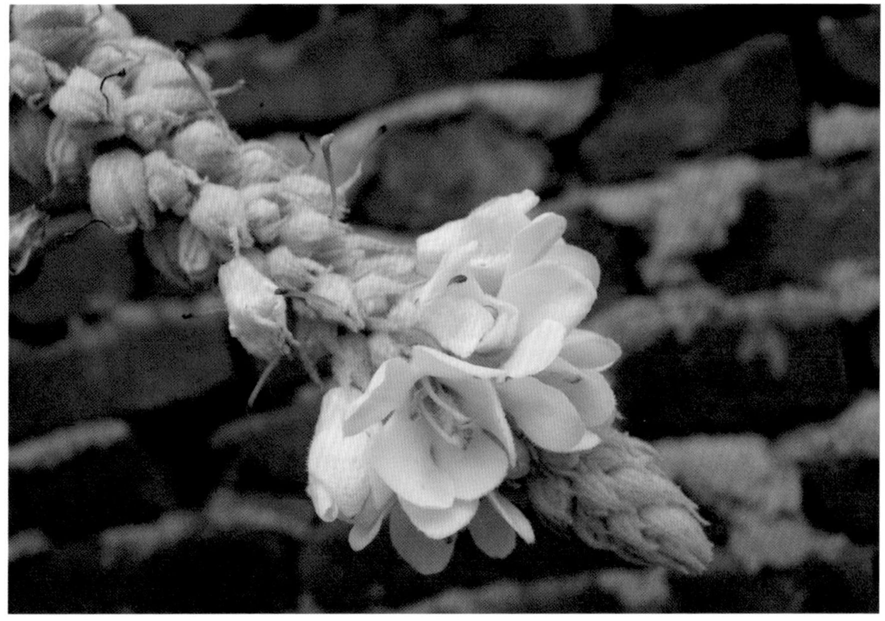

小黄构

Wikstroemia micrantha Hemsl.

【别　　名】藤构皮、黄构、野棉皮

【基　　原】来源于瑞香科荛花属小黄构**Wikstroemia micrantha** Hemsl.的树皮入药。

【形态特征】灌木，高0.5～3 m，除花萼有时被极疏稀的柔毛外，余部无毛；小枝纤弱，圆柱形，幼时绿色，后渐变为褐色。叶坚纸质，通常对生或近对生，长圆形，椭圆状长圆形或窄长圆形，长0.5～4 cm，宽0.3～1.7 cm，顶端钝或具细尖头，基部通常圆形，边缘向下面反卷，叶上面绿色，下面灰绿色，侧脉6～11对，在下面明显且在边缘网结；叶柄长1～2 mm。总状花序单生，簇生或为顶生的小圆锥花序，长0.5～4 cm，无毛或被疏散的短柔毛；花黄色，疏被柔毛，花萼近肉质，长4～6 mm，顶端4裂，裂片广卵形；雄蕊8枚，2列，花药线形，花盘鳞片小，近长方形，顶端不整齐或为分离的2～3线形鳞片；子房倒卵形，顶端被柔毛，花柱短，柱头头状。果卵圆形，黑紫色。花、果期秋冬。

【生　　境】生于海拔250～1000 m的山谷、路旁、河边及灌丛中。

【分　　布】陕西、甘肃、四川、重庆、湖北、湖南、云南、贵州。

【采集加工】全年均可采，洗净，切段，晒干。

【性味功能】味甘，性平。止咳化痰，消热解毒。

【主治用法】治咳喘，百日咳，痈肿疮毒，风火牙痛。用量9～15 g。

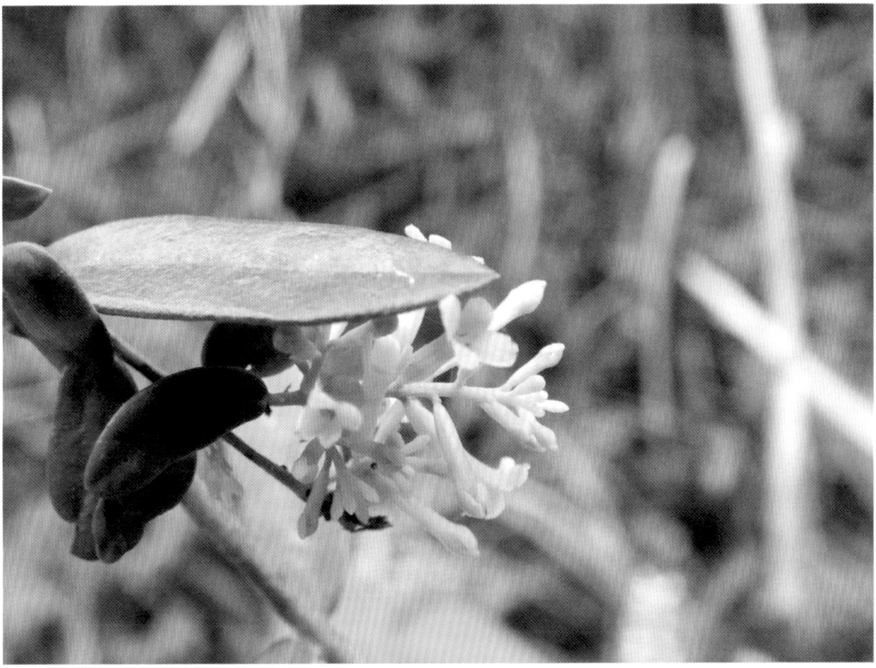

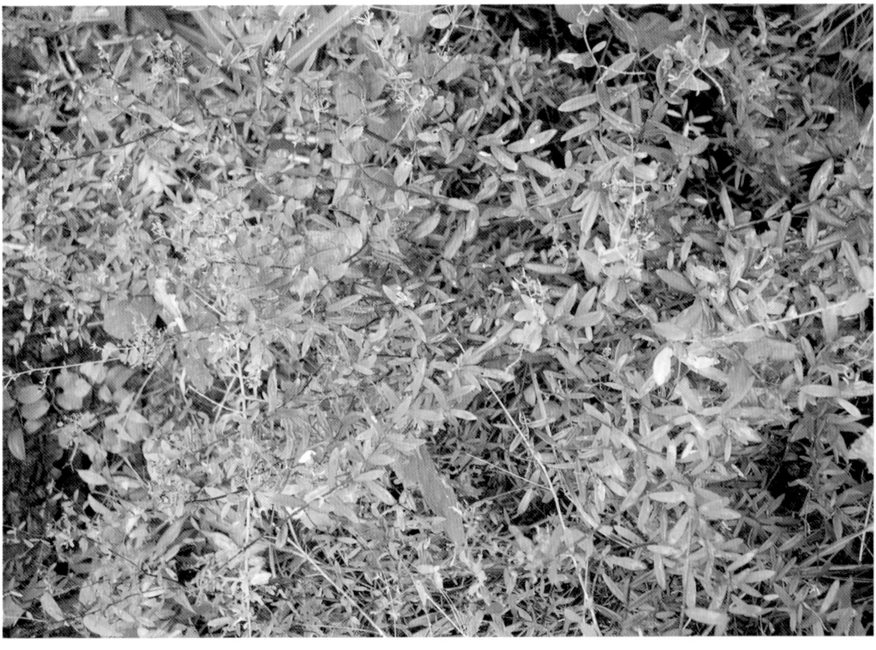

少花黄鹌菜

Youngia szechuanica (Soderb.) S. Y. Hu

【基　　原】来源于菊科黄鹌菜属少花黄鹌菜**Youngia szechuanica** (Soderb.) S. Y. Hu的全草入药。

【形态特征】多年生草本，高15～40 cm。根粗，垂直直伸或偏斜，生多数细根。茎直立，单生或少数成簇生，茎基被残存的褐色叶柄和棕褐色茸毛。基生叶多数，倒披针形，长3.5～13 cm，宽1.5～6.5 cm，倒向大头羽状深裂或全裂；花序分枝，枝杈上的叶线钻形，苞片状。头状花序多数，在茎枝顶端排成伞房花序，通常含5朵舌状小花。总苞圆柱状钟形，长6～7 mm，褐绿色；总苞4层，外层长约1.3 mm，宽约1 mm，内层长6～7 mm，宽约1 mm；舌状小花黄色，花冠管外面被微柔毛。瘦果黑色或黑褐色，纺锤形，稍压扁，顶端截形，无喙，有10～13条粗细不等的纵肋，近顶端沿肋有微刺毛。冠毛褐色，长约3 mm，糙毛状。花、果期6～7月。

【生　　境】生于海拔1150～1700 m的山坡路边。

【分　　布】重庆市南川和綦江。

【采集加工】四季可采，洗净，鲜用或晒干。

【性味功能】味甘、微苦，性凉。清热解毒，利尿消肿，止痛。

【主治用法】治咽炎，乳腺炎，牙痛，小便不利，肝硬化腹水；外用治疮疖肿毒。用量3～5 g；外用适量，鲜品捣烂敷患处。

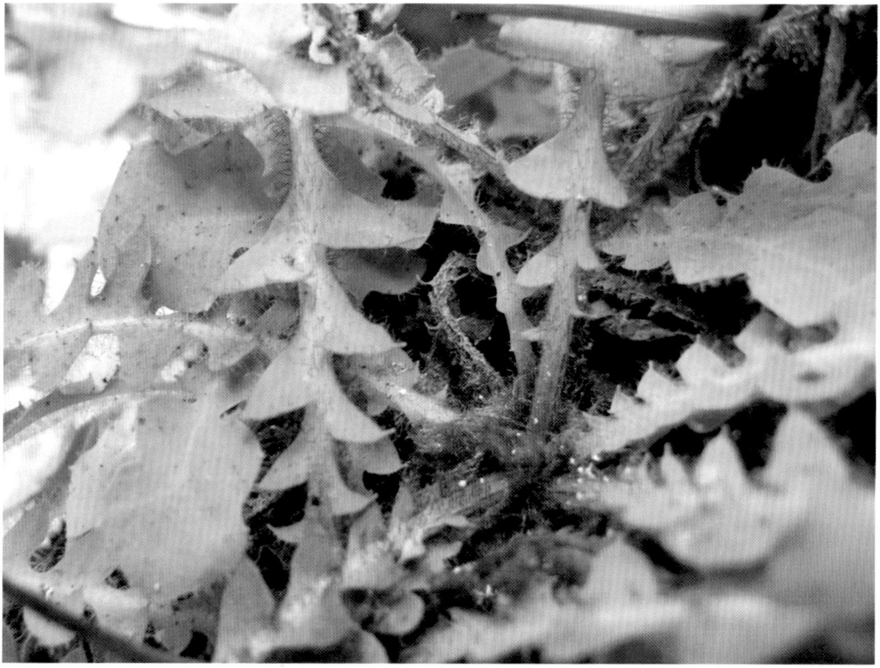

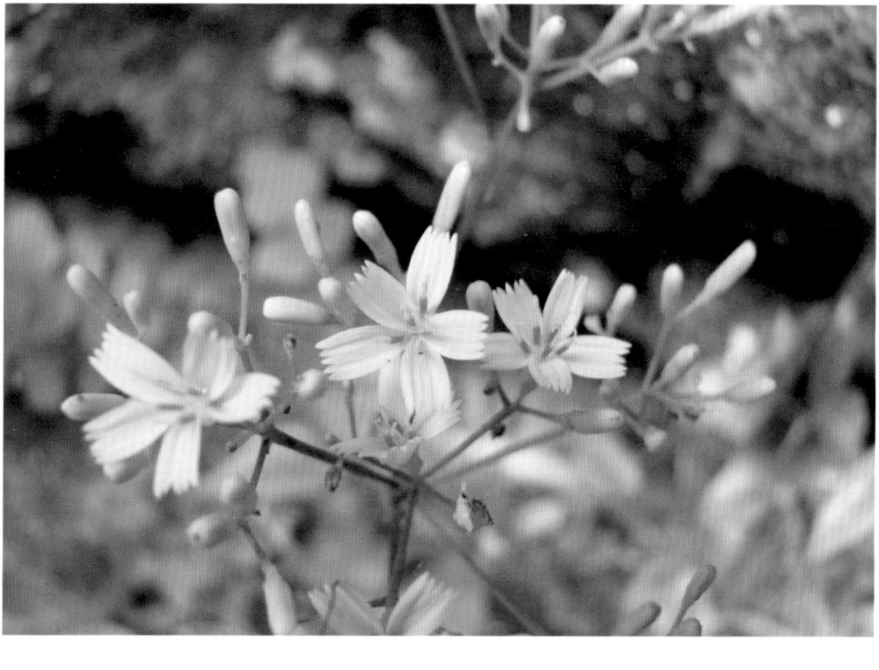

俞　藤

Yua thomsonii（M. A. Lawson）C.L. Li

【别　　名】粉叶爬山虎

【基　　原】来源于葡萄科俞藤属俞藤**Yua thomsonii**（M. A. Lawson）C.L. Li的茎藤入药。

【形态特征】木质藤本。小枝圆柱形，褐色，嫩枝略有棱纹，无毛；卷须2叉分枝，相隔2节间断与叶对生。叶为掌状5小叶，草质，小叶披针形或卵状披针形，长2.5～7 cm，宽1.5～3 cm，顶端渐尖或尾状渐尖，基部楔形，上面绿色，下面淡绿色，被白色粉霜；叶柄长2.5～6 cm，无毛。花序为复二歧聚伞花序，与叶对生，无毛；萼碟形，边缘全缘，无毛；花瓣5，高3～3.5 mm，花蕾时粘合，后展开，雄蕊5，长约2.5 mm，花药长椭圆形，长约1.5 mm；雌蕊长约3 mm，花柱细，柱头不明显扩大。果实近球形，直径1～1.3 cm，紫黑色，味淡甜。种子梨形，长5～6 mm，宽约4 mm，顶端微凹。花期5～6月；果期7～9月。

【生　　境】生于海拔250～1300 m山坡林中，常攀援树上。

【分　　布】安徽、江苏、浙江、江西、湖北、广西、贵州、重庆、湖南、福建和四川。印度和尼泊尔也有分布。

【采集加工】全年可采集，去除泥沙、须根和枯叶，切片晒干。

【性味功能】味涩，性凉。清热解毒，祛风除湿，活血散瘀，消肿止痛，清凉利尿。

【主治用法】治无名肿毒，风湿劳伤，关节疼痛。用量15～25 g。

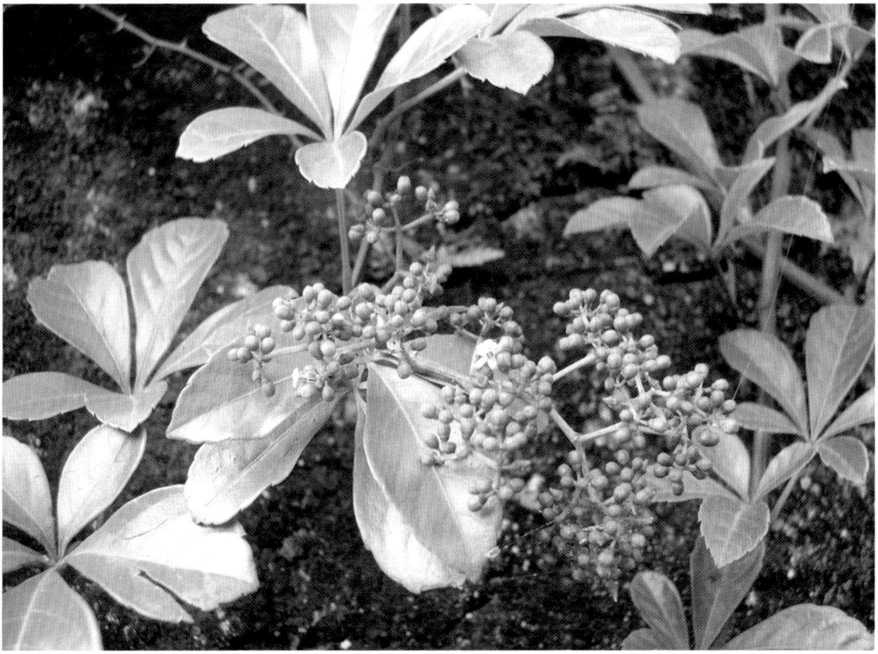

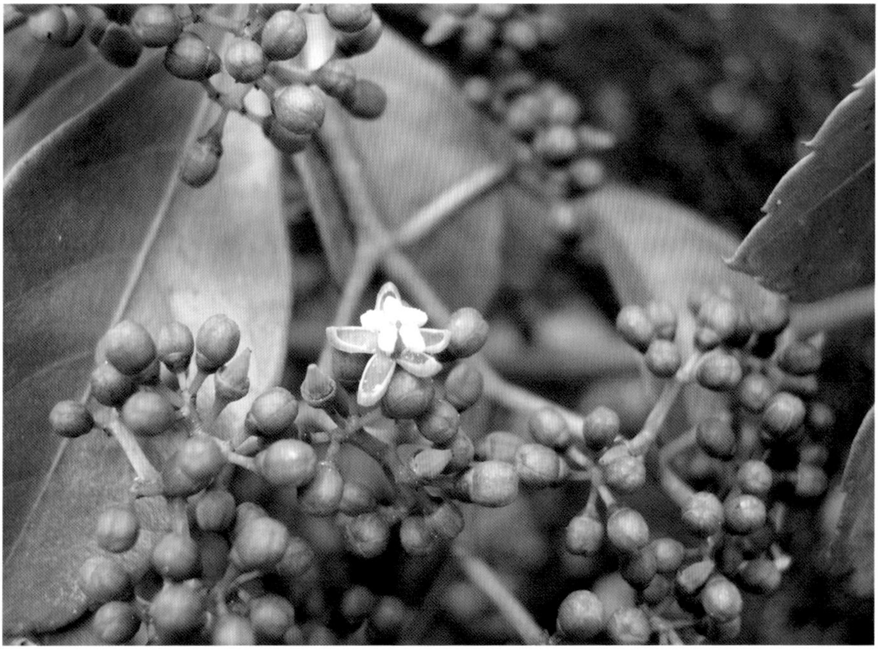

花　椒

Zanthoxylum bungeanum Maxim.

【别　　名】香椒、大花椒、椒目

【基　　原】来源于芸香科花椒属花椒**Zanthoxylum bungeanum** Maxim.的果实入药。

【形态特征】小乔木，高3～7 m。小枝上的刺基部宽而扁且劲直，当年生枝被短柔毛。叶有小叶5～13片，叶轴常有甚狭窄的叶翼；小叶对生，无柄，卵形，椭圆形，长2～7 cm，宽1～3.5 cm，叶缘有细裂齿，齿缝有油点。花序顶生或生于侧枝之顶，花序轴及花梗密被短柔毛或无毛；花被片6～8片，黄绿色，形状及大小大致相同；雄花的雄蕊5枚或多至8枚；退化雌蕊顶端叉状浅裂；雌花很少有发育雄蕊，有心皮3或2枚，间有4枚，花柱斜向背弯。果紫红色，单个分果瓣径4～5 mm，散生微凸起的油点，顶端有甚短的芒尖或无；种子长3.5～4.5 mm。花期4～5月；果期8～9月或10月。

【生　　境】见于平原至海拔较高的山地，也有栽种。

【分　　布】产地北起东北南部，南至五岭北坡，东南至江苏、浙江沿海地带，西南至西藏东南部。

【采集加工】秋季采收成熟果实，去除杂质晒干。

【性味功能】味辛，性温。温中散寒，除湿，止痛，杀虫，解鱼腥毒。

【主治用法】治积食停饮，心腹冷痛，呕吐，噫呃，咳嗽气逆，风寒湿痹，泄泻，痢疾，疝痛，齿痛，蛔虫病，蛲虫病，阴痒，疮疥。用量3～5 g；外用研末调敷或煎水浸洗。

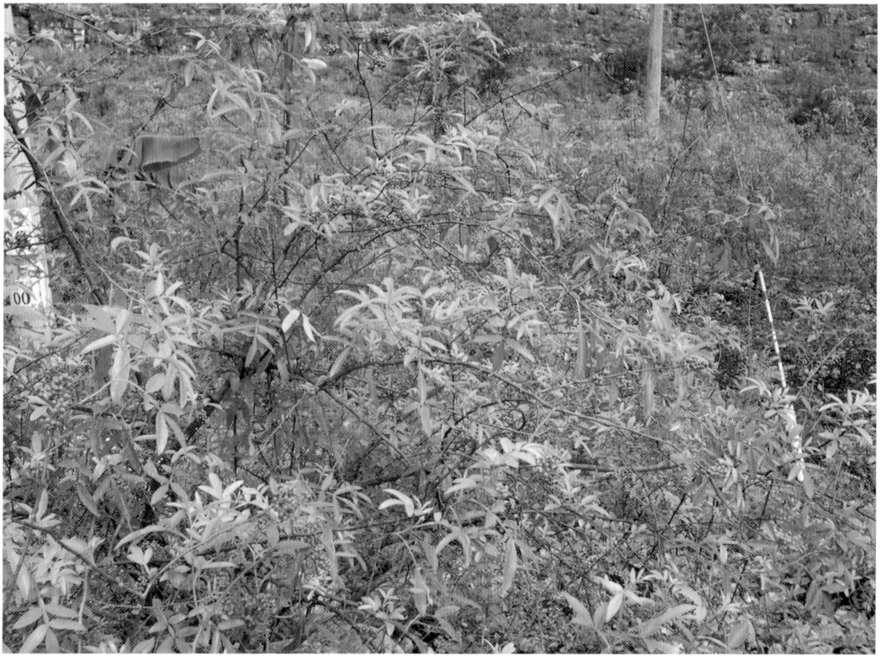

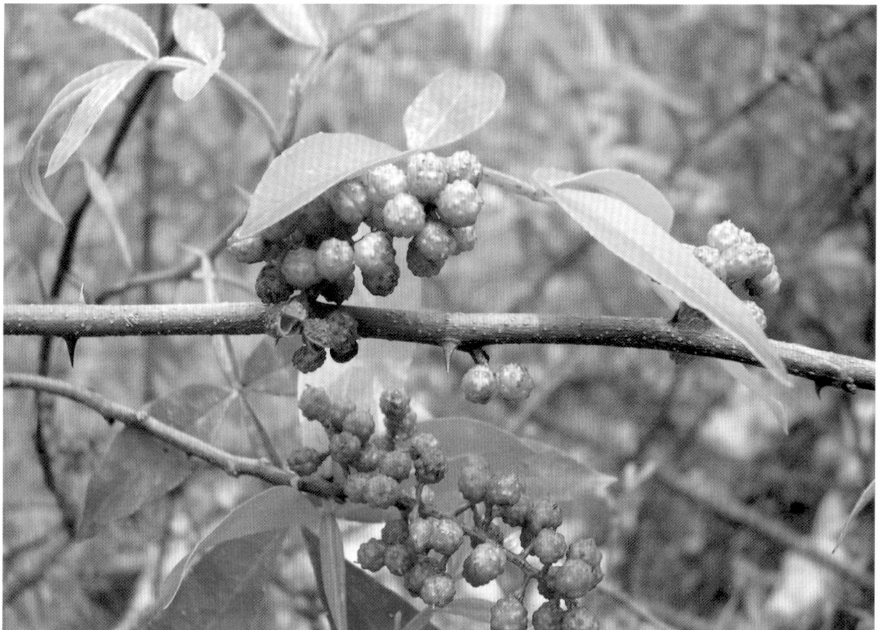

榉 树

Zelkova schneideriana Hand.-Mazz.

【别 名】大叶榉树、血榉、鸡油树、黄栀榆

【基 原】来源于榆科榉属榉树 **Zelkova schneideriana** Hand.-Mazz. 的树皮和叶入药。

【形态特征】乔木。高达35 m，胸径达80 cm；树皮灰褐色至深灰色，呈不规则的片状剥落；当年生枝灰绿色或褐灰色，密生伸展的灰色柔毛；冬芽常2个并生，球形或卵状球形。叶厚纸质，大小形状变异很大，卵形至椭圆状披针形，长3～10 cm，宽1.5～4 cm，顶端渐尖、尾状渐尖或锐尖，基部稍偏斜，圆形、宽楔形，稀浅心形，叶面绿，干后深绿至暗褐色，被糙毛，叶背浅绿，干后变淡绿至紫红色，密被柔毛，边缘具圆齿状锯齿，侧脉8～15对；叶柄粗短，长3～7 mm，被柔毛。雄花1～3朵簇生于叶腋，雌花或两性花常单生于小枝上部叶腋。核果几乎无梗，淡绿色，斜卵状圆锥形，上面偏斜，凹陷，直径2.5～3.5 mm，具背腹脊，网肋明显，表面被柔毛，具宿存的花被。花期4月；果期9～11月。

【生 境】生于山地、山谷林中。

【分 布】自秦岭、淮河流域至广西、贵州和云南等省区。

【采集加工】夏秋季采收，树皮、叶晒干。

【性味功能】味苦，性寒。清热安胎。

【主治用法】治感冒，头痛，肠胃实热，痢疾，妊娠腹痛，全身水肿，小儿血痢，急性结膜炎。叶可治疗疮。用量10～15 g。

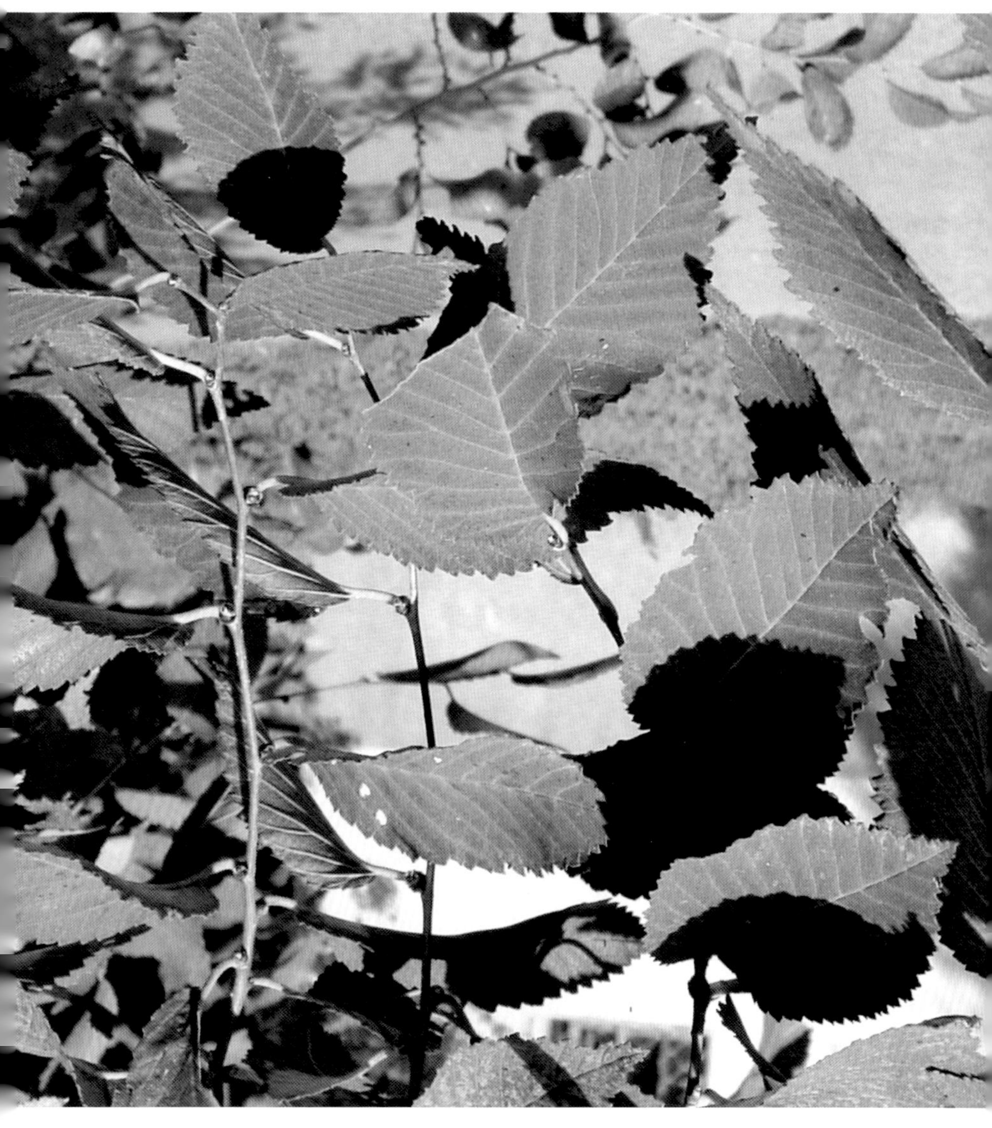

川东姜

Zingiber atrorubens Gagnep.

【别　　名】阳藿、羊藿姜、盐藿

【基　　原】来源于姜科姜属川东姜**Zingiber atrorubens** Gagnep. 的根茎入药。

【形态特征】多年生草本，高0.8～1.5 m。根茎似姜，味辛。叶片披针形，长15～25 cm，宽3～6 cm，叶面无毛，叶背基部被疏长柔毛，两面粉绿色，无柄；叶舌2裂，钝，三角形，长约6 mm，有红线条。总花梗极短，生于地下；花序卵形，少花，疏松；外面的苞片卵状长圆形，里面的苞片披针形，长约5 cm，绿色或淡紫红色，被疏长柔毛；小苞片膜质，长圆形，长约2.3 cm；花紫色，花萼管状，长约2 cm，被长柔毛，顶端具三齿，一侧开裂至中部；花冠管长4～5 cm，裂片披针形，长约3 cm，后方的一枚宽1.5～1.8 cm，两侧的较狭，淡紫红色；唇瓣长卵形或卵形，长约3 cm，宽约2 cm，全缘或微凹，具紫红色条纹，无侧裂片；无花丝；花药、药隔附属体各长约1.5 cm，子房被长柔毛。花期8～9月；果期11～12月。

【生　　境】生于海拔1400 m以下的山坡林缘或栽培。

【分　　布】重庆、四川、贵州和广西等地。

【采集加工】四季可采挖，洗净，鲜用或晒干。

【性味功能】味辛，性温。温中理气，祛风止痛，止咳平喘。

【主治用法】治感冒咳嗽，气管炎，哮喘，风寒牙痛，脘腹冷痛，跌打损伤，经闭，月经不调，瘰疬，喉痹等。用量15～25 g；研末或鲜者捣汁服。

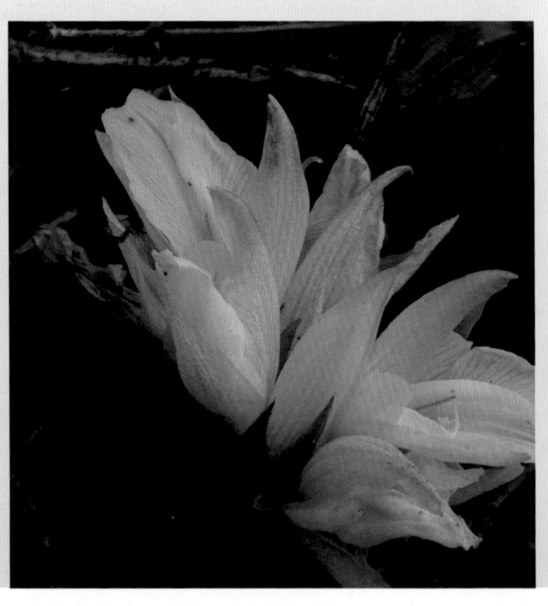

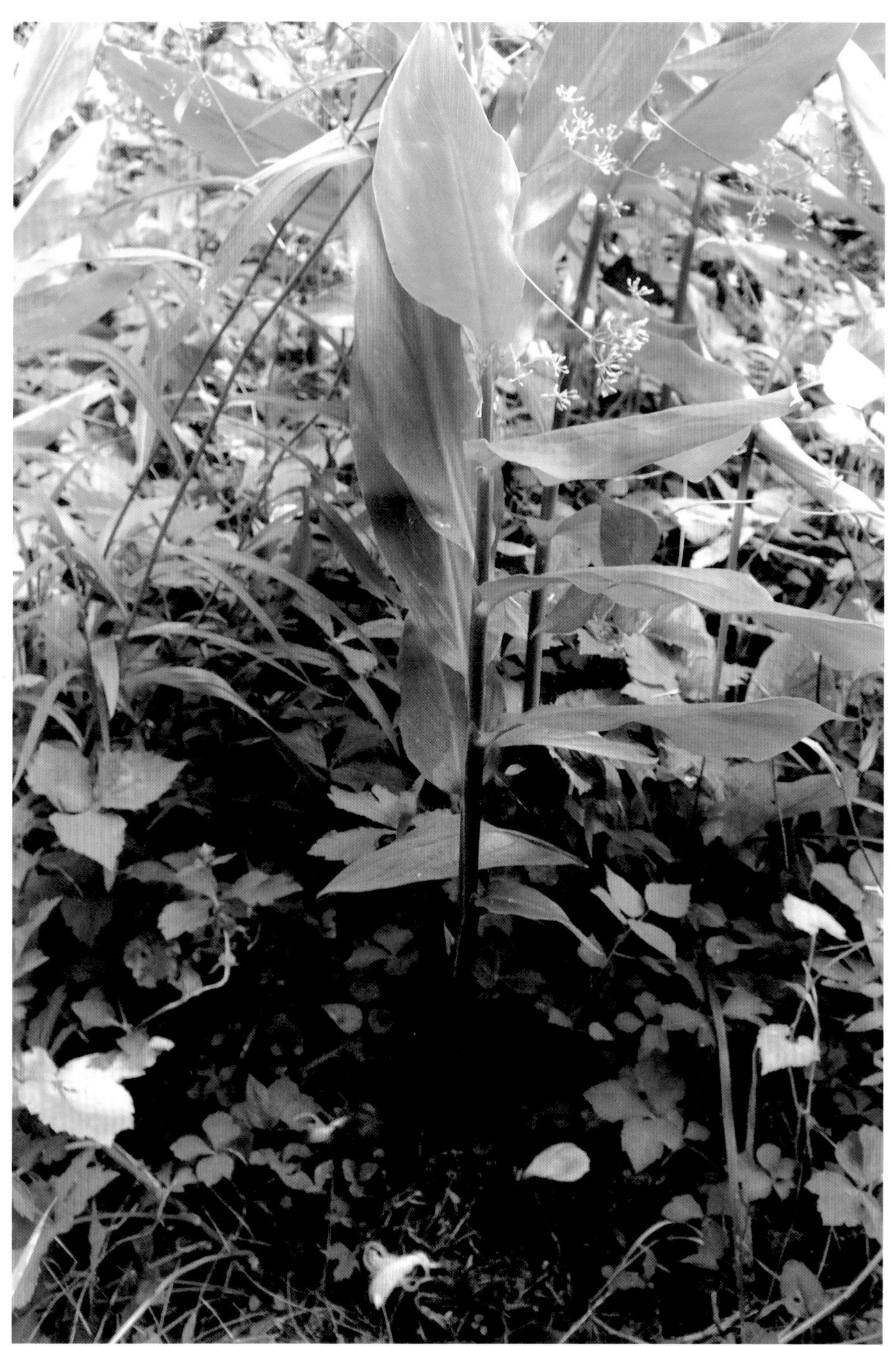

参考文献

[1]《全国中草药汇编》编写组. 全国中草药汇编：上册. 北京：人民卫生出版社，1975.

[2]《全国中草药汇编》编写组. 全国中草药汇编：下册. 北京：人民卫生出版社，1976.

[3]《广东中药志》编辑委员会. 广东中药志：第一卷. 广州：广东科技出版社，1994.

[4]《广东中药志》编辑委员会. 广东中药志：第二卷. 广州：广东科技出版社，1996.

[5] 叶华谷等. 华南药用植物. 武汉：华中科技大学出版社，2013.

[6] 湖南中医药研究所. 湖南药物志：第一辑. 长沙：湖南人民出版社，1962.

[7] 湖南中医药研究所. 湖南药物志：第二辑. 长沙：湖南人民出版社，1972.

[8] 湖南中医药研究所. 湖南药物志：第三辑. 长沙：湖南人民出版社，1979.

[9] 陈立卿. 广西药用植物名录. 南宁：中国科学院华南植物研究所广西分所，1956.

拉丁名索引

中文名索引